国家社会科学基金重大项目成果

个体心理危机
实时监测与干预系统研究

RESEARCH ON REAL-TIME MONITORING AND INTERFERING
SYSTEM OF INDIVIDUAL PSYCHOLOGICAL CRISIS

莫 雷　王瑞明　范 方　　著
郑希付　张小远

清华大学出版社
北 京

图书在版编目（CIP）数据

个体心理危机实时监测与干预系统研究 / 莫雷等著. —北京：清华大学出版社，2020.10
ISBN 978-7-302-56518-5

Ⅰ.①个… Ⅱ.①莫… Ⅲ.①心理干预—研究 Ⅳ.①R493

中国版本图书馆 CIP 数据核字（2020）第 182927 号

责任编辑：张立红
封面设计：梁　洁
版式设计：方加青
责任校对：赵伟玉
责任印制：杨　艳

出版发行：清华大学出版社
　　　网　　　址：http://www.tup.com.cn，http://www.wqbook.com
　　　地　　　址：北京清华大学学研大厦 A 座　　　　　邮　　编：100084
　　　社 总 机：010-62770175　　　　　　　　　　　邮　　购：010-62786544
　　　投稿与读者服务：010-62776969，c-service@tup.tsinghua.edu.cn
　　　质 量 反 馈：010-62772015，zhiliang@tup.tsinghua.edu.cn
印 装 者：三河市君旺印务有限公司
经　　　销：全国新华书店
开　　　本：185mm×260mm　　　印　　张：25.25　　　字　　数：537 千字
版　　　次：2020 年 10 月第 1 版　　　印　　次：2020 年 10 月第 1 次印刷
定　　　价：89.00 元

产品编号：086168-01

前　言

　　党的十九大报告明确提出，要"加强社会心理服务体系建设，培育自尊自信、理性平和、积极向上的社会心态"。心态，即心理状态。如果个体遭遇了个人资源和应对机制无法解决的事件或境遇，从而导致心理状态严重失调，就意味着出现了心理危机。当前，社会压力增大，矛盾激化，从企事业单位到各大院校，再到中小学，不断出现心理危机事件，特别是自杀或杀人这样的重大危机事件。这些事件对企事业单位产生了重大干扰，给社会稳定带来了严重影响，引起了政府部门与社会各界的高度关注。

　　国内外学者对个体心理危机的影响因素进行了大量研究，取得了很多有价值的成果，但是还没有能够将这些研究成果转化为有效地预防心理危机发生的方法或机制。目前许多部门主要采用了建立心理档案、开设心理咨询等方法来识别和应对个体心理危机。这些方法尽管有一定的作用，但是总体成效不够显著。这是因为，这些方法都不能有效地识别和帮助由于生活事件而进入危机状态的、很有可能做出极端行为的人员。

　　出现心理危机的个体主要可分为两类：特质性危机个体与状态性危机个体。特质性危机个体包括神经症和精神病患者，他们大部分时间都处在心理失衡状态，但由于相对稳定、容易掌控，真正出现自杀或严重攻击行为的比例反而较小。而状态性危机个体并不是心理发生病变，只是由于遭遇生活事件而导致负面情绪占主导地位，从而进入心理危机状态。状态性危机个体数量多，并且非常不稳定，与心理正常状态的群体成员常常相互流动，无法掌控。因此，这类个体出现严重心理危机事件不容易防范。调查结果表明：出现自杀或杀人行为的心理危机个体绝大多数都属于状态性心理危机个体。建立心理档案之类的方式无法监测人们随时可能发生的心理状态的变化，而心理咨询也无法帮助那些心理状态不好又不主动寻求帮助的人群（在中国的文化背景下这类人占大多数）。

　　为了有效地识别和应对个体心理危机，依托于**国家社会科学基金重大项目"个体心理危机的实时监测与干预系统的建构（批准号：14ZDB159）"**，由教育部人文社科重点研究基地"华南师范大学心理应用研究中心"组织专家开展研究。在整合相关领域的研究力量、借鉴国内外研究的基础上，以如何建构适合中国国情民情的"个体心理危机实时监测与干预系统"问题为中心，进一步对中国人心理危机的形成机制、影响因素与干预模式开展了全面、系统、深入的研究，并根据研究结果开发了"个体心理危机的实时监测与干预平台"，提供给各个单位部门直接使用，以有效地实时监测本单位人员的心理危机状态并及时启动干预系统，避免个体心理危机事件的发生。

本系统的主要特点是对心理危机个体，特别是状态性危机个体，进行"两重监测，三级预警"的动态性实时监测与预警。所谓两重监测，一重是通过大数据与机器学习，整合个体基础心理抗压能力与突发性生活事件的冲击力而得出的"事件冲击监测"；另一重则是根据个体心理危机状态下表现出的外部征兆而得出的"征兆观察监测"。两重监测采用并联的方式，各自独立计算出个体心理危机的三个预警级别：轻度预警、中度预警和重度预警。

本书共分六章：第一章阐述本研究关于个体危机实时监测与干预的创新性的整体思路；第二章阐述关于引发不同群体心理危机的各种生活事件及其产生的冲击力的研究；第三章阐述个体心理抗压力的构成及其对生活事件冲击力的承受效果的研究；第四章阐述个体心理危机的反常行为征兆及其预警效果的研究；第五章阐述个体心理危机实时监测预警平台的建构研究；第六章阐述基于个体心理危机实时监测的干预模式研究。希望读者能够对个体心理危机实时监测与干预系统的科学性有一个全面的了解，从而能利用该系统更有效地开展个体心理危机监测与干预工作。

本书的框架结构由莫雷确定。第一章由莫雷、苏斌原撰写；第二章由郑希付、罗品超与攸佳宁撰写；第三章由范方、王瑞明撰写；第四章由张小远、杨雪岭撰写；第五章由王瑞明、范方撰写；第六章由许思安、罗品超与攸佳宁撰写；全书由莫雷统稿。

目　录

第一章
研究的缘起与意义

第二章
生活事件及其冲击力研究

第三章
个体抗逆资源及其对生活事件冲击力的影响

第四章
个体心理危机征兆及其预警方案研究

第五章
个体心理危机实时监测与干预平台的建构

第六章
基于个体心理危机实时监测的干预研究

第一章
研究的缘起与意义

第一节 个体不同心理状态及其行为特点

一、个体不同心理状态及其关系

从心理健康的角度来看，人们心理状态可以分为三种：正常状态（常态）、不平衡状态（偏态）与不健康状态或病态（变态）。与这三种心态相应，其不适应行为表现出不同的特点。图 1-1 与图 1-2 分别表示了三种心理状态之间的关系及其分布人群。

第一种状态是正常状态，简称"常态"。通常个体在没有较大困扰的情况下，心理处在正常状态。心理处在积极、和谐、健康的状态，是心理的最佳状态。如果个体处于健康状态，则易于适应社会，内心平静，内外平衡，倾向于与社会保持一致，接受社会的各种要求，包括道德规范，养成符合社会要求的品德，从而被社会与他人接受，自我得到充分发展，获得学习的进步与事业的成功。

第二种状态是不平衡状态或危机状态，简称"偏态"。当发生了生活事件，即扰乱正常生活、引起人们消极情绪的事件，如受挫折、欲望不能满足、受到威胁等，个体会进入一种不平衡状态。所谓不平衡状态，是指个体心理处于挫折、焦虑、压抑、恐惧、担忧、矛盾、应激等状态。一般的生活事件，会引发严重的生活事件，继而引发心理重大失衡，即心理危机状态。一旦个体处在不平衡状态，在通常情况下，他会通过自我调节来消除。如果自我调节无效，就得借助于他人疏导，使之消除不平衡，恢复正常状态。个体在工作生活过程中遇到生活事件而进入不平衡状态是不可避免的，如果能够通过自我调节或经过他人疏导恢复到正常状态，那么这种心理失衡或心理不平衡，是正常心理活动中的局部偏离的异常状态，与心理病理性变化的不健康状态不同。此状态一般由特定的事件或情境引发，随事件或情境影响的消除而消除，也可以通过自我调节或他人调节的疏导而消除。但是，如果无法自我调节或及时得到他人疏导，严重的生活事件引发的心理危机可能就会直接导致心理不健康。例如汶川地震失去双亲的孤儿，如果不立即进行疏导，可能就会进入心理病态，这就是学界所说的重大灾后心理救助的"黄金 72 小时"。而一般的生活事件引发的心理不平衡，则表现为心理困扰、抑郁焦虑、逆社会倾向等，如果未能调节和消除，也会留下痕迹，而痕迹的累积会导致个体进入不健康的潜伏期。

第三种状态是不健康状态，简称"病态"。个体遭遇严重的事件或经常性地遭遇生活事件，而不能及时调节疏导，就会从状态性不良进入特质性不良。

状态性不良，是心理暂时的失衡状态。随激发源出现而出现，随激发源消除而消除；有明确的诱因，有明确的指向，个体能够意识到，能够理性解释，也能够自我调整；即使激发源没有消除，个体通过认知的调整，也可以消除不良状态。而特质性不良即心理不健康状态，它属于病理性的状态。负面情绪占主导地位，激发阈限低；既可由外源性刺激引发，也可由内源性激发源引发，无明确诱因，即使没有任何外在激发源，也会由内在激发源莫名其妙地引发；个体无法做出理性解释，无法控制。

心理不健康状态分为轻度与重度两种情况。第一类是神经症，包括强迫症、焦虑症、恐惧症、神经衰弱、躯体形式障碍，以及各种人格障碍，如反社会人格障碍、边缘型人格障碍、自恋型人格障碍、偏执型人格障碍、强迫型人格障碍等。第二类是精神病，包括精神分裂症、心境障碍、应激相关障碍、偏执性精神障碍、脑器质性精神障碍等。

当个体处于不健康状态时，往往会非线性地发生不适应行为。所谓"非线性"地发生，是指这些行为的发生常常是没有直接的原因，也没有明确的行为动机。这类行为称为"变态行为"。

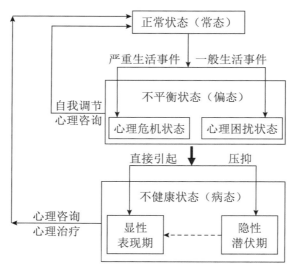

图 1-1　三种不同的心理状态及其关系

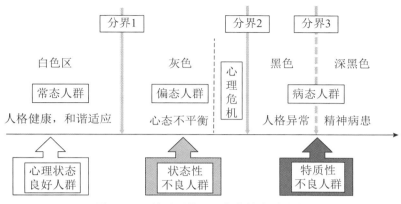

图 1-2　三种不同的心理状态的人群分布

二、个体不同心理状态及其行为特点

个体不同心理状态及其行为特点可以见图 1-3。在正常状态下，个体产生的社会行为称为"常态行为"。个体的常态行为基本与其价值观体系、道德水平及人格特征相一致，是其价值观体系、道德水平及人格特征的综合表现。具有良好的品德与个性的人，会做出亲社会的行为；而已形成不良的品德与个性的人，会做出反社会的行为。因此个体的常态行为带有必然性。

如果个体无法通过自我调节或他人疏导恢复正常状态而滞留在心理失衡的状态，则会出现三种情况：第一种情况，如果心理处于不平衡状态，往往倾向于接受与主流的社会规范、价值观相悖的观念，对不良规范失去抵抗力或易于接纳不良的规范，从而逐步形成不良的品德，实现从心理状态不良向品德不良乃至违法犯罪的蜕变；第二种情况，个体心理处于不平衡状态，会陷于情绪困扰之中，不仅影响工作与生活，而且会导致直接进入不健康状态或累积压抑后进入不健康状态，从而实现从状态性不良向特质性不良的转化；第三种情况尤为严重，个体处在心理不良状态尤其是危机状态，会使其弱点和缺点成百倍地扩大，在激情状态下"线性"地、"偶然"地发生正常状态下不可能发生的严重行为，包括杀人、自杀等。所谓"线性"地发生，是指这些行为的发生有明确的、直接的原因。导致个体进入心理失衡状态的生活事件是"外源性刺激"，这种外源性刺激是清晰明确的，因此其行为发生的因果序列是清晰的。所谓"偶然性"，是指个体在心理失衡情况下所做出的异常行为，并不带有必然性，而是带有偶发性，一旦得到及时疏导与调节，比较容易消除。

处在不健康状态的个体，不仅会更容易受外源性刺激（生活事件）影响，从而导致其进入心理失衡状态，发生严重的事件；更重要的是，这类人也会受到"内源性刺激"影响而发生严重事件。例如，一位患有抑郁症的个体，既可能受到外部小的刺激而自杀，也可能在外部没有任何负性刺激的情况下莫名其妙地萌发想自杀的念头乃至实施自杀，这是内源性刺激所引发的。这些内源性刺激所启动的行为是"非线性"的，其发生常常没有直接的、明确的原因，是一种不自觉的、潜意识的行为。处于不健康状态的个体为什么会产生内源性刺激？会产生什么内源性刺激？这些潜意识层面的问题，是学界高度关注、正在努力探讨的重大问题。

总的来说，个体心理处在不平衡状态或不健康状态，就有可能线性或非线性地导致异常行为。严重的反社会行为与异常行为会直接危及社会治安，破坏学校秩序，干扰单位的正常运转。

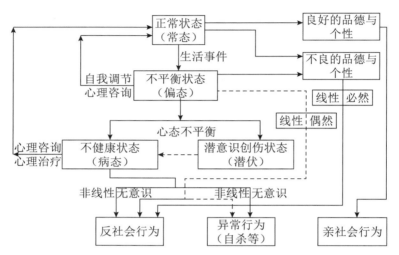

图 1-3　三种不同的心理状态及其行为特点

第二节　国内外关于个体心理危机及防范研究概述

前面关于个体不同心理状态及其行为特点的分析中，多次提到一个重要的概念，就是心理不平衡状态中的"心理危机"概念。处在心理危机状态的个体，会直接发生自杀或杀人这样的重大事件。如何有效地预防这些重大心理危机事件的发生，已成为社会各个部门、各个单位关注的焦点，也是心理健康服务体系工作的重点。2016 年 12 月 30 日，国家卫生计生委、中宣部联合印发《关于加强心理健康服务的指导意见》，将"重视心理危机干预和心理援助工作"作为重点开展工作。

一、国内外学术界关于心理危机的概念

（一）关于"心理危机"的定义

人的一生当中经常会面对各种应激压力或失败挫折，一旦这些应激压力或挫折在个体原来资源范围内不能应对解决时，心理状态容易失去平衡。心理危机指的正是个体面临突

如其来的应激压力事件时所出现的严重心理失衡状态。心理学家 G. Caplan（1964）较早系统地对心理危机的概念进行了论述。他认为，每个人都在不断努力保持一种内心的稳定状态，使自身与环境平衡协调，当重大问题发生或变化使个体感到难以解决、难以把握时，平衡就会被打破，正常生活受到干扰，内心的紧张不断积蓄，继而出现无所适从甚至思维和行为的紊乱，进入一种失衡状态，这就是危机状态。心理危机的提出，与"二战"以后人们心理的康复、社会竞争突然加剧、东西方意识形态对峙的时代背景，以及美国人开始将关注点由外部转向自我、生活结构发生变化等引起的内心冲突有关（高凤堂等，2008）。

G. Chaplian（1968）则将危机定义为"存在重大心理影响的事件和决定"。Mitchel & Resnik（1981）认为心理危机是一种情感紊乱状态，也可以认为是情感上的重大事件，该事件可作为人生变好或变坏的转折点。Punukollu（1991）认为心理危机是指个体运用通常应对应激的方式或机制仍不能处理所遇外界或内部应激时所出现的一种反应。Roberts（1991）认为危机是一个心理严重失去平衡的时期，个体遇到了有重大问题所导致的危急后果，或处于无奈危机情境之中，而无法采用以往的应对策略应付此情境。Gilliland & James（2000）认为心理危机是一些个人的困难和境遇，这些困难和境遇使得人们无能为力，不能有意识地主宰自己的生活，处于一种解体状态。在这种状态中，人们遭受重要生活目标的挫折，或其生活周期和应对刺激的方法受到严重的破坏。它指的是个人因这种破坏所产生的害怕、震惊、悲伤的感觉，而不是破坏本身。除非及时缓解，否则危机会导致情感、认知和行为方面的功能失调（高凤堂等，2008）。

我国学者对心理危机的认识在 20 世纪 90 年代后逐步加深，并对心理危机的概念做出了不同的定义。例如：胡泽卿等人（2000）认为，危机是由于突然发生的重大生活事件引起的暂时的心理严重失衡状态。它是一把双刃剑，既可引起焦虑、悲伤、愤懑等不良情绪，也可使人更加成熟。正常人都处于身心平衡状态，他们的日常生活是思维、意志、情感和生理需要处于某种程度的和谐状态。在不适当的应激发生时，人的平衡状态可受到影响，可能出现情感和思维失控，以致经历一种极端的情感紊乱，这时人就处于危机期。樊富珉（2003）认为危机有两层含义：一是指突发事件，出乎人们意料发生的，如地震、水灾、空难、疾病暴发、战争等；二是指人们所处的紧急状态。

从国内外学者对心理危机的不同表述来看，尽管对心理危机研究的切入点和着力点不尽相同，但他们存在这样的共识：心理危机是一种心理严重的不平衡状态，与应激事件和挫折有关。

（二）关于心理危机的分类

不同的研究者从不同的角度对心理危机进行了分类，最常见的有以下几种。

1. Brammer 关于心理危机的分类

心理学家 Brammer 把心理危机分为三类：境遇性危机（situational crisis）、发展性危机（development crisis）、存在性危机（existential crisis）。

境遇性危机：指个体面对突如其来且无法控制的自然灾害或个人重大负性压力事件时

产生的心理危机。如突然经历失业、患病或死亡、抢劫、强奸等个人重大负性生活事件，或者恐怖袭击、泥石流、洪水、地震等重大自然灾害事件。区分境遇性危机和其他危机的关键在于它是随机的、突发的、震撼的、强烈的、灾难性的和不可预见的。

发展性危机：是指在人们正常成长和发展过程中，由于生活方式或环境的突然转变或变化产生的异常心理反应。例如，大学新生刚进入大学校园的头三个月，面临生活环境的改变，在陌生的校园环境中容易出现焦虑、警觉、恋家、恐惧等情绪；生活习惯上与原有习惯差别很大时会容易睡不着、吃不好，甚至出现肠胃不适等症状；离开了原来熟悉的朋友圈，他们还需要面临重要人际关系的丧失、新的人际关系网的建立，心理负担加重。发展性危机是人一生当中普遍面对的正常现象，比如升学、恋爱、开始就业、步入婚姻、怀孕等生活方式改变或家庭功能或结构的转变都可能导致发展性危机。

存在性危机：是在自我探索有关生命意义、人生价值等重要哲学命题时产生的内心冲突或焦虑。存在性危机可以是基于现实的，也可以是基于深层次的关于人生意义的追问与思考。比如进入大学阶段，学生往往会面临"我是谁？我从哪里来？又将要到哪里去？"等有关自我发展等问题，重新审视自己的家庭、职业、身份和价值。

2. Baldwin 对于心理危机的分类

Baldwin（1978）提出一个基于心理评估和治疗的心理危机分类系统，包括倾向性危机、过渡性危机、创伤性危机、发育危机、精神病理性危机、精神科急症 6 种类型，严重程度从弱到强。倾向性危机是指由外界因素引起的急性发作的短暂痛苦，例如由失恋、考试不理想等事件引起的情绪反应。过渡性危机是指由于预期的生活变化所引发的心理危机，例如结婚、生小孩、退休等生活事件发生时所引起的反应。创伤性危机是指由于突然的、出乎意料的事件引起的心理危机，例如亲人突然患重病或死亡。发育危机是指在生长发育过程中发生的危机，例如家庭失去经济来源、学生面临升学或就业。精神病理性危机是指由于内在精神病理性机制引起的危机，如精神疾病患者在病态思维下的自杀。精神科急症，是指精神病态下伤害他人的行为（季建林，赵静婆，2006）。

3. Aguilera 对于心理危机的分类

Aguilera（1982）将心理危机划分为成熟性危机和意外危机两大类。成熟性危机是指人在成长发育的生命周期可能出现的危机；意外危机是指由于自然灾害、亲人突然去世、患上重病等重大突发事件引发的危机。他认为平衡因素才是决定应激压力事件发生后是否出现心理危机的关键因素，这些平衡因素包括现实地理解应激事件、足够地支持和帮助解决问题的压力应对机制。

二、国内外关于心理危机发生过程与危害的研究

（一）心理危机的发展过程

G. Caplan（1964）在他的心理危机理论中描述了危机反应的演变过程：

第一阶段，当一个人感受到自己的生活突然出现变化，或即将出现变化时，他内心的

基本平衡被打破了，表现为警觉性提高，开始感觉到紧张。为了达到新的平衡，他试图用自己以前在压力下习惯采取的策略做出反应。处于这一阶段的个体多半不会向他人求助，有时还会讨厌别人对自己处理问题的策略指手画脚。

第二阶段，经过第一阶段的尝试和努力，他发现自己习惯的解决问题的办法未能奏效，焦虑程度开始增加。为了找到新的解决办法，他开始试图采取尝试错误的办法解决问题。在这个阶段中，当事人开始有了求助动机，不过这时的求助行为只是他尝试的一种方式。需要指出的是，高度情绪紧张多少会妨碍当事人冷静地思考，也会影响他采取有效的行动。

第三阶段，如果经过错误尝试未能有效地解决问题，当事人内心紧张程度持续增加，并想方设法地寻求和尝试新的解决办法。在这一阶段，当事人的求助动机最强，常常不顾一切，不分时间、地点、场合和对象地发出求助信号，甚至尝试自己过去认为荒唐的方式，比如一向不迷信的人去占卜，还可能无规律地饮食起居、酗酒、无目的地游荡等。

第四阶段，若当事人经过前三个阶段仍未能解决问题，他很容易产生习惯性无助感。他会对自己失去信心和希望，甚至对自己整个生命的意义产生怀疑和动摇。很多人正是在这个阶段中企图自杀，希望以死摆脱困境和痛苦。强大的心理压力有可能触发从未完全解决的、曾被各种方式掩盖的内心的深层冲突，有的当事人会产生精神崩溃和人格解体。

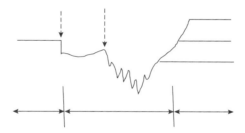

图 1-4　心理危机发展模型（Swanson & Carbon，1989）

Swanson & Carbon（1989）综合了不同的危机发展理论提出了一个较为全面的危机发展模型（图 1-4）：（1）危机前的平衡状态。个体应用日常的应对技能和解决问题的技术也可以维持自我与环境间的稳定状态。（2）危机的产生。这包括当事人面对困难无法应对时出现的情绪症状，当事人往往由于不能忍受极度的紧张和焦虑，容易发生情绪崩溃或寻求解脱。（3）危机后的平衡状态变化。当事人经历危机后，心理状态可能恢复到危机前的心理水平，也有可能掌握了新的应对问题的技能，心理素质得到提升，处于高功能水平，还有一种可能是当事人产生适应不良，低于危机前的功能水平。

（二）心理危机产生的身心反应

俗话说："人生逆境十有八九。"心理危机是一种正常的生活经历，并非疾病，每个人在人生的不同阶段都会经历危机。心理危机表明个体在努力抗争，力求保持内心的安宁及自身与环境间的平衡。危机可以让我们警觉，调动自身的能量，积极有效地应对困难，从中获得经验，转危为安，顺利度过危机。心理学研究证明，人类在遇到重大的灾害性事件时，个体通常会出现混乱、不安、恐惧、紧张、惊慌等负性情绪反应，产生退缩和逃避等行为，这些反应是生物有机体在历史进化过程中建立起来的生存预警和保护机制，目的在于促使个体采取适当的行为措施来避免并抗击外界对生命健康的威胁（樊富珉，2003）。

当个体面对危机时会产生一系列身心反应。绝大多数学者认为，人的心理危机状态要持续 4～8 周。危机反应主要表现在生理上、情绪上、认知上和行为上。危机有自限性，急性期通常在 6 周左右，结果可能是适应良好，也可能是适应不良。

（1）生理方面：常出现心跳加快、血压升高、肠胃不适、腹泻、食欲不振、出汗、寒战、肌肉抽搐、头痛、耳朵发闷、疲乏、过敏、失眠、噩梦、容易受到惊吓、眩晕、窒息、哽塞感、胸部不适、肌肉紧张等。

（2）情绪方面：常出现害怕、焦虑、恐惧、多疑、不信任、沮丧、忧郁、悲伤、易怒、绝望、无助、麻木、否认、孤独、紧张、不安、烦躁、自责、过分敏感或警觉、无法放松、持续担忧等。

（3）认知方面：常出现记忆困难、认知混淆、注意力不集中、犹豫不决、缺乏自信、健忘、效能降低、计算思考和理解都出现困难、不能把思想从危机事件上转移等。

（4）行为方面：常出现社交退缩、沉默、情绪失控、典型行为习惯改变、过度活动、没有食欲或暴饮暴食、逃避与疏离、容易自责或怪罪他人、与人易生冲突等，严重的会出现自杀倾向。

（三）心理危机的危害

个体心理危机的危害主要从个人和社会两个层面去理解。从个人层面来看，当个体无法度过心理危机，则容易引发抑郁、焦虑等心理疾病以及创伤后应激障碍等精神疾病，严重时还会出现自伤自杀或伤害他人等行为。从社会层面上看，心理危机已经是全球性的公共卫生问题。据世界卫生组织统计，目前全球大约有 3.5 亿抑郁症患者，在中国这一群体已达近 9000 万，抑郁症和自杀造成的卫生负担在所有卫生问题中分别列第二位和第四位。

1. 引发心理或精神疾病

由应激生活事件产生的强烈的心理失衡状态并不是持续发生的。在这个过程中，由于个人的人格特质、危机本身的性质、危机发现是否及时以及危机干预的手段等差异，个体经历心理危机而产生的结果也不尽相同。人们经历心理危机后通常会产生以下四种结果：第一，顺利度过危机，并从危机中学会应付困境的新策略，整个心理健康水平得到提高；第二，危机虽然度过，但是会留下心理创伤，影响其以后的生活适应；第三，未能度过心理危机，引发神经症或精神疾病；第四，未能度过心理危机，经受不住强大的心理压力，产生心理崩溃，对未来感到绝望，出现自杀、自伤或者其他攻击性行为。心理危机所产生的危害对个人层面来说主要是后两种结果。

由应激事件或心理危机引发的精神障碍在临床中被称为反应性或心因性精神障碍（psychogenic mental disorders），临床表现与遭受强烈的心理社会因素的刺激密切相关，伴有相应的情感体验，是一组功能性精神疾病。参照中国精神疾病分类系统，根据不同的临床表现和病程长短，大致可以分为以下几个类型（邱鸿钟等，2008）：

（1）适应性障碍（adjustment disorder），因长期存在应激源或生活环境改变，在人格缺陷基础上，个体出现焦虑心境、抑郁心境等情感障碍，或躯体性不适，或行为退缩等适应不良行为，但一般不出现精神病性症状，病程一般不超过 6 个月。适应不良行为还包括抑郁反应，抑郁症状持续时间从 1 个月到 2 年不等。（2）创伤后应激障碍（post-traumatic stress disorder），指经历灾难性心理创伤的一段潜伏期后，延迟出现和长期持续的精神障碍。表现为闯入性的反复重现的创伤性体验、噩梦、持续性的警觉状态、惊跳反应增大、选择性遗忘等。（3）急性应激障碍（acute psychogenic reaction），又称为急性应激反应或心因反应，指在受到急剧、严重的精神刺激后立即（1 小时内）表现出强烈的精神运动性兴奋或精神运动性抑制，甚至木僵。（4）急性应激性精神病（acute stress psychosis），指受到强烈的精神刺激后，出现以妄想、严重的情感障碍为主的精神症状，症状内容与精神刺激因素明显相关。病程较短，一般不超过 1 个月。（5）持久性心因性反应（persistent psychogenic reaction），指由于应激压力源长期存在或长时间处于适应不良的环境中引发的精神障碍，表现为有一定现实色彩的妄想，或伤感、沮丧、哭泣的情感障碍，或生活习惯明显改变的行为障碍。症状至少持续 3 个月，有时可长达几年。（6）其他相关的精神障碍，可能还涉及惊恐障碍、社交恐惧症、癔症、精神分裂症、药物滥用或依赖等。

2. 自杀

严重或持续的心理危机若不能得到很快控制和及时缓解，危机则容易让个体出现各种精神症状，严重时会出现自杀、自伤或攻击他人的极端行为。

自杀是指一个人经过周密准备后对自己生命的结束，它包括自杀意念、自杀未遂和自杀死亡。自杀一直是全球关注的重大社会和公共卫生问题，世界卫生组织（WHO）自 1948 年起就致力于完善来自其成员国关于各种死亡率的数据库。有时公布或公开讨论自杀率；有时出于一些原因，自杀死亡的事实可能会被掩盖，真实的数据可能更高。到 2020 年自杀造成的负担将上升为全世界疾病总负担的 2.4%。自杀是 15 ～ 34 岁的人们非正常死亡的主要原因。国外的调查数据显示,18 岁以上的自杀意念发生率为 3.7% ～ 14.3%（Crosby et al.，2011；Nock et al.，2008）；自杀企图发生率为 1.9% ～ 8.7%（Nock et al.，2008）。据统计，我国每年自杀死亡人数占全球自杀死亡总人数的 30%（Värnik，2012），更严重的是，进行过自杀尝试的人数为自杀死亡人数的 25 倍，而有自杀意念的人数为进行自杀尝试人数的 6 ～ 7 倍（You & Lin，2015）。我国的调查数据显示，大学生的自杀意念发生率为 12.9% ～ 20.5%（李献云等，2011；梁瑛等，2011；唐芳等，2015），教育部调查数据显示 2008 ～ 2010 年大学生自杀发生率为 1.24/10 万。正如首个世界预防自杀日提出的口号"自杀，一个都太多！"，每一个人的自杀身亡，不仅给家庭带来巨大的悲痛，而且会给学校或企事业组织的其他人带来不稳定的情绪，给社会造成巨大的损失（苏斌原等，2015）。

3. 自伤

自伤（self-harm）是指故意对自己身体造成伤害的行为，它不同于自杀，有时候是自杀企图或自杀未遂的表现形式之一。有 4% 的成人及 15% 的青少年在遇到心理危机时都会割伤或以其他形式伤害自己。蓄意自伤典型的表现为反复发生致死性较低的躯体自伤，常见的形式包括割腕、咬伤身体、撞头、烧烫身体、伤害性拉扯头发、有意阻碍身体伤口复原、过量服药（如镇静药、安眠药）等。Nock 等人（2004）研究发现自伤者选择自伤行为的首要原因是阻止糟糕的感受（stop bad feelings），他们想要用自伤来平复、表达、释放、控制和转移那些强烈到几乎要把他们淹没的痛苦情绪，这些情绪包括失败感、自责、悲伤、焦虑、对自己或他人的愤怒、孤独和空虚感。Franklin 等人（2013）发现自伤者之所以不断尝试用自伤的方式来获得情绪的快感，原因可能在于身体疼痛从开始到消失，能够带来一种情绪上的快感，让自伤者感觉好起来的并不是疼痛本身，而是自伤行为结束后疼痛消失的过程，它不仅让身体重归舒适，还带来心理上如释重负的感觉。但是，自伤是一种非适应性的应对策略，它只能带来一时的情绪缓解，并不能长久解决问题。相反，它还会带来许多严重后果：（1）造成身体伤害。包括留下永久性的疤痕，严重的可能导致死亡，有研究显示约 10% 的蓄意自伤最终会演变为自杀，以致死亡（季建林等，2007）。（2）无法控制自己的行为带来的羞愧感和内心冲突。大部分自伤患者都存在冲动型或边缘型人格障碍，多数都存在较明显的心理冲突及应激事件，或长期的人际冲突和社会适应困难。他们往往会反复出现突如其来的伤害自己的冲动，主观上又不能控制，并通常伴有逐渐加重的焦虑、激动和愤怒。（3）给身边的人造成很大的心理压力。

4. 给社会带来一定的公共卫生和公共安全问题

在当前大学生的心理健康工作中，虽然大部分是有关情绪情感困惑等心理适应性问题，但是由于各类心理危机带来的精神疾病或自杀自伤问题也有不断上升的趋势。据有关调查，20% 左右的大学生存在一定程度的心理疾病，主要集中在情感、人际、情绪、学习、个性和就业等方面。前往高校心理咨询中心求助的学生中有 15.3% 存在一定程度的精神疾病，有 1% 的学生患有抑郁症、强迫症、躁狂抑郁症和精神分裂症等较严重的精神疾病（苏斌原等，2014）。大学生的心理健康已成为高校不容回避的话题，高频率心理危机的发生严重影响大学生的成长和成才，影响高校的稳定和发展。对很多中小学来说，自杀自伤等校园事件一旦发生，学校正常的教学进程势必会受到影响，老师和学生的心理也容易产生波动，学校的声誉也容易受到负面的影响。

心理危机还是全球关注的公共安全问题，相当一部分心理危机容易转化为暴力攻击或报复社会行为，导致一些严重的公共安全事故。例如，2003 年面对突如其来的"非典"（SARS），社会上普遍出现恐慌、焦虑、担忧等心理危机反应，甚至出现外地人纷纷逃离，人们疯狂抢购板蓝根、白醋等商品等非理性行为，谣言四起，哄抬物价，犯罪率增加，产生更大的社会混乱，严重影响正常的社会秩序。例如，马加爵宿舍杀害舍友事件、复旦大学宿舍投毒案、汶川大地震后灾区人们的心理创伤、富士康员工自杀事件等，都引起了社会的广泛关注，成为影响公共安全的社会问题。当前，我国正处于经济发展的转型期，社会压力增大，矛盾激化事件不断发生。企业事业部门、各大高校、中小学都不断出现心理危机事件，特别是自杀或杀人这样的重大危机事件，对各个单位的正常运转产生重大干扰，给社会稳定带来严重影响，引起了政府部门与社会各界的高度关注。2016 年，国家卫生计生委、中宣部等 22 个部门下达的《关于加强心理健康服务的指导意见》（国卫控发〔2016〕77 号文）中指出："当前，我国处于经济社会快速转型期，人们的生活节奏明显加快，竞争压力不断加剧，个体心理行为问题及其引发的社会问题日益凸显，引起社会各界广泛关注。心理异常和常见精神障碍人数逐年增多，个人极端情绪引发的恶性案（事）件时有发生，成为影响社会稳定和公共安全的危险因素。"文件更加明确了各级政府部门和社会组织关于加强心理健康服务的指导意见，强调加强心理服务是促进社会和谐稳定的必然要求。

三、国内外关于心理危机防范的研究

长期以来，对心理危机及其防范方面的研究一直是国内外学术界高度关注、投入精力最多的研究热点之一。人们探讨了可能导致个体自杀的各种因素、心理危机发生自杀的各种行为征兆、严重心理危机事件的防范等一系列重要问题，取得了丰硕的成果。

（一）个体心理危机的风险因素及行为征兆研究

由于个体心理危机特别是重大心理危机会导致杀人、自杀等严重后果，研究者都希望能够通过对个体特异性言行表现的观察以获得可能导致严重后果的心理危机信息，从而能及时干预。美国疾病控制与预防中心（CDC）的数据显示，只有不到 1/3 的自杀人群在死前能被心理健康服务人员及时发现（Witte，2010）。因此，要防范个体心理危机产生严重不良的后果，最关键的是早期发现个体心理危机的风险因素和异常行为征兆。对自杀自伤和暴力伤人等心理危机进行早期识别和预警，是世界范围内心理卫生工作的重要内容。

国内外学者对自杀等心理危机的风险因素进行了大量研究，以 "risk factors for suicide" 为关键词在外文数据库进行搜索，发现有 102218 篇相关文献。Kimberly 等人（2010）曾对有实证数据支持的相关文献进行总结，发现涉及自杀风险因素的研究主要包括社会支持（34 项）、自杀未遂史（28 项）、躯体疾病（21 项）、家庭冲突（18 项）、绝望感（11 项）、家庭自杀史（10 项）、精神障碍（9 项）、冲动性（7 项）、季节变化（7 项）、童年创伤（5 项）和睡眠障碍（5 项）等因素。美国出版的《自杀风险患者评估和管理临床实践指南》将自杀风险的相关因素归纳为自杀预警因素、急性风险因素、慢性风险因素和保护因素。自杀的应激－易感模型（stress-sensitization model，Wasserman，2003）认为自杀等心理危机是应激、保护和易感三方面因素综合作用、交互影响的结果。应激因素主要包括丧失（失业、亲人去世、离婚等）、自然灾害、躯体疾病等重大负面生活事件和贫困、人际关系差等日常烦恼事件（金连青等，2013；CDC，2011；Mclaughlin et al.，2010）；个体易感性因素包括遗传基因（Niculescu et al.，2015）、冲动型和边缘型的人格特征（Zouk，2006；Javdani et al.，2011）、心理韧性（Broekman，2011；Johnson et al.，

2011)、压力应对策略（Compas et al.，2001）和生命意义感；环境保护因素主要包括社会支持（Kleiman et al.，2012）和家庭关系（Broekman，2011；Johnson et al.，2011）两方面。

研究者对自杀的行为征兆关注较多，对易感因素和保护因素的综合研究较少。如何区别自杀的危险因素和征兆是研究者关注的难题，Rudd 等人（2006）认为时间限制是自杀的危险因素与征兆区分的重要因素：征兆预示着即刻的自杀风险，需紧急干预；而危险因素包含精神病史等长期特征。然而，不同学者发布的自杀预警征兆并不一致。Hendin 等人（2001）认为自杀征兆主要包括：（1）引发强烈情绪波动的生活事件；（2）自杀的言行；（3）社会功能的急剧下降或物质滥用。

Busch 等人（2003）通过大样本的研究则认为对于自杀危机最好的预警征兆为"严重的焦虑或极端易激惹状态"。

Hosansky（2004）认为自杀征兆包括：自杀和自我伤害的意念；对死亡的过分关注；写遗书或其他与死亡相关的内容；人格、行为、饮食和睡眠模式的突然重大改变；强烈的内疚感；学业成绩急剧下降等。美国自杀协会工作组通过专家讨论，制定出了一个二级自杀征兆识别系统。

第一级征兆的出现，预示着需要马上介入，包括：（1）有人威胁要伤害或杀死自己；（2）有人在寻求杀死自己的途经，如买到致死剂量的药物；（3）有人谈论或者写出关于死亡、自杀的内容。

第二级征兆的出现，预示着需要尽快转接给心理卫生专业人员，包括（一条或多条）：（1）无望感；（2）狂躁、大怒、寻求报复；（3）不经思考地从事莽撞危险的活动；（4）感到走投无路；（5）大量饮酒或滥用物质；（6）社会隔离；（7）焦虑、易激惹、失眠或一直睡觉；（8）情绪的显著变化；（9）生活无意义。国内对自杀征兆的研究较少，在中国知网以"自杀"+"征兆"的组合在篇名中可检索到 9 篇文献，多为经验性的总结或综述，缺乏实证研究。

自杀因难以预测，已成为全球公共卫生领域的重大挑战。心理学权威刊物 *Psychological Bulletin* 2016 年 11 月发表了一篇有关自杀意念与自杀行为风险因素的元分析（Franklin et al.，2016）。作者整理了过去 50 年间 365 个有实证研究支持的有关自杀风险的论文，结果发现对自杀意念预测效力最高的 3 个因素分别是以往的自杀意念、绝望感、抑郁症；对自杀尝试预测效力最高的 3 个因素分别是以往的自伤行为、以往的自杀尝试、筛查工具；对自杀死亡预测效力最高的 3 个因素分别是精神疾病住院史、以往的自杀尝试、以往的自杀意念。然而，作者发现所有单个风险因素对自杀意念与自杀行动的预测效力都不高。这些研究的局限直接体现在对自杀风险预测不足的现实上。例如，尽管对自杀问题进行了大量的研究，全球自杀发生率从 20 世纪 60 年代至今不但没有降低，反而增长了60%（WHO，2014）。这可能是因为：

（1）研究指标单一。以往的研究往往只关注一个或少数几个风险因素对自杀风险的影响。然而，只关注单一或少数风险因素的做法并不符合大多数个体的生活实际。很多时候，自杀意念或行为并不是由单纯的某一个或某几个因素引起，而是多种因素综合作用的结果。而任何单一因素对自杀意念和自杀行为的预测效力都可能较低，这些因素综合起来则会产生"1+1>2"的效果。

（2）保护因素较少涉及。保护性因素与风险因素可能是不同的，并不是一个连续体的两端，也就是说，并不是缺少某种风险因素就会变成保护性因素。更重要的是，很多风险因素（如儿童期受虐经历等）本身是无法改变的，因而也就难以成为自杀干预的目标，但保护性因素（如社会支持）则有可能得到改善。以往自杀风险监测主要是自杀意念及抑郁焦虑精神障碍等相关症状，缺乏对心理韧性和家庭功能、社会支持等保护性因素和边缘型人格、冲动型人格、抑郁特质等个体易感因素的综合评估。

（3）过往研究并不能很好地区分影响自杀意念和自杀行动的因素。以往很多关于自杀意念与自杀行动影响因素的研究并不是建立在理论基础上，而是在大规模流行病学调查中附带两个关于自杀意念与自杀行动的条目。这些研究对自杀意念与自杀行动影响因素的考察是不完整和不系统的（Franklin et al.，2016）。从自杀"意念"到自杀"行动"的转变机制是目前该领域研究的发展趋势。Klonsky & May（2015）将这些理论置于"从意念到行动"的框架（ideation-to-action framework）中，强调自杀意念的产生，与从自杀意念到自杀行动的升级，是两个截然不同的过程，具有不同的影响因素。目前的研究大多将自杀意念、自杀企图或自杀死亡作为因变量，较少探讨自杀意念转向自杀企图或自杀死亡的内部机制。

（二）心理危机的防范方式研究

心理危机研究的根本目的之一就是要有效地对个体心理危机进行监测与预警，从而能及时进行心理干预，预防严重事件的发生。这项研究难度非常大，因此，尽管它是学术界与社会各部门的焦点，但是一直没有广泛深入地开展。目前的研究主要集中在对自杀危机的实时监测与预警研究方面，包括自评预警和他评预警两种基本预警方式的研究。

1. 量表测评与心理档案的监测预警研究

心理档案是目前国内外不少群体进行心理危机预警的重要手段，主要通过一种或几种自评量表的评估，由被试主动报告来检测和发现被试的心理危机状态。自评量表运用是其中的一个环节，主要起到筛查的作用。在初筛阶段可能发现心理危机的状态，进而通过后续的流程由专业人员对心理危机风险水平进行判断，从而采取相应的措施，避免心理危机事件的发生。当前，我国心理危机及自杀筛查预警中应用较广泛的评定量表是症状自评量表（SCL-90）和大学生人格问卷（UPI）。此外，常用的工具还有卡特尔十六种人格因素测验（16 PF）、明尼苏达多相人格测验（MMPI）、艾森克人格问卷（EPQ）、Zung 氏焦虑量表（SAS）、Zung 氏抑郁量表（SDS）、状态—特质焦虑问卷（STAI）、康奈尔健康问卷（CMI）等。通过上述常用的筛查预警调查工具得出的结论更多反映的是个体某方面的心理健康状态，对心理危机高危人群的监测缺乏针对性和实效性。

目前心理档案的主要预警方式是横断面的自评，无法实现动态监测，更不能实时预警心理危机，且档案的内容以症状评估为主，其他维度涉及较少，主要是自杀意念及抑郁焦虑精神障碍等相关症状，缺乏对应激事件、个性特征、社会支持等保护性因素及易感性因素的监测和综合评估。预警的仅是症状人群，导致对心理危机的预警缺乏特异性。苏斌原等人（2015）比较了潜在剖面分析方法与传统划界分数方法在高校中运用大学生人格问卷（UPI）进行心理普查的实效性（图 1-5），发现潜在剖面分析方法比传统划界分数方法在敏感度上能提高 8.93% ～ 35.26%，更为科学有效。然而，潜在剖面分析方法虽然能在一定程度上解决心理普查中心理危机检测指标单一的问题，但心理危机的防范方式仍依赖于一次性静态评测，而心理问题是动态发展变化的，仅靠一次性静态评测并不能很好地反映个体在不同时间及环境下心理问题变化发展的状况。

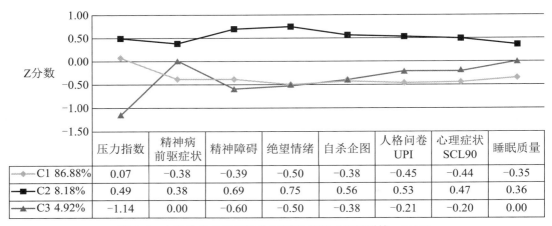

图 1-5　大学生自杀潜在风险的潜在类别（苏斌原等，2015）

	压力指数	精神病前驱症状	精神障碍	绝望情绪	自杀企图	人格问卷UPI	心理症状SCL90	睡眠质量
C1 86.88%	0.07	-0.38	-0.39	-0.50	-0.38	-0.45	-0.44	-0.35
C2 8.18%	0.49	0.38	0.69	0.75	0.56	0.53	0.47	0.36
C3 4.92%	-1.14	0.00	-0.60	-0.50	-0.38	-0.21	-0.20	0.00

总之，自陈量表和心理档案的优势是可以全面了解影响心理危机的相对稳定的心理素质因素，但在心理危机的预警方面，从方法上决定了其一次性静态评测无法实现动态和实时的预警，指标维度的单一或缺乏有效的指标组合也使心理危机的预警缺乏特异性，将自评预警与其他预警方式结合是解决动态实时预警心理危机的思路。

2. 他评监测预警的研究

既往的研究和实践中，他评监测预警心理危机最主要的方式是通过心理危机守门人（gatekeeper）来实现的。心理危机守门人是指那些能与潜在心理危机个体接触的，能识别出心理危机征兆并能劝导他们寻求帮助或治疗的人。守门人行为观察预警与以往采用自评心理问卷来筛查预警模式不同：以往的预警模式是一种"静态"监测，只能反映个体最近一段时间的心理状态；而守门人行为观察预警是一种"动态"预警，通过守门人对目标人群不间断的行为观察来预警个体的心理危机。

要发挥守门人预警的作用，对守门人培训是非常必要的一环。守门人培训发起于 19 世纪 60 年代末的美国费城，John Snyder 博士在 1971 年发表了第一篇关于守门人培训效果的研究，此后守门人预警模式在美国和加拿大等北美地区得到广泛应用，相应的研究也层出不穷。概括地说，自杀"守门人"培训就是通过讲课、角色扮演、观看视频等方式对参与者进行培训，使其能识别自杀征兆，能评估自杀风险，并且在需要的时候能劝导自杀高危个体接受心理或药物治疗。许多研究认为自杀"守门人"培训之所以能降低自杀风险，主要依靠的是该培训所提倡的"早期识别—合理劝导—及时转介"机制，在此过程中是否能降低自杀率，主要取决于"守门人"能否在早期识别有自杀倾向个体并将其及时转介（Rozanov et al.，2002；Knox et al.，2010）。虽然国外守门人预警模式比较成熟，但在守门人培训中只是对自杀的行为征兆进行一般的介绍，没有进行系统的总结，也没有研发出供守门人使用的监测系统。

在我国，许多研究者都建议高校应建立起由"学校—院系—班级—宿舍"组成的四级心理健康保护网（马建青，2007；章明明等，2009）。许多高校的班级中都设置心理委员或者在学生宿舍中设置心理保健员充当心理危机守门人（图1-6），但由于缺乏专业培训，许多人仅仅凭经验和直觉进行预警。而对于心理危机守门人监测预警的研究非常薄弱，没有开发出针对心理危机的监测工具，导致了守门人"有人无枪"的窘况，使得守门人的预警作用不能充分发挥。

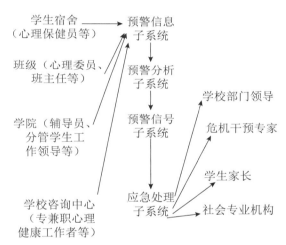

图1-6　大学生心理危机预警系统的构建（马建青，2007）

总之，他评预警的优势是可以在理论上实现动态和实时预警心理危机的可能，但目前他评预警仍以经验模式而非科学模式进行，且与自评预警之间并未结合，预警心理危机的漏报与误差多，特异度差。

（三）当前关于"心理危机"防范研究存在的主要问题

目前，国内心理危机监测预警的研究主要存在以下三方面的问题。

（1）心理危机监测研究指标单一。通观近年来的研究成果我们不难发现，以往的研究往往只关注一个或少数几个风险因素对自杀自伤等心理危机风险的影响。然而，这些做法生态效度不高，不符合大多数个体的生活实际（苏斌原等，2015）。

（2）关于心理危机监测预警的研究。主要的研究设计采用横断面调查方法，按照这种方法只能获取被调查对象在调查时间点是否有心理危机，缺乏动态评估和监测。而对心理危机的动态评估和监测对于及时准确识别出有自杀、攻击倾向的个体是至关重要的。

（3）研究所涉及心理危机监测的角度以被监测对象的自我报告为主，缺乏守门人监测的研究；监测的形式以群体筛查为主，缺乏个体的监测；监测的内容以自杀倾向为主，缺乏对冲动攻击行为的监测；监测的研究方法以心理危机外部表现的描述性研究为主，缺乏对危机征兆的量化研究和风险标识的研究。

鉴于以上的研究状况及存在的问题，本研究的特色和重点是将自评和他评预警工具化、标准化、流程化、网络化，多种预警方式结合，多种预警指标组合，形成动态、实时、多维的心理危机的一体化预警平台。

第三节　心理危机的新界定与分析

一、关于"心理危机"的新界定

首先，关于心理危机的概念问题，国内外学者虽然有不同的表述，但都存在这样的共识：心理危机是一种心理严重的不平衡状态，与应激事件和挫折有关。

然而，从人们关于心理危机的分类来看，多数人既将正常人群遭遇生活事件所产生的严重失衡称为"心理危机"，也将心理病态人群由于病理性原因所产生的可能导致自杀、杀人等严重事件的发病状态称为"心理危机"。实际上，这两种"心理危机"有本质的不同：前一种属于"状态性心理危机"，后一种属于"特质性心理危机"。

"状态性心理危机"一般由特定的事件或情境引发，即由外源性激发源引发，随外在激发源出现而出现，随外在激发源消除而消除；有明确的诱因与指向，个体能够意识到危机产生的原因，能够理性解释。这种危机，既可以随激发源的消除而消除，也可以通过自我调节或他人调节而消除。这类危机的干预与疏导，总体来说难度不是很大，主要是由学校心理咨询人员进行。程度较轻的心理危机，有一定心理学知识的教师等人员也可以进行疏导。而后一种不健康人群发生的"特质性心理危机"，是一种病理性的心理失衡，这种危机主要是由内源性激发源引发，无明确诱因，即使没有任何外在激发源，也会由内在激发源莫名其妙地引发，这种内在激发源的产生是个体无法意识到的，无法控制的。这类危机的干预与疏导是专业性很强的工作，需要由心理治疗师进行，学校心理咨询人员只能作为配合。

由此可见，这两类"心理危机"的发生根源、预防与干预方式都是完全不同的，将两者统称为"心理危机"，不仅在理论上缺乏依据，更重要的是在实践过程中会混淆人们对两类不同的危机状态的认识，不仅会影响人们对"状态性心理危机"的本质的正确认识与防范，而且也会影响对"特质性心理危机"的应对。

因此，本研究认为，从开展心理健康服务、预防心理危机造成的恶性事件的角度出发，应该将两类不同的心理危机区分开来，将"心理危机"只定义为生活事件造成的状态性心理危机，而将心理不健康急性期的由于内在精神病理性机制引起的可能导致自杀、杀人重大危险行为的心理危险状态称为"心理病理性危机"。

这样，在我们的理论体系中，将"心理危机"定义为："人们在遇到应激性的生活事件与压力问题，无法用过往常用的解决方式来应付或者无力面对又不得不去面对的情况下，导致人们在情绪情感、认知行为上出现暂时性的功能失调，心理严重失去平衡的状态。"心理危机是一种严重的心理不平衡状态，涵盖了 Brammer 提出的境遇性危机与发展性危机，以及 Baldwin（1978）提出的倾向性危机、过渡性危机、创伤性危机、发育危机等。

为了避免概念上的混淆，我们不要将心理不健康群体由于病理性激发产生的心理危险状态称为"心理危机"，而称为"心理病理性危机"。

二、对"心理危机"危险性的分析

根据我们对"心理危机"的界定，我们认为，在心理原因造成的非正常死亡或杀人等重大恶性事件中，由于心理危机状态得不到及时疏导造成的占了绝大多数，由于心理不健康造成的恶性事件比较引人注目，因此，人们的注意力都集中到心理不健康群体的恶性事件之上，乃至谈到心理问题造成自杀或杀人等恶性事件时，默认都是"心理变态"造成的，而忽略了对"心理危机"状态这个实际上最大的"杀手"的关注与防范。

正如前面所提到的，处于"心理危机"的群体有两个特点：第一，"心理危机"群体人数多，比例大。与心理不健康群体相比，"心理危机"群体要大得多，据有关调查数据显示，这个群体占人口总数的 25% 以上，而心理不健康群体只占 5%，特别是在中小学生中，这两个群体人数的差异更加悬殊。第二，更为重要的是，"心理危机"群体非常不稳定，流动性大。心理不健康群体的成员比较稳定，尤其在较短时期内不会有较大的变动，这个群体人员比较容易掌控；而"心理危机"群体成员是随时变动的，每时每刻都有大量的处在正常状态的人员遭遇新的生活事件而立即进入这个群体，而同时又可能有大量的"心理危机"状态的人员由于事件解决或者疏导解除了这个危机状态而回复到正常状态，这样频繁地进进出出，使整个群体的人员无法掌控。根据上面的分析，对于"心理危机"危险性及其防范方面，应该注意以下两点：第一，尽管处在"心理危机"状态的个体与处在"心理病理性危机"的心理不健康个体都可能发生自杀或杀人之类的严重事件，但是两者的发生机制、处理方式有明显的区别。"心理危机"状态的个体只是由于受生活事件的打击而导致心理严重失衡状态，是暂时性的状态，如果及时进行疏导，就会恢复到正常水平，一般来说难度不太大；而后者是由于病理性引发的特殊的危险状态，疏导和消除的方式非常复杂，常常要配合药物治疗，这种危机状态消除的难度很大，即使将病情控制，也无法根治，随时会复发。第二，对于心理状态不良（包括心理危机）的人群的心理服务工作，主要采用心理咨询模式，由心理咨询专业人员担任，尤其在学校，是其心理健康教育工作的两大主要任务之一；而对于心理健康不良（心理病态）人群的矫治工作，应该采用临床心理治疗工作模式（神经症）或者医学模式（精神病），由心理治疗系列专业人员或精神病医生进行。因此，学校的心理健康工作，应该重点关注对"心理危机"的及时干

预，这是学校心理健康工作的主战场，不要将注意力集中到分析心理不健康群体的病理性
危机之上。由于心理危机状态的群体人数众多，流动性大，不易掌控，目前由于心理问题
自杀或杀人等危机事件中，心理危机导致的危机事件占了大多数乃至绝大多数，因此，对
这个群体的心理服务工作必须高度关注。

图 1-7 展示了不同心理状态人员的分布及其相应的工作模式。

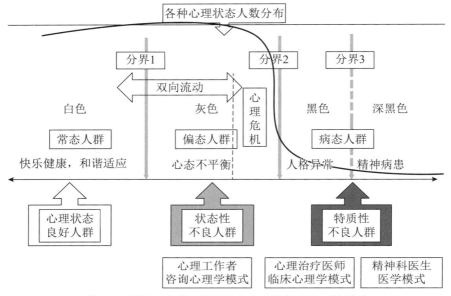

图 1-7　不同心理状态人员的分布及其相应的工作模式

第四节　个体心理危机实时监测与干预的思路与方案

党的十八大报告明确提出："要注重人文关怀和心理疏导，培育自尊自信、理性平和、
积极向上的社会心态。"心态，即心理状态。心理状态如果严重失调，就意味着出现了心
理危机。当前，随着改革开放的进程，社会压力增大，矛盾激化不断发生，企事业单位、
各大高校、中小学，都不断出现心理危机事件，特别是自杀或杀人这样的重大危机事件，
对单位和学校工作的正常运转产生重大干扰，给社会稳定带来严重影响，引起了政府部门
与社会各界的高度关注。西方发达国家社会发展过程显示，人均 GDP 低于 3000 美元时，
社会尚处于温饱阶段，人们的社会活动主要为了满足自身的基本生存需要，此时被称为
"身时代"；当人均 GDP 超过 3000 美元时，社会将步入小康富裕阶段，人们的活动更加关
注爱与归属、自我实现等内在的心理需求，此时被称为"心时代"（胡月，2016）。当前我
国社会正面临着从"身时代"到"心时代"的转型，必然需要面对人们日益增长且日益复
杂的心理需求，心理压力不断增大，心理困扰逐渐增多，各种心理问题和精神疾病频发，

无论是对个人还是对各类组织而言都将面临多种挑战。如何有效地预防这些重大心理危机事件的发生，已成为各组织单位关注的焦点。

一、当前我国心理健康工作存在的问题与应对思路

（一）存在的问题

我国以学校心理健康教育工作为重点开展心理健康工作，至今已近 20 年，虽然取得重要成效，但是在心理危机恶性事件的防范方面还存在着严重问题。学校心理健康工作有两大任务：第一是发展性任务，主要培养学生自尊自信、理性平和、积极向上的心态，养成良好的心理素质；第二是补救性任务，主要对出现心理问题的学生进行补救性工作，使之回复到正常状态，而补救性任务的核心就是要最大限度地减少学生因心理原因造成的非正常死亡。在学校心理健康工作的成效指标中，最重要最刚性的指标就是不能让学生因为心理原因而自杀，这是社会对学校心理健康工作效果评价"一票否决"的指标。正因为如此，2017 年 1 月 19 日，国家卫计委、中宣部等 22 部委联合印发《关于加强心理健康服务的指导意见》，将"重视心理危机干预和心理援助工作"作为重点开展的工作。

来自各种调查的数据表明，目前中小学生因心理原因而自杀死亡的状况还是比较严峻的。一项对某省四个经济发达城市的中小学生心理健康教育状况调研数据显示，从 201× 年 1 月至 201× 年 6 月仅仅半年时间，四市已合计发生中小学生自杀事件 50 起，其中小学生自杀事件 9 起，初中生 20 起，高中生 16 起，中职生 5 起。自杀学生中最小年龄 7 岁，最大年龄 21 岁，平均年龄 14.6 岁。值得注意的是，上述所调查的四个城市是心理健康教育工作开展较早的城市，设施、人员较齐备，中小学心理健康教育工作开展比较全面。这种情况表明，当前我国中小学开展心理健康工作尽管取得了一定的成效，学生的心理素质有了一定的提高，但是，目前学校心理健康工作模式还不能有效地防范学生的严重心理危机事件。

同样值得注意的是，根据《中国教育发展报告（2018）》，即教育蓝皮书显示，综合国内多项相关研究的分析结果，我国中学生自杀意念报告率为 17.7%，自杀计划报告率为 7.3%，自杀未遂报告率为 2.7%。也就是说，每 6 名中学生中就有 1 人有过自杀意念，每 14 名中学生中就有 1 人制订过自杀计划，每 37 名中学生中就有 1 人采取过自杀行动。在大学生中，自杀意念的报告率高达 16.39%，自杀行为报告率为 2.2%。这些数据显示出学生自杀的潜在危机。

总的来看，尽管大、中、小学生处于不同的心理发展阶段，面对不同的压力，但是由心理原因导致的自杀事件数量目前仍居高不下。这些事件的发生，严重影响了学校的正常运作、学生的家庭幸福、社会的和谐稳定，引起了政府部门与社会的高度关注。

在学校心理健康工作已经开展多年的情况下，学生自杀事件还未得到有效控制，主要有两方面原因。

第一，目前学校心理健康工作的模式无法掌握学生进入心理危机状态的信息。

由于心理原因而自杀的学生有两种类型：一类是心理不健康（或病态）群体，也称为特质性不良群体，包括神经症与精神病患者。这类心理处于不健康状态或者病态的人，常常会有严重的攻击性行为或者自杀行为。这类群体比例小（尤其在中小学），并且相对稳定，比较容易掌控。

另一类是心理不平衡群体，也称为状态性不良群体。不良状态发展到严重程度就是心理危机。这类学生并不是心理发生病变，只是由于遭遇生活事件而导致负面情绪占主导地位，从而进入心理不良状态。处于青春期的学生，学习与生活的压力日益加大，如果教师和家长采用不当的教育方式，这些学生就容易进入心理不平衡状态，乃至危机状态。处在心理危机状态的学生，如果自己无法调节而又得不到及时干预和疏导，就可能会发生自杀等严重事件。

应该强调的是，学校中真正属于心理不健康群体的学生数量很少，人员比较稳定，在开展心理健康教育的学校中，容易被关注。因此，这类学生造成的重大危害事件并不多。而心理状态不良的学生群体数量多，并且非常不稳定，与心理正常状态的群体成员常常相互流动，无法掌控。如果这类学生出现严重心理危机事件，则不容易防范。

调查结果表明，因心理原因造成的自杀事件中，由心理危机状态学生造成的占了绝大多数。上述调查 50 例中小学生自杀案中，仅 3 例属于特质性不良（确诊有心理疾病），其他 47 例自杀的直接原因是学生遭遇了负面生活事件（如因玩手机与父母发生激烈冲突，无法面对与男友分手带来的挫折感和心理创伤等），心理处于危机状态，得不到及时疏导。

由此可见，为了防范进入心理危机状态的学生发生自杀等恶性事件，必须获得学生心理状态变动，尤其是进入心理危机状态的信息，以便及时进行疏导。然而，目前学校心理健康服务机构的工作方式使得学校无法及时获得学生进入心理危机状态的信息，这样就难以防范心理危机状态的学生的自杀事件，而只能在自杀事件发生之后做出回溯性的分析。

第二，目前学校心理健康工作的模式无法对心理危机学生做出快速反应。

目前学校进行补救性心理健康工作的模式是设立学生心理辅导室，定期开放，让学生主动前来进行心理辅导。这是一种"守株待兔"的工作方式。实际上绝大多数学生遇到自己无法摆脱的烦恼时，都不会主动上门找心理老师寻求帮助。尤其是处在心理冲突剧烈且难以自控的危机状态的学生，更不会主动找人倾诉。这样，心理辅导教师就无从对心理状态不良的学生及时疏导。若处于心理危机状态的学生不能及时得到疏导与调节，就可能会做出极端行为。

（二）应对思路

根据前面的分析，为了对当前学校心理健康工作方式进行改进，有效地减少中小学生严重心理危机事件的发生，我们提出以下三条建议。

1. 建立对学生心理危机实时监测的平台

心理状态处于正常的学生一旦遇到负面生活事件，就有可能进入心理不平衡，乃至心理危机状态，因此，心理危机状态学生群体流动性很大。目前，尽管很多学校采用了心理测量、建立心理档案、阶段性问卷调查等方式筛查心理有问题的学生，但是这些措施只能帮助识别心理不健康的学生，无法监测学生随时可能发生的心理状态的变化，而自杀事件主要发生在这种状态性变化的学生之中。因此，需要组织多学科专家联合攻关，探讨能够监测学生心理状态变动状况的机制，研究出能够对个体心理危机进行实时监测的平台。一旦学生进入心理危机状态，立即按照危机的级别进行报警，及时进行干预或上报有关部门处理。

2. 建立"主动出击"的心理健康服务网络

通过个体心理危机实时监测平台的建立，推进学校心理健康服务体系的改革与创新，将原来"守株待兔"的心理辅导室服务方式，改变为"主动出击"的危机干预多层次服务网络。以学校心理健康专职教师为主导，组成三级干预队伍，根据监测平台获得的学生心理危机的信息，分别由相应级别的干预疏导人员，对进入不同危机状态的学生采取不同的干预疏导措施，并反馈结果，直到被干预学生的危机状态消除。这个服务网络的建立，能够确保每一个出现心理危机的学生都得到及时关注和有效处理。

3. 建立全员参与的学校心理健康服务团队

对学生心理健康的关怀，不仅仅是心理健康专职教师的工作，全校的教师、学生以及学生家长都应该组织起来，共同参与学生的心理健康与危机干预工作，从而实现教师与学生相结合、家庭与学校相结合。这是因为：一方面，全员性的参与才能保证从不同侧面提供学生心态变化的信息，保证对处于心理危机状态的学生进行快速干预；另一方面，这种参与既会让学生通过"助人"实现"自助"，提高心理健康意识，又能让教师尤其是家长在参与的过程中提高对维护学生或子女心理健康重要性的认识，对学生或子女采取正确的教育方式。

二、个体心理危机实时监测与干预研究的基本目标

根据前面的分析，要有效地消除心理危机恶性事件的发生，首先要建立对学生心理危机进行实时监测与干预的平台，通过这个平台实现原来的心理健康服务方式的改革与创新。这就是本研究的基本目标。

在第二节中，我们对国内外关于心理危机的防范研究进行了总结分析。总体来看，国内外对个体心理危机方面进行了大量的研究，取得许多重要的、高水平的成果，对我们监测与干预个体心理危机有重要的启示。然而，目前关于个体心理危机及其防范的研究还存在三方面问题。

第一，目前对个体心理危机的研究主要是局部的、分散的；而在现实中把握心理危机的发生发展，需要整体的、整合性研究。个体心理危机的实际发生过程，是一个多种机制、多种因素、多种条件综合作用的过程。目前国内外对个体心理危机的研究，基本上是对某种因素、某种机制的作用的局部性研究，这些研究固然是非常有必要的，但是，由于对这些局部性研究结果缺乏整合，缺少整体性的研究，无法真正揭示现实生活中个体心理危机的发生发展过程，无法形成在现实中如何把握个体心理危机状态的信息的方法。以负

性生活事件对个体心理危机的引发为例，同样的负性生活事件对于不同抗逆资源的个体所产生的危机程度是不同的，而研究者们大多研究个体抗逆资源与生活事件对心理危机的激发，这样就难以揭示现实的心理危机发生过程。

第二，当前对个体心理危机的研究主要是以探究问题为定向，而不是以解决实际问题为定向。这些研究大多属于基础研究或者应用基础研究，尽管对实践有重要的启示，但还不能直接用来有效监测心理危机的发生，缺少直接使用性。以探究问题为定向的研究，主要考虑研究结果的科学性；而以解决实际问题为定向的研究，在注重科学性的同时，非常注重结果的针对性与可行性，关注是否真正可以解决所要解决的实际问题。这种以探究问题为定向的研究结果，只能对实际问题的解决有"启发"，而不能直接用于实际问题的解决。例如，现实生活中，不同群体的负性生活事件并不相同，如青少年学生的生活事件与进入社会的成人就会有很大的不同，国内外负性生活事件对个体心理危机影响的研究成果很难直接应用。

第三，目前国内外的研究尤其缺乏对个体心理危机的"实时监控与预警干预"的应用性研究，无法突破"实时"监测这个难点。即使有少部分研究涉及这个应用领域，也偏向于采用静态的、单一的、阶段性的方式，如建立心理档案、阶段性地问卷筛查、开展心理咨询工作等。然而，这些应用研究与做法尽管有一定的作用，但总体上还是成效不显著。建立心理档案这种方式，无法监测人们随时可能发生的心理状态的变化，而重大心理危机主要是发生在这种状态性变化的人群之中；心理咨询则无法帮助那些心理状态不良又不主动寻求帮助的人群，在中国的文化背景下这类人占绝大多数。

基于上面的分析，本课题研究准备以解决"对个体心理危机进行实时监测、及时预警与干预"这个重大现实问题为定向，在全面总结并整合前人研究成果的基础上，对个体心理危机的现实发生进行综合的、整体性的研究，形成动态、实时、多维的心理危机的一体化监测与预警干预平台。

三、个体心理危机实时监测与干预研究的整体方案

本课题要解决的核心问题是如何能够实时地获得个体心理状态变动的信息，实现对个体心理状态进行"实时监测"，从而能有效地对个体心理危机进行监测与预警，及时进行心理干预，预防严重事件的发生。关键是"实时监测"。

本课题的整体目标是建立个体心理危机实时监测与预警系统。基于这个整体目标，重点探讨个体的抗压基础、生活事件的心理冲击力指数、个体心理危机的特异性征兆及其标识预测指标，然后根据这三方面研究结果设计出"两重监测，三级预警"的心理危机实时监测与预警运作平台，包括以下四方面研究。

（一）个体抗逆资源（个体特质系统与社会缓冲系统）研究

个体所拥有的应对外界负性生活事件的资源称为"个体抗逆资源"。个体抗逆资源包

括个体特质系统与个体环境缓冲系统，个体特质系统包括遗传素质、气质特征、应对方式等，个体环境缓冲系统包括社会支持与家庭。

　　不同的个体遭遇同样的生活事件，会有不同的心理表现。有的人很容易出现严重的心理危机，而有的人则不会出现严重的心理危机或者很快就能从心理危机中回复到正常状态。很多研究表明，危机事件对抗逆心理机制不同的个体产生的冲击效应也不同。另外，很多研究也表明，良好的社会背景与条件对危机事件的冲击力有缓冲作用，因此，个体的社会背景与条件构成个体环境缓冲系统，危机事件对个体环境缓冲系统不同的个体产生的冲击效应也不同。

　　本课题将基于已有的研究成果，探讨个体抗逆特质系统的构成及其具体指标、个体社会缓冲系统的构成及其具体指标，并进一步探讨个体抗逆特质系统与个体抗逆社会缓冲系统如何拟合为个体抗逆资源指数，作为个体心理危机监控的重要数据指标。

（二）生活事件的心理冲击力指数研究

　　心理危机往往是因为个体遭遇负性生活事件引起的，但不同的生活事件对个体心理的冲击力是不同的。当前研究者对引发心理危机的很多生活事件都进行了研究，但这些生活事件对个体心理的冲击有何不同，特别是当个体遭遇多种生活事件时，这些生活事件如何相互作用，如何共同影响着心理危机水平，还有待于进一步探讨。因此，本课题将对引发心理危机的各种生活事件进行系统梳理，特别是详细探讨各种生活事件对个体心理的冲击力，以及多种生活事件如何共同影响心理危机水平，最后把各种生活事件的心理冲击力指数作为个体心理危机监控的重要数据指标。

（三）个体心理危机的征兆及其风险标识研究

　　个体一旦进入心理危机状态，往往会出现各种反常的外部行为征兆，这些征兆标识着个体心理危机状态的严重程度，包括可能会出现自杀或攻击他人的极端行为的状态。通过对这些征兆及其所标识的风险指数的系统研究，可以在一定程度上发现个体的心理危机，尤其是严重的心理危机是否发生及其发生程度。目前学术界对心理危机的征兆进行了不少的研究，但只限于描述不同心理危机状态下个体的外部表现，而没有系统地探讨这些征兆反映危机状态的严重程度。因此，本课题研究准备系统地探讨能够反映个体心理危机的各种征兆，并进一步探讨各种不同的征兆反映心理危机严重程度的指数，将征兆及其标识指数用于心理危机监控系统，从而有效地对心理危机进行实时监察，特别是监测极端行为的发生。

（四）"两重监测，三级预警"的实时监测与干预平台的设计

　　本课题拟根据前面三个子课题研究的结果，构建"两重监测，三级预警"的心理危机实时监控与干预系统，围绕这个系统设计开发相应的硬件与软件，最终形成个体心理危机实时监测与预警干预的软硬件平台。

　　"两重监测"指"事件冲击监测"与"征兆观察监测"。"事件冲击监测"是根据个体

抗压资源指数与当前受到的生活事件的心理冲击力指数进行运算，计算出个体目前所处的心理危机级别，构成对个体心理危机状态的第一个实时监测系列；"征兆观察监测"是根据个体心理危机状态下表现出的外部征兆及其风险标识指数，特别是重大危机状态的外部症状及其风险标识指数，直接计算出个体目前所处的心理危机级别。两个系列的监测采用"并联"的方式，各自独立计算出个体的心理危机级别。

个体心理危机级别分为三级：一级是轻度危机状态，在屏幕上以橙色标示；二级是中度危机状态，在屏幕上以红色标示；三级是重度危机状态，在屏幕上以黑色标示。这样，通过两重监测，分别计算出个体的心理危机水平，进行"三级预警"。对每一级预警，都提示相应的危机干预策略，指示有关部门及时对个体进行干预，使其尽快走出心理危机状态。

以上四个方面的研究之间的联系与关系见图1-8。

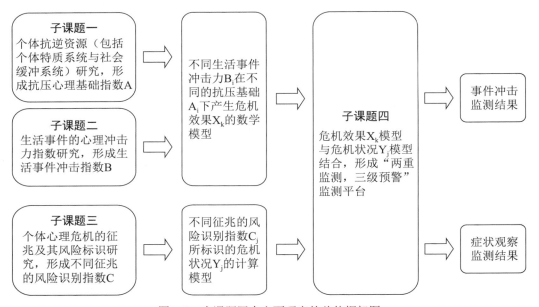

图 1-8　本课题四个方面研究的总体框架图

四、个体心理危机实时监测与干预研究的重要意义

本课题最重要的价值是创新性地解决了当前实践应用的重大需求，同时，在如何以解决实际问题为定向开展综合性、创新性的应用研究方面，也充分显示其整体研究思路与研究范式的创新。总的来说，本课题的研究有三方面重要意义。

（一）本课题提出的创新性理念对丰富心理危机干预的相关理论体系具有一定的理论意义

本研究提出个体心理危机分为"状态性心理危机"与"特质性心理危机"的创新理念

与理论体系，基于"状态性心理危机"的激发与演变的特点与规律，形成整个课题的构思与最终成果设计的基本思路。可见，本课题建立在创新的理念与理论体系的基础上。

同时，本课题基于解决实际问题的需要，在整合国内外研究成果的基础上，提出了许多具有创新性的理念与观念，例如本课题基于前人关于个体对生活事件冲击的承受力的研究，提出"抗逆资源""个体特质系统""个体环境缓冲系统"等观念，将学界关于遗传、气质、人格行为、社会认知、各种人口变量、家庭环境、社会支持等方面的研究进行整合，全面体现了个体的抗逆基础。这些关键词对心理危机干预的相关理论体系的建设具有一定的意义。

（二）本课题的研究构思与研究方法对人文社科应用研究的开展具有重要的方法学意义

本课题是重大应用研究。应用研究中，如何运用科学性强的方法形成可以实际应用的成果，是当前人文社科应用研究尤其是重大应用研究迫切需要解决的问题。通常的应用研究，为了形成可以直接在实际中应用的成果，往往会较多地用经验总结分析或思辨的方法，这样难以保证成果的科学性。

本课题以解决重大实际问题为定向，确定研究的最终成果是形成对个体心理危机进行实时监测的软硬件平台，根据这个研究目标整合国内外相关研究的成果，尤其是整合各种相关研究的科学性强的研究方法与范式，经提炼与组合，形成本课题具有创新性的研究方法，也就是以心理学实证研究方法为核心，综合运用社会学和信息科学多学科的研究技术来实现目的，具体包括文献分析法、实证研究的元分析方法、专家评定法、结构方程与多元回归分析法和情境实验法，并且结合了前沿性的大数据分析方法等，形成了科学性、学科交叉性的多重研究方法。本课题的研究成果不仅可以丰富心理危机研究的理论与应用，而且更为重要的是，本课题的研究思路与范式对重大的应用研究有重要的启示。

（三）本研究的最终成果"实时监测与预警干预的产品化平台"将突破传统的心理危机研究难以"落地"的瓶颈，具有重大的实践意义

本课题所设计的"两重监测，三级预警"的个体心理危机的实时监测与预警干预平台，是我国当前社会发展的重大需求，为心理危机的科学监控和干预提供可操作的系统，对创新社会治理工作、预防危机事件、维护社会稳定、构建和谐社会，具有重要的实践意义。本课题最终成果是通过大数据的分析整合，设计出对个体心理危机变动的动态情况进行实时监测与预警干预的产品化平台。该平台具有实用性强、易于运作、成本（包括运作成本）低的特点，可以在各部门、各大高校以及中学广泛推广使用。当前，因个体心理危机而产生的负性事件经常发生，包括自杀和以极端方式报复他人或社会，对和谐社会建设带来非常不利的影响。通过该平台的运作，对本单位人员心理危机状况实现有效的监测与及时干预，将心理恶性事件防患于未然，在创新社会治理、避免危机事件、维护社会稳定、构建和谐社会、实现人文关怀等方面具有重要的价值。

参考文献

[1] Bertolote，J.M.，Fleischmann，A.，De Leo，D.， & Wasserman，D. Psychiatric Diagnoses and Suicide. Crisis：The Journal of Crisis Intervention and Suicide Prevention，2004，25（4）：147-155.

[2] Cavanagh，J.T.，Carson A.J.，Sharpe M，et al. Psychological autopsy studies of suicide：A systematic review . Psychological Medicine，2003，33：395-405.

[3] Franklin，J. C.，Ribeiro，J. D.，Fox，K. R.，Bentley，K. H.，Kleiman，E. M.，Huang，X.，Musacchio，K.M.，Jaroszewski，A. C.，Chang，B. P.，& Nock，M. K. Risk factors for suicidal thoughts and behaviors：A meta-analysis of 50 years of research. Psychological Bulletin，2016，143（2）：187-232.

[4] Franklin，J. C.，Puiza，M. E.，Lee，K. M.，Chung，G.，Hanna，E. K.，Spring，V. L.，& Prinstein，M. J. The nature of pain offset relief in nonsuicidal self-injury：A laboratory study. Clinical Psychological Science，2013，1（2）：110-119.

[5] Caplan.G. The Principles of Preventive Psychiatry. New York：Basic Book，1964.

[6] Giletta，M.，Calhoun，C.D.，Hastings，P.D.，Rudolph，K.D.，Nock，M.K. Multi-level risk factors for suicidal ideation among at-risk adolescent females：The role of hypothalamic-pituitary-adrenal axis responses to stress，Journal of Abnormal Child Psychology，2015，43（5）：807-820.

[7] Johnson，J.，Gooding，P.，& Tarrier，N. Suicide risk in schizophrenia：Explanatory models and clinical implications，The Schematic Appraisal Model of Suicide（SAMS）. Psychology and Psychotherapy，2008，81：55-77.

[8] Johnson，J.，Wood，A. M.，Gooding，P.，Taylor，P. J.，& Tarrier，N. Resilience to suicidality：the buffering hypothesis. Clin Psychol Rev，2011，31（4）：563-591.

[9] Evans，L.D.，Kouros，C.，Frankel，S.A.，et al. Longitudinal Relations between Stress and Depressive Symptoms in Youth：Coping as a Mediator[J]，Journal of Abnormal Child Psychology，2015，43（2）：355-368.

[10] McLaughlin，K.A.，Conron，K. J. Koenen，K. C.，& Gilman，S. E. Childhood adversity，adult stressful life events，and risk of past-year psychiatric disorder：a test of the stress sensitization hypothesis in a population-based sample of adults. Psychological Medicine，2010，40：1647-1658.

[11] Nock，M.K.，Prinstein，M.J. A Functional Approach to the Assessment of Self-Mutilative Behavior. Journal of Consulting and Clinical Psychology，2004，72（5）：885-990.

[12] Nock，M. K.，Borges，G.，Bromet，E. J.，et al. Cross-national prevalence and risk factors for suicidal ideation，plans and attempts. The British Journal of Psychiatry，2008，192（2）：98-105.

[13] O'Connor，R. C.，& Nock，M. K. The psychology of suicidal behavior. Lancet Psychiatry，2014，1：73-85.

[14] Rudd M D，Berman A L，Joiner T E，et al.Warning signs for suicide：Theory，research，and clinical applications. Suicide and Life-Threatening Behavior，2006，36（3）：255-262.

[15] You，J.，& Lin，M. P. Predicting suicide attempts by time-varying frequency of nonsuicidal self-injury among Chinese community adolescents. Journal of Consulting and Clinical Psychology，2015，83：524-533.

[16] Witte，T.K.，Gould，M.S.，Munfakh，J.L.H，Kleinman，M.，Joiner，T.E.，Jr.，&Kalafat，J. Assessing Suicide Risk Among Callers to Crisis Hotlines：A Confirmatory Factor Analysis. Journal of Clinical Psychology，2010，66（9）：941-964.

[17] World-Health-Organization．Suicide prevention from http：//www.who.int/mental_ health/prevention / suicide/suicideprevent/en /index.html，2017.

[18] Van Orden，K.A.，Witte，T.K.，Cukrowicz，K.C.，Braithwaite，S.R.，Selby，E.A.，& Joiner，T.E.，Jr. The Inerpersonal Theory of Suicide. Psychological Review，2010，117（2）：575-600.

[19] Van Orden，K.A.，Witte，T.K.，Gordon，K.H.，Bender，T.W.，& Joiner，T.E.，Jr. Suicidal desire and the capability for suicide：Tests of the interpersonal-psychological theory of suicidal behavior among adults. Journal of Consulting and Clinical Psychology，2008，76：72-83.

[20] Danuta Wasserman. 自杀：一种不必要的死亡 . 李鸣译 . 北京：中国轻工业出版社，2003：189-194.

[21] Gilliland，B.E.，James，R.K. 危机干预策略 . 肖水源等译 . 北京：中国轻工业出版社，2000.

[22] 樊富珉 . "非典"危机反应与危机心理干预 . 清华大学学报（哲学社会科学版），2003，18（04）：32-37.

[23] 胡泽卿，刑学毅 . 危机干预 . 华西医学，2005，15（1）：115-116.

[24] 胡月 . 大学生生命价值观对自杀意念的影响研究 . 北京：人民出版社，2016.

[25] 黄艳苹，李玲 . 高校心理普查危机因子检测系统的构建 . 教育理论与实践，2012，32（1）：37-39.

[26] 季建林，赵静波 . 自杀预防与危机干预 . 上海：华东师范大学出版社，2006.

[27] 龙迪 . 心理危机的概念、类别、演变和结局 . 青年研究，1998，（12）：42-45.

[28] 梁挺，张小远，王吉吉 . 自杀"守门人"培训研究述评 . 心理科学进展，2012，20（8）：1287-1295.

[29] 马建青，朱美燕 . 论大学生心理危机预警系统的构建川 . 思想教育研究，2007，（9）：16-18.

[30] 邱鸿钟，梁瑞琼 . 应激与心理危机干预 . 广州：暨南大学出版社，2008.

[31] 史占彪，张建新 . 心理咨询师在危机干预中的作用 . 心理科学进展，2003，（03）：393-399.

[32] 苏斌原，张洁婷，喻承甫，张卫 . 大学生心理行为问题的识别：基于潜在剖面分析 . 心理发展与教育，2015，31（03）：350-359.

[33] 苏斌原，周梦培，林玛，张卫 . 大学生自杀潜在风险的识别和预警：基于易感—应激模型 . 华南师范大学学报（社科版），2015，（03）：78-84.

[34] 章明明，饶东方 . 大学生心理危机成因特点及预警机制的构建 . 广州大学学报（社会科学版），2009，（8）：57-60.

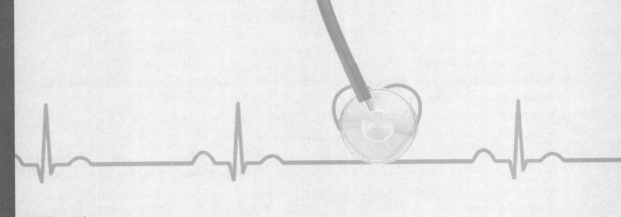

第二章
生活事件及其冲击力研究

第一节　生活事件研究概况

一、核心概念界定

（一）生活事件概念界定

生活事件（stressful life events）最初是由 Holmes 与 Rache（1967）提出的。他们认为，凡是需要个体改变原本生活方式以求重新适应环境的任何事件，都可以被称为生活事件，包括正面事件（如结婚、升职）和负面事件（如离婚、被辞退）。Brown（1974）和 Paykel（1974）等研究者认为只有急性发生，短期内结束，并会给人带来心理痛苦的负性事件才属于生活事件。作为能影响个体生活的客观精神刺激因素，生活事件根据其本身的性质、强度、频率等特点，引发长时或短时生活应激，因此，生活事件也可分为两类：日常琐事（daily hassles）和主要生活事件（major life events）。能引起长时生活应激的称为日常琐事，而能引起短时生活应激的称为主要生活事件。通常，相比于日常琐事，来自主要生活事件中的创伤性事件是不可预测、无法控制的。研究表明：日常琐事对个体身心健康的影响大于主要生活事件的影响（张月娟，闫克乐，王进礼，2005；张虹，陈树林，郑全全，1999）。日常琐事的应激性虽不如创伤性事件那样强烈，却能在半年至一年内，对个体身心健康产生可叠加的累积作用（Holmes T.H，1969；Dohrenw ehd，1977；Lin Nan，1986）。

关于生活事件的定义，不同的人有不同看法。冯丽云（2000）把生活事件定义为：在日常生活中，人们遭遇的不同种类的社会生活变动，是一种能有效测量应激和心理健康的重要指标。Antonovs 和 Kats（2000）认为，生活事件是"一种个体在面临此种情况后会引起普遍应激状态的客观情势"和"个体将有痛苦需要转变自身角色的体验"，细究这些定义的共同之处发现，它们都强调大部分人在遭遇这些"客观事物"后会改变原本熟悉的生活方式。

综上所述，本研究将生活事件概括为：在日常生活、学习中发生，能引起个体心理（情绪）反应，造成个体生活风格和行为方式改变，并要求个体去适应或应对的生活情景和事件。它会导致心理应激的发生，并有可能进一步有损个体身心健康的重要应激源。

本研究的生活事件包括重大负性生活事件与日常烦恼两方面。

（二）心理冲击力概念界定

国内外有不少学者对心理冲击力（Psychological Impact，PI）概念进行过探索。如，Lazarus（1994）提出，心理冲击力是环境需求超出个人能力和可用资源而引发的心理紧张的程度。Higgins（1995）认为，心理冲击力是指刺激事件导致一个人内心失衡的力量。Beehr（1987）认为，心理冲击力是某一情境让个体产生特殊的生理或心理需要，并由此引发的不平常的心理压力。我国学者陈宜张（1999）认为，心理冲击力是机体受到强烈刺激或有害刺激后产生的非特异性反应。我国学者车文博（2001）提出，心理冲击力是指个体感受到身心威胁时不由自主产生的一种紧张状态。

综合国内外学者对心理冲击力的看法，我们认为心理冲击力的概念应包括以下几个方面：（1）引发冲击力的具体刺激事件，即促使个体产生心理冲击力的具体事件。（2）个体对刺激事件的认知和评价。当个体认为"环境需求已经超出个人能力和可用资源"或认为刺激事件会"威胁自身安全，带来危险"时，由此而产生的心理压力。（3）个体有焦虑、内心不平衡、紧张等内在感受。心理冲击力是个体与环境之间的一种互动过程，是个体面对生活中各种刺激时经过主观评估之后所产生的反应。综上所述，本研究把心理冲击力定义为：由应激事件引发的，个体面临或觉察到环境变化对机体有威胁或挑战时调动应激资源去做新的适应并由此产生的心理压力。

二、国内外相关研究现状

生活事件存在于我们生活的方方面面，诸如生活和工作环境、人际关系等，当这些因素发生改变时便可能成为生活事件。它包括生活中遇到的许多具体事件，如升学与辍学、恋爱与失恋、就业与失业、结婚与离婚、升迁与降职、评优与受罚等。生活事件是否引起心理应激反应，还取决于个体的认知评价和应对方式。

国内外众多研究表明，对于大中小学生、成年人等不同群体，生活事件对个体的心理健康均会产生心理冲击，甚至会导致个体出现心理危机，如采取自杀行为等（e.g.，胡军生和程淑珍，2008；吴昊，2004；赵志一，2006；郑延平和杨德森，1990）。

国外研究者用不同工具将生活事件分类，并关注生活事件对个体的冲击力，尝试量化其分数。如 Sarason，Johnson，& Siegel（1978）使用"生活经历调查"（Life Experience Survey，LES），列出了 34 个生活事件；Dohrenwend，Krasnoff，Askenasy，& Dohrenwend，（1978）使用"精神病流行病学研究调查"（Psychiatric Epidemiology Research Interview，PERI），研究了影响人的心理疾病产生的生活事件，最后标准化了 102 个负性生活事件；Horowitz，Schaefer，Hiroto，Wilner，& Levin（1977）将生活事件分为 38 类，并设计了"生活事件问卷"（Life Events Questionnaire，LEQ）测试人的生活事件对个体的心理冲击分数。

Kanner 等人（1981）主要研究了近一个月的生活事件对人的影响，最后归纳出了 117 个生活事件，并使用"日常烦恼量表"（The Hassles Scale，THS）对这些事件对人的影响进行测试，研究这些事件对人的影响程度。而我国研究者王雨吟、高隽、钱铭怡等人（2010）利用"事件冲击量表"（Impact of Event Scale Revised，IES-R）对 1408 名地震灾区学生进行心理冲击力的研究，结果发现，重灾区学生冲击力量表总分及各分量表分均高于一般灾区学生，女生更容易受到灾害事件的影响。

比较使用不同的生活事件量表（Kale & Stenmark，1983），研究者发现：大部分量表中负面生活事件的得分均与负面的心理状态，如焦虑、抑郁等，呈现中等程度的负相关，这说明对个体产生心理冲击的生活事件主要是负面的，且使用标准化的冲击力分数与使用个体化的冲击力分数（让被试自己评定每个事件的冲击力）对被试心理状态的预测没有显著差异，这表明为了提高效率，在大规模研究中采用标准化的冲击力分数是可行的。此外，包含较少条目的生活事件量表对个体心理状态的预测力与包含较多条目的生活事件量表相当，这提示我们可以根据不同群体的特点有针对性地测量生活事件。最后，根据生活事件发生的时间间隔赋予其不同的冲击力分数，能够更好地预测被试的心理状态，这提示我们，对同一生活事件，从不同维度考虑其可能有不同的严重等级。

严重的、不可预测和不可控制的，伴有财产损失和亲人丧失的，威胁生命和伤害健康的生活事件是心理危机的高危因素。这种危险性随着创伤的累积以及严重性和不可控制性而升高，而被虐待经历、严重挫折和打击等过去的生活事件进一步"放大"了这种危险性（Werba & Kazak，2009）。但是，在应激过程中学会如何应对危机的孩子更能成长为坚强的人，Khoshaba 等用"应激接种假说"解释了这一现象（Lyons & Parker，2007）。有机体通过接种致弱处理的病原体可以提高免疫力，经历和战胜较为轻微的应激事件，也可以提升对应激事件的抗逆性，并且这种获得的"免疫力"是非特异性的。早年历练可以掌控的应激事件能够提高以后对多种不利处境的心理抗逆性（Rutter，1993）。相反，如果早年经历无法掌控的应激事件，往往增加对以后应激事件的易感性，发生"敏化效应"（Khoshaba et al.，1999）。所以在考虑应激事件的冲击力指数时，需要考察其是否曾经经历过相似的生活事件以及其是否曾经成功应对。

三、问题提出与研究框架

（一）问题提出

1. 当前研究存在的问题

关于生活事件对个体心理危机的影响，国内外进行了大量研究，然而该领域还存在以下主要不足，这些不足影响到我们对个体心理危机的预测和干预。

首先，当今社会发展迅速，各个群体所面对的压力日渐增多。然而，很多量表的编制与标准化都是在 20 世纪 70 ～ 90 年代完成的，其生活事件的选择与冲击力分数很可能已经不适应现状。

其次，每个群体的心理特点不同，面对的压力不同，同一生活事件对其产生的冲击力可能也是不同的，但以往编制的生活事件量表并未对不同群体制定出不同的标准化冲击力分数。

再次，每一生活事件都可能有不同的严重等级。以往研究中仅有 Horowitz 等人（1977）考虑生活事件发生的时间间隔对个体心理冲击力的影响，但并未有研究考虑生活事件的不同等级对个体不同的心理冲击力。

最后，以往生活事件量表在面对同一个体经历了数个生活事件时，只是简单加总各个生活事件的冲击力分数，从而得出冲击力总分。然而，当个体同时或短时间内相继经历不同的生活事件时，每个事件对他的影响可能不是简单的加总。在事件的相互作用下，对个体的冲击力既有可能叠加，也有可能消弭。我们需要实证研究来确定当数个生活事件同时或在较短的一段时间内相继发生时对个体的心理冲击力。

2. 本研究的理论价值和实际价值

本研究作为心理危机的实时监测与干预课题的子课题，有助于在实际生活中有效地对个体心理危机进行监测与预警，从而及时进行心理干预，预防严重事件的发生。当前研究者对引发心理危机的很多生活事件进行了研究，但这些生活事件对个体心理的冲击有何不同，特别是当个体遭遇多种生活事件时，这些生活事件如何相互作用，如何共同影响着心理危机水平，还有待于进一步的探讨。

本课题的研究有两方面重要价值。

第一，理论方面，本课题将对引发心理危机的各种生活事件进行系统的梳理，特别是深入探讨各种生活事件对个体心理的冲击力，以及多种生活事件如何共同影响心理危机水平，有针对性地根据不同群体的心理特点进行研究，总结出符合当代社会发展的生活事件量表，并计算出各种生活事件的心理冲击指数，以此作为个体心理危机监控的重要数据指标，更新生活事件的心理冲击力分数，弥补这一块研究空白。

本课题的研究成果不仅可以丰富心理危机研究的理论与应用，而且更为重要的是，本课题的研究思路对重大的应用研究有重要的启示。

第二，实践方面，生活事件冲击力指数根据事件是否产生和事件引发危机的程度确定，共 100 分，分值越高，表示个体受到的冲击力越大。本课题拟根据研究结果，并结合其他子课题，一同构建个体心理危机实时监测与干预系统。个体心理危机的实时监测与预警干预平台，是我国当前社会发展的重大需求，为心理危机的科学监控和干预提供可操作的系统，对创新社会治理工作、预防危机事件、维护社会稳定、构建和谐社会，具有重要的实践意义。本课题拟针对不同群体制定出不同的标准化冲击力分数，为设计个体心理危机的科学监控和实时监测与干预平台提供帮助。

（二）研究框架

1. 研究方法

本研究主要采用文献分析法、访谈法、问卷调查法和专家评定法。

2. 研究目标

将不同群体的重要生活事件进行系统的整理，然后获得各种生活事件对个体心理产生的冲击力指数。

3. 研究内容

研究内容包括两个方面：第一，探讨不同群体（中学生、大学生、企事业单位人员、公务员等）所有日常生活中常见的负性生活事件；第二，确定各类生活事件对个体心理的冲击力指数。

4. 研究思路

（1）生活事件体系构建研究

①采用文献分析法，整理出不同群体的重要日常生活事件，并进行归类。

②采用问卷、访谈与专家座谈的方式，整理出不同群体的重要生活事件，并进行归类。

③综合上述两方面结果形成"我国当前不同群体的重要生活事件体系"，并按照各种生活事件的实际从轻度到重度分为若干等级。

（2）中国国民生活事件冲击力指数研究

①采用专家评定方法，得出不同生活事件（包括不同等级）对个体心理的冲击力指数。

②采用大样本问卷研究，得出不同生活事件（包括不同等级）对个体心理的冲击力指数。

③对已有研究进行元分析，得出不同生活事件（包括不同等级）对个体心理的冲击力指数。

④综合上面三方面数据，形成不同生活事件（包括不同等级）对个体心理的冲击力指数。

第二节 生活事件心理冲击力量表的编制

一、研究假设

（一）不同群体生活中常见的负性生活事件的类别不同

成年人常见的负性生活事件主要集中在家庭、工作、人际交往以及身体健康四个方面。

大学生常见的负性生活事件主要集中在家庭、学校、社交以及感情生活四个方面。

中学生常见的负性生活事件主要包括家庭、学习、社交与感情生活四个方面。

（二）不同群体在同一类型下的负性生活事件之间也存在差异

1. 不同群体在同一类型下的负性生活事件在数量方面存在差异

家庭方面，遭遇的负性生活事件数量由多到少的顺序为：成人、中学生、大学生。学习方面，遭遇的负性生活事件数量由多到少的顺序为：大学生、中学生、成人。社交方面，中学生在该方面遭遇的负性生活事件数量最多。感情、生活方面，相对大学生而言，中学生在该方面常见的负性生活事件数量最多。

2. 不同群体在同一类型下的负性生活事件在内容方面存在差异

在家庭方面，成人群体主要是和子女以及伴侣相关的负性事件，而大学生与中学生的负性事件主要是与父母相关；在学习方面，中学生侧重于考试相关，而大学生则侧重于时间管理以及未来规划相关。在社交的负性生活事件里，中学生以人际交往问题（包括与同学、与老师的关系）为主，大学生以与同学交往问题为主，而成人主要集中在与同事、朋友发生矛盾或财产纠纷上。在感情与生活方面，中学生的负性事件主要集中在与异性交往问题上，而大学生则主要表现为环境适应以及社会压力等负性事件。

二、研究过程

（一）不同群体生活事件评估问卷的编制

1. 文献分析法

（1）文献收集

在文献收集阶段，因为研究的对象是中国不同群体重要的日常生活，所以在内容的收集上是以中文文献为主，以外文文献为辅。同时由于时代的变化，信息技术的发展，文献检索的时间范围限定在 2005 ～ 2016 年。

国内文献检索时主要选取国内在该领域内核心期刊发表的论文，例如检索时主要选择时间为 2005～2016 年 10 年中 CSSCI 核心目录收录的期刊论文。课题组并非粗略地选取三个群体的生活事件或三个群体作为关键词或主题词来进行检索，而是优先利用题名对与成人群体中的青年人和中年人生活事件相关的内容、大学生生活相关的内容以及中学生生活相关的内容（包括"成人""青年人""中年人""青少年""大学生""中学生""应激""压力""生活事件"等词）进行检索，提高样本的相关度，确保了检索的科学性以及文献选择的代表性。

国外样本文献选择的标准是国外五年影响因子较高的期刊发表的论文，例如SSCI 和 SCI 期刊，在检索的时间区间主要是 2005～2016 年。在检索时对"Web of Science""ProQuest PsycARTICLES""Google 学术""Researchgate"等数据库中文献进行检索，主要侧重于如何对不同群体重要日常进行收集和量表的编制与修正的研究方法上。

（2）文献的整理

首先对与不同群体的生活事件相关文献 12 年来的数量以及被引用量进行整理。

表 2-1　成人重要日常相关样本文献期刊分布统计表

年　份	2005	2006	2007	2008	2009	2010	2011	2012	2013	2014	2015	2016	总计
发文量	0	1	2	1	0	1	1	0	1	1	0	0	8
被引量	0	2	69	13	0	3	4	0	0	0	0	0	91

成人重要日常相关的样本文献在各年度的数量分布如表 2-1 所示，总体来说，国内对成人重要日常研究的文献较少，发文量据统计 8 篇，被引量 91 次，主要集中在 2007～2008 年这段时间。

表 2-2　大学生重要日常相关样本文献期刊分布统计表

年　份	2005	2006	2007	2008	2009	2010	2011	2012	2013	2014	2015	2016	总计
发文量	11	7	13	18	14	21	18	21	26	16	24	22	211
被引量	246	34	181	143	63	112	73	46	76	42	23	4	1043

大学生重要日常相关的样本文献在各年度的数量分布如表 2-2 所示，总的来说，相比成人与中学生，国内研究者对大学生重要日常进行研究的数量较多，12 年来的发文量为211 篇，被引量为 1043 次，从 2006～2008 年有逐渐递增的趋势。

表 2-3　中学生重要日常相关样本文献期刊分布统计表

年　份	2005	2006	2007	2008	2009	2010	2011	2012	2013	2014	2015	2016	总计
发文量	2	7	3	7	5	9	4	11	9	1	1	4	63
被引量	1	58	17	28	42	30	12	43	22	1	3	0	257

中学生重要日常相关的样本文献在各年度的数量分布如表 2-3 所示，从 2005～2016年，对中学生重要日常进行研究的文献数量呈倒"U"形，关注较多时期在 2006～2013年，此后研究逐渐减少。

表 2-4　样本文献期刊分布统计表

期　刊	篇　数
《心理学报》	1～2
《心理科学》	1～3
《心理科学进展》	2～4
《心理学探新》《心理研究》《社会心理科学》《中国卫生统计》《心理发展与教育》	3～5
《中国心理卫生杂志》《中国临床心理学杂志》《中国健康心理学杂志》	10～15
《黑龙江教育学院学报》《湖南科技学院学报》《兰州教育学院学报》《第三军医大学学报》《南方医科大学学报》《山西财经大学学报》《浙江师范大学学报·社会科学版》《内蒙古师范大学学报·哲学社会科学版》《南通大学学报·教育科学版》《杭州师范学院学报》《河北农业大学学报》	2～5
《现代经济信息》《教育评论》《中国公共卫生》《教育探索》《医学与社会》《中国全科医学》《卫生软科学》《科技信息》《黑龙江高教研究》《中国青年研究》《中国临床康复》《基础教育研究》	2～4

由表 2-4 可以看出国内对成人、大学生以及中学生三个群体重要日常研究文献所发表的期刊较为分散，主要集中发表在《中国心理卫生杂志》《中国临床心理学杂志》《中国健康心理学杂志》三个期刊上。以该样本文献发表的期刊来看，影响力较大的为《心理学报》《心理科学》《心理科学进展》。其次文献也较散地分布在各高校的学报以及医学、教育学等领域的期刊中。

（3）文献解读

首先我们对国内期刊中所检索到的三个群体重要日常生活事件相关的文献内容进行整理后发现：

成人群体重要日常生活事件主要包括失业、工作变动、结婚、子女出生等。当这些事件出现时，成人个体最容易在身心方面出现某种程度的失调（例如抑郁、焦虑、自我效能感降低、不知所措等）。因此成人个体体验负性情绪的重要日常生活事件主要集中在家庭、工作以及社交方面。除此以外，随着年龄的增长，在成年高龄群体中极易出现对身体健康的担忧，甚至由这种担心演变成焦虑，以致身心上出现严重问题。

在大学生群体中，总体上重大生活事件对大学生的影响水平较大，当个体遭遇较多的重大生活事件时，个体容易感到沮丧、迷茫，并且主观幸福感受到严重影响，更倾向于使用自我责难、沉思、灾难化以及责难他人的消极情绪调节策略。我们对重要日常生活事件进行分析时发现，大多数大学生面对学习、人际关系、家庭环境以及生活环境中发生的重大生活事件，极易表现出严重的焦虑和抑郁状况。研究也发现，面对重要生活事件，大学生存在性别差异，女生遭遇的重大生活事件的数量较多，并且受到的影响较大。

对中学生而言，首先从类型上来看，生活事件对负性情绪的唤醒得分有着显著差异，分析发现学习与人际方面的负性事件更易使中学生产生更高水平的负性情绪。此外，生活事件还会影响到人们的心理行为。比如，在遭受负性事件后，一部分个体会采用网络游戏来舒压，进而演变为网络成瘾。更有甚者，在遭遇负性事件后出现吸烟、酗酒等行为，并产生自杀意念。其次，从生活事件的发生频次和影响度来看，人际与学习方面的事件所占比例最高，且影响较大。最后，重要日常生活事件对中学生的影响是从点到面进行辐射的。研究发现，由于中学生的自我调适能力较弱，因此在遭遇重大的生活事件后可能会影响其情绪状态，随之出现问题行为，进而导致社会适应问题、逃避、违规等伤害自我以及伤害他人等行为。

接下来，我们对国外关于不同群体生活事件量表编制的情况进行整理。

首次量化了生活事件对人们，特别是成年人的影响，问卷是 Holmes 和 Rahe 所编制的社会再适应评定量表（Social Readjustment Rating Scale，SRRS）（胡燕，2010），这也开创了对心理应激进行量化研究的先河。

Coddington 等人于 1972 年编制了测量青年人群生活事件的工具，即生活事件记录（Coddington Life Event Record，CLER）。在此基础上，2005 年 Rowley 等人编制了青少年应激评定量表（Stress Appraisal Measure of Adolescents，SAMA），该量表则主要从挑战性（challenge）、威胁性（threat）和起源性（resources）三个维度来对生活事件进行评估（胡燕，2010）。

Williamson 等编制的生活事件一览表（Stressful Life Events Schedule，SLES）共列出了青少年生活中可能经历的 390 条生活事件（胡燕，2010）。Byrne 等人设计的青少年压力问卷（ASQ）将生活事件分为 10 个维度，包括家庭生活压力、出勤压力和关系压力，各个维度设置 3 ～ 12 个问题不等（胡国云，2016）。问卷的信度和效度检验都表明它是对青少年压力的有效评估，是近年来更直观的研究工具之一。

（4）文献分析结果

综合国内外文献对与不同群体重要日常生活事件相关的样本文献进行整理与解读之后，得出如下结论：

对成人群体而言，重要生活事件主要集中在家庭（例如，老人的赡养，子女的学习，家庭经济困难，夫妻关系破裂，离异，夫妻性生活不满意等）、工作（例如，升职失败，失业，对如今工作不满意等）、人际交往（例如，与好友发生矛盾，与上级相处困难等）以及身体健康（例如，睡眠质量差，生病等）四个方面。

大学生的重要生活事件主要集中在家庭（例如，父母不和，父母对自己干涉太多，自己意见与父母想法相悖等），学校（不喜欢自己的专业，要进行各种资格证考试，无法合理安排时间等），社交（例如，与同学关系不和，在社团内与成员相处困难，无法进入自己喜欢的社团等）以及感情、生活（生活费紧张，学费缴费困难，兼职压力重，饮食以及作息等生活习惯发生重大转变，发生性关系等）四个方面。

中学生的重要生活事件主要集中在学习（例如，考试成绩不理想，被老师批评指责，偏科，评奖学金和优秀学生失败等），社交（例如，被同学或朋友孤立，受到流言蜚语攻击，同学之间竞争激烈等），感情、生活（宿舍集体生活不适应，对自己外貌不满意，月经初潮或首次遗精，开始恋爱，睡眠不好等）以及家庭（家庭经济困难，与家人关系不和，受到家庭虐待，父母离异等）四个方面。

2. 访谈法

（1）被试选取

第一个群体是成人。我们在全国东部（广东省、福建省、北京市、浙江省、天津市）、中部（河南省、安徽省、江西省、湖北省、湖南省）、西部（山西省、四川省、重庆市、云南省、贵州省）均随机抽取 5 个省市，再从每个省市中随机抽取 30 人，共 450 个成人进行访谈。

第二个群体是大学生。我们在与抽取成人群体的 15 个城市中随机抽取 15 所高校，包括华南师范大学、安徽师范大学、福建师范大学、河南大学、北京师范大学、天津师范大学、浙江大学、南昌大学、武汉大学、湖南师范大学、太原理工大学、四川交通大学、重庆大学、云南大学、贵州工业大学。在每所高校中随机抽取性别均衡以及专业性质（文理）均衡的大学生共 30 名，共 450 名大学生进行访谈。

第三个群体为中学生。在与抽取成人群体相同的 15 个城市中随机抽取 15 所中学，对学校类型、年级、性别进行了平衡。在每所中学中随机抽取 30 名中学生，共 450 名中学生进行访谈。

（2）访谈

①访谈前准备

首先是研究问题设计：a. 确定研究问题。本课题的研究问题是了解成人、大学生以及中学生三个群体的重要日常生活事件，细化到具体的负性生活事件。b. 根据文献综述的结果细化研究问题。从文献综述中我们可以得出，成年人所遭遇的负性生活事件主要集中在家庭、工作、人际交往以及身体健康四个方面，大学生日常中所常见的负性生活事件主要集中在家庭、学校、社交以及感情、生活方面，中学生日常中所常见的负性生活事件主要包括家庭、学习、社交与感情、生活四个方面。因此研究问题进一步细化，即在成人、大学生、中学生的四个方面中，有哪些具体的负性生活事件。c. 筛选研究对象。根据上述研究对象的选取，确定研究对象为成人、大学生、中学生各 450 人。d. 准备访谈工具，包括用于记录的纸张、笔，以及在访谈开始前征得访谈对象同意之后所使用的录音笔。e. 确定访谈时间与地点。访谈时间一般是在周末，但是如果与个人访谈对象有冲突，也将进行调整；对成人、大学生与中学生进行访谈时，地点一般设立在学校，也将根据访谈对象的要求适当调整。

其次是设计访谈提纲：a. 访谈提纲的设计主要依据文献、非正式访谈以及研究目的。b. 确定访谈形式。由于本分课题调查的目的是收集群体所常见的负性生活事件，访谈对象可根据自己的生活经历告知自己所属群体重要的日常生活事件，考虑到访谈过程中可能会涉及隐私，因此以个别访谈为主。又由于访谈问题并非封闭的，因此采取非正规访谈形式。c. 访谈问题的设置。问题尽量清晰具体，并且具有可操作性。

②访谈实施

同样一个地区的访谈对象由相同的研究者负责，每人访谈时间为 20 分钟，最后实施过程均按照访谈提纲进行访谈。

③整理访谈结果

在整个访谈后，共收集有效访谈结果 1123 份，其中，成人群体访谈结果为 322 份，大学生群体访谈结果为 379 份，中学生群体访谈结果为 422 份。

对不同群体的访谈结果进行初步筛选，发现：在成人群体中，常见的重要日常生活事件（选取回答频率为 50% 以上）可以大致分为婚姻恋爱问题、家庭问题、工作与经济问题、人际关系问题、健康问题、法律与政治问题、环境问题，如表 2-5 所示。

表 2-5 成人重要生活日常事件类型及事件

类　型	事　件
婚姻恋爱问题	夫妻感情破裂，但并未离异
	夫妻性生活不满意
	夫妻两地分居
	本人恋爱出现危机或失恋
	婚姻受他人干涉
	夫妻不和
	夫妻离异
	遭受家庭暴力
家庭问题	子女管教困难
	子女开学或升学遭遇瓶颈
	父母年迈赡养问题
	家庭成员遭受意外事故
	子女出现吸毒问题或坐牢
	婆媳关系紧张
工作与经济问题	就业失败
	下岗
	扣除奖金
	工作任务未完成而遭受批评
	升职失败
	出现重大工作事故
人际关系问题	和同事相处困难
	与上级关系紧张
	与朋友出现矛盾
	被人误会而无法解释
	本人参与打架斗殴
	本人经常因琐碎事件与他人发生争吵
健康问题	本人患急重病
	主要家庭成员患急重病
	关系密切亲戚患急重病
	关系较好友人患急重病

续表

类　型	事　件
健康问题	主要家庭成员死亡
	关系密切亲戚死亡
	关系较好友人死亡
	睡眠质量较差或失眠
法律与政治问题	本人陷入法律纠纷
	家庭成员陷入法律纠纷
环境问题	生活环境受噪声干扰
	生活环境受有害物质污染
	遭遇自然灾害

在大学生群体中，对该群体访谈结果进行整理后发现该群体常见的重要日常生活事件（选取回答频率为 50% 以上），主要包括生活问题、家庭问题、学业问题、人际关系问题、健康或丧失问题、奖惩问题以及环境问题，如表 2-6 所示。

表 2-6　大学生重要生活日常事件类型及事件

类　型	事　件
生活问题	与恋人发生性关系或同居
	生活习惯（饮食、作息等）恶化
	借贷学杂费
	调换寝室或租房
	上当受骗
家庭问题	与父母关系不和
	与父母闹翻
	父母离异
	家庭内部有矛盾
学业问题	考试不及格
	不喜欢该专业
	面试或创业等求职活动受挫
	社团、学生会参选失败
	突增许多课程、论文、考试或项目
	考研或资格证书考试受挫
人际关系问题	和同学相处困难
	与同学、老师关系紧张
	与朋友出现矛盾
	被人误会而无法解释
	当众丢面子
	本人经常因琐碎事件与他人发生争吵

类　型	事　件
健康或丧失问题	本人患急重病
	主要家庭成员患急重病
	关系密切亲戚患急重病
	关系较好友人患急重病
	主要家庭成员死亡
	关系密切亲戚死亡
	关系较好友人死亡
	睡眠质量较差或失眠
奖惩问题	被拘留
	被罚款
	评优评奖落败
	考试作弊受到警告处罚
	预期的评选落选
环境问题	生活环境受噪声干扰
	生活环境受有害物质污染
	遭遇地震等自然灾害

在中学生群体中，对该群体访谈结果进行整理后发现该群体重要日常（选取回答频率为 50% 以上）主要包括以下几方面：恋爱关系或性问题、家庭问题、学习问题、同伴关系问题、健康问题，如表 2-7 所示。

表 2-7　中学生重要生活日常事件类型及事件

类　型	事　件
恋爱关系或性问题	有暗恋对象
	对恋爱对象消费支出多
	与恋人发生矛盾
	失恋
	手淫
	发生性行为
	意外怀孕
	遭到他人性骚扰
家庭问题	与家人关系不和
	与父母闹翻
	父母离异
	家庭内部有矛盾
	家庭经济困难
	住房条件差
	家庭重组
	父母有不良嗜好

续表

类　型	事　件
学习问题	考试成绩不理想
	没考上理想学校
	达不到老师与家长的期望
	厌学
	偏科
	评奖评优失败
同伴关系问题	同学之间竞争激烈
	与同学、老师关系紧张
	与朋友出现矛盾
	被同学孤立
	当众丢面子
	因琐碎事件与他人发生争吵
健康问题	对体形、外貌不满意
	月经初潮或首次遗精
	睡眠状况不好
	受伤或生病

3. 问卷调查法

在本子课题的研究中我们主要采用的是自陈式问卷。问卷调查法的主要目的是研究不同群体生活中常见的重要日常生活事件包括哪些方面以及每一方面主要有哪些负性生活事件。

（1）被试选取

第一群体在全国东部（广东省、福建省、北京市、浙江省、天津市）、中部（河南省、安徽省、江西省、湖北省、湖南省）、西部（山西省、四川省、重庆市、云南省、贵州省）均随机抽取 5 个省市，再从每个省市中随机抽取 30～40 人，共 550 个成人进行访谈；第二群体是大学生，在与抽取成人群体的 15 个城市中随机抽取 15 所高校，包括华南师范大学、福建师范大学、北京师范大学、浙江大学、天津师范大学、河南大学、安徽师范大学、南昌大学、武汉大学、湖南师范大学、太原理工大学、四川交通大学、重庆大学、云南大学、贵州工业大学。在每所高校中随机抽取性别均衡以及专业性质（文理）均衡的大学生共 30～40 名，共 550 名大学生进行访谈；第三群体为中学生，在与抽取成人群体相同的 15 个城市中随机抽取 15 所中学，对学校类型、年级、性别进行了平衡。在每所中学中随机抽取 30～40 名中学生，共 550 名中学生进行问卷调查。三个群体一共 1650 人。

（2）实施测试

在课间或周末对全国随机选取的三个群体的 1650 名被试进行开放式问卷调查，最后收回有效问卷 1210 份。

（3）研究结果与分析

在对问卷调查结果进行分析时，我们选取回答频率在 50% 及以上的类型或事件进行分析。

对于第一个问题"你认为自己的重要日常生活事件可以分为哪几方面？"，成人群体回答较多的有"婚姻恋爱问题""家庭问题""子女问题""工作就业""人际应酬""身体健康"等方面，大学生群体回答较多的有"学业问题""学生工作问题""家庭问题""恋爱与性问题""经济问题""人际交往问题"等方面，中学生群体回答较多的有"学校学习问题""父母问题""恋爱问题""人际交往问题"等方面。

对第二个问题"你认为自己生活中有哪些重要事件会给你带来较大的困扰？"以及第三个问题"你知道在你的同事身上都发生了哪些给他们带来较大烦恼的事件吗？"的回答中，成人群体回答较多的事件列举如表 2-8 所示。

表 2-8 成人重要生活日常事件类型及事件

类　型	事　件
婚姻恋爱问题	夫妻感情破裂，但并未离异
	夫妻性生活不满意
	夫妻两地分居
	本人恋爱出现危机或失恋
	自己（导致恋人）未婚先孕
	自己（或伴侣）流产
	配偶一方有外遇
	遭受家庭暴力
家庭问题	子女管教困难
	子女开学或升学遭遇瓶颈
	父母年迈赡养问题
	家庭住房紧张
	子女出现吸毒问题或坐牢
	家庭经济出现问题
工作就业	就业失败
	下岗
	工作环境不适应
	工作任务未完成而遭受批评
	升职失败
	出现重大工作事故
人际应酬	和同事相处困难
	与上级关系紧张
	与朋友出现矛盾

续表

类　型	事　件
人际应酬	被人误会而无法解释
	本人参与打架斗殴
	本人经常因琐碎事件与他人发生争吵
身体健康	本人患急重病
	主要家庭成员遭受急重病
	关系密切亲戚遭受急重病
	关系较好友人患急重病
	主要家庭成员死亡
	关系密切亲戚死亡
	关系较好友人死亡
	睡眠质量较差或失眠

　　对第二个问题"你认为自己生活中有哪些重要事件会给你带来较大的困扰？"以及第三个问题"你知道在你的同学身上都发生了哪些给他们带来较大烦恼的事件吗？"的回答中，大学生群体回答较多的事件列举如表 2-9 所示。

表 2-9　大学生重要生活日常事件类型及事件

类　型	事　件
学业问题	不喜欢现专业
	未能成功调、转专业
	挂科
	未能成功获得奖助学金
	保研或考研失败
	补考未过
	英语等级考试未顺利通过
学生工作问题	社团面试未通过
	学生工作中出现工作失误
	社团工作负担过重
	学生工作与学习出现失衡
家庭问题	父母离异
	父母管教过严
	遭受父母打骂
	父母期望过高
	家庭成员生病或残疾
	家庭成员死亡
	家庭成员坐牢

续表

类　型	事　件
恋爱与性问题	失恋
	与恋人发生争吵或冷战
	自己（或恋人）怀孕或堕胎
	与恋人同居
	遭受性骚扰
	表白失败
经济问题	学费无法按时缴纳
	生活费紧张
	家庭负债
	借贷学费或生活费
	与朋友出现经济纠纷
	兼职工资无法顺利发放
人际交往问题	与老师发生争吵
	与好朋友吵架或冷战
	与宿舍同学相处困难
	受到他人不公平对待
	对他人进行辱骂
	受到他人辱骂
	参与集体性打架斗殴
	好友生病或重伤

对第二个问题"你认为自己生活中有哪些重要事件会给你带来较大的困扰？"以及第三个问题"你知道在你的同学身上都发生了哪些给他们带来较大烦恼的事件吗？"的回答中，中学生群体回答较多的事件列举，如表 2-10 所示。

表 2-10　中学生重要生活日常事件类型及事件

类　型	事　件
学校学习问题	未考上理想中学
	入学适应问题
	学习内容增多，难度增大
	考试作弊
	偏科
	被老师批评、惩罚
	厌学
	转学
	学费缴纳困难或生活费紧张
	评奖评优失败

续表

类　型	事　件
学校学习问题	学习成绩达不到期望值
家庭问题	父母教养方式不当，出现打骂行为
	父母期望过高
	父母关系破裂
	父母离异
	家庭经济困难
	家庭住房条件差
	父亲或母亲嗜赌或嗜酒
恋爱问题	暗恋
	失恋
	表白失败
	与恋人发生性行为
	恋爱遭到家人或老师的劝阻
	恋爱中发生争吵或冷战
	恋爱中经济负担过重
人际交往问题	集体生活不适应
	与同学相处困难
	找不到知心好朋友
	竞选班干部失败
	学生工作遭到班级同学反对
	遭到老师批评
	好友转校或留级
	参与打架斗殴
	被同学误会、歧视
	受到校园欺凌
	好友受伤或死亡
	遭受他人恐吓、勒索

4. 专家评定法

（1）专家选取

成人组专家由 9 名心理学专家、3 名精神卫生专家以及 3 名危机干预专家组成，其中在全国东、中、西部三个地区各随机抽取 3 名心理学专家、1 名精神卫生专家与 1 名危机干预专家。

大学生组专家在全国东、中、西部三个地区随机选取 3 名心理学专家、2 名精神卫生专家、2 名危机干预专家、5 名高校心理咨询中心专业老师、3 名工作经验丰富的高校辅导员。

中学组专家在全国东、中、西部三个地区随机选取 4 名心理学家、1 名精神卫生专家、

1 名危机干预专家、5 名中学心理老师、4 名工作经验丰富的班主任。

（2）访谈的具体实施

①座谈前准备

将文献分析法、访谈法、调查法的研究结果经过整理后打印出来，作为专家探讨中的参考依据。

②座谈过程

三个不同群体组的专家针对各自组的群体的身心发展特点、环境特点以及专家的知识经验对各自群体的重要生活日常事件进行归类并选出每个群体生活中较为常见的负性生活事件。

（3）访谈结果与分析

①不同群体所常见的负性生活事件类型之间的差异（见表 2-11）

表 2-11　不同群体所常见的负性生活事件类型

成年人（企事业单位人员、公务员等）	大 学 生	中 学 生
家庭方面	家庭方面	家庭方面
身体健康	学习方面	学习方面
工作方面	社交方面	社交方面
人际交往	感情、生活	感情、生活

生活事件是指日常生活中引起人的心理平衡失调的事件，包括童年时期的家庭教养和境遇、青年时期的学校教育和社会活动、成年时期社会环境和生活环境中发生的各种事件。因此，从生活事件的定义来看，生活发展阶段和环境特征以及个体特征将共同决定个人生活中的具体类型的负面事件（钟建军等，2010）。

成年人（主要指已经在社会工作的成人）所常见的负性生活事件主要包括家庭方面、身体健康、工作方面以及人际交往四个方面。

成年人（企事业单位人员、公务员等）中一部分是青年人（18～35岁），这部分成年人在体力与速度、心肺功能等生理功能方面基本上达到了较高水平，并且在感知及认知能力、情感和人格的发展等心理方面都日趋完善（林崇德，2004）。这个阶段的成年人由于已经走出了学校，进入了社会，他们逐渐承担起家庭与社会的责任，接触较多的也是家庭环境与工作环境，而交往的范围也不仅仅限于学习，更多的是从事各种社会交往。

另一部分是中老年人。中年时期是人生道路上的黄金分割点，处于中年时期的人，已经有了稳定的家庭和固定的事业，但是他们面临着社会义务与角色转换，因此，同样是身心疾病的多发期：第一是身体机能的减退、个人发展的迷茫以及子女问题（宿春礼，2006）；第二是在家庭和社会中承担着较大责任而产生心理冲突与困扰的频率也相对较高，例如从对子女物质需要、品行发展以及学习、工作、成家的担忧到家庭婆媳关系处理等（冷选英，2006）；第三是不能陪伴和侍奉年迈父母的不安与内疚以及夫妻相处之间的矛盾；第四是升迁流动、人际关系处理、工作调动以及新环境中角色转换等产生的内心冲突（卢希璇，2008）。这些工作、事业、家庭、现实生活中的层层矛盾都是给他们带来困扰的负性事件。

因此，结合这两部分成年人的身心发展特点以及身处环境与交往范围，可以假设他们所遭遇的负性生活事件主要在家庭方面、工作方面、人际交往以及身体健康四个方面。

大学生日常生活中常见的负性事件主要集中在家庭方面、学校方面、社交方面以及感情、生活方面。

在生理方面，处于大学阶段的个体的身体各器官已基本成熟。但是在心理方面，其成熟度相对滞后，主要表现为其"成人感"出现，自我意识猛醒，认为自己长大了，一方面要求独立，但是另一方面又限于自己的知识经验和阅历，在许多方面还不能独立。心理专家称这一阶段为"第二次断乳期"。我国大部分大学生对父母过于依赖，独立能力较弱，但是在心理上又迫切希望独立，这就容易产生一系列心理上的困扰以及行为问题。在生活环境方面，一方面，大学生在 17 岁左右就会离开父母和熟悉的环境，开始大学生活，因此容易出现适应问题。另一方面，新环境还会带来强烈的安全感需要，导致大学生重视人际交往，并给予他人较高的期待，性格各异的个体在相处过程中由于空间的高度重合极易发生矛盾，因此由人际交往导致的情绪问题成为较常见的负性生活事件。与此同时，大学生在日常生活中除了学习还要参加各种各样的社团活动，他们的活动范围不断扩大，对自己待人处世能力的要求也不断提高，但是往往理想与现实会有所出入，学生工作也会有一系列的挑战，这些挑战都会造成大学生心理上的困扰。因此，大学生在日常生活中所常见的负性生活事件主要包括家庭方面、学习方面、社交方面以及感情、生活方面。

中学生日常生活中常见的负性事件主要包括家庭、学习、社交与感情、生活四个方面。

个体在中学阶段的学习是从小学阶段过渡而来的，在此基础上主要扩展了两个特点：一是学科知识逐步系统化以及学习内容逐步深化，二是学习成绩分化逐步加大（王士俊，2012）。这就要求中学生具有相对较高的自主学习能力，但是中学生学习的自觉性和依赖性、主动性与被动性并存，即虽具有自觉性与主动性，却不能持久保持，对于学习任务的完成远远不够，较容易出现问题。

中学阶段是从儿童向成人的过渡阶段，也是人生发展的重大转折点（谭明文，2014）。在此期间，中学生的各种心理特征逐渐接近成年人，尤其表现在对成年人依赖和相对独立方面（易小文 & 陈杰，2008）。但是由于个体在中学阶段的独立能力相对较弱，对家庭环境以及家庭提供的物质需要表现出明显的依赖，因此自我的独立与家长的管教就会存在较大的矛盾。同时，该阶段的学生有较强的情绪波动，时而强烈又时而温和，时而固执又时而可变，且内向与表现并存（酒明衍，2002），同时可能会对父母的管教表现出突然的反对与叛逆，所以在家庭环境生活中会出现各种问题。

其次，由于个体在中学阶段具有封闭性特点，即外部行为表现与心理活动之间的一致性较低，因此具有隐蔽、含蓄的特点（张秀丽，2017）。另外，中学生在人际交往方面也会表现出交友范围缩小，比较重视友谊，女生之间容易出现小团体，男生之间容易拉帮结派，出现义气行为，因此在社交方面容易出现冲动、攻击行为。青春期的青少年在性生理上有一系列微妙而复杂的反应，性意识逐渐发展，男女同学之间便产生了一种彼此接近的需要，产生了相互吸引的心理，爱在异性面前表现自己，渴望得到异性的友谊。但是由于青春期情感的强度较大以及稳定性较弱的特点，异性之间交往容易失度，从而容易出现感情问题。

②不同群体在同一类型下的负性生活事件之间的差异（见表 2-12）

一方面，不同群体在同一类型下的负性生活事件之间的差异表现在事件数量上。

在家庭方面，成年人的重要日常中所发生的负性生活事件较多。这主要是由于成年人所接触最多的是家庭环境，他们逐渐走出学校，开始承担更多家庭责任，履行更多的家庭义务，因此在这个过程中就可能遭遇到更多困扰。大学生与中学生在该年龄阶段，大部分时间在校园中度过，相对成年人，在家庭中发生的常见负性生活事件较少。大学生与中学生群体常见的负性生活事件主要集中在学校学习方面。在学习方面，相比中学生群体，大学生群体常见的负性生活事件较多，主要是在该阶段，大学生群体逐渐脱离家庭，生活以及交往范围主要集中在学校。而中学生的交往范围介于两者之间，学校与家庭相对处于平衡状态。

在人际社交方面，主要受处理人际交往事件的数量以及处理人际交往能力两方面的影响。成年人群体由于家庭与工作两方面的因素，所接触的人际交往事件较多，但是成年人群体经过身心的发展，在该年龄阶段对人际关系的处理能力有飞跃性的发展并且对于情绪的控制能力相对较强，除非遭遇突然或者较大的负性社交事件而带来的负性情绪体验，对于在社交方面所遭遇的琐碎事件一般都能够较好调节，因此成年人群体在该方面所遭遇的负性生活事件较少。而中学生群体，在该年龄阶段除了学习，也会在人际交往方面投入大量的资源，因此人际交往成为中学生的重要生活日常事件。但是，由于中学生在人际交往中存在着认知障碍，即对交往对象的理想化与自我中心，因而使人际认知失去客观性，不能全面客观地认识自己与交往的同伴。另外，中学生在人际交往中还存在情感障碍，中学生由于感情丰富、变化快以及易冲动等特点，在人际交往中容易出现退缩、敏感、嫉妒、攻击等行为，从而影响人际交往的稳定性。因此，总的来说，中学生群体在人际交往方面的处理能力与人际交往方面所遭遇的负性事件之间存在严重失衡，在人际交往方面的困扰居三个群体之最。大学生群体在社交方面所常见的负性生活事件数量则介于成年人群体与中学生群体之间。

在感情、生活方面，大学生与中学生群体所遭遇的负性生活事件数量相当，大学生群体的独立意识不断觉醒，尝试自己面对、解决生活中出现的各种问题，从"被保护，被安排"到慢慢掌握生活的主动权，同时在该方面所需处理的日常事件较多，当两者之间无法平衡时，就会在感情、生活方面遭遇较多挫折。中学生群体在感情、生活方面存在好奇心的驱使以及独立性的强烈要求，但是由于中学生身心发展的局限而在感情、生活方面的处理能力较弱，因此会遭受较多的负性生活事件。

另一方面，不同群体在同一类型下的负性生活事件之间的差异也表现在事件内容上。

在家庭方面，由于成人是家庭中的主要支柱，主要承担着家庭的经济收入、父母赡养等责任，对于已结婚生子的成年人来说，还会承担着抚养子女的责任，因此成年人在家庭方面所常见的负性生活事件围绕家庭经济、父母、子女等发生。大学生与中学生两个群体在家庭方面所遭遇的负性生活事件主要与父母有关。一方面，大学生从生活距离和心理距离上慢慢脱离家庭，主要表现为父母对子女的担忧与子女的自我独立性相冲突；另一方面中学生由于生活在家庭环境中，属于被监护对象，但是由于个人身心发展的特点及独立性的强烈要求，容易和父母产生矛盾。

在社交方面，三个群体所交往范围的特点不同。成年人常见的重要日常生活事件主要表现为因经济纠纷或法律纠纷而与好友、同事等交往对象发生冲突，大学生与中学生常见的重要日常生活事件主要表现为与老师、同学以及好友发生冲突。但是相对中学生群体，大学生在社交方面遭受的困扰还包括社团工作中人事处理上的挫折所带来的负性情绪体验。

在学习方面，大学生与中学生两个群体常见的日常生活事件之间的差异主要是由于两个群体不同的学习要求与发展差异而导致的。大学生在学习方面常见的负性生活事件主要表现在对专业发展、未来规划的困惑上，而中学生在该方面所常见的负性生活事件主要集中在学习的难度以及考试方面所产生的困扰上。

在感情、生活方面，大学生与中学生均会在恋爱或与异性交往过程中遭受挫折。但是相对中学生，大学生由于处理财产的独立性以及对经济有更高的要求，因此在财产方面出现较多的负性事件；相对大学生，中学生在该年龄阶段的自我中心性较强，对自我形象的要求更强以及缺乏客观性，因此中学生在外貌等方面会出现较多的负性事件。

表 2-12　不同群体同一负性生活事件间的差异

成年人（企事业单位人员、公务员）	大 学 生	中 学 生
家庭方面	家庭方面	家庭方面
1. 家庭收入低	1. 家庭经济困难	1. 家庭经济困难
2. 家庭开支大	2. 家庭负债	2. 家庭负债
3. 家庭负债	3. 父母不和	3. 父母不和
4. 与自己父母不和	4. 父母分居	4. 父母分居
5. 与爱人父母不和	5. 父母离异	5. 父母离异
6. 超计划生育	6. 发现父母一方有外遇	6. 发现父母一方有外遇
7. 自己或伴侣怀孕	7. 遭受家庭暴力	7. 遭受家庭暴力
8. 自己或伴侣流产	8. 目睹家庭暴力	8. 目睹家庭暴力
9. 自己或伴侣做绝育手术	9. 父母使用不当的教育方法（冷漠、讽刺、冷暴力）	9. 父母使用不当的教育方法（冷漠、讽刺、冷暴力）
10. 夫妻因工作需要分居	10. 父母期望过高，导致自己压力过大	10. 父母期望过高，导致压自己力过大
11. 夫妻因不和而分居	11. 与父母发生冲突	11. 与父母发生冲突
12. 住房变得紧张	12. 就未来规划与父母发生分歧	12. 父母之中有人患有精神类疾病
13. 子女管教困难	13. 家庭成员重病或重伤	13. 被父母窥探自己的隐私
14. 与子女沟通困难	14. 家庭成员死亡	14. 父母工作较忙，被父母忽视

成年人（企事业单位人员、公务员）	大 学 生	中 学 生
15. 子女升学（或就业）失败	15. 本人重病或重伤	15. 父母干涉自己过多，没有充分自由
16. 子女考试成绩不理想	16. 长期与家人无法团聚	16. 不愿意父母要生二胎
17. 子女在学校因犯错被请家长	17. 家中有人吸毒	17. 父母生二胎，被冷落
18. 被子女干预生二胎	18. 家中有人坐牢	18. 家庭成员重病或重伤
19. 子女行为不端	19. 家中有人失踪	19. 家庭成员死亡
20. 父母不和	**学习方面**	20. 本人重病或重伤
21. 父母离异	20. 学费无法按时缴纳	21. 住校或为留守儿童，长期与家人无法团聚
22. 个人负债	21. 生活费紧张	22. 住房变得紧张
23. 配偶一方有外遇	22. 不喜欢自己的专业	23. 家中有人吸毒
24. 配偶重伤或重病	23. 对自己所选专业没有信心	24. 家中有人坐牢
25. 丧偶	24. 一门或多门课程跟不上	25. 家中有人失踪
26. 除配偶外的家庭成员重伤或重病	25. 成绩不理想	26. 家庭关系不和谐
27. 除配偶外的家庭成员死亡	26. 成绩下滑	**学习方面**
28. 与配偶离婚	27. 学习压力过重	27. 学费无法按时缴纳
29. 与伴侣感情出现问题	28. 面临考试而感到紧张	28. 生活费紧张
30. 恋爱失败或婚姻破裂	29. 考试作弊被抓	29. 不适应老师的教学方法
31. 恋爱或婚姻受到干涉	30. 预期的评选落空	30. 课堂问题无法回答上来
32. 子女或配偶坐牢	31. 受批评或处分	31. 一门或多门课程跟不上
33. 子女或配偶吸毒	32. 挂科或重修	32. 成绩不理想
34. 子女入学困难	33. 补考未过	33. 成绩下滑
35. 子女或配偶失踪	34. 学分不够，无法毕业	34. 学习压力过重
36. 遭受家庭暴力	35. 四六级等重要考试不合格	35. 面临考试而感到紧张
身体健康方面	36. 休学	36. 考试作弊被抓
37. 做噩梦	37. 转专业	37. 预期的评选落空
38. 生活环境受到有害物质、噪声影响	38. 社团工作负担过重	38. 受批评或处分
39. 睡眠或饮食规律改变	39. 社团工作与学习有冲突	39. 留级
40. 好友重病／重伤	40. 社团工作出差错	40. 转学
41. 自己重病／重伤	41. 学校自习室少，不方便自习	41. 休学
工作方面	42. 不适应老师的教学风格	42. 升学失败
42. 工作出现事故	43. 实习工作中出错	43. 社团工作负担过重
43. 扣发奖金或罚款	44. 感到未来渺茫，没有方向	44. 竞争对手成绩比自己高
44. 预期的评选或升职落空	45. 实习和学业有冲突	45. 比赛失利

续表

成年人（企事业单位人员、公务员）	大 学 生	中 学 生
45. 受到开除处分	46. 没有很好的平台表现自己	社交方面
46. 退休或离休	47. 对自己的学校不满意	46. 与好友决裂
47. 开始步入社会，开始工作	社交方面	47. 好友转校
48. 感到难以承受工作的压力	48. 与好友决裂	48. 结识不良社会青年
49. 对现在的工作不满意	49. 与以前好友关系疏远	49. 与同学关系紧张
50. 辞职或失业	50. 结识不良社会青年	50. 与老师关系紧张
51. 求职未成功	51. 与同学关系紧张	51. 未被老师认可，才华无法施展
52. 换工作单位	52. 与老师关系紧张	52. 担任班干部时，其他同学不听指挥，故意与自己作对
53. 被上司批评	53. 遭到某个朋友的拒绝	53. 担任班干部时，被老师批评或罢任
54. 与同事或上级关系紧张	54. 遭到某个朋友的欺骗或背叛	54. 遭到某个朋友的拒绝
55. 自己的工作策划或建议被拒绝	55. 听到某个朋友在背后说我坏话	55. 遭到某个朋友的欺骗或背叛
56. 未得到上级重用，才华无法施展	56. 被同学愚弄或欺负	56. 听到某个朋友在背后说我坏话
57. 未得到公平对待，经受潜规则	57. 被同学误会、错怪、诬告、议论	57. 被同学愚弄或欺负
人际社交方面	58. 被同学歧视、冷落、孤立	58. 被同学误会、错怪、诬告、议论
58. 被人误会、错怪、诬告、议论	59. 当众丢面子	59. 被同学歧视、冷落、孤立
59. 第一次远走他乡	60. 与同学起肢体冲突	60. 遭受校园霸凌
60. 与邻居不和	61. 没能入选某校队或团体	61. 当众丢面子
61. 家庭成员受到刑事处罚	62. 好友受伤或重病	62. 与同学起肢体冲突
62. 实施了犯罪行为	63. 好友死亡	63. 因在校闯祸被叫家长
63. 被逮捕、拘留	感情、生活方面	64. 没能入选某校队或团体
64. 与好友决裂	64. 兼职工作压力重	65. 好友受伤或重病
65. 失窃、被骗等造成财产损失	65. 面临考研／就业压力	66. 好友死亡
66. 意外惊吓、发生事故、自然灾害	66. 与舍友生活习惯不一致	感情、生活方面
67. 介入法律纠纷	67. 未在门禁前回到宿舍	67. 心爱的物品被抢夺、破坏（被亲戚家的孩子等）
68. 好友死亡	68. 欠债	68. 失窃、被骗等造成财产损失
69. 让第三者意外怀孕	69. 失窃、被骗等造成财产损失	69. 欠债
70. 亲戚朋友借钱不还	70. 意外惊吓、发生事故、自然灾害	70. 意外惊吓、发生事故、自然灾害
71. 由于工作家庭等原因与好友关系渐冷，不再联系	71. 被人恐吓、勒索	71. 遭受性骚扰
72. 与好友意见不合，发生争吵	72. 消费水平比周围的人低	72. 被人恐吓、勒索
73. 遭遇性骚扰	73. 第一次远走他乡	73. 比周围的人消费水平低

成年人（企事业单位人员、公务员）	大 学 生	中 学 生
	74. 初到新环境不适应	74. 第一次远走他乡
	75. 生活规律被迫改变（饮食、睡眠等）	75. 初到新环境不适应（如搬家、搬宿舍）
	76. 身边的朋友恋爱成功	76. 生活规律被迫改变（饮食、睡眠等）
	77. 自己恋爱失败（如分手）	77. 暗恋表白被拒
	78. 表白被拒	78. 身边的朋友恋爱成功
	79. 恋爱被家长、老师干预	79. 恋爱被第三者插足
	80. 自己（或女朋友）怀孕或堕胎	80. 恋爱失败（如分手、表白被拒、长期单身等）
	81. 自己不被亲密的人理解（亲人、恋人、朋友）	81. 早恋被家长、老师干预
	82. 因网购与店家产生纠纷	82. 自己（或女朋友）怀孕或堕胎
	83. 长期失眠	83. 与好友之间的情感被他人介入
	84. 发生婚前性行为	84. 对自己的外貌不满意
	85. 因情感问题影响学习	85. 自己心仪的对象有喜欢的人
	86. 受到意外惊吓或事故	86. 被自己暗恋的人嫌弃、辱骂或污蔑
	87. 周围有人自杀	87. 失眠
	88. 遭受性骚扰	88. 发生婚前性行为
		89. 因情感问题影响学习
		90. 受到意外惊吓或事故
		91. 周围有人自杀

（二）不同群体生活事件评估问卷的修订

1. 项目分析与计分方法

该问卷为自陈式问卷，受试者首先判断自己是否经历过列出的生活事件，其次根据实际经验或感受描述当时该事件对自己的影响，测试时间为 10 ～ 15 分钟。

该问卷采用 5 点计分方式，若被试没有经历过，直接勾选"未发生过"选项，则此项赋值为 0；若发生过，按对被试产生的影响程度依次为：没有影响、轻度影响、中度影响、重度影响以及极重度影响，分别赋值为 0，1，2，3，4。由于"未发生过"选项代表没有影响，因此在数据分析的时候赋值也为 0。

2. 具体实施

（1）调查对象

第一群体是成人，在全国东部（广东省、江苏省、北京市、浙江省、山东省）、中部（河南省、广西壮族自治区、江西省、湖北省、湖南省）、西部（陕西省、甘肃省、重庆市、云南省、贵州省）均随机抽取 5 个省区市，再从每个省区市中随机抽取 20 人，共300 个成人进行调查；第二群体是大学生，在与抽取成人群体相同的 15 个省区市中随机抽取了 15 所高校，在每所高校中随机抽取性别均衡以及专业性质（文理）均衡的大学生20 名，共 300 名大学生进行调查；第三群体为中学生，在与抽取成人群体相同的 15 个省区市中随机抽取 15 所中学，在每所中学中随机抽取 20 名中学生，共 300 名中学生进行问卷调查。最后三个群体一共 900 人。在两周后对同样一批被试实施同样一份问卷调查。

最终，共发放问卷 3000 份，收回有效问卷 2944 份，其中成人群体有效问卷 993 份，大学生群体有效问卷 967 份，中学生群体有效问卷 984 份。

（2）问卷的项目分析及结果

在问卷的项目分析中涉及五个性质：①敏感性，分析不同群体生活事件中各个项目的临界比率值（CR 值），将未达到显著水平的项目进行删除。首先将总分按高低顺序进行排列，按低于 27% 与高于 27% 来划分低分组与高分组，接下来，用 t 检验比较两组均分是否存在显著差异，结果无统计学意义的条目则考虑删除。②代表性，主要使用最大正交旋转因子分析法，以因子负荷 0.4 为标准进行分析，除此之外还有逐步回归分析法。③独立性，即计算各条目与其他维度之间的相关性并以相关性系数 0.4 为参照标准。④有效性，考察各个条目在 5 个等级中被选中率低于 10% 的选项个数，并删除低于 3 的项目。⑤内部一致性，将克朗巴赫系数作为评价的首要指标。

（3）数据管理与统计方法

将数据录入 SPSS 中，综合运用相关系数、t 检验、逐步回归等统计学方法，结合专家评议来进行项目分析以及信效度检验。

（4）研究结果

使用上述统计方法发现所有项目均可入选，随后重点考察其他 6 种分析方法的结果，当某一条目被选入次数小于等于 3，则建议删除。

结果发现，如表 2-13 所示，通过统计分析，在成人生活事件评定问卷结果中删除了条目 4 "夫妻性生活不满意"、条目 12 "长期处于单身"、条目 41 "本人被误诊出重病"、条目 47 "未分配到胜任的工作"、条目 69 "未结交到自己欣赏的人做朋友"。

如表 2-14 所示，通过统计分析，在大学生生活事件评定问卷结果中删除了条目9 "父母对生活费的限制"、条目 16 "父母对本人控制太强"、条目 31 "未评上奖学金"、条目 41"转专业失败"、条目 47"无法学好自己的专业"、条目 60"无法取得朋友信任"、条目 75 "承担不起与恋人相处的消费" 以及条目 92 "表白失败"。

如表 2-15 所示，通过统计分析，在中学生生活事件评定问卷结果中删除了条目11 "搬家"、条目 23 "父母总是拿自己与他人进行比较"、条目 29 "父母当众批评、指责自己"、条目 32 "未考上理想的中学"、条目 42 "出现厌学行为"、条目 71 "老师重病或亡故"。

表 2-13 成人生活事件评定问卷项目统计学筛选结果

维 度	条 目	相关性分析			最大负荷	α 系数变化	灵敏度	入选次数	筛选结果
		1*	2**	3***					
家庭方面	1. 家庭收入低	0.386	0.391	0	0.521	↓	2	5	√
	2. 家庭开支大	0.462	0.511	0	0.479	↓	2	6	√
	3. 家庭负债	0.397	0.425	0	0.584	↓	3	6	√
	4. 夫妻性生活不满意	0.195	0.259	0	0.337	↓	2	4	×
	5. 与自己父母不和	0.554	0.583	2	0.325	↑	3	5	√
	6. 与爱人父母不和	0.482	0.530	0	0.579	↓	2	6	√
	7. 超计划生育	0.614	0.692	2	0.623	↓	2	5	√
	8. 自己或伴侣怀孕	0.630	0.731	3	0.542	↓	0	5	√
	9. 自己或伴侣流产	0.627	0.727	3	0.511	↓	1	5	√
	10. 自己或伴侣做绝育手术	0.588	0.651	2	0.492	↓	2	5	√
	11. 夫妻因工作需要分居	0.431	0.457	0	0.383	↓	3	5	√
	12. 长期处于单身	0.348	0.322	0	0.243	↑	4	3	×
	13. 夫妻因不和而分居	0.502	0.598	0	0.532	↓	2	6	√
	14. 住房变得紧张	0.519	0.622	0	0.564	↓	2	6	√
	15. 子女管教困难	0.492	0.584	0	0.622	↓	2	6	√
	16. 与子女沟通困难	0.352	0.432	0	0.576	↓	3	5	√
	17. 子女升学（或就业）失败	0.239	0.309	0	0.640	↓	4	3	√
	18. 子女考试成绩不理想	0.509	0.603	0	0.617	↓	2	6	√
	19. 子女在学校因犯错被请家长	0.445	0.555	0	0.631	↓	3	5	√
	20. 被子女干预生二胎	0.488	0.584	0	0.583	↓	2	6	√
	21. 子女行为不端	0.511	0.555	0	0.683	↓	3	5	√
	22. 父母不和	0.657	0.727	3	0.482	↓	1	5	√
	23. 父母离异	0.476	0.518	0	0.493	↓	3	6	√
	24. 个人负债	0.295	0.299	0	0.637	↓	3	5	√
	25. 配偶一方有外遇	0.438	0.566	0	0.693	↓	3	6	√
	26. 配偶重伤或重病	0.426	0.492	0	0.622	↓	4	5	√
	27. 丧偶	0.587	0.684	0	0.754	↓	2	5	√
	28. 除配偶外的家庭成员重伤或重病	0.234	0.309	0	0.421	↓	2	6	√
	29. 除配偶外的家庭成员死亡	0.392	0.439	0	0.553	↓	3	5	√
	30. 与配偶离婚	0.463	0.495	0	0.578	↓	3	6	√
	31. 与伴侣感情出现问题	0.373	0.432	0	0.612	↓	3	5	√
	32. 恋爱失败或婚姻破裂	0.519	0.598	0	0.563	↓	2	6	√
	33. 恋爱或婚姻受到干涉	0.477	0.482	0	0.544	↓	4	5	√

续表

维度	条　目	相关性分析			最大负荷	α系数变化	灵敏度	入选次数	筛选结果
		1*	2**	3***					
家庭方面	34. 子女或配偶坐牢	0.563	0.583	2	0.625	↓	2	5	√
	35. 子女或配偶吸毒	0.491	0.530	0	0.623	↓	2	6	√
	36. 子女入学困难	0.619	0.692	2	0.579	↓	2	5	√
	37. 子女或配偶失踪	0.635	0.731	3	0.542	↓	0	5	√
	38. 遭受家庭暴力	0.632	0.727	3	0.531	↓	1	5	√
身体健康方面	39. 做噩梦	0.593	0.651	2	0.492	↓	2	5	√
	40. 生活环境受到有害物质、噪声影响	0.434	0.495	0	0.578	↓	3	6	√
	41. 本人被误诊出重病	0.183	0.259	0	0.337	↑	4	3	×
	42. 睡眠或饮食规律改变	0.555	0.727	3	0.482	↓	1	5	√
	43. 好友重病／重伤	0.374	0.518	0	0.532	↓	3	6	√
	44. 自己重病／重伤	0.285	0.299	0	0.457	↓	2	5	√
工作方面	45. 工作出现事故	0.433	0.566	0	0.523	↓	3	6	√
	46. 扣发奖金或罚款	0.421	0.492	0	0.692	↓	4	5	√
	47. 未分配到胜任的工作	0.387	0.408	0	0.359	↑	4	3	×
	48. 预期的评选或升职落空	0.626	0.698	0	0.565	↓	1	5	√
	49. 受到开除处分	0.482	0.501	0	0.607	↓	2	5	√
	50. 退休或离休	0.348	0.352	0	0.632	↓	3	4	√
	51. 工作出现事故	0.262	0.240	0	0.648	↑	4	2	√
	52. 步入社会开始工作	0.402	0.402	0	0.411	↓	2	5	√
	53. 感到难以承受工作的压力	0.468	0.471	0	0.536	↓	2	4	√
	54. 对现在的工作不满意	0.387	0.382	0	0.622	↓	3	6	√
	55. 辞职或失业	0.374	0.371	0	0.586	↓	3	5	√
	56. 求职未成功	0.340	0.332	0	0.472	↓	2	4	√
	57. 换工作单位	0.372	0.363	0	0.466	↓	2	5	√
	58. 被上司批评	0.420	0.454	0	0.482	↓	2	5	√
	59. 与同事或上级关系紧张	0.425	0.518	0	0.491	↓	3	6	√
	60. 自己的工作策划或建议被拒绝	0.494	0.617	0	0.377	↓	2	5	√
	61. 未得到上级重用，才华无法施展	0.385	0.559	0	0.462	↓	4	4	√
	62. 未得到公平对待，经受潜规则	0.328	0.501	0	0.422	↓	3	5	√
人际社交方面	63. 被人误会、错怪、诬告、议论	0.362	0.558	0	0.637	↓	4	4	√
	64. 第一次远走他乡	0.491	0.514	1	0.605	↓	3	6	√
	65. 与邻居不和	0.455	0.473	0	0.561	↓	3	5	√

续表

维度	条　目	相关性分析			最大负荷	α系数变化	灵敏度	入选次数	筛选结果
		1*	2**	3***					
人际社交方面	66. 家庭成员受到刑事处罚	0.605	0.733	2	0.522	↓	2	4	√
	67. 实施了犯罪行为	0.570	0.703	2	0.723	↓	0	5	√
	68. 被逮捕、拘留	0.391	0.408	0	0.717	↓	4	3	√
	69. 未结交到自己欣赏的人做朋友	0.246	0.240	0	0.648	↑	4	2	×
	70. 与好友决裂	0.536	0.621	1	0.499	↓	3	5	√
	71. 失窃、被骗等造成财产损失	0.606	0.740	2	0.622	↓	2	5	√
	72. 意外惊吓、发生事故、自然灾害	0.551	0.667	2	0.531	↓	3	5	√
	73. 介入法律纠纷	0.341	0.343	1	0.479	↓	2	4	√
	74. 好友死亡	0.459	0.464	0	0.521	↓	3	5	√
	75. 让第三者意外怀孕	0.450	0.451	1	0.653	↓	3	6	√
	76. 亲戚朋友借钱不还	0.401	0.422	0	0.600	↓	2	5	√
	77. 由于工作家庭等原因与好友关系渐冷，不再联系	0.338	0.376	0	0.579	↓	2	5	√
	78. 与好友意见不合，发生争吵	0.503	0.522	2	0.499	↓	3	5	√
	79. 遭遇性骚扰	0.333	0.342	0	0.578	↓	3	4	√

表 2-14　大学生生活事件评定问卷项目统计学筛选结果

维度	条　目	相关性分析			最大负荷	α系数变化	灵敏度	入选次数	筛选结果
		1*	2**	3***					
家庭方面	1. 家庭经济困难	0.486	0.598	0	0.532	↓	2	6	√
	2. 家庭负债	0.503	0.622	0	0.564	↓	2	6	√
	3. 父母不和	0.476	0.584	0	0.622	↓	2	6	√
	4. 父母分居	0.340	0.432	0	0.576	↓	3	5	√
	5. 父母离异	0.218	0.309	0	0.640	↓	4	3	√
	6. 发现父母一方有外遇	0.497	0.603	0	0.617	↓	2	6	√
	7. 遭受家庭暴力	0.433	0.555	0	0.711	↓	3	6	√
	8. 目睹家庭暴力	0.476	0.584	0	0.633	↓	2	6	√
	9. 父母对生活费的限制	0.376	0.408	0	0.359	↓	4	3	×
	10. 父母使用不当的教育方法（冷漠、讽刺、冷暴力）	0.499	0.555	0	0.683	↓	3	6	√
	11. 父母期望过高，导致压力过大	0.645	0.727	3	0.482	↓	1	5	√
	12. 与父母发生冲突	0.464	0.518	0	0.602	↓	3	6	√
	13. 就未来规划与父母发生分歧	0.274	0.299	0	0.457	↓	2	5	√
	14. 家庭成员生病或受伤	0.422	0.566	0	0.523	↓	3	6	√

续表

维 度	条　目	相关性分析			最大负荷	α系数变化	灵敏度	入选次数	筛选结果
		1*	2**	3***					
家庭方面	15. 家庭成员死亡	0.410	0.492	0	0.692	↓	4	5	√
	16. 父母对本人控制太强	0.194	0.267	0	0.449	↓	3	4	×
	17. 本人生病或受伤	0.571	0.684	0	0.754	↓	2	5	√
	18. 长期与家人无法团聚	0.218	0.309	0	0.421	↓	2	6	√
	19. 家中有人吸毒	0.376	0.439	0	0.553	↓	3	5	√
	20. 家中有人坐牢	0.447	0.495	0	0.578	↓	3	6	√
	21. 家中有人失踪	0.340	0.432	0	0.612	↓	3	5	√
学习方面	22. 学费无法按时缴纳	0.486	0.598	0	0.563	↓	2	6	√
	23. 生活费紧张	0.444	0.482	0	0.544	↓	4	5	√
	24. 不喜欢自己的专业	0.530	0.583	2	0.425	↓	2	5	√
	25. 对自己所选专业没有信心	0.458	0.530	0	0.579	↓	2	6	√
	26. 一门或多门课程跟不上	0.632	0.692	2	0.623	↓	2	5	√
	27. 成绩不理想	0.648	0.731	3	0.542	↓	0	5	√
	28. 成绩下滑	0.645	0.727	3	0.511	↓	1	5	√
	29. 学习压力过重	0.606	0.651	2	0.492	↓	2	5	√
	30. 面临考试而感到紧张	0.415	0.457	0	0.383	↓	3	5	√
	31. 未评上奖学金	0.231	0.240	0	0.477	↑	4	2	×
	32. 考试作弊被抓	0.483	0.561	0	0.592	↓	3	6	√
	33. 预期的评选落空	0.444	0.482	0	0.750	↓	4	5	√
	34. 受批评或处分	0.545	0.594	0	0.633	↓	2	6	√
	35. 挂科或重修	0.515	0.565	0	0.783	↓	3	5	√
	36. 补考未过	0.375	0.386	0	0.766	↓	2	5	√
	37. 学分不够，无法毕业	0.231	0.240	0	0.781	↓	3	6	√
	38. 四六级等重要考试不合格	0.411	0.472	0	0.689	↓	2	6	√
	39. 休学	0.441	0.501	0	0.579	↓	4	4	√
	40. 转专业	0.231	0.240	0	0.548	↓	2	4	√
	41. 转专业失败	0.214	0.254	0	0.376	↑	4	3	×
	42. 社团工作负担过重	0.615	0.698	0	0.565	↓	1	5	√
	43. 社团工作与学习有冲突	0.471	0.501	0	0.607	↓	2	5	√
	44. 社团工作出差错	0.317	0.352	0	0.632	↓	3	4	√
	45. 学校自习室少，不方便自习	0.362	0.391	0	0.521	↓	2	5	√
	46. 不适应老师的教学风格	0.438	0.511	0	0.479	↓	2	6	√
	47. 无法学好自己的专业	0.171	0.259	0	0.337	↓	4	3	×

维 度	条 目	相关性分析			最大负荷	α系数变化	灵敏度	入选次数	筛选结果
		1*	2**	3***					
学习方面	48. 实习工作中出错	0.378	0.394	0	0.754	↓	4	6	√
	49. 感到未来渺茫，没有方向	0.485	0.533	0	0.642	↓	2	6	√
	50. 实习和学业有冲突	0.451	0.483	0	0.607	↓	2	5	√
	51. 没有很好的平台表现自己	0.615	0.698	3	0.565	↓	1	5	√
	52. 对自己的学校不满意	0.279	0.352	0	0.455	↓	2	5	√
社交方面	53. 与好友决裂	0.562	0.667	3	0.523	↓	3	5	√
	54. 与以前好友关系疏远	0.338	0.516	0	0.477	↓	3	4	√
	55. 结识不良社会青年	0.384	0.405	0	0.331	↓	2	6	√
	56. 与同学关系紧张	0.508	0.525	0	0.416	↓	3	5	√
	57. 与老师关系紧张	0.545	0.594	0	0.781	↓	2	6	√
	58. 遭到某个朋友的拒绝	0.362	0.380	0	0.369	↓	2	4	√
	59. 遭到某个朋友的欺骗或背叛	0.377	0.404	0	0.453	↓	3	5	√
	60. 无法取得朋友信任	0.332	0.322	0	0.469	↓	2	4	×
	61. 听到某个朋友在背后说自己坏话	0.371	0.395	0	0.456	↓	3	5	√
	62. 被同学愚弄或欺负	0.563	0.607	0	0.431	↓	2	5	√
	63. 被同学误会、错怪、诬告、议论	0.649	0.791	3	0.411	↓	2	5	√
	64. 被同学歧视、冷落、孤立	0.521	0.621	1	0.499	↓	3	5	√
	65. 当众丢面子	0.617	0.740	2	0.622	↓	2	5	√
	66. 与同学起肢体冲突	0.562	0.667	2	0.531	↓	3	5	√
	67. 没能入选某校队或团体	0.319	0.343	1	0.339	↓	2	4	√
	68. 好友受伤或重病	0.437	0.464	0	0.521	↓	3	5	√
	69. 好友死亡	0.428	0.451	1	0.653	↓	3	6	√
感情、生活方面	70. 兼职工作压力重	0.379	0.422	0	0.600	↓	2	5	√
	71. 面临考研/就业压力	0.316	0.376	0	0.579	↓	2	5	√
	72. 与舍友生活习惯不一致	0.481	0.522	2	0.499	↓	3	5	√
	73. 未在门禁前回到宿舍	0.311	0.342	0	0.378	↓	3	4	√
	74. 欠债	0.267	0.296	0	0.566	↓	2	6	√
	75. 承担不起与恋人相处的消费	0.231	0.240	0	0.648	↑	4	2	×
	76. 失窃、被骗等造成财产损失	0.371	0.402	0	0.411	↓	2	5	√
	77. 意外惊吓、发生事故、自然灾害	0.437	0.471	0	0.726	↓	2	4	√
	78. 被人恐吓、勒索	0.343	0.371	0	0.586	↓	3	5	√

维　度	条　目	相关性分析			最大负荷	α系数变化	灵敏度	入选次数	筛选结果
		1*	2**	3***					
感情、生活方面	79. 消费水平比周围人低	0.309	0.332	0	0.472	↓	2	4	√
	80. 第一次远走他乡	0.341	0.363	0	0.466	↓	2	5	√
	81. 初到新环境不适应	0.431	0.454	0	0.482	↓	3	5	√
	82. 生活规律被迫改变（饮食、睡眠等）	0.436	0.518	0	0.491	↓	3	6	√
	83. 身边的朋友恋爱成功	0.505	0.617	0	0.377	↓	2	5	√
	84. 自己恋爱失败（如分手）	0.363	0.559	0	0.462	↓	4	4	√
	85. 表白被拒	0.356	0.382	0	0.622	↓	3	6	√
	86. 恋爱被家长、老师干预	0.306	0.501	0	0.422	↓	3	5	√
	87. 自己（或女朋友）怀孕或堕胎	0.340	0.558	0	0.637	↓	4	4	√
	88. 自己不被亲密的人理解（亲人、恋人、朋友）	0.469	0.514	1	0.605	↓	3	6	√
	89. 因网购与店家产生纠纷	0.433	0.473	0	0.561	↓	3	5	√
	90. 长期失眠	0.590	0.733	2	0.522	↓	2	4	√
	91. 发生婚前性行为	0.555	0.703	2	0.623	↓	0	5	√
	92. 表白失败	0.332	0.322	0	0.443	↑	4	3	×
	93. 受到意外惊吓或事故	0.470	0.549	0	0.693	↓	3	6	√
	94. 周围有人自杀	0.436	0.518	0	0.688	↓	3	6	√
	95. 遭受性骚扰	0.517	0.551	0	0.557	↓	3	6	√

表 2-15　中学生生活事件评定问卷项目统计学筛选结果

维　度	条　目	相关性分析			最大负荷	α系数变化	灵敏度	入选次数	筛选结果
		1*	2**	3***					
家庭方面	1. 家庭经济困难	0.456	0.569	0	0.731	↓	2	6	√
	2. 家庭负债	0.473	0.593	0	0.762	↓	2	6	√
	3. 父母不和	0.446	0.555	0	0.443	↓	2	6	√
	4. 父母分居	0.310	0.403	0	0.619	↓	3	5	√
	5. 父母离异	0.188	0.280	0	0.716	↓	4	3	√
	6. 发现父母一方有外遇	0.467	0.574	0	0.469	↓	2	6	√
	7. 遭受家庭暴力	0.403	0.526	0	0.665	↓	3	6	√
	8. 目睹家庭暴力	0.446	0.555	0	0.443	↓	2	6	√
	9. 父母使用不当的教育方法（冷漠、讽刺、冷暴力）	0.469	0.526	0	0.665	↓	3	6	√
	10. 父母期望过高，导致压力过大	0.615	0.698	3	0.565	↓	1	5	√
	11. 搬家	0.194	0.267	0	0.449	↓	3	4	×

续表

维度	条 目	相关性分析			最大负荷	α系数变化	灵敏度	入选次数	筛选结果
		1*	2**	3***					
家庭方面	12. 与父母发生冲突	0.434	0.489	0	0.478	↓	3	6	√
	13. 父母之中有人患有精神类疾病	0.330	0.362	0	0.850	↓	4	3	√
	14. 被父母窥探自己的隐私	0.587	0.711	0	0.499	↓	2	5	√
	15. 父母工作较忙,被其忽视	0.420	0.522	0	0.659	↓	3	6	√
	16. 父母干涉自己过多,没有充分的自由	0.469	0.519	0	0.754	↓	2	6	√
	17. 不愿意父母要生二胎	0.454	0.562	0	0.588	↓	3	5	√
	18. 父母生二胎,被冷落	0.420	0.522	0	0.659	↓	3	6	√
	19. 家庭成员重病或重伤	0.392	0.537	0	0.782	↓	3	6	√
	20. 家庭成员死亡	0.380	0.463	0	0.576	↓	4	5	√
	21. 本人生病或受伤	0.541	0.655	0	0.503	↓	2	5	√
	22. 住校或为留守儿童,长期与家人无法团聚	0.188	0.280	0	0.723	↓	2	6	√
	23. 父母总是拿自己与他人进行比较	0.214	0.254	0	0.376	↑	4	3	×
	24. 住房变得紧张	0.391	0.535	0	0.771	↓	2	5	√
	25. 家中有人吸毒	0.346	0.410	0	0.470	↓	3	5	√
	26. 家中有人坐牢	0.417	0.466	0	0.665	↓	3	6	√
	27. 家中有人失踪	0.310	0.403	0	0.619	↓	3	5	√
	28. 家庭关系不和谐	0.434	0.489	0	0.478	↓	3	6	√
	29. 父母当众批评、指责自己	0.171	0.259	0	0.337	↓	4	3	×
学习方面	30. 学费无法按时缴纳	0.456	0.569	0	0.731	↓	2	6	√
	31. 生活费紧张	0.414	0.453	0	0.688	↓	4	5	√
	32. 未考上理想的中学	0.231	0.240	0	0.648	↑	4	2	×
	33. 不适应老师的教学方法	0.458	0.530	0	0.579	↓	2	6	√
	34. 课堂问题无法回答上来	0.530	0.583	2	0.425	↓	2	5	√
	35. 一门或多门课程跟不上	0.602	0.663	2	0.460	↓	2	5	√
	36. 成绩不理想	0.618	0.702	3	0.413	↓	0	5	√
	37. 成绩下滑	0.615	0.698	3	0.565	↓	1	5	√
	38. 学习压力过重	0.576	0.622	2	0.469	↓	2	5	√
	39. 面临考试而感到紧张	0.385	0.428	0	0.604	↓	3	5	√
	40. 考试作弊被抓	0.453	0.532	0	0.468	↓	3	6	√
	41. 预期的评选落空	0.414	0.453	0	0.688	↓	4	5	√
	42. 出现厌学行为	0.332	0.322	0	0.469	↓	2	4	×

续表

维度	条目	相关性分析			最大负荷	α系数变化	灵敏度	入选次数	筛选结果
		1*	2**	3***					
学习方面	43. 受批评或处分	0.515	0.565	0	0.617	↓	2	6	√
	44. 留级	0.375	0.386	0	0.417	↓	4	3	√
	45. 转学	0.231	0.240	0	0.648	↓	2	4	√
	46. 休学	0.411	0.472	0	0.757	↓	4	4	√
	47. 升学失败	0.418	0.502	3	0.413	↓	0	5	√
	48. 社团工作负担过重	0.615	0.698	0	0.565	↓	1	5	√
	49. 竞争对手的成绩比自己的高	0.488	0.528	1	0.604	↓	2	5	√
	50. 比赛失利	0.414	0.453	0	0.688	↓	4	5	√
社交方面社交方面	51. 与好友决裂	0.532	0.638	2	0.696	↓	3	5	√
	52. 好友转校	0.308	0.487	0	0.741	↓	3	4	√
	53. 结识不良社会青年	0.354	0.376	0	0.573	↓	2	6	√
	54. 与同学关系紧张	0.478	0.496	0	0.688	↓	3	5	√
	55. 与老师关系紧张	0.515	0.565	0	0.617	↓	2	6	√
	56. 未被老师认可，才华无法施展	0.615	0.698	3	0.565	↓	1	5	√
	57. 担任班干部时，其他同学不听指挥，故意与自己作对	0.491	0.521	0	0.607	↓	2	5	√
	58. 担任班干部时，被老师批评或罢任	0.367	0.392	0	0.632	↓	3	4	√
	59. 遭到某个朋友的拒绝	0.332	0.351	0	0.466	↓	2	4	√
	60. 遭到某个朋友的欺骗或背叛	0.347	0.375	0	0.503	↓	3	5	√
	61. 听到某个朋友在背后说自己坏话	0.341	0.366	0	0.498	↓	3	5	√
	62. 被同学愚弄或欺负	0.533	0.578	0	0.599	↓	2	5	√
	63. 被同学误会、错怪、诬告、议论	0.619	0.762	3	0.618	↓	2	5	√
	64. 被同学歧视、冷落、孤立	0.491	0.592	1	0.670	↓	3	5	√
	65. 遭受校园欺凌	0.593	0.726	2	0.713	↓	3	6	√
	66. 当众丢面子	0.587	0.711	2	0.499	↓	2	5	√
	67. 与同学起肢体冲突	0.532	0.638	2	0.696	↓	3	5	√
	68. 因在校闯祸被叫家长	0.372	0.401	0	0.431	↓	4	4	√
	69. 没能入选某校队或团体	0.289	0.314	1	0.433	↓	2	4	√
	70. 好友受伤或重病	0.407	0.435	0	0.501	↓	3	5	√
	71. 老师重病或亡故	0.332	0.322	0	0.443	↑	4	3	×
	72. 好友死亡	0.398	0.422	1	0.677	↓	3	6	√

续表

维 度	条 目	相关性分析			最大负荷	α系数变化	灵敏度	入选次数	筛选结果
		1*	2**	3***					
感情、生活方面	73. 心爱的物品被（亲戚家的孩子等）抢夺、破坏	0.311	0.337	0	0.412	↓	3	5	√
	74. 失窃、被骗等造成财产损失	0.341	0.373	0	0.476	↓	2	5	√
	75. 欠债	0.335	0.389	0	0.487	↓	2	4	√
	76. 意外惊吓、发生事故、自然灾害	0.407	0.442	0	0.501	↓	2	6	√
	77. 遭受性骚扰	0.487	0.522	0	0.655	↓	3	6	√
	78. 被人恐吓、勒索	0.313	0.342	0	0.698	↓	3	5	√
	79. 比周围的人消费水平低	0.279	0.303	0	0.437	↓	2	4	√
	80. 第一次远走他乡	0.311	0.334	0	0.431	↓	2	5	√
	81. 初到新环境不适应（如搬家、搬宿舍）	0.401	0.425	0	0.447	↓	3	5	√
	82. 生活规律被迫改变（饮食、睡眠等）	0.406	0.489	0	0.688	↓	3	6	√
	83. 暗恋表白被拒	0.446	0.791	0	0.730	↓	2	6	√
	84. 身边的朋友恋爱成功	0.475	0.588	0	0.354	↓	2	5	√
	85. 恋爱被第三者插足	0.541	0.655	3	0.503	↓	2	5	√
	86. 恋爱失败	0.333	0.530	0	0.506	↓	4	4	√
	87. 早恋被家长、老师干预	0.276	0.472	0	0.481	↓	3	5	√
	88. 自己（或女朋友）怀孕或堕胎	0.310	0.529	0	0.768	↓	4	4	√
	89. 与好友之间的情感被他人介入	0.572	0.694	3	0.574	↓	2	5	√
	90. 对自己的外貌不满意	0.559	0.698	2	0.536	↓	2	5	√
	91. 知道自己心仪的对象有喜欢的人	0.202	0.285	0	0.624	↓	4	4	√
	92. 被自己暗恋的人嫌弃、辱骂或污蔑	0.574	0.697	2	0.607	↓	2	5	√
	93. 失眠	0.560	0.704	2	0.321	↓	2	5	√
	94. 发生婚前性行为	0.525	0.674	2	0.323	↓	0	5	√
	95. 因情感问题影响学习	0.585	0.677	3	0.786	↓	2	5	√
	96. 受到意外惊吓或事故	0.406	0.489	0	0.688	↓	3	6	√
	97. 周围有人自杀	0.417	0.466	0	0.665	↓	3	6	√

（5）信度检验

①重测信度

通过对上述三个群体 2944 名的被试进行重测后，共得到 2566 份有效问卷。对成人群体、大学生群体以及中学生群体的生活事件两次问卷结果进行分析，发现成人生活事件问卷总分及各维度的重测信度系数均在 0.66 ～ 0.81，大学生生活事件问卷总分及各维度的重测信度系数均在 0.75 ～ 0.84，中学生生活事件问卷总分及各维度的重测信度系数均在 0.75 ～ 0.89，见表 2-16 ～表 2-18。

②同质性信度

通过上述的内部一致性系数分析，就可以发现，成人生活事件问卷总分与各维度的内部一致性系数大于 0.66，大学生生活事件问卷总分与各维度的内部一致性系数大于 0.73，中学生生活事件问卷总分与各维度的内部一致性系数大于 0.72。

③分半信度

成人生活事件评定问卷的分半信度的总分与各维度的分半系数大于 0.64，大学生生活事件评定问卷的分半信度的总分与各维度的分半系数大于 0.69，中学生生活事件评定问卷的分半信度的总分与各维度的分半系数大于 0.66。

表 2-16　成人生活事件中各因子及总问卷的信度系数

因　子	Cronbach's α 系数	分半信度	重测信度
家庭方面	0.78	0.73	0.75***
工作方面	0.74	0.68	0.74***
身体健康方面	0.66	0.65	0.66***
人际社交方面	0.67	0.64	0.68***
问卷总体	0.84	0.73	0.81***

表 2-17　大学生生活事件中各因子及总问卷的信度系数

因　子	Cronbach's α 系数	分半信度	重测信度
家庭方面	0.80	0.75	0.81***
学习方面	0.76	0.70	0.79***
社交方面	0.73	0.69	0.75***
感情、生活方面	0.79	0.74	0.80***
问卷总体	0.82	0.79	0.84***

表 2-18　中学生生活事件中各因子及总问卷的信度系数

因　子	Cronbach's α 系数	分半信度	重测信度
家庭方面	0.75	0.66	0.84***
学习方面	0.81	0.68	0.75***
社交方面	0.83	0.76	0.77***

因 子	Cronbach's α 系数	分半信度	重测信度
感情、生活方面	0.72	0.69	0.83***
问卷总体	0.92	0.88	0.89***

（6）效度检验

①内容效度

三个群体生活事件评定问卷条目的编制综合了文献综述、对三个群体分别进行的问卷调查和半结构式访谈、国内专家座谈。最后经过专家评议，表明三个群体生活事件评定问卷的内容效度良好。

②结构效度

采用极大方差正交旋转的因素分析法对成人生活事件评定问卷、大学生生活事件评定问卷以及中学生生活事件评定问卷分别进行因子分析，见表 2-19～表 2-21。最后结果表明：a. 成人群体生活事件由四个因子构成，分别为家庭方面、工作方面、身体健康方面以及人际社交方面，各个条目在公因子中的分布符合问卷的理论维度构想，这些公因子累计贡献率为 55.63%，与最初的理论构想吻合，进而初步表明该问卷具有良好的结构效度；b. 大学生群体生活事件由四个因子构成，分别是家庭方面、学习方面、社交方面以及感情、生活方面，各个条目在公因子中的分布符合问卷的理论维度构想，公因子累计贡献率为 62.17%，说明该问卷具有较好的结构效度；c. 中学生群体生活事件由四个因子构成，分别是家庭方面、学习方面、社交方面以及感情、生活方面，这些公因子累计贡献率为 66.85%，各个条目在公因子中的分布符合问卷的理论维度构想。

表 2-19 成人生活事件评定问卷因子分析结果

公因子	所属条目（按因子贡献率排序）	公因子维度归属情况	公因子贡献率（%）
1	21，17，19，34，35，15，18，20，6，36，16，14，37，23，22，5，28	家庭方面	11.32
2	27，25，26，31，30，32，29，33，8，13，38，9，10，11	家庭方面	9.56
3	24，7，1，2，3	家庭方面	6.33
4	45，46，50，54，49，55，48，53，56，57，52，60	工作方面	6.14
5	59，58，61，62	工作方面	5.97
6	67，68，71，76，66，73，79	人际社交方面	5.65
7	75，63，64，77，79，65，72，74，70，78	人际社交方面	5.49
8	39，40，41，42，43，44	身体健康方面	5.17

表 2-20 大学生生活事件评定问卷因子分析结果

公因子	所属条目（按因子贡献率排序）	公因子维度归属情况	公因子贡献率（%）
1	35，37，36，33，34，26，32，25，39，27，45，28，29，46，52，24，30	学习方面	10.87
2	53，54，55，56，57，58，59，60，61，62，63，64，65，66，67，68，69	学习方面	10.31
3	15，5，8，3，6，21，20，4，2，19，1，14	家庭方面	8.95
4	17，7，10，12，11，13，18	家庭方面	8.58
5	87，91，84，85，83，86	感情、生活方面	8.19
6	70，74，90，71，82，81，79，80，76，73	感情、生活方面	8.01
7	77，93，94，78，88，89，95	社交方面	7.26

表 2-21 中学生生活事件评定问卷因子分析结果

公因子	所属条目（按因子贡献率排序）	公因子维度归属情况	公因子贡献率（%）
1	13，19，5，26，4，27，20，28，25，6，6，8	家庭方面	9.73
2	95，88，83，77，91，92，86，85，87，84，94	感情、生活方面	9.41
3	52，51，64，58，63，55，57，62，53，56，69，68	社交方面	8.66
4	45，39，49，33，37，38，40，35，34，44，36，47	学习方面	8.49
5	30，31，41，50，43，48	学习方面	7.86
6	16，22，7，9，15，18，17，10，21，14，12	家庭方面	7.53
7	65，67，54，72，60，70，61，59	社交方面	5.31
8	24，2，1	家庭方面	5.08
9	78，82，96，97，89，90，76，75，74，81，79，80，73，93	感情、生活方面	4.78

③效标效度

在本分课题研究中，综合生活满意度指标以及情绪指标来检验心理健康，即选取具有较高信效度的量表或问卷，如一般健康问卷（中文修订版）和生活满意度量表作为效标来检验该分课题中三个群体生活事件问卷的效度。

一般健康问卷（中文修订版）（General Healthy Qestionnaire，GHQ-20；李虹，2006）共 20 个项目，采用"是否式"计分法，其中包含"自我肯定""忧郁"以及"焦虑"三个分量表，其内部一致性系数为 0.82。通过相关分析结果发现，一般健康问卷结果与成人生活事件评定问卷结果的相关度的相关系数为 0.72，与大学生生活事件评定问卷结果的相关度的相关系数为 0.76，与中学生生活事件评定问卷结果的相关度的相关系数为 0.73，均达到了心理测量学的标准要求。

生活满意度量表（Satisfaction with Life Scale，SWLS），共 5 个项目，均采用 Likert7 点计分法，内部一致性系数为 0.87。通过相关分析结果发现，生活满意度量表测评结果与成人生活事件评定问卷结果的相关度的相关系统为 0.79，与大学生生活事件评定问卷结果的相关度的相关系统为 0.85，与中学生生活事件评定问卷结果的相关度的相关系统为 0.81，均达到了心理测量学的标准要求。

总的来看，通过相关性分析发现，不同群体生活事件的不同维度及总体与一般健康问卷和生活满意度量表之间显著相关，即本分课题研究所编制的三个群体生活事件评定问卷具有较好的效度。

综上所述，自编不同群体的生活事件评定问卷的信效度均达到了心理测量学的要求。

三、整体研究结果

对于成年人群体，在家庭方面、工作方面、身体健康方面以及人际交往四个方面中，家庭方面的负性生活事件对个体心理产生的冲击力最大，而工作方面的负性生活事件对个体心理产生的冲击相对较弱。

对于大学生群体，在家庭方面、学习方面、社交方面以及感情、生活四个方面中，对大学生冲击力最强的是感情、生活方面，相对冲击力较弱的是社交方面的负性生活事件。

对于中学生群体，在家庭方面、学习方面、社交方面以及感情、生活四个方面中，对中学生心理冲击力最强的是家庭方面的负性生活事件，其余三个方面对中学生个体心理冲击力没有显著差异。

四、讨论

（一）成人生活事件的总体情况

对于成人（主要指已经在社会工作的成人）来说，随着年龄逐步增长，家庭和工作在生活中的比重逐渐加大，压力也越来越大，而个人的抗压能力却没有增长，成人的心理压力随着年龄增长呈上升趋势。成人所常见的负性生活事件主要包括家庭、身体健康、工作以及人际交往四个方面。

1. 家庭方面

成人是家庭中的主要支柱，他们往往扮演着父亲或母亲的角色，承担着照顾下一代人的责任，同时他们还是父辈的儿子或女儿，需要照顾和赡养老人，此外，他们也面临着自己的健康、工作等压力。成人在家庭方面的生活事件包括："家庭收入低""家庭开支大""家庭负债""与自己父母不和""与爱人父母不和"等 36 项。其中有些属于家庭经济压力，由于成年人需要承担子女教养的责任，而近年来抚育子女的经济成本攀升，使得家庭经济压力成为一大负性事件。另外他们还不得不操心成年子女的就业、恋爱、婚房甚至第三代的抚育问题，还有老人赡养等，且存在下岗或退休的可能，因此存在很大的心理压力。"配偶一方有外遇""与伴侣感情出现问题""恋爱失败或婚姻破裂"等属于夫妻关系不和带来的压力。成人步入婚姻的殿堂，过上了柴米油盐的生活，随着时间增长，婚姻进入"厌倦期"，夫妻双方感受到的不是爱情的甜蜜而是生活的重担，矛盾频生，若不能彼此磨合迁就，将使婚姻关系出现裂痕。而夫妻关系又是家庭关系的重要部分，夫妻关系不和将带来巨大的生活压力。

2. 身体健康方面

成人在身体健康方面的生活事件包括："做噩梦""生活环境受到有害物质、噪声影响""睡眠或饮食规律改变""好友重病／重伤""自己重病／重伤"这5项。身体健康是心理健康的一大影响因素。由于成人（企事业单位人员、公务员等）已经走出了学校，进入了职场，而职场中加班现象日益严重，因此他们往往睡眠不够、运动不够，出现一系列的身体健康问题。另外，家庭、工作、人际等其他方面的巨大压力也会影响身体健康，导致他们内分泌失调，抵抗力下降，各种疾病悄然而生。许多中年人不能正视自己身体的变化（李东阳，2008），懊悔自己没有年轻时候的拼劲，为此感到焦虑和担心，进一步给自己造成了压力。而对于老年人群体来说，身体各方面机能减退的速度加快，各种慢性病的患病率上升，再加上大部分老年人无医疗保障，需自己负担医疗费用，这就为老年人带来了身体和经济方面的双重打击，对老年人的心理健康产生较大的影响。

3. 工作方面

成人在工作方面的生活事件包括："工作出现事故""扣发奖金或罚款""预期的评选或升职落空""受到开除处分""退休或离休"等18项。对于刚刚参加工作的成人来说，他们往往在基层工作，工作经验和社会阅历的不足让他们产生焦虑感和自卑感，且初入职场，他们的薪资往往不高，物质生活刚好得到保障。此外，工作不稳定，职场上的竞争往往使他们产生较大的心理压力。"步入社会开始工作""求职未成功"等反映出职场上的激烈竞争与自身能力欠缺所产生的不适。这表明处于成年初期的人，尚未很好地完成从校园到职场的转换，有些人还未达到社会中岗位对人才的要求。"自己的工作策划或建议被拒绝"和"未得到上级重用，才华无法施展"，则显示了有的人未能在岗位中实现自己的价值，职业成就感较低，从而产生郁闷情绪。而40岁以上的中年人大多属于干部或管理层，他们的能力能够很好地在工作中得到显现，也较能够从工作中获得满足感，但同时也面临着与年轻人竞争的压力，且他们往往承担的责任更重，个人生活被工作压缩，若不能适当地调节情绪，压力也会随之增加。

4. 人际交往方面

成人面临的人际交往方面的生活事件主要有"被人误会、错怪、诬告、议论""第一次远走他乡""与邻居不和""家庭成员受到刑事处罚""实施了犯罪行为"等16项。成人的人际关系最为复杂。人际关系矛盾，是成年人常见的问题。由于成人已经走出了学校，进入了社会，他们逐渐承担起家庭与社会的责任，他们所接触较多的也是家庭环境与工作环境，而交往的范围也不仅仅限于学习，更多的是从事各种社会交往。成年人群体经过身心的发展，在该年龄阶段对人际关系的处理能力有飞跃性的发展并且对于情绪的控制能力相对较强，除非遭遇突然或者较大的负性社交事件，对于在社交方面所遭遇的一般琐碎事件都能够进行较好的调节，因此成年人群体在该方面所遭遇的负性生活事件较少。

（二）大学生生活事件的总体情况

大学生是青年的一个特殊群体。按 Erikson 的心理社会发展理论，大学生获得了完成自我同一性的缓冲器，他们可以通过学习和实践在大学校园进行自我探索。同时大学生也面临着建立亲密关系的任务，他们在该阶段建立友情和爱情，发展出爱的能力（张春兴，1994）。大学生日常所见的负性生活事件主要集中在家庭、学习、社交，以及感情、生活方面。

1. 家庭方面

大学生在家庭方面的负性生活事件包括"家庭经济困难""家庭负债""父母不和""父母分居""父母离异"等 19 项。由于大学生大部分时间在校园中度过，因此相对于成年人，在家庭中发生的常见负性生活事件较少。大学生在家庭方面所遭遇的负性生活事件主要是与父母有关：一方面，大学生从生活和心理上都慢慢脱离家庭，主要表现为父母对本人的担忧与自我独立性相冲突；另一方面，仍然生活在家庭环境中的大学生，属于被监护对象，但是由于个人身心的发展和独立性的强烈要求，因此容易和父母产生矛盾。

2. 学习方面

大学生在学习方面也有不少负性生活事件，包括"学费无法按时缴纳""生活费紧张""不喜欢自己的专业""对自己所选专业没有信心""一门或多门课程跟不上"等 28 项。一方面，大学生在 18 岁左右就会离开父母和熟悉的环境，开始大学生活，因此容易出现是否适应的问题；另一方面，大学生提前感受到了就业难，他们面临着专业课考试、计算机和英语等级考试等，还有大学中的各种评奖评优，这让他们倍感压力，他们只有通过不断学习、不断提升自我才有可能获得优秀的表现。"成绩不理想""成绩下滑""学习压力过重""挂科或重修""补考未过"等都属于学业压力。大学阶段的学习方法和学习内容都对大学生有更高的要求，完成学习任务往往需要自学能力、创新能力、实践能力等，这会使一部分学生产生不适应。社会和家人往往也会对大学生们有更高的期待，"望子成龙"的期望使大学生们产生巨大的压力。"社团工作负担过重""社团工作与学习有冲突""社团工作出差错"等属于社团工作压力。大学生日常生活中除了学习还参加各种社团活动，他们的活动范围不断扩大，对自己待人处世能力的要求也不断提高，但是理想与现实往往总是存在差距，因此，学生工作也会带来一系列的挑战，这些都会造成大学生心理上的困扰。

3. 社交方面

大学生在社交方面的负性生活事件，包括"与好友决裂""与以前好友关系疏远""结识不良社会青年""与同学关系紧张""与老师关系紧张"等 17 项。大学生处于完成个体社会化的重要阶段，而社交是个体完成社会化的重要手段。大学生通过社会交往了解不同的社会角色、社会规则和社会标准。然而，许多大学生面临着社会交往的问题。由于"90后"处于社会变革时期，价值多元化，容易与他人发生矛盾冲突，加上家庭的溺爱，他们往往更容易以自我为中心，忽视他人的感受，较少经历困难，耐挫力较差，这些都容易造成人际关系不和谐。大学阶段的人际关系比中学更复杂，许多大学生缺乏人际交往技巧，形成退缩、自卑等问题。

4. 感情、生活方面

大学生在感情、生活方面的负性生活事件，包括"兼职工作压力重""面临考研／就业压力""与舍友生活习惯不一致""未在门禁前回到宿舍""欠债"等 26 项。大学生面临着建立亲密关系的任务，他们在该阶段建立友情和爱情，发展出爱的能力。同时，大学生群体的独立意识不断觉醒，尝试自己面对、解决生活中出现的各种问题，从"被保护，被安排"到慢慢掌握生活的主动权，同时在该方面所需处理的日常较多，而当两者之间无法平衡时，就会在感情、生活方面遭遇较多挫折。

（三）中学生生活事件的总体情况

中学阶段是心理和生理发育的关键时期，是人生的一个重要转折点，中考、高考的好坏甚至对人的一生有重要的影响。因此，这个阶段也是情绪问题和行为问题等开始增多的阶段。中学生日常生活中所常见的负性事件主要包括家庭、学习、社交，以及感情、生活四个方面。

1. 家庭方面

中学生在家庭方面的重要生活事件包括"家庭经济困难""家庭负债""父母不和""父母分居""父母离异"等 29 项。中学生是由儿童向成人过渡的时期，是人生发展变化的重大转折时期。在这个时期，中学生的各种心理特征逐渐接近成人，特别明显地表现在，由对成人的依赖到相对的独立，但是由于个体在中学阶段的独立能力相对较弱，对家庭环境以及家庭提供的物质需要仍然表现出明显的依赖。因此在自我的独立与家长的管教之间就会存在较大的矛盾。同时，该阶段的学生由于情绪的波动性较大，即强烈、狂暴性与温和、细腻性共存以及可变性和固执性共存、内向性与表现性共存等。因此，对于父母的管教，可能会表现出突然的反对与叛逆，所以他们在家庭环境生活中会出现各种问题。

2. 学习方面

在此次涉及的题目中，学习方面的事件包括"成绩不理想""成绩下滑""学习压力过重""面临考试而感到紧张""一门或多门课程跟不上"等 21 项，这些事件说明了中学生在学习任务方面常见的一些问题，学习压力是中学生最主要的压力源。教师对学生成才的期望，家长对儿女"望子成龙，望女成凤"的殷切期盼和社会对学生的要求都转化成了中学生的压力。一方面，许多家长、教师认为学业是衡量中学生成功与否的唯一标准，成绩好可以改变一生的命运；另一方面，中学生自己也认为考试成绩是智商高低的体现，成绩好的同学智商也高，往往能得到大家的认可，而成绩差的学生会被嘲笑或歧视。长期学业落后会使学生产生自卑感，觉得自己处处不如人，常常情绪低落。另外，对于大多数中学生来说，升学压力巨大，课业压力极重，导致学生经常熬夜赶作业，无法得到充分的休息，产生了极大的压力。

3. 社交方面

中学生面对的又一个重要压力源是人际关系问题。其中包括"与好友决裂""好友转校""结识不良社会青年""与同学关系紧张"等 22 项。个体在中学阶段具有封闭性的特点，即中学生的心理活动具有某种含蓄、内隐的特点，它在人的外部行为表现与内部心理活动之间的一致性较低。另外，中学生在人际交往方面也表现出交友范围缩小、比较重视友谊的特点。女生之间容易出现小团体，希望有自己的知心朋友，可以谈天说地。男生之间容易拉帮结派，出现义气行为，如果男生在交友方面受挫，容易产生退缩和封闭心理。另外，"与老师关系紧张"则体现了社交关系中的师生关系。在中学阶段，有的学校太注重升学率。对于成绩好的学生，老师往往只关心成绩而忽略了学生的情绪；而对于成绩较差的学生，老师往往采取"放羊"的做法，不理解他们的行为，也不主动帮助他们，甚至采取不恰当的方式惩罚他们。这些现象使学生感到委屈和不被理解，缺乏学习动力，态度消极，师生关系紧张。

4. 感情、生活方面

中学生在感情、生活方面的重要生活事件包括"心爱的物品被（亲戚家的孩子等）抢夺、破坏""失窃、被骗等造成财产损失""欠债""意外惊吓、发生事故、自然灾害""遭受性骚扰"等 25 项。其中"暗恋表白被拒""身边的朋友恋爱成功""恋爱被第三者插足""恋爱失败"等反映了感情上的困扰。进入青春期的青少年，性生理上的急剧变化引起了心理上的一系列微妙而复杂的反应，性意识逐渐发展，男女同学之间便产生了一种彼此接近的需要，产生了相互吸引的心理，爱在异性面前表现自己，渴望得到异性的友谊。但是，由于青春期情感的强度较大以及稳定较弱的特点，在异性交往中容易失度，因此容易出现感情问题。

第三节　生活事件心理冲击力测评

生活事件作为一种心理社会应激源对身心健康有重要影响。生活事件主要包括家庭生活、工作学习、人际交往等几大方面。对个体而言，不同生活事件对个体心理的冲击力不一样，对个体造成多大的影响也与个体自身心理承受能力有关。但对群体而言，每个群体的心理特点不同，面对的压力不同，因此，不同类型的生活事件对其产生的冲击力大小可能是不一样的，同一类型生活事件中具体的生活事件的冲击力对不同群体而言也可能存在差异。因此，本节探究不同类型生活事件对不同群体心理的冲击力是否存在差异。

一、研究假设

（一）不同类型生活事件对不同群体心理的冲击力存在差异

对于成年人群体，在家庭方面、工作方面、身体健康方面以及人际交往四个方面，就负性生活事件产生的冲击力而言，家庭方面冲击力最大，而工作方面的冲击力相对最弱。

对于大学生群体，在家庭方面、学习方面、社交方面以及感情、生活四个方面，就负性生活事件产生的冲击力而言，冲击力最强的是感情、生活方面，相对冲击力较弱的是社交方面。

对于中学生群体，在家庭方面、学习方面、社交方面以及感情、生活四个方面，就负性生活事件产生的冲击力而言，冲击力最强的是家庭方面，其余三个方面对中学生个体心理冲击力没有显著差异。

（二）不同类型生活事件对不同群体个体心理的冲击力存在差异

对于成年人群体，在家庭方面的负性生活事件中，对该群体个体冲击力最大的可能是家庭主要成员或本人于经济、法律上出现问题或夫妻之间出现问题；在工作方面的负性生活事件中，对该群体个体心理产生冲击力最大的负性生活事件可能是薪资或上级之间的关系；在身体健康方面的负性生活事件中，对该群体个体冲击力最大的可能是本人重伤或重病；在人际交往方面的负性生活事件中，对该群体个体冲击力最大的可能是经济或法律方面的纠纷。

对于大学生群体，在家庭方面的负性生活事件中，对该群体个体冲击力最大的可能是父母关系以及家庭主要成员出现健康问题；在学习方面的负性生活事件中，对该群体个体冲击力最大的可能是与经济相关的事件，包括学费、生活费等；在社交方面的负性生活事件中，对该群体个体冲击力最大的可能是社团工作相关的负性事件；在感情、生活方面的负性生活事件中，对该群体个体心理产生的冲击力最大的可能是未来的发展以及恋爱方面的负性生活事件。

对于中学生群体，在家庭方面的负性生活事件中，对该群体个体心理产生的冲击力最大的可能是家庭经济、家庭主要成员以及本人身体健康方面的负性生活事件；在学习方面，对该群体个体心理产生冲击力最大的可能是考试与升学方面的负性生活事件；在社交方面，对该群体个体心理产生冲击力最大的可能是与同学发生矛盾（包括打架斗殴等事件）以及违反校纪校规等方面的负性生活事件；在感情、生活方面，对该群体个体心理产生冲击力最大的可能是恋爱过程出现的负性事件。

二、研究过程

（一）问卷调查法

1. 被试选取

第一个群体是成人，在全国东部（广东省、江苏省、北京市、浙江省、山东省）、中部（河南省、广西壮族自治区、江西省、湖北省、湖南省）、西部（陕西省、甘肃省、重庆市、云南省、贵州省）均随机抽取 5 个省区市，再从每个省区市中随机抽取 20～30

个，共 400 个成人进行调查；第二群体是大学生，在与抽取成人群体相同的 15 个省区市中随机抽取 15 所高校，在每所高校中随机抽取性别均衡以及专业性质（文理）均衡的大学生共 50 名，共 750 名大学生进行调查；第三群体为中学生，在与抽取成人群体相同的 15 个省区市中随机抽取 15 所中学，在每所中学中随机抽取 30～40 名中学生，共 500 名中学生进行问卷调查。

在成人群体中，共收回有效问卷为 374 份；在大学生群体中，共收回有效问卷为 696份；在中学生群体中，共收回有效问卷为 476 份。

2. 实施测试

由每个省市调研人员利用周末或课间时间对被试进行施测，施测时间为 15～20 分钟。

3. 结果统计

结果采用 Excel 2007 以及 SPSS 17.0 对回收的数据进行分析。

4. 研究结果与分析

对不同群体的问卷进行统计，最后得到两种结果：一种是不同群体生活事件在不同群体中发生的频度，另一种是负性生活事件对不同群体心理所产生的冲击力。

（1）成人群体负性生活事件的频度与冲击力强度特点

在成年人群体中，发生频率最高以及产生的冲击力最强的负性事件是家庭方面，其次是人际社交方面，而身体健康方面的负性事件对该群体的冲击力最小。

总体来看，在成人群体重要日常生活中常见的 73 个负性事件中（如表 2-22 所示），发生频率较高的有 20 个，其中，家庭方面的负性事件占 40%，工作方面的负性事件占 25%，身体健康方面的负性事件占 10%，人际社交方面的负性事件占 25%。从这些负性事件对成人群体心理产生的冲击力强度来看，排名前 20 的事件中，家庭方面的负性事件占 50%，工作方面的负性事件占 25%，身体健康方面的负性事件占 5%，人际交往方面的负性事件占 20%。综合发生频率与冲击力两方面来看，两者均较高的事件为条目 43 "扣发奖金或罚款"、条目 48 "感到难以承受工作的压力"、条目 30 "恋爱失败或婚姻破裂"。其余的负性事件的发生频率与所产生的冲击力之间呈现负相关关系，即发生频率较高的事件对成年人个体心理所产生的冲击力相对较低。

参与本次调查的成人群体主要为公务员以及企事业单位人员。这部分群体已经步入社会，在家庭中扮演着核心角色，交往范围以家庭为中心。因此对于成人而言，家庭方面的负性事件产生的心理冲击力较强。此外，人际社交成为成年人生活中较重要的一部分。我国是一个集体主义文化国家，团结合作不仅是职场要求，也是个体内在的一种准则。据相关数据统计，良好的人际关系可使工作成功率以及个体幸福率达 85% 以上。同时，良好的人际关系会产生合作力，便于和他人形成互补、联络感情以及交流信息。因此，成人会把大部分的精力放在人际关系的经营管理上，人际关系遍布成人生活的方方面面，相应地，成人在人际交往中也很容易出现矛盾。总体来看，成人群体中负性生活事件的发生频率与冲击力之间呈现出负相关的关系，即虽然许多负性生活事件的发生频率较高，但是对成人心理产生的冲击力却相对较小，这也在一定程度上给成年人的心理危机干预提供了契机。

通过对家庭、身体健康、工作以及人际社交四个方面常见的负性生活事件在成人群体中的发生频率与冲击力进行单独分析，我们可以得出：

在家庭方面的 36 个常见的负性生活事件中，在成人群体中发生频率较高的前 10 个从高到低分别是条目 34 "子女入学困难"、条目 29 "与伴侣感情出现问题"、条目 16 "子女考试成绩不理想"、条目 14 "与子女沟通困难"、条目 13 "子女管教困难"、条目 28 "与配偶离婚"、条目 7 "自己或伴侣怀孕"、条目 30 "恋爱失败或婚姻破裂"、条目 2 "家庭开支大"、条目 31 "恋爱或婚姻受到干涉"。由此可见，在成人群体中，常见的家庭负性事件中发生较多的是与子女以及伴侣之间的问题。在冲击强度方面，对成人群体产生的冲击力较高的前 10 个事件从高到低分别是条目 1 "家庭收入低"、条目 8 "自己或伴侣流产"、条目 2 "家庭开支大"、条目 27 "除配偶外的家庭成员死亡"、条目 25 "丧偶"、条目 33 "子女或配偶吸毒"、条目 28 "与配偶离婚"、条目 30 "恋爱失败或婚姻破裂"、条目 22 "个人负债"、条目 23 "配偶一方有外遇"。由此可见，在家庭方面，常见的负性生活事件中，对成人群体心理冲击力较大的事件多集中在家庭经济、家庭成员的健康以及夫妻关系方面。将事件的发生频率与冲击力相结合可以发现，条目 2 "家庭开支大"、条目 28 "与配偶离婚"、条目 30 "恋爱失败或婚姻破裂"这些婚姻关系以及子女教育类的负性生活事件的发生频率与冲击力呈现出正相关的特点，即发生频率较高，相应地，带来的冲击力也较强。

在身体健康方面常见的 5 件负性生活事件中，在成人群体中发生频率从高到低分别为：条目 38 "生活环境受到有害物质、噪声影响"、条目 39 "睡眠或饮食规律改变"、条目 37 "做噩梦"、条目 40 "好友重病/重伤"、条目 41 "自己重病/重伤"。这些事件对成人心理产生的冲击力从强到弱依次为：条目 41 "自己重病/重伤"、条目 37 "做噩梦"、条目 40 "好友重病/重伤"、条目 38 "生活环境受到有害物质、噪声影响"、条目 39 "睡眠或饮食规律改变"。由此可见，在身体健康方面的负性生活事件中，条目 38 "生活环境受到有害物质、噪声影响"、条目 39 "睡眠或饮食规律改变"这两个事件的发生频率均较高，这是社会生活环境变化影响人们身心健康的具体表现。

在工作方面常见的 16 件负性生活事件中，在成人群体中发生频率较高的前 5 件从高到低分别为条目 48 "感到难以承受工作的压力"、条目 55 "自己的工作策划或建议被拒绝"、条目 49 "对现在的工作不满意"、条目 43 "扣发奖金或罚款"、条目 44 "预期的评选或升职落空"。对成人群体心理产生冲击力较强的五件事件从高到低分别为条目 45 "受到开除处分"、条目 43 "扣发奖金或罚款"、条目 48 "感到难以承受工作的压力"、条目 42 "工作出现事故"、条目 47 "步入社会开始工作"。将发生频率与冲击力相结合来看，条目 43 "扣发奖金或罚款"和条目 48 "感到难以承受工作的压力"这两个事件的发生频率与冲击力呈现出正相关，即这些事件的发生频率越高，带来的冲击力也越强。由此可见成人在工作中关于薪资、职位类的负性事件带来了较强的心理危机。

在人际社交方面常见的 16 件负性生活事件中，发生频率较高的五个事件从高到低分别为条目 58 "被人误会、错怪、诬告、议论"、条目 72 "与好友意见不合，发生争吵"、条目 71 "由于工作家庭等原因与好友关系渐冷，不再联系"、条目 65 "失窃、被骗等造成财产损失"、条目 66 "意外惊吓、发生事故、自然灾害"。在冲击力强度方面，给成人心理产生的冲击力较强的五个事件从高到低分别为条目 73 "遭遇性骚扰"、条目 69 "让第三者意外怀孕"、条目 63 "被逮捕、拘留"、条目 62 "实施了犯罪行为"、条目 64 "与好友决裂"。由此可见，来自法律与性方面遭遇的挫折对成人心理产生的冲击力较强。将事件的发生频率与给个体心理产生的冲击力相结合可以发现，发生频率与冲击力负相关，即发生频率较高的人际社交方面，负性生活事件对个体心理产生的冲击力反而较弱。

表 2-22　负性生活事件对成人心理产生的冲击力

类　型	条　目	频　度	冲击力强度
家庭方面	1. 家庭收入低	73（0.20）	66
	2. 家庭开支大	114（0.31）	65
	3. 家庭负债	85（0.23）	45
	4. 与自己父母不和	81（0.24）	48
	5. 与爱人父母不和	94（0.25）	45
	6. 超计划生育	59（0.16）	33
	7. 自己或伴侣怀孕	125（0.33）	40
	8. 自己或伴侣流产	68（0.18）	66
	9. 自己或伴侣做绝育手术	45（0.12）	35
	10. 夫妻因工作需要分居	79（0.21）	45
	11. 夫妻因不和而分居	83（0.22）	40
	12. 住房变得紧张	89（0.24）	32
	13. 子女管教困难	145（0.39）	48
	14. 与子女沟通困难	161（0.43）	20
	15. 子女升学（或就业）失败	54（0.14）	30
	16. 子女考试成绩不理想	182（0.49）	30
	17. 子女在学校因犯错被请家长	41（0.11）	30
	18. 被子女干预生二胎	93（0.25）	33
	19. 子女行为不端	76（0.20）	45
	20. 父母不和	72（0.19）	34
	21. 父母离异	48（0.13）	42
	22. 个人负债	97（0.26）	52
	23. 配偶一方有外遇	63（0.17）	50
	24. 配偶重伤或重病	95（0.25）	45

续表

类　型	条　目	频　度	冲击力强度
家庭方面	25. 丧偶	32（0.09）	62
	26. 除配偶外的家庭成员重伤或重病	67（0.18）	30
	27. 除配偶外的家庭成员死亡	112（0.30）	62
	28. 与配偶离婚	137（0.37）	55
	29. 与伴侣感情出现问题	189（0.51）	40
	30. 恋爱失败或婚姻破裂	120（0.32）	52
	31. 恋爱或婚姻受到干涉	113（0.30）	40
	32. 子女或配偶坐牢	21（0.06）	34
	33. 子女或配偶吸毒	19（0.05）	56
	34. 子女入学困难	203（0.54）	20
	35. 子女或配偶失踪	15（0.04）	48
	36. 遭受家庭暴力	37（0.10）	48
身体健康方面	37. 做噩梦	95（0.25）	45
	38. 生活环境受到有害物质、噪声影响	238（0.64）	30
	39. 睡眠或饮食规律改变	211（0.56）	20
	40. 好友重病／重伤	72（0.19）	45
	41. 自己重病／重伤	33（0.09）	70
工作方面	42. 工作出现事故	71（0.19）	53
	43. 扣发奖金或罚款	123（0.33）	56
	44. 预期的评选或升职落空	120（0.32）	40
	45. 受到开除处分	75（0.20）	60
	46. 退休或离休	51（0.14）	45
	47. 步入社会开始工作	116（0.31）	51
	48. 感到难以承受工作的压力	288（0.77）	55
	49. 对现在的工作不满意	132（0.35）	39
	50. 辞职或失业	61（0.16）	43
	51. 求职未成功	93（0.25）	39
	52. 换工作单位	109（0.29）	30
	53. 被上司批评	89（0.24）	38
	54. 与同事或上级关系紧张	72（0.19）	35
	55. 自己的工作策划或建议被拒绝	141（0.38）	30
	56. 未得到上级重用，才华无法施展	84（0.22）	28

续表

类　型	条　目	频　度	冲击力强度
人际社交方面	57. 未得到公平对待，经受潜规则	119（0.32）	35
	58. 被人误会、错怪、诬告、议论	157（0.42）	30
	59. 第一次远走他乡	97（0.19）	20
	60. 与邻居不和	43（0.11）	20
	61. 家庭成员受到刑事处罚	14（0.04）	37
	62. 实施了犯罪行为	20（0.05）	50
	63. 被逮捕、拘留	16（0.04）	55
	64. 与好友决裂	42（0.11）	50
	65. 失窃、被骗等造成财产损失	139（0.37）	40
	66. 意外惊吓、发生事故、自然灾害	121（0.32）	40
	67. 介入法律纠纷	33（0.09）	45
	68. 好友死亡	16（0.04）	42
	69. 让第三者意外怀孕	71（0.19）	60
	70. 亲戚朋友借钱不还	99（0.26）	45
	71. 由于工作家庭等原因与好友关系渐冷，不再联系	146（0.39）	30
	72. 与好友意见不合，发生争吵	151（0.40）	40
	73. 遭遇性骚扰	61（0.16）	65

（2）大学生群体负性生活事件的频度与冲击力强度特点

在大学生群体中，对该群体心理产生的冲击力最强的是负性家庭生活事件，但是发生频率较高的负性事件多出现在感情、生活方面，其次为学习方面。

在大学生群体重要日常中所常见的 88 个负性生活事件中，经过分析发现（如表 2-23 所示），在大学生群体中发生频率较高的 20 个事件中，家庭方面的负性事件数量占 20%；学习方面的负性事件数量占 30%；社交方面的负性事件数量占 10%；感情、生活方面的负性事件数量占 40%。对大学生群体心理产生的冲击力较高的前 20 个事件中，家庭方面的负性事件数量占 52%；学习方面的负性事件数量占 12%；社交方面的负性事件数量占 18%；感情、生活方面的负性事件数量占 18%。而将事件在大学生日常中发生的频率以及对大学生个体心理产生的冲击力两方面结合来看，除了条目 59 "当众丢面子"、条目 1 "家庭经济困难"、条目 16 "长期与家人无法团聚"、条目 65 "面临考研／就业压力"以外，其余负性事件的发生频率与所带来的冲击力在总体上呈现出负相关，即尽管这些负性事件在大学生群体中发生的频率较高，但是对大学生群体带来的心理危机的影响程度却相对较低。

通过以上结果我们可以发现，在大学生群体的重要日常中，发生频率较高的负性事件主要集中在感情、生活方面，其次是学习方面。这主要是由大学生生活范围、学习特点和身心发展特点三方面决定的。第一，大部分大学生离开家庭，远离父母，独自到新环境开始学习，因此大学生一开始面临的便是环境适应问题。第二，大学不同于中学，对个体的自学能力以及专业性有较高要求，而刚从中学过渡过来的大学生缺少监督，大多在学习方面缺乏自主性，因此较容易在学习方面遭遇负性事件。第三，大学生的角色开始向社会人过渡，因此对自我形象、事业前途、经济能力、恋爱婚姻等感情生活事件有着更高的关注度，并投入精力与尝试，但由于心理成熟度不足，容易急于求成，以自我为中心，缺乏人际交往技巧，受挫后容易出现情绪失控、沮丧、消极等负面情绪，因此在感情、生活方面易出现问题。

对大学生心理产生冲击力较大的负性事件主要集中在家庭方面。这主要受大学生与家庭的关系及大学生的年龄特点两方面影响。第一，据调查显示，一方面，大部分大学生为独生子女，父母期望较高，因此父母会加强与孩子的联结；另一方面，无论是从生活还是经济上，大学生对父母的依赖也较强，两方面的紧密关系使得家庭在大学生的心中有着重要的地位。第二，大学生的情绪相比中学阶段，已有较大进步，对自我情绪有一定调节与控制能力，但由于在这个阶段，大学生已脱离单纯的校园环境，逐步向"社会人"转变，所承担的家庭责任、社会责任也逐渐增大，因此若大学生没有做好这些准备，当负性事件发生时，个体容易产生较大心理危机。

通过对家庭、身体健康、工作以及人际社交四个方面常见的负性生活事件在大学生群体中的发生频率与冲击力进行单独分析，我们可以得出：

在家庭方面，常见的 19 个负性生活事件中（如表 2-23 所示），发生频率从高到低的前 5 个事件分别为条目 11 "与父母发生冲突"、条目 12 "就未来规划与父母发生分歧"、条目 1 "家庭经济困难"、条目 16 "长期与家人无法团聚"、条目 2 "家庭负债"。可见对于大学生群体，发生频率较高的是与父母以及家庭经济方面的负性事件。在对大学生群体心理产生的冲击力方面，从高到低的前 5 个事件分别为条目 14 "家庭成员死亡"、条目 15 "本人重病或重伤"、条目 6 "发现父母一方有外遇"、条目 5 "父母离异"、条目 18 "家中有人坐牢"。由此可见，在家庭方面的负性生活事件中，对大学生群体心理产生的冲击力较大的是来自父母关系以及本人与家庭成员身体健康方面的挫折。但结合事件的发生频率与事件带来的冲击力来看，大学生在家庭方面常见的负性生活事件的发生频率与冲击力两者之间呈现出负相关关系，即发生频率较高的事件对大学生群体心理产生的冲击力相对较小。

如表 2-23 所示，在学习方面常见的 28 个负性生活事件中，发生频率较高的前 9 个事件从高到低分别为条目 24 "一门或多门课程跟不上"、条目 27 "学习压力过重"、条目 25 "成绩不理想"、条目 30 "预期的评选落空"、条目 44 "感到未来渺茫，没有方向"、条目 39 "社团工作与学习有冲突"、条目 38 "社团工作负担过重"、条目 37 "转专业"、条目 31 "受批评或处分"。可见在学习方面，大学生生活中发生频率最高的负性事件多与专业发展、社团工作两方面有关。在对大学生心理产生的冲击力方面，从高到低较强的前 9 个事件分别为条目 29 "考试作弊被抓"、条目 28 "面临考试而感到紧张"、条目 26 "成绩下滑"、条目 25 "成绩不理想"、条目 24 "一门或多门课程跟不上"、条目 31 "受批评或处分"、条目 20 "学费无法按时缴纳"、条目 22 "不喜欢自己的专业"、条目 34 "学分不够，无法毕业"。可见，在学习方面对大学生群体心理冲击力较大的负性事件主要集中在学习成绩不理想以及经济方面遭遇的挫折。结合发生频率与冲击力，条目 25 "成绩不理想"、条目 24 "一门或多门课程跟不上"以及条目 31 "受批评或处分"这 3 个事件的发生频率与冲击力呈现出正相关，而这 3 个事件均是在学习成绩或奖惩方面的负性事件。

如表 2-23 所示，在社交方面的 16 个负性生活事件中，发生频率较高的 5 个事件从高到低依次是条目 57 "被同学误会、错怪、诬告、议论"、条目 59 "当众丢面子"、条目 56 "被同学愚弄或欺负"、条目 53 "遭到某个朋友的拒绝"、条目 51 "与同学关系紧张"。由此可见，发生频率最高的事件均与同学之间的摩擦有关。而在社交方面对大学生群体心理产生的冲击力较大的 5 个事件从高到低依次是条目 59 "当众丢面子"、条目 60 "与同学起肢体冲突"、条目 63 "好友死亡"、条目 48 "与好友决裂"、条目 61 "没能入选某校队或团体"。由此可见，在社交方面对大学生群体冲击较大的负性事件均集中在与好友的纠纷以及社团问题。结合发生频率与冲击力可以发现除了条目 59 "当众丢面子"事件以外，大学生群体中社交方面常见的负性生活事件中，发生频率与冲击力关系为负相关，即发生频率较高的负性生活事件对大学生心理的冲击力却相对较小。

在感情、生活方面常见的 25 个负性生活事件中，发生频率较高的 8 个负性生活事件从高到低分别为条目 76 "身边的朋友恋爱成功"、条目 75 "生活规律被迫改变（饮食、睡眠等）"、条目 74 "初到新环境不适应"、条目 73 "第一次远走他乡"、条目 65 "面临考研 / 就业压力"、条目 77 "自己恋爱失败（如分手等）"、条目 68 "欠债"、条目 69 "失窃、被骗等造成财产损失"。由此可见，大学生群体在感情、生活方面遭遇较多的负性生活事件多为经济困境、生活环境与规律以及与恋人之间出现问题的相关事件。对大学生群体心理产生冲击力较大的前 8 个负性事件从高到低分别是条目 80 "自己（或女朋友）怀孕或堕胎"、条目 88 "遭受性骚扰"、条目 65 "面临考研 / 就业压力"、条目 68 "欠债"、条目 87 "周围有人自杀"、条目 71 "被人恐吓、勒索"、条目 77 "自己恋爱失败（如分手）"、条目 78 "表白被拒"。结合事件发生频率以及产生的冲击力，可以看出除了条目 65 "面临考研 / 就业压力"以及条目 68 "欠债"、条目 77 "自己恋爱失败（如分手）"的发生频率与事件冲击力之间呈现出正相关以外，感情、生活方面负性事件在大学生群体中的发生频率与冲击力总体上呈现出负相关关系，即虽然事件的发生频率较高，但是这些事件对大学生群体心理产生的冲击力却相对较弱。

表 2-23　负性生活事件对大学生心理产生的冲击力

类　型	条　目	频　度	冲击力强度
家庭方面	1. 家庭经济困难	374（0.54）	47
	2. 家庭负债	228（0.33）	45
	3. 父母不和	89（0.13）	40
	4. 父母分居	77（0.11）	49

续表

类　型	条　目	频　度	冲击力强度
家庭方面	5. 父母离异	62（0.09）	61
	6. 发现父母一方有外遇	38（0.05）	65
	7. 遭受家庭暴力	45（0.06）	55
	8. 目睹家庭暴力	38（0.05）	50
	9. 父母使用不当的教育方法（冷漠、讽刺、冷暴力）	216（0.31）	30
	10. 父母期望过高，导致压力过大	167（0.24）	51
	11. 与父母发生冲突	422（0.61）	36
	12. 就未来规划与父母发生分歧	398（0.57）	30
	13. 家庭成员重病或重伤	210（0.30）	55
	14. 家庭成员死亡	197（0.28）	69
	15. 本人重病或重伤	99（0.14）	65
	16. 长期与家人无法团聚	321（0.46）	45
	17. 家中有人吸毒	28（0.04）	40
	18. 家中有人坐牢	18（0.03）	60
	19. 家中有人失踪	21（0.03）	50
学习方面	20. 学费无法按时缴纳	182（0.26）	40
	21. 生活费紧张	195（0.28）	35
	22. 不喜欢自己的专业	162（0.23）	40
	23. 对自己所选专业没有信心	188（0.27）	25
	24. 一门或多门课程跟不上	397（0.57）	40
	25. 成绩不理想	363（0.52）	41
	26. 成绩下滑	156（0.22）	42
	27. 学习压力过重	364（0.52）	39
	28. 面临考试而感到紧张	102（0.15）	44
	29. 考试作弊被抓	161（0.23）	66
	30. 预期的评选落空	348（0.50）	24
	31. 受批评或处分	212（0.30）	40
	32. 挂科或重修	96（0.14）	31
	33. 补考未过	67（0.10）	30
	34. 学分不够，无法毕业	49（0.07）	40
	35. 四六级等重要考试不合格	143（0.21）	31
	36. 休学	39（0.06）	26
	37. 转专业	241（0.35）	20
	38. 社团工作负担过重	263（0.38）	37
	39. 社团工作与学习有冲突	277（0.40）	33
	40. 社团工作出差错	162（0.23）	32
	41. 学校自习室少，不方便自习	179（0.26）	22

类　型	条　目	频　度	冲击力强度
学习方面	42. 不适应老师的教学风格	153（0.22）	25
	43. 实习工作中出错	189（0.27）	32
	44. 感到未来渺茫，没有方向	296（0.43）	39
	45. 实习和学业有冲突	184（0.26）	39
	46. 没有很好的平台表现自己	157（0.23）	39
	47. 对自己的学校不满意	190（0.27）	39
社交方面	48. 与好友决裂	79（0.11）	45
	49. 与以前好友关系疏远	107（0.15）	30
	50. 结识不良社会青年	84（0.12）	30
	51. 与同学关系紧张	187（0.27）	36
	52. 与老师关系紧张	134（0.19）	36
	53. 遭到某个朋友的拒绝	211（0.30）	30
	54. 遭到某个朋友的欺骗或背叛	132（0.19）	40
	55. 听到某个朋友在背后说我坏话	187（0.27）	24
	56. 被同学愚弄或欺负	215（0.31）	40
	57. 被同学误会、错怪、诬告、议论	360（0.52）	40
	58. 被同学歧视、冷落、孤立	176（0.25）	40
	59. 当众丢面子	332（0.48）	54
	60. 与同学起肢体冲突	94（0.14）	54
	61. 没能入选某校队或团体	162（0.23）	45
	62. 好友受伤或重病	137（0.20）	40
	63. 好友死亡	79（0.11）	50
感情、生活方面	64. 兼职工作压力重	140（0.20）	31
	65. 面临考研 / 就业压力	280（0.40）	45
	66. 与舍友生活习惯不一致	130（0.19）	25
	67. 未在门禁前回到宿舍	249（0.36）	25
	68. 欠债	266（0.38）	45
	69. 失窃、被骗等造成财产损失	265（0.38）	35
	70. 意外惊吓、发生事故、自然灾害	153（0.22）	30
	71. 被人恐吓、勒索	101（0.15）	39
	72. 消费水平比周围的人低	256（0.37）	20
	73. 第一次远走他乡	295（0.42）	28
	74. 初到新环境不适应	380（0.55）	22
	75. 生活规律被迫改变（饮食、睡眠等）	393（0.56）	30
	76. 身边的朋友恋爱成功	395（0.57）	35
	77. 自己恋爱失败（如分手）	279（0.40）	39

类　　型	条　　目	频　　度	冲击力强度
感情、生活方面	78. 表白被拒	126（0.18）	39
	79. 恋爱被家长、老师干预	184（0.26）	24
	80. 自己（或女朋友）怀孕或堕胎	33（0.05）	70
	81. 自己不被亲密的人理解（亲人、恋人、朋友）	114（0.16）	39
	82. 因网购与店家产生纠纷	229（0.33）	30
	83. 长期失眠	157（0.23）	39
	84. 发生婚前性行为	143（0.21）	30
	85. 因情感问题影响学习	195（0.28）	39
	86. 受到意外惊吓或事故	85（0.12）	39
	87. 周围有人自杀	53（0.08）	45
	88. 遭受性骚扰	79（0.11）	59

（3）中学生群体负性生活事件的频度与冲击力强度特点

在中学生群体中，发生频率较高的负性生活事件主要以学习方面为主，其次是社交方面以及感情、生活方面。对中学生个体心理产生冲击力较大的负性生活事件集中在家庭方面以及感情、生活方面。

在中学生群体常见的 91 个负性生活事件中，经过分析如表 2-24 所示，在中学生群体中发生频率较高的 20 个事件中，家庭方面的负性事件数量占 20%；学习方面的负性事件数量占 30%；社交方面的负性事件数量占 25%；感情、生活方面的负性事件数量占 25%。对中学生心理产生冲击力较强的前 20 个事件中，家庭方面的负性事件数量占 50%；学习方面的负性事件数量占 10%；社交方面的负性事件数量占 10%；感情、生活方面的负性事件数量占 30%。结合事件的发生频率以及事件对个体心理产生的冲击力两方面进行分析发现，除了条目 89 "因情感问题影响学习"、条目 81 "早恋被家长、老师干预"这些事件外，其余事件的发生频率与对个体产生的冲击力之间呈现负相关。

通过对上述结果进行分析，我们可以发现，在中学生群体中发生频率较高的负性生活事件以学习方面为主；其次是社交方面以及感情、生活方面。这可以结合中学生的交往范围、学习特点以及身心发展特点三方面来进行解释。第一，中学生在该年龄阶段的主要任务是学习，这是家庭、学校、社会对中学生个体的要求，学习占据中学生最大的生活重心。而且，随着个体心理的发展，相比小学阶段只需要玩伴而言，中学生更重视发展伙伴关系，渴望得到别人的信任、承认和尊重，因此部分中心放在社交活动上。第二，与小学阶段的学习相比，中学生阶段的学习内容逐步深化、学科知识逐步系统化，相应地提高了对中学生学习的独立性与自主性的要求。第三，由于中学生在该阶段存在着自觉性与依赖性、主动性与被动性并存的特点，因此在学习方面常常会遇到干扰。此外，由于中学阶段的学生正处于青春期，在情绪上易冲动，波动性较大，思维认知存在局限。他们会对异性的兴趣骤增，但又不知如何处理与异性的关系。综合以上三方面，中学生在学习方面发生的负性事件较多，其次是社交以及感情、生活方面遭遇的挫折较多。

综合分析不同事件对中学生个体心理产生的冲击力，我们发现：大的冲击力来自家庭以及感情、生活方面。对此，可以从中学生的生活环境以及年龄特点两方面来分析。第一，无论从物质需求，还是心理需求方面，家庭对于中学生的作用仍旧无法替代，因此家庭对中学生的影响力较强。第二，个体生理在青春期会逐渐走向成熟，这也使他们内心迫切需要"独立感"，希望得到成人认可，渴望变换社会角色并找到新的行为标准（宋广文，2013）。因此容易表现出自我意识高涨与"父母说啥都不对，只有我认为对才是对的"的心理。同时，中学生不再轻易表露自己的内心世界，也表现出较强的闭锁性和排斥感。其次中学生的情绪、情感两极性十分明显，容易激动、变化，容易表现出冲动行为。最后，中学生的性意识逐渐发展，渴望接近异性并了解异性，但在与异性交往中容易存在交往方式不当，这与家庭、学校对其的要求相悖，因此容易发展矛盾。综上分析，中学生的某些年龄发展特点与父母的管束之间的矛盾、中学生强烈的心理需求与父母以及学校对其的要求之间的矛盾都给中学生的心理带来了较强的冲击力。但是从总体上看，负性事件的发生频率与所产生的冲击力之间呈现出负相关关系，即发生频率较高的事件，对中学生个体心理所产生的冲击力相对较低。

如表 2-24 所示，通过对家庭、学习、社交以及感情、生活四个方面常见的负性生活事件对中学生群体中的发生频率与冲击力进行单独分析，我们可以得出：

在家庭方面常见的 26 个负性生活事件中，在中学生群体中发生频率较高的 8 个事件从高到低依次是条目 15 "父母干涉自己过多，没有充分的自由"、条目 10 "父母期望过高，导致压力过大"、条目 14 "父母工作较忙，被父母忽视"、条目 11 "与父母发生冲突"、条目 13 "被父母窥探自己的隐私"、条目 3 "父母不和"、条目 21 "长期与家人无法团聚"、条目 16 "不愿意父母要生二胎"。可见，中学生群体在家庭方面的负性生活事件中最多的是与父母相关的矛盾或父母关系方面的事件。但是对中学生群体心理产生的冲击力较强的前 8 个事件从高到低依次是条目 6 "发现父母一方有外遇"、条目 5 "父母离异"、条目 4 "父母分居"、条目 7 "遭受家庭暴力"、条目 20 "本人重病或重伤"、条目 19 "家庭成员死亡"、条目 9 "父母使用不当的教育方法（冷漠、讽刺、冷暴力）"、条目 8 "目睹家庭暴力"。结果发现，在家庭方面对中学生冲击较大的负性事件与父母之间的关系以及家庭成员身体健康有关。结合事件发生的频率与事件所产生的冲击力两方面来看，两者呈现出负相关关系，即在家庭方面常见的负性事件中，对个体心理产生的冲击力较高的事件在中学生群体生活中发生的频率却相对较低。

在学习方面常见的 19 个负性事件中，发生频率较高的前 5 个事件从高到低依次是条目 35 "面临考试而感到紧张"、条目 30 "课堂问题无法回答上来"、条目 32 "成绩不理想"、条目 33 "成绩下滑"、条目 44 "竞争对手成绩比自己高"。结果显示在学习方面，中学生群体发生频率较高的负性事件多与学习成绩相关。而对中学生心理产生冲击力较强的前 5 个事件从高到低依次是条目 36 "考试作弊被抓"、条目 38 "受批评或处分"、条目 31 "一门或多门课程跟不上"、条目 29 "不适应老师的教学方法"、条目 42"升学失败"。结果显示，对中学生个体心理产生的冲击力较大的负性事件多与考试、升学、奖惩等有关。结合事件在中学生群体中发生的频率以及对中学生个体心理产生的冲击力两方面分析得出，总体上，在学习方面，这两者之间呈现负相关关系。

在社交方面常见的 21 个负性生活事件中，在中学生群体中发生频率较高的前 7 个事件从高到低依次是条目 52"担任班干部时，其他同学不听指挥，故意与自己作对"、条目 54"遭到某个朋友的拒绝"、条目 62"与同学起肢体冲突"、条目 58"被同学误会、错怪、诬告、议论"、条目 53"担任班干部时，被老师批评或罢任"、条目 61"当众丢面子"、条目 51"未被老师认可，才华无法施展"。结果显示，中学生在社交方面发生频率较高的事件多为同学关系以及师生关系出现问题。在社交方面，对中学生个体心理冲击力较强的前 5 个事件从高到低依次是条目 63"因在校闯祸被叫家长"、条目 46"与好友决裂"、条目 55"遭到某个朋友的欺骗或背叛"、条目 66"好友死亡"、条目 60"遭受校园霸凌"。结合负性事件发生的频率以及对中学生个体心理产生的冲击力结合分析发现，该事件的发生频率与对个体心理产生的冲击力均是较高的，但是在社交方面的负性事件总体上发生频率与对个体产生的冲击力呈现负相关关系。

在感情、生活方面常见的 25 个负性事件中，发生频率较高的前 9 个事件从高到低依次是条目 77"暗恋表白被拒"、条目 84"对自己的外貌不满意"、条目 83"与好友之间的情感被他人介入"、条目 78"身边的朋友恋爱成功"、条目 81"早恋被家长、老师干预"、条目 89"因情感问题影响学习"、条目 76"生活规律被迫改变（饮食、睡眠等）"、条目 85"知道自己心仪的对象有喜欢的人"、条目 75"初到新环境不适应（如搬家、搬宿舍）"，可见在中学生群体中发生频率较高的负性事件较多是与恋爱以及环境适应相关。对中学生个体心理产生的冲击力较强的 9 个事件从高到低依次是条目 82"自己（或女朋友）怀孕或堕胎"、条目 89"因情感问题影响学习"、条目 90"受到意外惊吓或事故"、条目 91"周围有人自杀"、条目 71"遭受性骚扰"、条目 81"早恋被家长、老师干预"、条目 70"意外惊吓、发生事故、自然灾害"、条目 86"被自己暗恋的人嫌弃、辱骂或污蔑"、条目 88"发生婚前性行为"。将事件的发生频率以及事件对个体心理产生的冲击力两方面相结合可以发现，在感情、生活方面常见的负性生活事件中，除了条目 89"因情感问题影响学习"以及条目 81"早恋被家长、老师干预"以外，总体上发生频率与冲击力之间呈现正相关关系，即在中学生群体发生频率较高的事件，相应地对中学生心理产生的冲击力也相对较高。

表 2-24　负性生活事件对中学生心理产生的冲击力

类　型	条　目	频　度	冲击力强度
家庭方面	1. 家庭经济困难	130（0.27）	50
	2. 家庭负债	118（0.25）	45
	3. 父母不和	173（0.36）	40
	4. 父母分居	99（0.21）	70

类　型	条　目	频　度	冲击力强度
家庭方面	5. 父母离异	73（0.15）	80
	6. 发现父母一方有外遇	78（0.16）	80
	7. 遭受家庭暴力	47（0.10）	70
	8. 目睹家庭暴力	31（0.07）	60
	9. 父母使用不当的教育方法（冷漠、讽刺、冷暴力）	115（0.24）	60
	10. 父母期望过高，导致压力过大	267（0.56）	51
	11. 与父母发生冲突	199（0.42）	36
	12. 父母之中有人患有精神类疾病	24（0.05）	30
	13. 被父母窥探自己的隐私	178（0.37）	42
	14. 父母工作较忙，被父母忽视	211（0.44）	42
	15. 父母干涉自己过多，没有充分的自由	283（0.59）	42
	16. 不愿意父母要生二胎	145（0.30）	30
	17. 父母生二胎，被冷落	79（0.17）	42
	18. 家庭成员重病或重伤	88（0.18）	55
	19. 家庭成员死亡	107（0.23）	61
	20. 本人重病或重伤	76（0.16）	65
	21. 住校或为留守儿童，长期与家人无法团聚	146（0.31）	45
	22. 住房变得紧张	108（0.23）	54
	23. 家中有人吸毒	41（0.09）	35
	24. 家中有人坐牢	15（0.03）	45
	25. 家中有人失踪	21（0.04）	50
	26. 家庭关系不和谐	105（0.22）	50
学习方面	27. 学费无法按时缴纳	153（0.32）	35
	28. 生活费紧张	144（0.30）	35
	29. 不适应老师的教学方法	207（0.43）	45
	30. 课堂问题无法回答上来	288（0.61）	36
	31. 一门或多门课程跟不上	198（0.42）	51
	32. 成绩不理想	276（0.58）	41
	33. 成绩下滑	244（0.51）	30
	34. 学习压力过重	213（0.45）	39
	35. 面临考试而感到紧张	321（0.67）	44
	36. 考试作弊被抓	127（0.27）	70
	37. 预期的评选落空	159（0.33）	35
	38. 受批评或处分	154（0.32）	60

续表

类 型	条 目	频 度	冲击力强度
学习方面	39. 留级	89（0.19）	30
	40. 转学	109（0.23）	32
	41. 休学	74（0.16）	35
	42. 升学失败	82（0.17）	45
	43. 社团工作负担过重	79（0.17）	37
	44. 竞争对手成绩比自己高	239（0.50）	39
	45. 比赛失利	203（0.43）	45
社交方面	46. 与好友决裂	112（0.24）	55
	47. 好友转校	79（0.17）	45
	48. 结识不良社会青年	135（0.28）	39
	49. 与同学关系紧张	117（0.25）	36
	50. 与老师关系紧张	117（0.25）	40
	51. 未被老师认可，才华无法施展	166（0.35）	40
	52. 担任班干部时，其他同学不听指挥，故意与自己作对	243（0.51）	40
	53. 担任班干部时，被老师批评或罢任	172（0.36）	40
	54. 遭到某个朋友的拒绝	237（0.50）	35
	55. 遭到某个朋友的欺骗或背叛	102（0.21）	50
	56. 听到某个朋友在背后说我坏话	144（0.30）	45
	57. 被同学愚弄或欺负	165（0.35）	44
	58. 被同学误会、错怪、诬告、议论	213（0.45）	39
	59. 被同学歧视、冷落、孤立	102（0.21）	37
	60. 遭受校园欺凌	57（0.12）	50
	61. 当众丢面子	170（0.36）	28
	62. 与同学起肢体冲突	231（0.49）	30
	63. 因在校闯祸被叫家长	148（0.31）	65
	64. 没能入选某校队或团体	115（0.24）	39
	65. 好友受伤或重病	87（0.18）	30
	66. 好友死亡	78（0.16）	50
感情、生活方面	67. 心爱的物品被抢夺、破坏（被亲戚家的孩子等）	92（0.19）	40
	68. 失窃、被骗等造成财产损失	144（0.30）	35
	69. 欠债	107（0.23）	45
	70. 意外惊吓、发生事故、自然灾害	102（0.21）	50
	71. 遭受性骚扰	62（0.13）	60
	72. 被人恐吓、勒索	74（0.16）	39

续表

类　型	条　目	频　度	冲击力强度
感情、生活方面	73. 比周围的人消费水平低	120（0.25）	35
	74. 第一次远走他乡	121（0.25）	30
	75. 初到新环境不适应（如搬家、搬宿舍）	160（0.34）	30
	76. 生活规律被迫改变（饮食、睡眠等）	192（0.40）	30
	77. 暗恋表白被拒	379（0.80）	39
	78. 身边的朋友恋爱成功	268（0.56）	45
	79. 恋爱被第三者插足	154（0.32）	45
	80. 恋爱失败（如分手、表白被拒、长期单身等）	145（0.31）	40
	81. 早恋被家长、老师干预	218（0.46）	55
	82. 自己（或女朋友）怀孕或堕胎	55（0.12）	69
	83. 与好友之间的情感被他人介入	288（0.61）	40
	84. 对自己的外貌不满意	295（0.62）	30
	85. 知道自己心仪的对象有喜欢的人	175（0.37）	40
	86. 被自己暗恋的人嫌弃、辱骂或污蔑	93（0.20）	50
	87. 失眠	129（0.27）	45
	88. 发生婚前性行为	73（0.15）	50
	89. 因情感问题影响学习	213（0.45）	60
	90. 受到意外惊吓或事故	131（0.28）	60
	91. 周围有人自杀	106（0.22）	60

（二）专家评定法

专家评定法也称为专家调查法，"专家评定法是以专家为索取未来信息的对象，组织各领域的专家运用知识和经验，通过直观的归纳，对研究对象的状况进行综合分析和研究"（余波，2011），进而得出总体判断的方法。

在本分课题的专家座谈中主要采用交锋式会议法，研究目的是在文献理论以及对不同群体的问卷调查的基础上，根据自己的知识经验，为不同生活事件对特定个体心理所产生的冲击力划分等级。

1. 专家选取

第一组成员，在全国随机抽取心理专家 5 名、精神卫生专家 3 名以及危机干预专家 4 名、心理测量学专家 3 名，共 15 名。

第二组成员，在全国随机抽取心理专家 3 名、精神卫生专家 2 名，危机干预专家 2 名、高校心理咨询中心专业老师 3 名、高校工作经验较为丰富的辅导员 3 名、心理测量学专家 2 名，共 15 名。

第三组成员，在全国随机抽取心理专家 3 名、精神卫生专家 2 名、危机干预专家

2 名、中学心理教师 3 名、中学经验较为丰富的班主任 3 名、心理测量学专家 2 名，共
15 名。

2. 实施座谈

第一组成员针对的问题是不同生活事件对成人个体心理产生的冲击力等级的确定；第
二组成员针对的问题是不同生活事件对大学生个体心理产生的冲击力等级的确定；第三组
成员针对的问题是不同生活事件对中学生个体心理产生的冲击力等级的确定。

会议通常持续 20 ～ 60 分钟，分析组会对会议提出的设想进行系统化处理以便进行评
估。在讨论过程中，问题要集中，要有针对性，并在理论基础之上确定各个事件的冲击力
等级以及各个等级分数。

3. 结果统计

在理论研究的基础上，三组专家成员商定，在时间维度上，对每一事件的时间判定标
准为两个星期。

在强度维度上，将分为两种：

（1）若此事件对不同个体而言，有较为明显的影响差异时，可分为轻度、中度和严重
三个等级，每个强度的冲击力分数确定的规则如下：

低度事件最终分数 = 冲击力评分 ×1/3

中度事件最终分数 = 冲击力评分 ×2/3

严重事件最终分数 = 冲击力评分

其中，冲击力分数为在调查问卷中评定的每一事件最终分数。

（2）若此事件的影响力对不同个体而言差异不大时，将事件强度划分为：唯一等级。

4. 研究结果与分析

（1）负性生活事件对成年人群体的冲击力等级特点

经过专家在理论基础与问卷调查的基础上，对不同负性事件对成年人个体心理产生的
冲击力进行等级评定后发现，如表 2-25 所示，总体来看，在成人群体中常见的 73 个负性
生活事件中，一部分事件分为轻度、中度、严重三个等级，一部分事件分为唯一等级。在
成人群体中，唯一等级的数量为 50 个，占总数的 68%。具体到各个类型来看，在家庭方
面，唯一等级的数量为 21 个，占家庭方面常见负性生活事件总数的 58%，这些事件多为
与配偶关系以及对子女的教育有关；在工作方面，唯一等级的数量为 12 个，占工作方面
常见负性生活事件总数的 75%，这些事件多与职位的变迁有关；在身体健康方面，唯一等
级的数量为 3 个，占身体健康方面常见的负性生活事件总数的 60%，这些事件多为重病或
重伤有关；在人际社交方面，唯一等级的数量为 14 个，占人际社交方面常见负性生活事
件数量的 87.5%，这些事件多为法律纠纷。

通过分析发现，总体而言，唯一等级事件的数量较多，且分数集中于中高分范围，即
这些事件对成人个体心理产生的冲击力有两方面的特点：一是在成人群体中，这些事件造
成的冲击力强度是相同的，较少受个体承受力的差异而有差异；二是这些事件对成人群体
心理产生的冲击力无递减、递增趋势，即缓冲期较短，且持续时间长，因此容易造成个体

心理危机。具体来看，在成人群体中，人际社交方面的负性事件中唯一等级的比例较大，这也与上述的事件冲击力相对应，人际社交是成年人的事业发展以及生活极为重要的部分，因此在该方面一旦遭遇负性生活事件，就很容易给成人带来较大的冲击力，并且没有程度之分。

表 2-25　常见负性生活事件对成年人个体心理产生的冲击力等级评定

类型	事件	等级描述（等级分数）		
		轻度	中度	严重
家庭方面	1. 家庭收入低	年人均纯收入 4000 元左右（22）	年人均纯收入 2300～3999 元（44）	年人均纯收入不足 2300 元（66）
	2. 家庭开支大	占收入的 2/3（21）	收支相抵（42）	入不敷出（65）
	3. 家庭负债	家庭负债率小于 50%（15）	家庭负债率大于 50%（30）	家庭负债率大于 1（45）
	4. 与自己父母不和	一个月内发生 1～2 次的拌嘴（16）	一个月内发生 3～5 次的激烈争吵（32）	一个月内发生 5 次以上，甚至因不和而分开居住（48）
	5. 与爱人父母不和	一个月内发生 1～2 次的拌嘴（15）	一个月内发生 3～5 次的激烈争吵（30）	一个月内发生 5 次以上，甚至因不和而分开居住（45）
	6. 超计划生育	超生 1 个（11）	超生 2 个（22）	超生 3 个以上（33）
	7. 自己或伴侣怀孕	唯一等级（40）		
	8. 自己或伴侣流产	唯一等级（66）		
	9. 自己或伴侣做绝育手术	唯一等级（35）		
	10. 夫妻因工作需要分居	一个月见 1～2 次面（15）	半年见一次到两次（30）	一年见一次面（45）
	11. 夫妻因不和而分居	唯一等级（40）		
	12. 住房变得紧张	人均 20m²～25m²（18）	人均 15m²～19m²（25）	人均 14m² 及以下（32）
	13. 子女管教困难	一个月内发生 1 次，有轻微争执（16）	一个月内发生 2～3 次，摔门而出（32）	一个月内发生 2 次以上，且程度为肢体冲突，甚至引发家庭暴力（48）
	14. 与子女沟通困难	唯一等级（20）		
	15. 子女升学（或就业）失败	唯一等级（30）		
	16. 子女考试成绩不理想	比自己的期望值略低（10）	比自己的期望值低一些，还有提升空间（20）	比自己的期望值差很大，要赶上难度较大（30）
	17. 子女在学校因犯错被请家长	之前从未出现过，偶有一次（10）	一学年内出现 1～2 次（20）	一学年内出现 3 次（30）
	18. 被子女干预生二胎	唯一等级（33）		
	19. 子女行为不端	偶尔出现违纪行为（15）	遭受警告、记过、开除等处分（30）	出现盗窃、吸毒等违法行为（45）

续表

类 型	事 件	等级描述（等级分数）		
		轻　度	中　度	严　重
家庭方面	20. 父母不和		唯一等级（34）	
	21. 父母离异		唯一等级（42）	
	22. 个人负债	与月收入相等（17）	是月收入的 1～2 倍（34）	是月收入的 3 倍以上（52）
	23. 配偶一方有外遇		唯一等级（50）	
	24. 配偶重伤或重病		唯一等级（45）	
	25. 丧偶		唯一等级（62）	
	26. 除配偶外的家庭成员重伤或重病		唯一等级（30）	
	27. 除配偶外的家庭成员死亡		唯一等级（62）	
	28. 与配偶离婚		唯一等级（55）	
	29. 与伴侣感情出现问题	持续时间不足一个月（20）	持续时间超过一个月不足半年（30）	持续时间超过半年（40）
	30. 恋爱失败或婚姻破裂		唯一等级（52）	
	31. 恋爱或婚姻受到干涉		唯一等级（40）	
	32. 子女或配偶坐牢		唯一等级（34）	
	33. 子女或配偶吸毒		唯一等级（56）	
	34. 子女入学困难		唯一等级（20）	
	35. 子女或配偶失踪		唯一等级（48）	
	36. 遭受家庭暴力	轻微暴力，偶然实施暴力、造成轻微伤。(20)	一般暴力，造成轻伤的（34）	严重暴力，造成身体或精神重伤的（48）
身体健康方面	37. 做噩梦	平均每周一次，持续一个月（15）	平均每周 2～3 次，持续一个月（30）	平均每周 5 次以上，持续两个月（45）
	38. 生活环境受到有害物质、噪音影响	平均每月 1～2 次，使人感到心烦意乱（10）	平均每周 1～2 次，导致工作、学习效率降低（20）	每周 3 次以上，导致神经系统异常等躯体症状（30）
	39. 睡眠或饮食规律改变		唯一等级（20）	
	40. 好友重病 / 重伤		唯一等级（45）	
	41. 自己重病 / 重伤		唯一等级（70）	
工作方面	42. 工作出现事故	事故轻微，未导致严重后果（17）	事故中等，影响工作但尚能补救（34）	事故严重，导致无法补救的严重恶果（53）
	43. 扣发奖金或罚款	小于月收入（18）	等于月收入（36）	大于月收入（56）
	44. 预期的评选或升职落空		唯一等级（40）	
	45. 受到开除处分		唯一等级（60）	

类 型	事 件	等级描述（等级分数）		
		轻 度	中 度	严 重
工作方面	46. 退休或离休	唯一等级（45）		
	47. 开始步入社会开始工作	感到压力，但持续时间较短，一周内自行缓解（17）	感到较有压力，无法自行缓解，尚未出现躯体不适感（34）	感到非常有压力，出现强烈的心理反应并伴有明显的躯体不适感（51）
	48. 感到难以承受工作的压力	唯一等级（55）		
	49. 对现在的工作不满意	唯一等级（39）		
	50. 辞职或失业	唯一等级（34）		
	51. 求职未成功	唯一等级（39）		
	52. 换工作单位	唯一等级（30）		
	53. 被上司批评	唯一等级（38）		
	54. 与同事或上级关系紧张	唯一等级（35）		
	55. 自己的工作策划或建议被拒绝	有 2～3 次被否决（10）	有 1/3 的策划被否决（20）	大多数建议都被否决（30）
	56. 未得到上级重用，才华无法施展	唯一等级（28）		
	57. 未得到公平对待，经受潜规则	唯一等级（35）		
人际社交方面	58. 被人误会、错怪、诬告、议论	唯一等级（30）		
	59. 第一次远走他乡	唯一等级（20）		
	60. 与邻居不和	唯一等级（20）		
	61. 家庭成员受到刑事处罚	唯一等级（37）		
	62. 实施了犯罪行为	唯一等级（50）		
	63. 被逮捕、拘留	唯一等级（55）		
	64. 与好友决裂	唯一等级（50）		
	65. 失窃、被骗等造成财产损失	一个月内发生 1 次，数目小于一个月薪资（20）	一个月内发生 2 次，数目约等于一个月薪资（30）	一个月内发生 3 次以上，且数目多于一个月薪资（40）
	66. 意外惊吓、发生事故、自然灾害	唯一等级（40）		
	67. 介入法律纠纷	唯一等级（45）		
	68. 好友死亡	唯一等级（42）		
	69. 让第三者意外怀孕	唯一等级（60）		
	70. 亲戚朋友借钱不还	不足自身积蓄的 1/3，对生活影响较小（15）	超过自身积蓄的 1/2，对生活有一定影响（30）	是自己的全部积蓄，甚至为其负债，对生活影响极大（45）

类型	事　件	等级描述（等级分数）		
		轻　度	中　度	严　重
人际社交方面	71. 由于工作家庭等原因与好友关系渐冷，不再联系	唯一等级（30）		
	72. 与好友意见不合，发生争吵	唯一等级（40）		
	73. 遭遇性骚扰	唯一等级（65）		

（2）负性生活事件对大学生群体的冲击力等级特点

在理论基础与问卷调查的基础上，经过专家对不同负性事件对大学生个体心理产生的冲击力进行等级评定后发现，如表 2-26 所示，总体来看，在大学生群体中常见的 88 个负性生活事件中，一部分事件分为轻度、中度、严重三个等级，一部分事件分为唯一等级。在大学生群体中，唯一等级的数量为 42 个，该数量占总数的 48%。具体到各个类型来看，在家庭方面，唯一等级的数量为 11 个，占家庭方面常见负性生活事件总数的 58%，这些事件多与父母关系以及家庭健康有关；在学习方面，唯一等级的数量为 15 个，占学习方面常见负性生活事件总数的 54%，这些事件多与经济以及考试有关；在社交方面，唯一等级的数量为 5 个，占社交方面常见的负性生活事件总数的 31%，这些事件多与好友的关系以及好友的健康有关；在感情、生活方面，唯一等级的数量为 11 个，占感情、生活方面常见负性生活事件数量的 44%，这些事件多为在恋爱与性以及环境适应方面受挫。

通过分析发现，总体而言，相对唯一等级的负性事件，分为三个等级的负性事件较多。这说明负性生活事件对个体心理产生的冲击力有两个特点：一是在大学生群体中，这些事件造成的冲击力强度是不相同的，即冲击力受个体的承受能力而有所差异。而个体的承受力很大程度上来源于社会支持，包括家庭、学校、同辈的支持，这对于缓解个体的心理危机是有很大帮助的。二是这些事件对个体的冲击力存在阶段性、层次性，这表明负性事件带来的消极后果需要时间发酵。因此，如果相关工作人员能够及时发现、介入负性事件，则对缓解大学生心理危机很有帮助。

具体来看，在大学生群体中，家庭方面的负性事件中唯一等级的比例较大。结合上述事件对大学生个体心理所产生的冲击力来看，家庭方面的负性生活事件对大学生群体的心理产生的冲击力最强。除了上述的分析以外，这一点在这里也可以得到解释，由于家庭方面的负性生活事件对大学生个体的冲击力强度没有轻重之分，因此具有突发性，这在一定程度上也加大了家庭方面的负性生活事件在大学生群体中的心理危机的强度。

表 2-26　常见负性生活事件对大学生个体心理产生的冲击力等级评定

类　型	事　件	等级描述（等级分数）		
		轻　度	中　度	严　重
家庭方面	1. 家庭经济困难	年人均纯收入 4000 元左右（15）	年人均纯收入 2300～3999 元（30）	年人均纯收入不足 2300 元（47）

续表

类型	事件	等级描述（等级分数）		
		轻 度	中 度	严 重
家庭方面	2. 家庭负债	家庭负债率（家庭负债总额 / 家庭资产总额）小于 50%（15）	家庭负债率大于 50%（30）	家庭负债率大于 1（45）
	3. 父母不和	唯一等级（40）		
	4. 父母分居	唯一等级（49）		
	5. 父母离异	唯一等级（61）		
	6. 发现父母一方有外遇	唯一等级（65）		
	7. 遭受家庭暴力	唯一等级（55）		
	8. 目睹家庭暴力	唯一等级（50）		
	9. 父母使用不当的教育方法（冷漠、讽刺、冷暴力）	持续时间不足一周，感到压力，但可以自行缓解（10）	持续时间超过一周不足一个月，感到较有压力，无法自行缓解，尚未出现躯体不适感（20）	持续时间超过一个月，感到非常有压力，出现强烈的心理反应并伴有明显的躯体不适感（30）
	10. 父母期望过高，导致压力过大	持续时间不足一周，感到压力，但可以自行缓解（17）	持续时间超过一周不足一个月，感到较有压力，无法自行缓解，尚未出现躯体不适感（34）	持续时间超过一个月，感到非常有压力，出现强烈的心理反应并伴有明显的躯体不适感（51）
	11. 与父母发生冲突	一个月内发生 1 次，有轻微争执（12）	一个月内发生 2～3 次，摔门而出（24）	一个月内发生 2 次以上，且程度为肢体冲突，甚至引发家庭暴力（36）
	12. 就未来规划与父母发生分歧	唯一等级（30）		
	13. 家庭成员生病或受伤	常规观察，不需加强护理和治疗（18）	病情稳定，但需要预防性观察，不需要加强护理和治疗（36）	病情不稳定，需要加强护理和治疗，需要经常评价和调整治疗方案（55）
	14. 家庭成员死亡	唯一等级（69）		
	15. 本人重病或重伤	常规观察，不需加强护理和治疗（21）	病情稳定，但需要预防性观察，不需要加强护理和治疗（42）	病情不稳定，需要加强护理和治疗，需要经常评价和调整治疗方案（65）
	16. 长期与家人无法团聚	一年之内回家 1 次（15）	一年到三年回家一次（30）	三年以上未曾回家（45）
	17. 家中有人吸毒	唯一等级（40）		
	18. 家中有人坐牢	唯一等级（60）		
	19. 家中有人失踪	唯一等级（50）		
学习方面	20. 学费无法按时缴纳	唯一等级（40）		
	21. 生活费紧张	唯一等级（35）		
	22. 不喜欢自己的专业	唯一等级（40）		

类型	事 件	等级描述（等级分数）		
		轻 度	中 度	严 重
学习方面	23. 对自己所选专业没有信心	唯一等级（25）		
	24. 一门或多门课程跟不上	1 门课程部分知识衔接不上，略有吃力（13）	2～3 门课程部分知识衔接不上，略有吃力（26）	大部分课程知识脱节，完全无法跟上老师进度（40）
	25. 成绩不理想	在年级中上水平（14）	在年级中下水平（28）	在年级排倒数（41）
	26. 成绩下滑	下滑 5 名以内（14）	下滑 5～10 名（28）	下滑 10 名以上（42）
	27. 学习压力过重	感到压力，但持续时间较短，一周内自行缓解（13）	感到较有压力，无法自行缓解，尚未出现躯体不适感（26）	感到非常有压力，出现强烈的心理反应并伴有明显的不适感，甚至引发心理问题（39）
	28. 面临考试而感到紧张	持续时间不足一周，感到有点紧张，但还能有条不紊备考（15）	持续时间超过一周不足一个月，感觉比较紧张，心神不宁（29）	持续时间超过一个月，只要一想到考试就非常紧张，食不下咽（44）
	29. 考试作弊被抓	唯一等级（66）		
	30. 预期的评选落空	唯一等级（24）		
	31. 受批评或处分	唯一等级（40）		
	32. 挂科或重修	唯一等级（31）		
	33. 补考未过	唯一等级（30）		
	34. 学分不够，无法毕业	唯一等级（40）		
	35. 四六级等重要考试不合格	唯一等级（31）		
	36. 休学	唯一等级（26）		
	37. 转专业	唯一等级（20）		
	38. 社团工作负担过重	持续时间一个月（12）	持续时间超过一个月不足半年（24）	持续时间超过半年（37）
	39. 社团工作与学习有冲突	持续时间不足三个月，对学习、生活影响较小（11）	持续时间约半年，对学习、生活有一定影响（22）	持续时间达一年及以上，对学习、生活有较大影响（33）
	40. 社团工作出现失误	失误较小，未导致严重后果（11）	失误中等，影响工作但尚能补救（22）	失误严重，导致无法补救的严重恶果（32）
	41. 学校自习室少，不方便自习	唯一等级（22）		
	42. 不适应老师的教学风格	唯一等级（25）		
	43. 实习工作中出错	失误较小，未导致严重后果（11）	失误中等，影响工作但尚能补救（22）	失误严重，导致无法补救的严重恶果（32）
	44. 感到未来渺茫，没有方向	持续时间不足三个月，对学习、生活影响较小（13）	持续时间约半年，对学习、生活有一定影响（26）	持续时间达一年及以上，对学习、生活有较大影响（39）

续表

类型	事件	等级描述（等级分数）		
		轻度	中度	严重
学习方面	45. 实习和学业有冲突	持续时间不足三个月，对学习、生活影响较小（13）	持续时间约半年，对学习、生活有一定影响（26）	持续时间达一年及以上，对学习、生活有较大影响（39）
	46. 没有很好的平台表现自己	持续时间不足三个月，对学习、生活影响较小（13）	持续时间约半年，对学习、生活有一定影响（26）	持续时间达一年及以上，对学习、生活有较大影响（39）
	47. 对自己的学校不满意	持续时间不足三个月，对学习、生活影响较小（13）	持续时间约半年，对学习、生活有一定影响（26）	持续时间达一年及以上，对学习、生活有较大影响（39）
社交方面	48. 与好友决裂	唯一等级（45）		
	49. 与以前好友关系疏远	唯一等级（30）		
	50. 结识不良社会青年	唯一等级（30）		
	51. 与同学关系紧张	持续时间不足三个月，对学习、生活影响较小（12）	持续时间约半年，对学习、生活有一定影响（24）	持续时间达一年及以上，对学习、生活有较大影响（36）
	52. 与老师关系紧张	持续时间不足三个月，对学习、生活影响较小（12）	持续时间约半年，对学习、生活有一定影响（24）	持续时间达一年及以上，对学习、生活有较大影响（36）
	53. 遭到某个朋友的拒绝	一个月内发生1次（10）	一个月内发生2～3次（20）	一个月内发生3次以上（30）
	54. 遭到某个朋友的欺骗或背叛	一个月内发生1次（20）	一个月内发生2～3次（30）	一个月内发生3次以上（40）
	55. 听到某个朋友在背后说我坏话	一个月内发生1次（8）	一个月内发生2～3次（16）	一个月内发生3次以上（24）
	56. 被同学愚弄或欺负	一个月内发生1次（20）	一个月内发生2～3次（30）	一个月内发生3次以上（40）
	57. 被同学误会、错怪、诬告、议论	一个月内发生1次（20）	一个月内发生2～3次（30）	一个月内发生3次以上（40）
	58. 被同学歧视、冷落、孤立	一个月内发生1次（20）	一个月内发生2～3次（30）	一个月内发生3次以上（40）
	59. 当众丢面子	一个月内发生1次（18）	一个月内发生2～3次（36）	一个月内发生3次以上（54）
	60. 与同学起肢体冲突	一个月内发生1次（18）	一个月内发生2～3次（36）	一个月内发生3次以上（54）
	61. 没能入选某校队或团体	一个月内发生1次（15）	一个月内发生2～3次（30）	一个月内发生3次以上（45）
	62. 好友受伤或重病	唯一等级（40）		
	63. 好友死亡	唯一等级（50）		
感情、生活方面	64. 兼职工作压力重	持续时间不足三个月，对学习、生活影响较小（11）	持续时间不足半年，对学习、生活有一定影响（22）	持续时间长达一年及以上，对学习、生活影响较大（31）

续表

类 型	事 件	等级描述（等级分数）		
		轻 度	中 度	严 重
感情、生活方面	65. 面临考研/就业压力	感到压力，但持续时间较短，一周内自行缓解（15）	感到较有压力，无法自行缓解，尚未出现躯体不适感（30）	感到非常有压力，出现强烈的心理反应并伴有明显的躯体不适感、甚至引发心理问题（45）
	66. 与舍友生活习惯不一致	唯一等级（25）		
	67. 未在门禁前回到宿舍	唯一等级（25）		
	68. 欠债	一个月内发生1次，数目小于一个月的生活费（15）	一个月内发生2次，数目约等于一个月的生活费（30）	一个月内发生3次以上，且数目多于一个月的生活费（45）
	69. 失窃、被骗等造成财产损失	一个月内发生1次，数目小于一个月的生活费（12）	一个月内发生2次，数目约等于一个月的生活费（24）	一个月内发生3次以上，且数目多于一个月的生活费（35）
	70. 意外惊吓、发生事故、自然灾害	唯一等级（30）		
	71. 被人恐吓、勒索	一个月内发生1次（13）	一个月内发生2次（26）	一个月内发生3次以上（39）
	72. 消费水平比周围的人低	唯一等级（20）		
	73. 第一次远走他乡	唯一等级（28）		
	74. 初到新环境不适应	唯一等级（22）		
	75. 生活规律被迫改变（饮食、睡眠等）	持续时间不足一个月（10）	持续时间超过一个月不足三个月（20）	持续时间超过三个月（30）
	76. 身边的朋友恋爱成功	身边的1位朋友恋爱成功（12）	身边的2～3位朋友恋爱成功（24）	身边超过3位朋友恋爱成功（35）
	77. 自己恋爱失败（如分手）	恋情持续时间不足一个月（13）	恋情持续时间超过三个月不足半年（26）	恋情持续时间超过半年（39）
	78. 表白被拒	暗恋持续时间不足三个月（13）	暗恋持续时间超过三个月不足半年（26）	暗恋持续时间超过半年（39）
	79. 恋爱被家长、老师干预	唯一等级（24）		
	80. 自己（或女朋友）怀孕或堕胎	唯一等级（70）		
	81. 自己不被亲密的人理解（亲人、恋人、朋友）	一个月内发生1次（13）	一个月内发生2次（26）	一个月内发生3次以上（39）
	82. 因网购与店家产生纠纷	一个月内发生1次（10）	一个月内发生2次（20）	一个月内发生3次以上（30）
	83. 长期失眠	持续时间不足一个月（13）	持续时间超过一个月不足三个月（26）	持续时间超过三个月（39）
	84. 发生婚前性行为	唯一等级（30）		

类型	事 件	等级描述（等级分数）		
		轻 度	中 度	严 重
感情、生活方面	85. 因情感问题影响学习	状况持续时间不足一个月（13）	状况持续时间超过一个月不足三个月（26）	状况持续时间超过三个月（39）
	86. 受到意外惊吓或事故	一个月内发生1次（13）	一个月内发生2次（26）	一个月内发生3次以上（39）
	87. 周围有人自杀	唯一等级（45）		
	88. 遭受性骚扰	唯一等级（59）		

（3）负性生活事件对中学生群体的冲击力等级特点

在理论基础与问卷调查的基础上，经过专家对不同负性事件对中学生个体心理产生的冲击力进行等级评定后发现，如表2-27所示，总体来看，在中学生群体中常见的91个负性生活事件中，一部分事件分为轻度、中度、严重三个等级，一部分事件分为唯一等级。在中学生群体中，唯一等级的数量为41个，该数量占总数的45%。具体到各个类型来看，在家庭方面，唯一等级的数量为12个，占家庭方面常见负性生活事件总数的46%，这些事件多与父母关系以及家庭主要成员的健康有关；在学习方面，唯一等级的数量为9个，占学习方面常见负性生活事件总数的47%，这些事件多与经济以及学习成绩有关；在社交方面，唯一等级的数量为7个，占社交方面常见的负性生活事件总数的33%，这些事件多与同学关系有关；在感情、生活方面，唯一等级的数量为13个，占感情、生活方面常见负性生活事件数量的52%，这些事件多为在恋爱与性以及环境适应方面受挫。

通过分析发现，总体而言，中学生群体中，相对唯一等级的负性事件，三个等级的负性事件较多，相对于成人以及大学生，中学生群体负性生活事件中冲击力为唯一等级的事件数量占总数中的比例相对较小。这说明中学生群体常见的负性生活事件的冲击力存在着如下特点：第一，从事件特点来看，大部分负性生活事件对中学生个体的心理产生的冲击力呈现出阶段性的特点，即有助于对中学生的心理危机进行及时干预；第二，从中学生群体的发展特点来看，大部分相同的负性生活事件对中学生个体的心理产生的冲击力存在着较大个体差异，这与中学生在该年龄阶段的身心发展特点具有较大的关系。由于个体在这一阶段成长速度较快，不同个体在这个时期是否接受正确的、科学的教育和指导，对个体的影响都非常大，导致个体的自我认知能力、情绪调节能力等出现差异。因此，同一事件对不同人的冲击力不同。

具体来看，在中学生群体中，感情、生活方面的负性事件中唯一等级的比例较大。结合发生的频率以及对中学生个体产生的冲击力两方面来进行分析可以发现，感情、生活方面的负性生活事件无论在发生频率还是所产生的冲击力方面在四个类型中均是较强的。在这里可以看出，大部分感情、生活方面的负性生活事件所产生的冲击力均为唯一的等级，具体分析，在感情、生活类型中，对于发生频率较高的事件，冲击力相对较弱，即越突发且发生频率越高的事件，其冲击力相对越弱（如课堂上回答不出问题），这在一定程度上有助于缓解中学生在该方面的心理危机。但是相反，冲击力强且突发的负性事件（比如意外怀孕），对中学生群体心理带来的心理危机是较强的。

表 2-27　常见负性生活事件对中学生个体心理产生的冲击力等级评定

类型	事　件	等级描述（等级分数）		
		轻　度	中　度	严　重
家庭方面	1. 家庭经济困难	年人均纯收入 4000元左右（16）	年人均纯收入 2300～3999 元（33）	年人均纯收入不足2300 元（50）
	2. 家庭负债	家庭负债率小于50%（15）	家庭负债率大于 50%（30）	家庭负债率大于 1（45）
	3. 父母不和	唯一等级（40）		
	4. 父母分居	唯一等级（70）		
	5. 父母离异	唯一等级（80）		
	6. 发现父母一方有外遇	唯一等级（80）		
	7. 遭受家庭暴力	唯一等级（70）		
	8. 目睹家庭暴力	唯一等级（60）		
	9. 父母使用不当的教育方法（冷漠、讽刺、冷暴力）	持续时间不足一周，感到压力，但可以自行缓解（20）	持续时间超过一周不足一个月，感到较有压力，无法自行缓解，尚未出现躯体不适感（40）	持续时间超过一个月，感到非常有压力，出现强烈的心理反应并伴有明显的躯体不适感（60）
	10. 父母期望过高，导致压力过大	持续时间不足一周，感到压力，但可以自行缓解（17）	持续时间超过一周不足一个月，感到较有压力，无法自行缓解，尚未出现躯体不适感（34）	持续时间超过一个月，感到非常有压力，出现强烈的心理反应并伴有明显的躯体不适感（51）
	11. 与父母发生冲突	一个月内发生 1 次，有轻微争执（12）	一个月内发生 2-3 次，摔门而出（24）	一个月内发生 2 次以上，且程度为肢体冲突，甚至引发家庭暴力（36）
	12. 父母之中有人患有精神类疾病	唯一等级（30）		
	13. 被父母窥探自己的隐私	一个月内发生 1 次（14）	一个月内发生 2～3 次（28）	一个月内发生 3 次以上（42）
	14. 父母工作较忙，被父母忽视	一个月内发生 1 次（14）	一个月内发生 2～3 次（28）	一个月内发生 3 次以上（42）
	15. 父母干涉自己过多，没有充分的自由	一个月内发生 1 次（14）	一个月内发生 2～3 次（28）	一个月内发生 3 次以上（42）
	16. 不愿意父母要生二胎	唯一等级（30）		
	17. 父母生二胎，被冷落	持续时间不足一个月（14）	持续时间超一个月不足半年（28）	持续时间超过半年（42）
	18. 家庭成员重病或重伤	常规观察，不需要加强护理和治疗（18）	病情稳定，但需要预防性观察，不需要加强护理和治疗（36）	病情不稳定，需要加强护理和治疗，需要经常评价和调整治疗方案（55）
	19. 家庭成员死亡	唯一等级（61）		

续表

类型	事件	等级描述（等级分数）		
		轻度	中度	严重
家庭方面	20. 本人重病或重伤	常规观察，不需要加强护理和治疗（21）	病情稳定，但需要预防性观察，不需要加强护理和治疗（42）	病情不稳定，需要加强护理和治疗，需要经常评价和调整治疗方案（65）
	21. 住校或为留守儿童，长期与家人无法团聚	一年之内团聚 1～2 次（15）	一年到三年团聚一次（30）	三年以上未曾团聚（45）
	22. 住房变得紧张	人均 20m² ～ 25m²（18）	人均 15m² ～ 19m²（36）	人均 14m² 及以下（54）
	23. 家中有人吸毒	唯一等级（35）		
	24. 家中有人坐牢	唯一等级（45）		
	25. 家中有人失踪	唯一等级（50）		
	26. 家庭关系不和谐	持续时间不足三个月（17）	持续时间超过三个月不足半年（34）	持续时间超过半年（50）
学习方面	27. 学费无法按时缴纳	唯一等级（35）		
	28. 生活费紧张	唯一等级（35）		
	29. 不适应老师的教学方法	持续时间不足一个月（15）	持续时间超一个月不足三个月（30）	持续时间超三个月（45）
	30. 课堂问题无法回答上来	一个月内发生 1 次（12）	一个月内发生 2～3 次（24）	一个月内发生 3 次以上（36）
	31. 一门或多门课程跟不上	一门课程部分知识衔接不上，略有吃力（17）	2～3 门课程部分知识衔接不上，略有吃力（34）	大部分课程知识脱节，完全无法跟上老师进度（51）
	32. 成绩不理想	在班级里排中上水平，与自己的预期有较小落差（14）	在班级里排中下水平，与自己的预期有一定落差（28）	在班里排倒数，与自己的预期有很大落差（41）
	33. 成绩下滑	下滑 5 名以内（10）	下滑 5～10 名（20）	下滑十几名（30）
	34. 学习压力过重	感到压力，但持续时间较短，一周内自行缓解（13）	感到较有压力，无法自行缓解，尚未出现躯体不适感（26）	感到非常有压力，出现强烈的心理反应并伴有明显的躯体不适感、甚至引发心理问题（39）
	35. 面临考试而感到紧张	持续时间不足一周，感到有点紧张，但还能有条不紊备考（15）	持续时间超过一周不足一个月，感觉比较紧张，心神不宁（29）	持续时间超过一个月，只要一想到考试就非常紧张，食下不咽（44）
	36. 考试作弊被抓	唯一等级（70）		
	37. 预期的评选落空	唯一等级（35）		
	38. 受批评或处分	唯一等级（60）		
	39. 留级	唯一等级（30）		
	40. 转学	唯一等级（32）		
	41. 休学	唯一等级（35）		
	42. 升学失败	唯一等级（45）		

类 型	事 件	等级描述（等级分数）		
		轻 度	中 度	严 重
学习方面	43. 社团工作负担过重	持续时间一个月（12）	持续时间超过一个月不足半年（24）	持续时间超过半年（37）
	44. 竞争对手成绩比自己高	一个月内发生1次（13）	一个月内发生2～3次（26）	一个月内发生3次以上（39）
	45. 比赛失利	一个月内发生1次（15）	一个月内发生2～3次（30）	一个月内发生3次以上（45）
社交方面	46. 与好友决裂	唯一等级（55）		
	47. 好友转校	唯一等级（45）		
	48. 结识不良社会青年	唯一等级（39）		
	49. 与同学关系紧张	持续时间不足三个月，对学习、生活影响较小（12）	持续时间约半年，对学习、生活有一定影响（24）	持续时间达一年及以上，对学习、生活有较大影响（36）
	50. 与老师关系紧张	持续时间不足三个月，对学习、生活影响较小（20）	持续时间约半年，对学习、生活有一定影响（30）	持续时间达一年及以上，对学习、生活有较大影响（40）
	51. 未被老师认可，才华无法施展	一个月内发生1次（20）	一个月内发生2～3次（30）	一个月内发生3次以上（40）
	52. 担任班干部时，其他同学不听指挥，故意与自己作对	一个月内发生1次（20）	一个月内发生2～3次（30）	一个月内发生3次以上（40）
	53. 担任班干部时，被老师批评或罢任	一个月内发生1次（20）	一个月内发生2～3次（30）	一个月内发生3次以上（40）
	54. 遭到某个朋友的拒绝	一个月内发生1次（12）	一个月内发生2～3次（24）	一个月内发生3次以上（35）
	55. 遭到某个朋友的欺骗或背叛	一个月内发生1次（17）	一个月内发生2～3次（34）	一个月内发生3次以上（50）
	56. 听到某个朋友在背后说我坏话	一个月内发生1次（15）	一个月内发生2～3次（30）	一个月内发生3次以上（45）
	57. 被同学愚弄或欺负	一个月内发生1次（15）	一个月内发生2～3次（30）	一个月内发生3次以上（44）
	58. 被同学误会、错怪、诬告、议论	一个月内发生1次（13）	一个月内发生2～3次（26）	一个月内发生3次以上（39）
	59. 被同学歧视、冷落、孤立	一个月内发生1次（12）	一个月内发生2～3次（24）	一个月内发生3次以上（37）
	60. 遭受校园霸凌	唯一等级（50）		
	61. 当众丢面子	一个月内发生1次（9）	一个月内发生2～3次（18）	一个月内发生3次以上（28）
	62. 与同学起肢体冲突	唯一等级（30）		
	63. 因在校闯祸被叫家长	一个月内发生1次（22）	一个月内发生2～3次（44）	一个月内发生3次以上（65）

续表

类型	事件	等级描述（等级分数）		
		轻度	中度	严重
社交方面	64. 没能入选某校队或团体	一个月内发生1次（13）	一个月内发生2～3次（26）	一个月内发生3次以上（39）
	65. 好友受伤或重病	唯一等级（30）		
	66. 好友死亡	唯一等级（50）		
感情、生活方面	67. 心爱的物品被抢夺、破坏（被亲戚家的孩子等）	一个月内发生1次（20）	一个月内发生2～3次（30）	一个月内发生3次以上（40）
	68. 失窃、被骗等造成财产损失	一个月内发生1次，数目小于一个月的生活费（12）	一个月内发生2次，数目约等于一个月的生活费（24）	一个月内发生3次以上，且数目多于一个月的生活费（35）
	69. 欠债	一个月内发生1次，数目小于一个月的生活费（15）	一个月内发生2次，数目约等于一个月的生活费（30）	一个月内发生3次以上，且数目多于一个月的生活费（45）
	70. 意外惊吓、发生事故、自然灾害	唯一等级（50）		
	71. 遭受性骚扰	唯一等级（60）		
	72. 被人恐吓、勒索	一个月内发生1次（13）	一个月内发生2次（26）	一个月内发生3次以上（39）
	73. 比周围的人消费水平低	唯一等级（35）		
	74. 第一次远走他乡	唯一等级（30）		
	75. 初到新环境不适应（如搬家、搬宿舍）	唯一等级（30）		
	76. 生活规律被迫改变（饮食、睡眠等）	持续时间不足一个月（10）	持续时间超过一个月不足三个月（20）	持续时间超过三个月（30）
	77. 暗恋表白被拒	暗恋持续时间不足三个月（13）	暗恋持续时间超过三个月不足半年（26）	暗恋持续时间超过半年（39）
	78. 身边的朋友恋爱成功	身边的1位朋友恋爱成功（15）	身边的2～3位朋友恋爱成功（30）	身边超过3位朋友恋爱成功（45）
	79. 恋爱被第三者插足	唯一等级（45）		
	80. 恋爱失败	恋情持续时间不足一个月（20）	恋情持续时间超过三个月不足半年（30）	恋情持续时间超过半年（40）
	81. 早恋被家长、老师干预	唯一等级（55）		
	82. 自己（或女朋友）怀孕或堕胎	唯一等级（69）		
	83. 与好友之间的情感被他人介入	唯一等级（40）		
	84. 对自己的外貌不满意	唯一等级（30）		

续表

类 型	事 件	等级描述（等级分数）		
		轻　度	中　度	严　重
感情、生活方面	85. 知道自己心仪的对象有喜欢的人	唯一等级（40）		
	86. 被自己暗恋的人嫌弃、辱骂或污蔑	唯一等级（50）		
	87. 失眠	持续时间不足一周（15）	持续时间超过一周不足三个月（30）	持续时间超过三个月（45）
	88. 发生婚前性行为	唯一等级（50）		
	89. 因情感问题影响学习	状况持续时间不足一个月（20）	状况持续时间超过一个月不足三个月（40）	状况持续时间超过三个月（60）
	90. 受到意外惊吓或事故	一个月内发生 1 次（20）	一个月内发生 2 次（40）	一个月内发生 3 次以上（60）
	91. 周围有人自杀	一个月内发生 1 次（20）	一个月内发生 2 次（40）	一个月内发生 3 次以上（60）

三、研究结果

对于成人群体，在家庭方面的负性生活事件中，对该群体个体冲击力最大的是家庭主要成员或本人于经济、法律上出现问题或夫妻之间出现问题；在工作方面的负性生活事件中，对该群体个体心理产生冲击力最大的是与薪资或跟上级之间的关系有关；在身体健康方面的负性生活事件中，对该群体个体冲击力最大的是本人重伤或重病；在人际交往方面的负性生活事件中，对该群体个体冲击力最大的是在经济或法律方面存在纠纷。

对于大学生群体，在家庭方面的负性生活事件中，对该群体个体冲击力最大的是父母关系、家庭主要成员以及本人身体健康；在学习方面的负性生活事件中，对该群体个体冲击力最大的是与经济相关的负性事件，包括学费或生活费等；在社交方面的负性生活事件中，对该群体个体冲击力最大的是与社团工作相关的负性事件；在感情、生活方面的负性生活事件中，对该群体个体心理产生冲击力最大的可能是未来的发展以及恋爱方面的负性事件。

对于中学生群体，在家庭方面的负性生活事件中，对该群体个体心理产生冲击力最大的是与家庭经济、家庭主要成员以及本人身体健康方面的负性事件；在学习方面，对该群体个体心理产生冲击力最大的是考试与升学方面的负性事件；在社交方面，对该群体个体心理产生冲击力最大的是与同学发生矛盾（包括打架斗殴等事件）以及违反校纪校规等方面的负性事件；在感情、生活方面，对该群体个体心理产生冲击力最大的是恋爱过程出现的负性事件。

四、讨论

（一）构建生活事件心理冲击力指标的必要性

心理危机往往是由个体遭遇的生活事件引起的（梁红，费立鹏，2005），因而记录汇总个体在一段时期内经历的生活事情，可以对引发其心理危机的可能性进行预测，若个体经历的生活事件在密度和强度上都较大，则该个体遭遇心理危机的可能性也较大。衡量个体经历的生活事件的密度和强度可以采用传统的 likert 式量表。这种方法的前提假设是个体关于生活事件对自身影响的评判是最准确的，需要由个体关于生活事件对自己造成的影响大小进行评判，根据影响程度的大小，勾选量表中的相应表述。但是，这种方法因为需要个体对自身情况进行评判，所以操作上比较繁复，不适合个体对心理危机状况进行实时动态干预。构建生活事件的冲击力指标，在一定程度上量化了生活事件对个体的影响大小。这种方法虽然会牺牲一定的精确性，却能大大提高监测的便捷性和灵活性，因为它并不需要个体填写调查问卷便可对其心理危机状况做出推测。

国外已经有相当多的研究将生活事件的冲击力指标进行了量化，制定的量表也较为完善细致，比如日常生活事件量表（Daily Stress Scale，DSS，Dohrenwend，Krasnoff，Askenasy，& Dohrenwend，1978）、压力统计表（Stress Schedule，SS，Higgins & Endler，1995）等。首先，这说明这种方法进行个体的心理危机监控是可行的，但是中国社会的基本国情、风俗习惯等与其他国家不同，直接将外国的问卷译介过来是不符合中国国情的，需要进行相应的改进。换句话说，生活事件量表需要进行很好的本土化后才可以应用。国内研究者也研发了一些本土化的生活事件量表，如《青少年自评生活事件量表》（刘贤臣等，1997）、《大中专学生生活事件量表》（王宇中等，1999）等，但是这些量表开发时间较早，常模有待更新。其次，这些量表多是针对某一特定群体开发，适用面相对狭窄。最后，还有部分量表采用较传统的 likert 式计分方式，不能很好地适应实时动态监控的形势要求。

综合上述几方面，有必要对引发心理危机的各种生活事件进行系统的梳理，特别要详细探讨各种生活事件对个体心理的冲击力，以及多种生活事件如何共同影响心理危机水平，最后，把各种生活事件的心理冲击力指数作为个体心理危机监控的重要指标。

（二）构建生活事件心理冲击力指标的有效性

本研究初步评估了不同群体所常见的负性生活事件，建构了不同群体的生活事件冲击力结构模型。首先通过文献分析法、访谈法、问卷调查法与专家评定法得出成年人的重大生活事件有四个方面：家庭、身体健康、工作、人际社交，共 73 项；大学生的重大生活事件有四个方面：家庭、学习、社交、感情和生活，共 88 项；中学生的重大生活事件有四个方面：家庭、学习、社交、感情和生活，共 91 项。随后通过问卷调查法调查了不同群体在生活中所常见的负性生活事件对个体心理产生的心理冲击力，且专家在文献理论以及对不同群体的问卷调查的基础上，根据自己的知识经验将不同生活事件对特定个体心理所产生的冲击力划分为三个等级：轻度、中度、重度，最后根据不同生活事件的等级强度，按照一定的公式得到冲击力分数。接下来从测验理论的信度和效度两方面对指标的有效性进行阐述。

1. 评定问卷的信度

信度是效度的前提保证，虽然信度合格不能保障测量工具的有效性，但是信度不合格的测量工具是很难有良好效用的。本研究用 SPSS 统计软件包对编制的生活事件评定问卷的信度系数、一致性系数和各维度与总分的分半系数进行计算，结果报告如下：

成人生活事件问卷总分及各维度的重测信度系数均在 0.66 ～ 0.81，问卷总分与各维度的内部一致性系数均大于 0.66，问卷总分与各维度的分半系数大于 0.64；大学生生活事件问卷总分及各维度的重测信度系数均在 0.75 ～ 0.84，问卷总分与各维度的内部一致性系数均大于 0.73，问卷总分与各维度的分半系数大于 0.69；中学生生活事件问卷总分及各维度的重测信度系数均在 0.75 ～ 0.89，问卷总分与各维度的内部一致性系数均大于 0.72，问卷总分与各维度的分半系数大于 0.66。

总体来看，各分问卷的维度信度系数在 0.66 ～ 0.89，整体信度系数超过 0.9，并且一致性系数和分半系数也较高，说明评定问卷有较好的信度，进而能够保证评定问卷的测量结果是稳定可靠的。

2. 评定问卷的效度

（1）内容效度

本研究在研发不同群体的生活事件评定问卷的过程中，采用了文献分析、访谈、专家评定等方法，综合归纳出不同群体的生活事件的结构维度及具体的生活事件，保证结构维度能够涵盖不同群体生活事件的主要方面，而且具体项目还具有一定的代表性。多种方法的综合运用，首先在内容上保障了评定问卷的有效性。

（2）构想效度

本研究将生活事件对个体的心理冲击力划分为三个等级，主要是考虑到不同的生活事件发生的具体背景不同，从而对个体产生的刺激强度也不尽相同，因此个体对其心理反应也不同。比如，同样是亲人去世，身患绝症久病不愈最终医治无效而死与突发意外事故导致急性猝死，或者是个体从小到大最信任的长辈去世与只是过年放假时习俗性拜访的长辈去世，个体内心感受到的悲伤程度是明显不同的。另外，相同性质的挫折，其影响大小可能也是不同的，比如一般的自测性质考试和高考对一个人的影响就会有很大的不同。

本研究的生活事件评定问卷考虑到不同事件的冲击力程度有大小区别，进行"轻度""中度""重度"三个层级的划分，保障了测评的构想效度。

（3）结构效度

结构效度一般采用因子分析的结果进行验证，本研究对不同群体的评定问卷分别进行了因子分析，结果如下：

成人群体生活事件的四个因子累计贡献率为 55.63%，大学生群体生活事件的四个因子累计贡献率为 62.17%，中学生群体生活事件的四个因子累计贡献率为 66.85%。

中学生群体生活事件评定问卷四维度的因子贡献率最高，而成年人群体的相对较低，但是整体来看，贡献率都是在 60% 左右，说明问卷具有较好的结果效度。

（4）校标效度

本研究还以一般健康问卷（GHQ-28，陈翠，张红静，江虹，李文杰，吕丽，2010）和生活满意度量表（Satisfaction with Life Scale SWLS；Diener，Emmons，Larsen，& Griffin，1985）作为效标，对评定问卷的效度进行了探究。统计分析发现，不同群体的生活事件评定问卷的维度分数及总分都与一般健康问卷和生活满意度量表具有显著的相关性。这说明评定问卷具有一定的校标效度。

综合上述分析，自编不同群体的生活事件评定问卷具有比较好的信效度，均达到了心理测量学的基本要求。

（三）生活事件心理冲击力指标的作用

本指标的作用是多方面的，最主要的作用是以各种生活事件的心理冲击力指数作为个体心理危机监控的重要指标。

在社会经济高速发展的背景下，人们易受到多方面的冲击，很可能引发心理危机，做出过激反应，造成一定的社会影响。目前，社会需要个体心理危机的实时动态监控系统或运行体系。通过这种系统或体系，可以及时甚至预测可能遭遇心理危机的个体，从而针对性开展预警干预措施。在这个系统中，个体心理危机的健康指标是至关重要的，甚至起到核心运行的作用。生活事件冲击力指数就是一种较为理想的监控指标。本研究已经对不同群体生活事件的冲击力进行了量化赋值。下一步可以通过与个体相关的系统抽取其主要的生活事件，这样就可以在不用个体主动填写问卷、上传汇报结果的情况下，对其个体心理危机程度进行预测。当个体的危机程度超过阈值时便可启动预警干预机制，这样便可防患于未然，降低心理危机对个体的影响，也能够降低危机事件对社会产生的冲击，促进整个社群的健康积极发展。

另外，生活事件的冲击力指数也从侧面对社会整体情况进行了说明。不同年龄层面临的主要冲击性事件是不同的，通过冲击力指数，也从侧面反映了社会整体的运行状况。古人希望社会是幼有所教，壮有所为，老有所乐。同样地，不同群体的生活事件评定问卷也应该在动态监控的基础上不断地更新调整，通过指标冲击力的变化也可以从侧面反映整个社会的变化趋势。

（四）生活事件的心理冲击力指标的总体情况

1. 成人生活事件的心理冲击力指标的总体情况

对于成年人群体，在家庭方面、工作方面、身体健康方面以及人际交往四个方面，总体来看，家庭方面的负性生活事件对个体心理产生的冲击力最大，而工作方面的负性生活事件对个体心理产生的冲击在四个方面中相对较弱。

在家庭方面的负性生活事件中，对该群体个体冲击力最大的是家庭主要成员或本人在经济、法律上出现问题或夫妻之间出现问题；购房、子女抚养、父母赡养、求职、就医、求学等已经成为我国成年人在家庭中普遍且持久的经济压力，这些经济压力相互叠加或者隐藏在其他非经济压力中，如择偶、结婚、生育、退休等重大生活事件，是家庭压力中最主要的部分。家庭成员的健康以及夫妻关系方面的负性事件也对个体产生巨大的冲击力。夫妻关系是家庭中最重要的关系，和谐的夫妻关系能使人变得和善，反之，貌合神离或相互猜疑的夫妻关系会引起严重的心理问题，产生巨大的压力。

在工作方面的负性生活事件中，对该群体个体心理产生冲击力最大的负性生活事件与薪资或跟上级之间的关系有关，例如上级领导、人际关系、完美倾向、职业前景等和职业发展与晋升相关而又具有弹性的压力。

在身体健康方面的负性生活事件中，对该群体个体冲击力最大的是本人重伤或重病。

在人际交往方面的负性生活事件中，对该群体个体冲击力最大的是在经济或法律方面存在纠纷。人是社会性的动物，与他人关系的质量影响着成人的生活体验。家庭关系、工作关系、朋友关系等都是人际关系的重要组成部分。我国是集体主义文化国家，团结合作不仅是职场要求，也是个体内在的一种准则。良好的人际关系会产生合作力，便于和他人形成互补，联络感情以及交流信息。拥有良好人际关系的个体会有更高的生活满意度、归属感和自尊心。

2. 大学生生活事件的心理冲击力指标的总体情况

对于大学生群体，在家庭、学习、社交以及感情、生活四个方面中，对大学生冲击力最强的是感情、生活方面，相对冲击力较弱的是社交方面的负性生活事件。

对大学生冲击力最强的是感情、生活方面，这是因为在高校，大学生恋爱司空见惯，恋爱影响到生活中的方方面面。许多大学生社会阅历较浅，尚未形成稳定的人生观、价值观，对亲密关系理解不够透彻，对爱情的理解停留在表面，认为爱情就是两个人你侬我侬，对待恋爱问题想法较肤浅。这种恋爱中表现出来的不成熟，加上情绪的易变性和激烈性，使他们的恋爱过程较为坎坷和波动。有些学生陷入热恋中无法自拔，难以克制自己的情感，行为放纵，甚至有可能发生性行为不端。他们的情绪极易受到恋爱事件的影响，容易产生嫉妒、猜疑、自卑的负性情绪。许多学生难以走出失恋的泥潭，在恋爱失败后对自我产生怀疑。尽管大多数学生能够顺利度过失恋期，获得成长，但仍然有少部分学生由于失恋而陷入抑郁情绪，甚至有轻生的念头。

对于大学生群体，在家庭方面的负性生活事件中，对该群体个体冲击力最大的是父母关系、家庭主要成员以及本人的身体健康；在学习方面的负性生活事件中，对该群体个体冲击力最大的是与经济相关的负性事件，包括学费或生活费等；在社交方面的负性生活事件中，对该群体个体冲击力最大的是与社团工作相关的负性事件；在感情、生活方面的负性生活事件中，对该群体个体心理产生的冲击力最大的是未来的发展以及恋爱方面的负性事件。

3. 中学生生活事件的心理冲击力指标的总体情况

对于中学生群体，在家庭、学习、社交以及感情、生活四个方面中，对中学生心理冲击力最强的是家庭方面的负性生活事件，其余三个方面对中学生个体的心理冲击力没有显著差异。

对中学生心理冲击力最强的是家庭方面的负性事件，这是因为中学生还没完全独立，尚未脱离家庭，因此家庭中的压力对他们的生活影响较大。家人同时也是中学生社会支持系统的重要部分。若家庭关系和睦，家庭成员之间互相帮助和关爱，孩子将获得归属感和安全感，从而形成独立自主等优良品质；倘若家庭成员之间相互猜疑和攻击，家庭中矛盾重重，孩子无法得到关爱和支持，终日被愤怒所包围，难以形成稳定的心理调控能力，有可能对同学、老师和学校产生敌对心理。

对于中学生群体，在家庭方面的负性生活事件中，对该群体个体心理产生的冲击力最大的是家庭经济、家庭主要成员以及本人身体健康方面的负性事件；在学习方面，对该群体个体心理产生冲击力最大的是考试与升学方面的负性事件；在社交方面，对该群体个体心理产生冲击力最大的是与同学发生矛盾（包括打架、斗殴等事件）以及违反校纪校规等方面的负性事件；在感情、生活方面，对该群体个体心理产生的冲击力最大的是恋爱过程中出现的负性事件。

（五）本研究存在的不足

1. 关于样本量

本研究在全国东部（广东省、江苏省、北京市、浙江省、山东省）、中部（河南省、广西壮族自治区、江西省、湖北省、湖南省）、西部（陕西省、甘肃省、重庆市、云南省、贵州省）随机抽取了成人 400 人，大学生 750 人，以及中学生 500 人进行调查。最终，在成人群体中，共收回有效问卷为 374 份；在大学生群体中，共收回有效问卷为 696 份；在中学生群体中，共收回有效问卷为 476 份。作为全国范围内的调查，样本量还是具有一定局限性，尤其是成人群体，年龄跨度大，地区生活差异大，在进一步的研究中应该大力扩充该群体的样本量。

2. 关于效度

本研究从多方面收集评定问卷的效度证据，包括在研究流程上尽量纳入更多的研究方法，以保证得到科学的结果；从效标关联角度分析评定问卷与相关问卷的相关程度，以说明结果的有效性；进一步的研究可以探讨不同方法直接的交叉验证，比如通过生活事件冲击力指标计算出的心理危机程度和个体自评的心理危机程度之间的相关程度，可以进一步说明评定问卷的预测有效性。

（六）未来展望

本课题构建了不同群体生活事件及其心理冲击力指标，今后可以运用该指标对不同群体的心理危机水平实施大样本的调查，了解现阶段不同群体心理危机水平的总体状况，哪些群体的心理危机水平更高，不同群体在生活事件的哪个维度存在更高的危机水平。另外，还可以深入进行不同群体心理危机水平的相关研究。

　　本研究虽然构建了成人生活事件及影响程度量表，但是成人的年龄跨度很大，不同年龄阶段的成人面临的负性生活事件也不同，所以应该继续编制青年人、中年人、老年人的生活事件及影响程度量表，以达到量表对于不同年龄群体的普遍适用性。

　　可以继续深入构建不同群体生活事件的心理冲击力常模。有了常模，我们可以为全国范围内不同个体或群体的生活事件心理冲击力提供标尺，将个体的心理冲击力指数作为个体心理危机监控的重要指标。若个体心理冲击力分数大大高于常模分数，表示该个体最近心理压力较大，我们可以尽快为个体提供心理援助服务，另外也可以对个体进行诊断与咨询。

主要参考文献

[1] Cooper CL，Payne R. Personality and stress：Individual Differences in the stress Process. John Wiley and Sons Ltd，1991.

[2] Coddington，R. D. The significance of life events as aetiologic factors in diseases of children – ii.，1972，16（1）：7-18.

[3] Dohrenwend，B. S.，Krasnoff，L.，Askenasy，A. R.，& Dohrenwend，B. P. Exemplification of a method for scaling life events：The PERI life events scale. Journal of Health and Social Behavior，1978，19，205-229.

[4] Fineman，S. A psychosocial model of stress and its application to managerial unemployment. Human Relations，1979，32（4）：323-345.

[5] Fleming，R.，Baum，A.，& Singer，J. E. Toward an integrative approach to the study of stress. Journal of Personality & Social Psychology，1984，46（4）：939.

[6] Higgins，J. E.，& Endler，N. S. Coping，life stress，and psychological and somatic distress. European Journal of Personality，1995，9（4）：253-270.

[7] Holmes，T. H.，& Rahe，R. H. The social readjustment rating scale. Journal of Psychosomatic Research，1976，11（2）：213-218.

[8] Kardum，I.，& Krapić，N. Personality traits，stressful life events，and coping styles in early adolescence. Personality & Individual Differences，2001，30（3）：503-515.

[9] Kanner，A. D.，Coyne，J. C.，Schaefer，C.，& Lazarus，R. S. Comparison of two modes of stress measurement：Daily hassles and uplifts versus major life events. Journal of Behavioral Medicine，1981，4（1）：1-39.

[10] Leo Goldberger，Shlomo Breznitz. Handbook of stress：Theoretical and clinical Aspects. The Free Press，1987.

[11] Meinrad Perrez，Micheal Reicherts. Stress，Coping，and Health：A Situation-Behavior Approach Theory，Methods，Applications. Hogrefe & Huber Publishers，1992.

[12] Rowley，A. A.，Roesch，S. C.，Jurica，B. J.，& Vaughn，A. A. Developing and validating a stress appraisal measure for minority adolescents. Journal of Adolescence，2005，28（4）：547-557.

[13] 曹亚杰，司继伟. 大学生生活事件应对方式与应激反应关系研究. 中国学校卫生，2010，31（1）：53-54.

[14] 车文博. 当代西方心理学新词典. 长春：吉林人民出版社，2001，447-448.

[15] 陈凤梅. 大学生生活事件、归因方式、情绪调节方式与人际关系行为困扰的关系研究.（Doctoral dissertation，福建师范大学），2006.

[16] 陈树林，郑全全. 中学生应激源、应付方式和情绪相关性探讨. 中国心理卫生杂志，2002，16（5）：337-339.

[17] 陈冲，洪月慧，杨思. 应激性生活事件、自尊和抑郁在自杀意念形成中的作用. 中国临床心理学杂志，2010，18（2）：190-191.

[18] 崔红，郎森阳，杨君，牛晟，潘昱，傅小玲，等. 军人生活事件量表的编制. 解放军医学杂志，2010，35（12）：1499-1501.

[19] 崔义才，董俊玲，孙振晓，于相芬. 肺癌患者心理健康状况与个性、生活事件、社会支持的相关性分析. 中华行为医学与脑科学杂志，2001，10（1）：33-34.

[20] 丁宇，肖凌，郭文斌，黄敏儿. 社会支持在生活事件—心理健康关系中的作用模型研究. 中国健康心理学杂志，2005，13（3）：161-164.

[21] 邓冰，黄列玉，王加好. 大学生生活事件与心理健康相关性分析. 中国学校卫生，2012，33（9）：1144-1144.

[22] 丁新华，王极盛. 中学生生活事件与抑郁的关系. 中国心理卫生杂志，2002，16（11）：788-790.

[23] 冯永辉，周爱保. 中学生生活事件、应对方式及焦虑的关系研究. 心理发展与教育，2002，18（1）：71-74.

[24] 冯丽云，王宇中，吴国华，刘长文，李克均. 生活事件因素对青年学生心理健康水平影响的探讨. 中国公共卫生，2000，16（1）：4-6.

[25] 胡燕. 中学生生活事件多维评定问卷的编制及应用研究. 安徽医科大学，2010.

[26] 胡燕，陶芳标，苏普玉，齐秀玉，邢超，黄朝辉. 中学生生活事件多维评定问卷的编制和信效度检验. 中国学校卫生，2010，31（2）：146-149.

[27] 井世洁，乐国安. 初中生的生活事件、应对方式与不良情绪的结构模型研究. 中国临床心理学杂志，2004，12（3）：256-257.

[28] 江丽莹. 中年人的生活事件与中年危机之研究. 台湾师范大学人类发展与家庭学系学位论文，2007.

[29] 刘贤臣，刘连启，李传琦，马登岱，赵贵芳，杨杰，等. 青少年应激性生活事件和应对方式研究. 中国心理卫生杂志，1998，（1）：46-48.

[30] 李伦，王谦. 大学生心理应激生活事件与应付方式的特点. 医学与社会，2000，13（2）：58-59.

[31] 李昊，张卫. 青少年压力性生活事件、应对效能与自杀意念的关系. 中国特殊教育，2011，（3）：84-88.

[32] 李鹏，刘爱书. 初中生生活事件、心理弹性与心理健康的关系. 科教导刊，2011,（34）：229-230.

[33] 李文道，钮丽丽，邹泓. 中学生压力生活事件、人格特点对压力应对的影响. 心理发展与教育，2000，16（4）：9-14.

[34] 梁红，费立鹏. 探讨国内生活事件量表的应用. 中国心理卫生杂志，2005，19（1）：42-44.

[35] 颜玖. 访谈法在社会科学研究中的应用. 北京市工会干部学院学报，2002，（2）：44-50.

[36] 刘金光，于艳华，克纳新. 老年人生活事件、应对方式、社会支持与心理健康的关系. 中国健康心理学杂志，2007，15（1）：90-92.

[37] 马伟娜，徐华. 中学生生活事件、自我效能与焦虑抑郁情绪的关系. 中国临床心理学杂志，2006，14（3）：303-305.

[38] 唐海波，周敏. 大学生生活事件、认知情绪调节与心理弹性的关系. 中国健康心理学杂志，2014，22（3）：441-443.

[39] 涂阳军，郭永玉. 生活事件对负性情绪的影响：社会支持的调节效应与应对方式的中介效应. 中国临床心理学杂志，2011，19（5）：652-655.

[40] 唐海波，周敏. 大学生生活事件、认知情绪调节与心理弹性的关系. 中国健康心理学杂志，2014，

22（3）：441-443.

[41] 王极盛，丁新华.初中生主观幸福感与生活事件的关系研究.心理与行为研究，2003，1（2）：96-99.

[42] 王宇中，冯丽云，王志铭，李克均，张国强，杨中华，等.大中专学生生活事件量表的初步编制.中国心理卫生杂志，1999，（4）：206-207.

[43] 谢家树，李杰，易嫦娥，邓多林.初中生生活事件与生活满意度的关系：心理弹性的中介作用.中国临床心理学杂志，2014，22（4）：676-679.

[44] 许碧云，陈炳为，倪宗瓒，黄雪竹.青少年行为、情绪问题与生活事件典型相关分析.中国循证医学杂志，2004，4（4）：263-266.

[45] 袁立新，曾令彬.生活事件、社会支持、应付方式及自我效能感对心理健康的影响.中国健康心理学杂志，2007，15（1）：33-36.

[46] 杨兵.大学生重大生活事件问卷编制与特点分析.西南大学，2010.

[47] 俞杰，徐美玉，季建玲，顾建辉，张建忠，王平.农村中学生抑郁和焦虑状态与应激源的相关性分析.中华行为医学与脑科学杂志，2004，13（1）：68-69.

[48] 姚梅玲，赵悦淑，靳彦琴，冯红旗，祝秀梅.家庭类型对中学生生活事件的影响分析.河南医学研究，2008，17（1）：65-67.

[49] 张明园，樊彬，蔡国钧，迟玉芬，吴文源，金华.生活事件量表：常模结果.中国神经精神疾病杂志，1987，（2）.

[50] 郑延平，杨德森.中国生活事件调查：（一）紧张性生活事件在正常人群中的基本特征.中国心理卫生杂志，1990，（6）.

[51] 张翠翠.国内生活事件研究述评：基于对中学生心理健康影响的视角.教育科学论坛，2016，（2）：68-71.

[52] 张春兴.现代心理学：现代人研究自身问题的科学.上海：上海人民出版社，1994，551-552.

[53] 张亭亭.生活事件、应对方式对大学生不良情绪的影响.东北师范大学，2006.

[54] 朱琪.中年人的心理卫生.中国医刊，1990，（11）：14-16.

[55] 朱丽萍，龙彬.情感性障碍与生活事件和社会支持的关系.上海精神医学，1998，（2）：92-93.

[56] 张月娟，阎克乐，王进礼.生活事件、负性自动思维及应对方式影响大学生抑郁的路径分析.心理发展与教育，2005，21（1）：96-99.

[57] 郑延平，杨德森.中国生活事件调查：（一）紧张性生活事件在正常人群中的基本特征.中国心理卫生杂志，1990，（6）.

[58] 张冬冬，刘金同，史高岩，杨楹，张燕，王旸.初中生自杀意念与生活事件及家庭环境的关系.精神医学杂志，2011，24（1）：25-27.

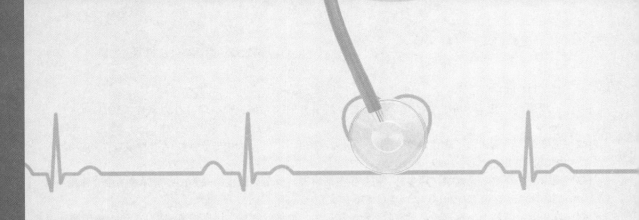

第三章

个体抗逆资源及其对生活事件冲击力的影响

第一节　核心概念与相关理论

一、应激、心理创伤与心理抗逆力

应激（stress）也被称为压力，是一个较为复杂的概念，不同学科有不同的定义。心理学经常用认知和情绪反应来说明，生理学常用生理现象（如血压上升等）来描述。应激是机体在各种内外环境因素及社会、心理因素刺激时所出现的全身性非特异性适应反应，又称为应激反应。应激反应可能让个体情绪失控、理智降低，无法做出适当的决策，因此常引发不良的后果。也有的个体经历应激事件后在自我抗压素质、社会支持系统和其他因素的协调促进下，朝着积极的方向发展，实现"创伤后成长"。

心理创伤是指由于受到外在的生活事件或强烈的情绪伤害所引发的心理损伤。经历心理创伤的个体会普遍存在无助感或麻痹感。创伤的发生通常是不可预期的、无法抵抗的。提到心理创伤，我们就会想到战争、洪水、地震、火灾及空难等。其实心理创伤远远不只是这些强大的爆发性的事件，日常生活中可能会经历到的长期被忽视、情绪虐待、躯体虐待或者暴力都会促使心理创伤的形成。创伤事件的频繁发生，使得创伤后应激障碍（Posttraumatic Stress Disorder，PTSD）这种精神疾病日益受到关注。Meichenbaum（1994）的研究表明，在一般人群中，75%的个体会暴露于各种类型的创伤事件中，其中25%的人会发展为创伤后应激障碍。

创伤后应激症状主要表现为几个方面：（1）情感方面。经历创伤后会表现出情感麻木，否认创伤事件的发生。（2）认知方面。主要表现为自我怀疑、难以集中注意力、不受控制的创伤记忆的侵入、健忘等。（3）过度唤醒。主要表现为高度警觉、容易受到惊吓、焦虑水平高等。（4）身体方面。主要表现为头痛、肠胃消化不良、女性月经失调等。

Kristi Kanel（2003）指出，心理应激的实质主要包括三个基本部分：第一部分是危机事件的发生，第二部分是个体感受到危机事件并体会到痛苦，第三部分是引起个体强烈的行为和情感功能的失调。

人们遭遇或者经历生活事件后的反应有明显的个体差异。有的会陷入心理危机，发生各种心身问题，包括创伤后应激障碍、焦虑、抑郁，甚至自杀自伤等；有的能很快从危机中走出来，出现心理问题后也能很快康复；有的经历创伤性事件后不会出现心理危机，甚至逾挫弥坚。

遭遇变化或创伤事件时，生物体具有动态调适的反应能力，这是一种与遗传有关的"自我调适机制"（Sander，1987）。人类机体中存在着一种自我调适、自我保护的本能（Richardson，2002），它可以在逆境下自然地展现出来（Fostering，1995）。心理免疫力就是个体经历了逆境或者创伤后而仍能保持或很快恢复正常的心理机能，是"自我调适机制"的成功应对，相反，出现心理危机可以理解为（至少可以部分理解为）是这种"自我调适机制"调适失败的结果。

在心理危机发生机制方面，Kovacs 提出特质与环境相互作用的观点，认为遗传因素在心理危机发生中发挥非特异性的作用，这种非特异的遗传因素与环境因素相互作用而影响认知、行为和社会能力的发展（Kovacs & Devlin，1998）。Lonsdorf 等报告了遗传和环境的交互作用对心理危机的影响（Lonsdorf et al.，2009），Axelson 提出环境因素发生的时间决定心理危机的表现形式（Axelson & Birmaher，2001）。

心理危机的发生，除了生活事件的冲击之外，主要取决于个体的特质因素与环境缓冲因素。个体心理抗压的这种特质可以称为心理抗逆力，是在先天遗传素质的基础上与环境交互作用形成的。心理抗逆力，也称为心理弹性（resilience），该概念主要源起于发展心理学的研究。Anthony（1974）对 24 个患有精神疾病的父母的子女进行追踪发现，有接近2/3 的孩子在青少年阶段发展良好且成年后发展也较为正常，Anthony 将这部分孩子称为"适应良好的儿童"（invulnerable child）。随后，研究者们也开始关注暴露在其他高危环境中的儿童和青少年，他们也普遍发现，大部分个体即使身处逆境也能适应良好，因此，研究者提出"心理弹性"的概念。心理弹性是普遍存在的一种能力或潜能，会受外界环境因素的影响，也能够被学习和应用。心理弹性是人们普遍具有的包括行为、思想和情绪的一种基本调适能力，可以被学习和发展提高（Campbell-Sills，Cohan，& Stein，2006；White，2007），而不仅仅是一种人格特质。

二、创伤适应的相关理论

适应，一般指人与周围环境的关系发生较大变化，个体需要做出调节来维持原先的平衡。适应性体现了生命的卓越，是内环境平衡与对抗应激的基础。适应成功，个体将达到新的身心平衡，积极正向地关注当下和迎接未来；适应不良将导致身心疾病。如果应激源是突发性、没有预警性的，个体更容易产生严重的适应不良，也可能走向消极甚至死亡。

一般而言，灾难可以分为自然灾难（例如飓风、地震、龙卷风）和人为灾难（例如恐怖袭击、核事故、毒气泄漏）。不同个体在经历灾难后的反应不尽相同。当个体经历无预警性的重大灾难时，会瞬间失去控制感，有可能会发生重大的心理创伤。事实上，灾难一直伴随人类的进步。危机带给人们的不仅是创伤，还有创伤后的成长。在经历创伤事件后，随着时间的流逝和社会支持系统的支撑，人们可以"化悲痛为力量"，实现创伤后成长（Post Traumatic Growth，PTG）。

对于创伤，以往我们更多关注创伤的消极方面，但近年来研究者也开始关注创伤带给人的积极作用，尤其是上述提到的创伤后成长。Calhoun 与 Tedeschi（2014）认为，创伤后成长对于个体极其重要，它是个体在创伤过程中通过抗争所发展出来的有利于身心发展的积极正向的结果。Meyerson（2011）等人提出了创伤后成长的假说模型。该模型指出，创伤发生后，虽然个体会出现悲伤难过的反应，但个体会通过积极的评估和有效的社会支持的获取来最终实现创伤后成长。创伤有助于个体重构破碎的信念系统，放弃不可达到的目标等。创伤也有助于促进人们对人生、对事物新的思考方式的产生，从而引导个体不断朝着积极健康的方式发展。创伤是具有转折性的生活经历，有时会促使个体激发潜能，使各种功能水平超越创伤前的水平。促进创伤后成长的因素有积极的人格特质、社会支持、意义寻求、意义建构和积极应对策略等。

在经历创伤后个体如何适应、如何成长？国内外提出了一些比较有效的理论。Harms（2014）提出情感—认知模型，这个模型是以机体价值理论为基础的，他们将成长看作是挑战信念的结果。它认为人类具有趋向成长的机能，创伤后成长是人类自然和本能性的趋向。同时，个体创伤前的信念和创伤后的巨大反差可能给创伤后成长带来巨大增长潜力，直到这种反差通过同化或顺应被消除为止。

Park（2010）提出了压力情景下建构的整合模型。她认为意义主要有两种类型：普遍意义和情境意义。普遍意义主要指个体的一般定向系统，如信念和目标；情境意义主要指具体情境下的意义。当普遍意义和情境意义产生分歧时，可以促进意义的建构。

两种理论均将成长适应看作是个体实际的成长而非个体主观感知到的，并没有将实际的成长从创伤的成长中区分开。相比之下，Taylor 和 Armor（1996）提出的认知适应模型更具实际意义。他们认为创伤性事件后的积极反应可能是一种暂时性的现象，这种现象可以缓解个体面对创伤和应激时的压力。因此，须从不同的视角看待个体，个体是适应的和自我保护的有机体，成功的适应在很大程度上依赖于个体保持和修饰幻想的能力，这种能力对解决当下遇到的困难和对抗未来遇到的困难有很大的促进作用。

另外，PTG 模型是一个综合性的创伤治疗模型，整合了不同心理疗法包括精神分析疗法、叙事疗法、认知行为疗法、荣格精神分析心理治疗、存在主义治疗和问题聚焦型治疗，形成了一个全面、易实施、针对创伤相关的行为健康状况的简洁治疗模型。

以人格为例，PTG 的整合模型（L. Calhoun，2006）和人格的五因素模型（Costa &

McCrae，1985）都认为人格是影响个体心理反应的重要条件，不同人格特征的人在面对创伤时，对创伤的认知和评价、所采取的应对方式不同，从而导致他们出现不同的心理反应。高控制感的个体能够掌控自己所处的环境，采用有效的应对方式来处理创伤及其后果，从而减少个体的消极心理反应，促进积极的心理变化（Wrosch & Schulz，2008）。也就是说，复原力和控制感可能在创伤暴露对创伤后心理反应的影响过程中起着调节作用。

从上面的讨论我们可以看出，调节效应可以很好地解释创伤后出现积极或消极结果的可能性。同时，我们也可以更深入地理解创伤后人群的一系列心理反应。对于创伤后的认知反应，不同的理论有不同的解释。破碎世界假设、PTG 的整合模型、创伤后应激的心理社会模型等认知理论强调，创伤经历之前，人们对世界具有稳定的假设、核心信念、心理模式，个体能够利用这些稳定的心理模式来有效地处理日常生活事件（Janoff-Bulman，1989）。然而，在经历创伤事件后，创伤事件挑战了个体已有的信念，甚至对已有信念的怀疑和否定，使个体产生消极的世界假设，并可能由此引发个体对事件的消极认知反应，导致包括 PTSD 在内的消极身心反应结果。

在经历创伤事件后，个体可能会反复地思考和回想所经历的事情，一般被称为反刍，它包括积极和消极两个方面。根据 PTG 的整合理论，侵入性反刍会为主动性反刍提供线索，从而促进主动反刍的发生（Calhoun，2006）。该理论还强调了社会支持在这个过程中的调节作用，认为社会支持调节着个体因素特别是认知因素对创伤后心理反应的作用。有研究认为，社会支持构筑而成的团体环境是个体创伤后成长得以发生的前提，因为它为创伤经历者提供了一个可以交流观点、获得新的思想和信念以及共享创伤体验的平台，而这些都有利于当事人认知图式的重构和适应。

PTG 的整合模型强调了创伤暴露后个体的认知和社会因素在 PTG 的发生发展中所起的作用，但忽视了情绪因素的影响，而积极情绪有可能对创伤修复有着重要作用。Nelson（2009）在此基础上提出了积极情绪的拓展建构理论。他认为积极情绪可以拓展人们的思维和行动，帮助个体建立持久性的生理、心理和社会资源，有助于减少创伤后的消极心理反应，促进个体的成长。该理论还突出强调了感恩的作用，认为感恩是一种积极情绪特质，可以改善人际关系的质量，增加对自我、他人和世界的积极评价。

总之，情感—认知理论认为创伤后成长或者适应是个体挑战信念的结果；整合模型则强调个体面临压力情景时的意义建构，从而产生了心理上的积极改变；认知适应模型则认为创伤后的积极改变也许是暂时的；PTG 模型从另一个角度解读，认为应当以重视如何提高创伤后成长的水平来减少创伤后应激障碍，促进人的身心健康。

三、心理抗逆力的相关理论

已有的研究使我们了解到了很多与心理弹性有关或者影响心理弹性的因素，对这些研究结果进行整合则需要理论模型的建立。在心理弹性发展过程中，较为突出的研究应当是心理弹性理论的建构，该研究为弹性的干预提供了理论依据。研究者认为应该建立心理弹性模型来解释其发生的作用机制和影响因素，这样可以为日后的临床干预提供直接的手段。根据心理弹性的作用特点和影响因素，大致可分为个体相关和环境相关的心理弹性模型，以下为几种具有代表性的模型。

（一）个体相关心理弹性模型

此类模型最初起源于 1985 年 Germezy 的三种理论模型：补偿模型（the compensatory model）、接种模型（the inoculation model）和保护因素模型（the protective factor model）。补偿模型以保护因素为主要影响因素，涉及保护性因素对结果的直接影响作用，与危险因素之间没有交互作用。接种模型中，将危险因素视为主要因素，认为危险因素与结果间存在曲线关系：若危险因素的强度没有超过一定限度，则被视作一种挑战，可以在适当的压力水平下，增强个体克服逆境的心理能力；若危险因素超过一定限度，使个体处在高压环境下，心理能力就会下降。保护因素模型则是考虑了保护因素与危险因素的交互作用，认为保护因素起着调节和降低危险因素产生消极结果的可能性（Garmezy，1985）。

此后，研究者将危险因素、保护因素、结果之间的关系逐渐内隐化，转而突出个体与三者之间的动态作用。其中，最有代表性的是 Kumpfer（2002）提出的弹性模型框架。该框架主要包括三个方面的内容：一是作为前提条件的外部环境，包括家庭、学校、社区、文化等；二是个体内部特征，包括认知、情绪、精神、身体及行为；三是应激事件后，对个体、外部环境、结果之间起中介作用的动态机制以及心理弹性的结果。在此阶段，环境在心理弹性模型中的作用已现雏形。

大多数心理弹性理论均只针对特定人群，如老年人、运动员等，研究者们迫切地想找到一个能够适应不同人群和压力情景的理论，由 Richardson 提出了另一个弹性模型。在这个理论模型中，强调身心受到内外部各种因素的联合作用后，会处于一个暂时平衡的状态。这个模型认为，在面对生活刺激（如结婚、失业）时，原本处于"身心精神平衡状态"的个体为了继续维持平衡，就会调动起诸多的保护性因素与生活刺激相抵抗。当危险性因素处于优势地位时，就会产生系统失调，此时个体处于失衡状态，从而导致：（1）心理弹性重组，该组的个体在经历创伤或者不利环境后，经过各方面的调整，生物精神系统不仅恢复到原来的水平，且在此基础上有所提高，达到更加稳定有利的水平；（2）回归性重组，个体在经历不幸后，其生理心理均恢复到原来的水平；（3）缺失性重组，个体在为达到新的平衡，放弃了原先自己的信念或者理想等；（4）适应不良组，个体在经历创伤或者不幸后，通过一些危险性行为如过度饮酒、吸食毒品等来应对生活中遇到的形形色色的问题（Richardson，2002）。虽然很多学者支持该弹性模型，但仍存在以下几个方面的缺陷：首先，该模型将心理弹性理解为一种应对过程，被视为成功应对压力的能力，而这两者确实是不一样的概念，不可混淆；其次，这是一个线性的模型，当个体经历多重的灾难或者创伤事件叠加时，这样的模型就无法解释；最后，此模型没有很好地提到元认知或者情绪是如何在其中起作用的。我们知道情绪和认知对于个体的发展有着极为重要的不可忽视的作用。

　　以上模型主要在于阐释不同的应激状态下心理弹性对个体的作用机制。现如今越来越多的研究者集中考虑从更加微观细化的角度来探究个体因素对心理弹性的作用，这样可以为特殊人群（如创伤人群、疾病人群等）提供有针对性和具体化的模型，帮助此类群体增强心理弹性，更好地面对遇到的应激或其他创伤事件。Kent 等人在对退伍军人的心理弹性研究中认为，积极情感及社会支持可增强心理弹性（Kent，Davis，Stark，& Stewart，2011）。

（二）环境相关心理弹性模型

　　研究者在提出个体因素后，考虑环境因素对人的成长作用尤其突出，因此考虑将其纳入模型中。环境因素可包括家庭、社区、学校等，同时也有学者提出社区弹性等概念。

　　Froma Walsh 的家庭弹性模型指出，家庭在个体建立心理弹性中有着极其重要且无法取代的作用。家庭弹性理论（Family Resilience Theory）即被用来解释一个家庭的许多不同子系统的过程，并使得系统间互相联系来帮助克服家庭的问题和压力。家庭中的成员的支持等因素直接影响个体在遇到创伤后的反应和后续的康复。家庭在心理弹性发展过程中有三大功能领域：（1）家庭信仰系统；（2）组织模式；（3）沟通模式（Walsh，2015）。Mykota 提出社区弹性的概念模型，他们研究儿童和青少年如何受到邻居影响，认为某些矛盾性的负面事件（如失业、贫穷、教育制度等）影响深远，容易导致儿童和青少年消极的发展结果（Mykota & Muhajarine，2005）。

　　社区弹性是在创造和加强个体、家庭、组织和生态系统来有效抵制和应对压力、威胁、危险和突发事件的过程中建立起来的。Doron（2005）在戈兰高地面临迁移的威胁时建立了一个社区弹性模型，该弹性模型强调了西方民主社会公民的责任，包括七个成分：归属感、状况的控制、应用积极挑战的能力和区别轻重缓急的能力、维持积极的看法、学习相关的技能和技术、有强烈的价值和信仰、不同形式的社区支持。该弹性模型强调，社区干预工作应该增强社区弹性的成分来帮助社区更好地面对未来和接受过去。

（三）心理弹性的层次模型

　　心理弹性可能不是简单意义上的完美状态，可能具有层次性，这是该理论重点关注的，它的作用在于当前危机情景的适应意义。Hunter 曾做了一个关于心理弹性的访谈研究，研究对象是职业学校中经常被认定为品行不端（如旷课 / 物质滥用等）的学生。这些学生在描述自己的经历时，将心理弹性归纳为三个方面：第一是不与他人交往（因为周围的人都不可信任）；第二是离群索居（因为没有社会支持或者社会支持系统不健全）；第三是情感冷漠（因为痛苦的情感难以承受，莫不如无动于衷）。似乎这三者都是消极的情绪状态，与我们提到的心理弹性相距甚远，但 Hunter 开始思考这个问题，提出心理弹性的层次模型。在他看来，最低层次的心理弹性仅仅具有生存意义，人们通过暴力和情感冷漠来保护自我；中间层面是具有防御作用的，个体为抵制外界不良因素影响自己，拒绝与他人交往，拒绝沟通交流；最高层的心理弹性是健康的、阳光的和积极向上的，在处理生活中遇到的种种困难和失望时，个体会寻求社会支持系统的帮助，搜索一切资源来帮助自己处理所遇到的压力和障碍，获得成长（Hunter & Chandler，1999）。因此，处于前两个层次的人在成年之后，往往会出现心理适应不良，甚至是心理疾病。这种层次模型可以解释为什么在 Luthar 的研究中发现"高心理弹性"儿童反而比其他儿童（能力强但没有经历逆境的儿童）更沮丧、更焦虑（Luthar，1991）。

（四）生态系统理论

Bronfenbrenner 与 Ceci（1994）认为，应当在更广泛的社会背景下来研究和解释个体因素对不利处境中个体发展的影响。心理弹性的发展是通过个体和其所在的生态环境的相互作用，包括其父母、亲戚和朋友等，即所谓的"微系统"。这与前面提到的社会支持系统的作用不谋而合了。这些因素的相互作用会直接影响到个体采取行动，甚至通过影响个体的情绪进而最终影响个体的发展。当然，除了"微系统"外，政府、宗教、社区、政策等这些外部因素即"宏系统"也会与"微系统"形成交互，对个体行为产生一定影响。

众多研究者尽力地从各个角度全方面地展示和解析心理弹性如何影响人的发展，试图对发展的机制做出理论性的描述，使我们能从不同的角度研究心理弹性。当然在研究中也存在一些不足，如对于一般群体关注较少，更偏向于特殊人群等。因此，以后应全范围、多层次、深入地研究，从而更好地服务于人和社会的健康良好发展。

第二节　影响心理抗逆力的个体因素研究

一、影响心理抗逆力的人口学因素

（一）年龄

一般认为年龄与心理弹性成正相关。Costanzo 等研究认为，癌症老年存活者比年轻存活者更容易表现出社会适应能力（Costanzo，Ryff，& Singer，2009），说明在一定程度上年龄可增强个体的心理弹性。Cohen 等对 92 名结直肠癌患者的研究表明，年长的癌症患者有较低的情绪困扰和较高的心理弹性（Cohen，Bazilansky，& Beny，2014）。孔田甜（2013）对遭遇创伤（包括癌症）的 549 名患者的调查发现，随着年龄的增长，心理弹性显著提高。原因可能是年轻人不如中老年人阅历丰富，遇事情绪不稳定。另外一些研究认为，年龄与心理弹性无关（Schumacher，Sauerland，Silling，Berdel，& Stelljes，2014）。

（二）性别

男性的性格刚毅，心理弹性要高于女性。Friborg 等的研究指出，个体的心理弹性与性别有关，并认为，在逆境中女性虽比男性更容易获得社会支持，但男性通常比女性更坚强，因此男性的心理弹性更好（Friborg，Hjemdal，Rosenvinge，& Martinussen，2010）。赵雯雯等的研究显示，女癌症患者的心理弹性水平明显低于男性患者，可能与其所承担的家庭角色、社会角色带来的压力有关（赵雯雯，郑珊红，张爱华，2015）。一篇对骨癌存活者的研究表明，男性存活者心理弹性水平更高（Teall，Barrera，Barr，Silva，& Greenberg，2013）。郑晓倩对肿瘤放化疗患者的研究也证实了这点（郑晓倩，2013）。

（三）文化程度

多数研究认为，文化程度越高的个体，心理弹性越好。研究表明，妇科癌症患者的心理弹性随着文化程度的提高而增高。在心理弹性总分、坚韧性及力量因子上，小学文化程度患者的心理弹性显著低于大专文化程度的患者（陈露露，2012）。郑晓倩对肿瘤放化疗患者的调查表明，控制疾病的严重程度后，受教育程度越高，患者心理弹性越好（郑晓倩，2013）。然而，有研究认为，遭遇创伤后的个体，文化程度对心理弹性的影响无统计学差异，且高中及以下学历人群的心理弹性略高于大专及以上学历人群（孔田甜，2013；张新彩，范秀珍，李莹，2013）。

（四）婚姻状况

Lamond 等的研究发现，离婚妇女的心理弹性水平较低（Lamond et al.，2008），可能与缺乏伴侣支持有关。另一篇文章指出，不同婚姻状况的患者只在心理弹性个人强度分量表上的得分差异有统计学意义，且已婚 > 未婚 > 其他（离异、丧偶）（孔田甜，2013）。而Connor 等研究认为，婚姻状况对心理弹性没有影响（Connor & Davidson，2003）。

（五）人际关系

心理弹性与他人的合作交流（Kim，Lee，& Lee，2013）有显著关系，乐观开朗、乐于交流的老年人，其心理素质优于抑郁、孤僻的老年人（Davis et al.，2013）。刘彦慧等人研究发现了老年人与子女、亲戚、朋友、邻居的交流次数与其心理弹性呈正相关，子女居住在本地的老年人的心理弹性得分高于子女在外地居住的老年人（刘彦慧，王媛婕，高佳，廖瑞雪，2015）。

（六）经济状况

一项对社区老年人的研究显示，老年人的经济状况与心理弹性呈正相关（刘彦慧等，2015）。这可能是因为老年人自身经济状况较好，能够有效地应对生活中的各种不利情境，且自主性较高，后顾之忧减少，有助于老年人的身心健康（于淼，2008）。而经济状况较差的老年人，会感觉到自身给家庭带来了较大的压力，从而容易产生自卑和消极的心理，进而影响了老年人的健康（刘素青，2011）。赵雯雯等研究也发现，家庭收入低的患者，其心理弹性水平显著低于收入高的患者（赵雯雯等，2015）。

（七）信仰

Peed 认为创伤可促使个体寻求精神支持，信仰能使个体有信心直面困难，因此它是心理弹性的重要影响因素（Peed，2010）。Onwukwe 的研究也表明，积极的宗教信仰与创伤患者的心理弹性呈显著正相关（Onwukwe，2010）。而国内研究中，赵雯雯等考察了癌症患者与信仰的关系，结果显示有信仰的癌症患者的心理弹性水平显著高于无信仰患者（赵雯雯等，2015）。

（八）医保状况

研究表明，不同医保状态下妇科恶性肿瘤患者的心理弹性得分有统计学差异，由高到低依次为商业保险、职工医保、新农合、无保险（陈露露，2012）。而另一篇研究未发现医疗费用支付方式对心理弹性的影响（张新彩等，2013）。

（九）特殊群体的心理弹性

Schumacher 等对接受异体造血干细胞移植患者的研究表明，时间跨度对心理弹性有影响（Schumacher et al.，2014）。接受移植 3～4 年后患者的心理弹性水平低于接受 1～2年后和 5～6 年后。黄昆等对乳腺癌术后化疗患者的调查表明，在化疗初期，患者心理弹性更差（黄昆，徐勤，蒋明，王蓓，2013）。病程长的患者，住院次数增多，面对不良应激表现出了积极的心理适应（Green et al.，1991）。

癌症是一种严重威胁生命的疾病，无论对个体还是家庭而言，都是重大的负性生活事件。对癌症患者的多数研究表明，其心理弹性较差。Smorti 研究了 32 名 11～22 岁患骨肉瘤的青少年和 48 名健康青少年的心理弹性状况，结果表明，患癌症的青少年心理弹性更差，并且更多地采用回避的应对方式（Smorti，2012）。陈露露等采用 CD-RISC 对妇科恶性肿瘤患者的研究发现，其心理弹性普遍较差（陈露露，2012），低于于肖楠（于肖楠和张建新，2005）等报道的中国社区人群。黄昆等对乳腺癌术后化疗患者的研究表明，其心理弹性水平较低（黄昆等，2013），原因可能是癌症对患者来说是一次重大的心理创伤，有些患者会产生焦虑、抑郁、恐惧等心理问题，从而影响患者对疾病的适应，导致其心理弹性不佳（Chen，Chen，Wong，2014）。也有研究表明，癌症患者相对于一般人群而言，心理弹性较好（Costanzo et al.，2009）。Schumacher 等采用 RS-25 对接受异体造血干细胞移植后患者的调查表明，这些患者的心理弹性水平要稍微高于德国人群的标准（Schumacher et al.，2014）。可能是因为只有处于缓解期的患者参与了此研究，代表了大部分的癌症存活者，这些患者不得不调动自身的各种资源，调整心态来应对移植后复杂治疗的挑战。李莹对妇科恶性肿瘤患者心理弹性的研究也得出一致的结论（李莹，2012）。然而这些研究大多数是横向研究，时间点单一，样本量和研究人群特点均不一样，不如纵向研究更能揭示心理弹性的动态变化（张婷，李惠萍，杨娅娟，苏丹，王德斌，2014）。

有研究发现，老年人的孤独感与心理弹性呈负相关（Zebhauser et al.，2014）。心理弹性在克服孤独等不良心理问题方面起着重要作用（姚桂英，刘予玲，李树雯，梁文娟，2013），老年人的成功老龄化及身体健康也与之有显著联系（Jeste et al.，2013）。刘彦慧等人用自编老年人心理弹性量表考察社区老年人的心理弹性状况及相关影响因素，结果显示我国老年人心理弹性处于中间水平，有八成以上的老年人适应状况良好（刘彦慧等，2015）。国内有研究考察了老年人心理弹性、领悟社会支持与抑郁的关系，结果显示心理弹性和社会支持是老年抑郁的重要保护因素（张阔，张秉楠，吴捷，2013）。谢丽琴等人的研究显示老年人怀旧功能与心理弹性之间呈正相关（谢丽琴，邓云龙，周俊，2014）。此外，有研究表明，与无精神寄托的老年人相比，有精神寄托的老年人在面对负性生活事件时，其有更低的抑郁水平（Rammohan，Rao & Subbakrishna，2002）。

二、影响心理抗逆力的气质与人格特征

研究者认为，虽然较低的社会经济地位能够带来个体发展环境的变化，但是个体并不是被动地受到环境的影响。在心理抗逆力的研究中，一个重要的理论观点就是：不利环境并不必然导致个体的发展不良，个体仍有机会保持正常的发展，并且其发展水平甚至会超出正常个体的发展水平。这一观点引出了心理抗逆力研究中的另一重要术语，即保护性因素。它指的是能减轻个体在不利处境中受到的消极影响，促使个体心理抗逆力发展的因素。它与危险性因素是相对的。我们可以从两个方面来理解保护性因素的内涵（Magnusson & Stattin，1998）：第一，它是指那些使来自危险环境中的个体避免出现后期不良适应性结果的因素；第二，它是指那些能够打破个体已经出现的不良发展进程，并引导其进入积极发展进程的因素。

在对危险性因素的研究中，个体的气质特征与心理抗逆力之间的关系得到了广泛关注。气质特征是个体神经活动类型的表现。系列研究发现，行为抑制气质与心理抗逆力有密切关系，是多种心理危机的共同心理基础。研究还发现，行为抑制气质不仅与个体的焦虑有关，而且与其家族的焦虑障碍有关，这可作为焦虑易感标记或者预测信号（Biederman et al.，2001）；Axelson 和 Birmaher 认为幼时行为抑制气质的儿童更可能产生抑郁，尤其是起病于青少年期的抑郁（Axelson & Birmaher，2001）。Gladstone 等人的一项研究也发现儿童早期的行为抑制气质和其后的抑郁显著相关（Gladstone & Parker，2006）。Muris 等在研究儿童情绪发展变化的过程中，提出了行为抑制气质—焦虑—抑郁的模型（Muris，Merchelbach，Schmidt，Gadet & Bogie，2001）。Bramsen 等也报道行为抑制是创伤后应激障碍的预测因素（Bramsen，Dirkzwager，van der Ploeg，2000）。因此，行为抑制气质有可能是心理危机发生的共同基础。研究心理抗逆力的发生发展与心理危机的即时监控需要考虑行为抑制气质。

目前，气质乐观在大量研究中被认为是心理抗逆力的重要保护性因素（曾守锤和李其维，2003）。气质乐观是一种稳定的人格特质，高气质乐观的个体在各种情境下都会对未来保持稳定的正性期待。先前研究也表明，气质乐观与人们的正性情绪和生活满意度均

呈现出显著的正相关，而与负性情绪呈现出显著的负相关，并且这种相关关系在不同文化背景与不同研究群体间呈现出高度的一致性（李海垒和张文新，2006；刘取芝和吴远，2005；于肖楠和张建新，2007）。Werner（1993）进行了一项历时 20 多年的纵向研究，该研究的样本是 2 岁之前经历 4 种或更多高危事件的儿童，主要考察他们在儿童中期和青少年期的发展状况。结果发现，有将近 1/3 的儿童发展状况良好，表现出较高的心理抗逆力，其中一个重要的影响因素就是儿童的积极气质。Smith 和 Prior（1995）等人调查了 81 名学龄儿童的心理抗逆力，结果发现，在所有的预测因素中，教师评估的积极气质（例如：较低的情绪活动性、较高的社会参与性）能有效地区分儿童的抗逆力。Kim-cohen 等人对经历饥荒的儿童进行心理抗逆力的研究，发现随和的气质（指儿童与外界新奇事物及陌生成人交往时的信心与热心）有助于儿童的积极适应（Kim-Cohen, Moffitt, Caspi, & Taylor, 2010）。Jeanne 等人调查了学前儿童的气质及心理抗逆力的关系，结果发现，高冲突型家庭中难养型气质的儿童表现出了较多的内外化问题，而容易型儿童不管家庭冲突程度的高低，都表现出较少的问题。气质性的因素在区分高、低抗逆力个体时很重要。高抗逆力的个体能够较好地根据环境的需求来调节他们的情绪以及行为，表现出了较强的情感控制能力，更能够以问题为中心，能够坚持他们的兴趣及活动。

心理抗逆力的产生具有一定的人格基础，抗逆力高的个体往往更乐观，对未来充满希望，具有探索精神（聂玉梅，易春涛，田文栋，方辉，钟丽霞，2016）。人格特征与心理健康有着密切关系。大量研究表明，人格特征作为应对心理危机的重要心理资源，有着跨情景的稳定性和倾向性，如神经质是心理危机的易感因素，而宜人性、外倾型、责任感等是心理危机的保护性因素（Borschmann et al.，2014；Goodman，Edwards，& Chung，2014；Tanji et al.，2014）。依据 Block 的观点，心理抗逆力是一种人格特征（Block & Kremen，1996），心理抗逆力和人格中的好社交、情绪稳定性、责任心、主动性、自信心、积极的自我肯定、热情和乐观等存在正相关关系，与情绪波动性、焦虑、紧张和人际敌意等呈负相关。神经质和外向性对心理弹性有显著的预测作用，而责任心则通过应对方式对心理弹性产生影响（Borschmann et al.，2014；Goodman，Edwards，& Chung，2014；Tanji et al.，2014）。心理抗逆力和良好的人格特征是个体面对危机事件时能够产生适当行为的保障。鉴于心理抗逆力与人格因素密切相关，研究心理抗逆力与心理危机的监控需要考察人格特征的作用。

当前，心理抗逆力研究中所隐含的理论观点为实施危机干预提供了重要启示：不仅要关注影响心理危机个体心理状况的危险性因素，还要关注能够促进处于心理危机状况下的个体的保护性因素；在确定保护性因素的同时，还要进一步探讨保护的机制，即对"如何导致高危个体危险性的降低"这一因素进行解答；此外，发现某种气质类型的个体在特定的发展结果上是否更受益于某种保护性因素，或发现心理危机的发生可能具有的群体的特定性，具有重要意义。

三、影响心理抗逆力的认知层面因素

认知调节对心理弹性具有补偿和调节作用，能对负性生活事件进行积极的认知再评价是保持心理弹性的重要原因，成功战胜逆境的个体常能从这种痛苦的经历中发现意义（Haeffel & Grigorenko，2007）。Byrne 认为是儿童本身的认知特征决定了他们对应激的反应过强，负性生活事件仅仅是在易感气质基础上起了促发作用（Byrne，1984）。认知偏向通常被认为是一种对刺激的加工偏向，包括注意、解释、记忆等方面。已有研究者发现，心理抗逆力高的个体，认知的灵活性也普遍较高（Bonanno，2004）。目前，已有研究发现高、低心理弹性组大学生之间存在认知偏向的差异（彭李，2012），高心理弹性组在正性情绪和认知重评上的得分显著高于低心理弹性组，而在负性情绪和表达抑制方面的得分要显著低于低心理弹性组。行为学实验的结果也证实了上述结果。心理弹性高的个体更倾向于关注正性的情绪刺激，而心理弹性低的个体则容易忽视正性的情绪刺激，表现出对负性情绪刺激的偏向特点。

Dalgleish 等人的研究进一步发现，焦虑、抑郁、PTSD 等不同的心理危机状态有不同的认知偏倚模式（Dalgleish，Moradi，Taghavi，Neshat-Doost，& Yule，2003），负性生活事件通过不同的认知偏倚模式促发不同的负性情绪。Abramson 的抑郁无望理论（depression hopelessness）认为对事物消极的解释和归因是焦虑抑郁的原因（Alloy，Abramson，Matalsky，Hartlage，1988）。对于有负性认知易感性的个体，负性情感和负性认知相互作用，会使得负性情感持续存在，从而导致障碍的发生或复发（J. M. Smith，Alloy，Abramson，2006）。Mathews 和 MacLeod（2002）发现抑郁症病人正性情绪较少，负性情绪较多，抑郁症患者的快感缺失与其负性认知偏向有关。另外，有研究发现惊恐障碍患者对威胁性信息存在认知偏向，包括对威胁性信息的优先注意、对模糊信息进行灾难化解释、对负性信息的记忆更容易保持和提取等（安献丽和郑希耕，2008），这就会促使焦虑倾向的个体更易发生惊恐障碍，也是惊恐障碍形成和保持的关键因素。李芳等人（2009）研究发现，高兴情绪组的学生对正性材料的记忆成绩高于负性材料，相反，悲伤情绪组对负性材料的记忆成绩更好。对于情绪障碍患者来说，相对于愉悦的表情或者表现愉快生活的情境，负性的信息更能够吸引其注意，并占用更多的心理资源（郭军锋和罗跃嘉，2007）。

认知偏向与个体的应激水平也紧密相关。研究发现，急性应激会显著损害人们从威胁和中性刺激上解除注意的能力，增强个体对威胁刺激的加工（罗禹，2014）。Telman 等（Telman，Holmes，Lau，2013）通过训练个体的积极解释偏向，有效地改善了其焦虑情绪状态以及对应激情境的评价。心理应激水平与负性认知偏向显著正相关（Chaby，Cavigelli，White，Wang，Braithwaite，2013），即个体认知偏向越消极，负面情绪越多，他们就越难关注事物美好的一面，忽视自身存在的优势，往往表现出更多的消极情绪体验，其心理应激水平也会越高。与此同时，心理应激水平与心理弹性和正性认知偏向显著负相关，表明心理弹性、积极认知偏向与情绪体验对心理应激所产生的一些负面效应具有一定的缓冲作用，有助于缓减个体的心理应激水平（徐媛媛等，2015）。

20 世纪 60 年代，Lazarus 提出了应激的认知评价（cognitive appraisal）理论。该理论认为，刺激情境或事件本身并不能直接决定个体的情绪或行为反应，个体对事件的认知是最为关键的，认知评价在应激与反应间起到了重要的作用（Lazarus，1966）。换言之，个体的情绪和行为反应，并不是个体对某一刺激情境简单的、反射性的反应，而是个体从自身的角度出发，对经历事件的性质、与自身的利害关系以及是否具有解决问题的能力做出评估。应激作用是一个持续过程，在此过程中个体不断从外部环境中获得新的信息并做出评价。因此，对于影响个体抗逆系统的充分理解，不仅要认识个体所面对的危机事件与个体的气质、人格特征，还要认识个体评价这些事件的方式（Chen，Langer，Raphaelson，& Matthews，2004）。由此可以看出，个体对危机事件的认知评价也可能是影响个体抗逆力的重要因素。根据 Lazarus 的理论，应激的反应是发生在对应激做出具有危害性评价之后，不是所有的应激源都会引起个体的应激反应。个体认知类型的差别，比如评价的方式、程度或风格的不同，都会对应激反应产生不同程度的影响，认知评价也会影响个体应对策略的选择。Mrazek 提出了心理弹性的认知评价理论，他认为压力的作用受到个体对环境评价的影响，个体会将压力体验赋予新的意义并将其融合到信念系统中（Medsker，Williams，Holahan，1994）。国内外大量研究也表明，压力情景下，个体的心理弹性与认知评价具有高相关性。Werner 和 Smith（1992）的研究显示，高心理弹性者会把逆境看作是生活中自然发生的状态，并将应激事件赋予成长的意义，而不会将其看成对自身能力或价值的威胁。研究发现，高心理弹性的个体具有较高的同理心和积极的自我图式，并会表现出较多的亲社会行为且对未来充满希望。当面对应激反应时，此类评价方式有助于个体做出积极的反应。郝振和崔丽娟（2007）对留守儿童的归因进行研究，研究结果发现，与低心理弹性儿童相比，高心理弹性的儿童更多地使用内控归因，内控归因对身处留守困境的儿童具有保护作用。因此，避免消极的认知评价方式，可以帮助个体改善遭遇挫折或困境后的压力感受，积极的认知评价方式可以调节个体的困扰程度。

以往的研究表明了人在心理危机状态下与正常人存在认知偏向、认知评价方式及归因方式的差异。社会认知是心理弹性的重要影响因素，认知变革常常意味着增强了对不良环境的适应，是心理弹性发展的标志（Tebes，Irish，Vasquez，Perkins，2004）。具有高心理弹性的个体，在遇到挫折时能够合理地认知，善于调节自己的情绪，灵活地使用不同的应对策略，表现出较高的心理健康水平。而心理弹性较低的个体，在应激情形下，不能灵活有效地应对外部环境的变化，不善于调节负性情绪，因此容易出现负性的心理反应。探讨心理弹性与心理抗逆力的发展，构建心理危机即时监控系统，需要考察个体的认知风格。

四、影响心理抗逆力的情感层面因素

学界很早就进行了情感对心理抗逆力影响的研究：一方面，研究个体情感特质对心理抗逆力的影响；另一方面，研究家庭和社会提供的情感支持对个体的重要性。逆境可以导致个体积极情绪体验下降，消极情绪体验上升，从而影响个体的心理抗逆力；心理抗逆力水平低，又会导致负性的情绪体验。情绪和心理抗逆力的相关关系已经非常明确，然而两者间相互作用的机制还在不断研究中。

（一）环境—个体模型下的情感因素

Kumpfer 从心理抗逆力产生的起点、过程到结果进行了探讨，并对心理抗逆力运作机制做出详细分析，提出环境—个体模型（Kumpfer，1999）。模型主要分为三部分，包括心理抗逆力的起点、过程和结果，如图 3-1 所示。

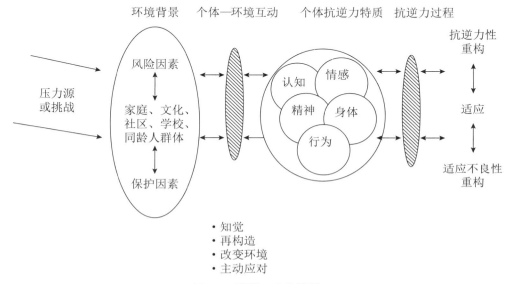

图 3-1　环境—个体模型

心理抗逆力的起点是压力源或挑战，可能是长期的处境不利，也可能是重大应激事件。这种刺激使个体的平衡状态被打破。有的学者认为，心理抗逆力过程可以看作两个阶段（以图中的两个阴影状椭圆为界）。前心理抗逆力过程是个体与环境的互动过程，后心理抗逆力过程是心理抗逆力发挥作用的过程。心理抗逆力结果有三种：心理抗逆力性重构，标志着个体达到一种更高的心理抗逆力水平；适应，指回到压力或挑战发生之前的状态，能维持生活；适应不良性重构，指个体的心理抗逆力水平停留在一个较低的状态。

这个模型的重点应该是心理抗逆力过程。心理抗逆力过程的两个阶段彼此联系，共同发挥作用，这是决定个体在遭遇逆境后最终获得什么结果的关键部分。一定程度上，个体对心理抗逆力过程是可以控制的，某些因素的改变可能会提高个体的心理抗逆力，从而使个体达到重构或适应的结果。前心理抗逆力过程是当压力源或挑战来临时，环境因素与个体心理抗逆力特质之间相互影响，心理抗逆力通过二者的互动过程运作。此过程称为个体—环境互动过程。在这个过程中，个体受环境因素和特质因素影响，内在心理抗逆力特质与环境直接发生作用。它包括精神方面、认知方面、行为方面、情感方面和身体方面。在此，情感方面的能力主要包括幸福感、情绪管理技巧、自尊修复能力、幽默感等。在这个过程中，个体会对自己深处的环境进行选择或改造，从而更好地利用环境中的保护性因素。在无法选择和改造社会环境时，个体只能通过在环境中寻找积极因素来减少风险因素的影响。后心理抗逆力过程关注个体心理抗逆力特质与最终结果的关系。如果个体与环境之间积极互动，则形成正向心理抗逆力结果；反之，则形成负向的心理抗逆力。

（二）影响心理抗逆力的情感因素

个体的情感包括很多方面，例如积极情绪和负性情绪、情绪调节能力，对个体心理抗逆力的形成有一定的作用。

1. 积极情绪和负性情绪

双重加工理论认为体验积极情绪与摆脱负性情绪是两种主要的个人情绪活动。心理抗逆力水平较高的个体能够持久地体验积极情绪，并能更快地摆脱负性情绪的困扰。积极情绪和消极情绪在认知和心理活动中起着截然相反的作用：消极情绪通常会窄化人们的认知行为能力，如害怕使人逃跑，愤怒使人攻击，厌恶则使人做出驱逐的行动；处于积极情绪状态的个体其思维更开阔，更容易发现事件所蕴含的积极意义，有更强的适应环境的动机和能力，给个体带来积极结果，增强人们的心理适应性。

积极情绪在心理抗逆力对压力适应中起中介作用，这说明心理抗逆力对压力适应积极作用背后的机制是积极情绪。高心理抗逆力个体的特质之一就是自身能够运用积极情绪面对问题（Masten，2001；Werner & Smith，1992；Wolin & Wolin，1993）。一项国外的研究指出，积极情绪表现为帮助高心理抗逆力个体建立面对巨大创伤时所必需的心理资源（Fredrickson，2001）。灾难后，高心理抗逆力的个体在积极情绪的作用下增进了个人资源，促进了适应（Fredrickson，Tugade，Waugh & Larkin，2003），说明积极情绪有助于应激后心理抗逆力的复原和提高，帮助个体恢复心理健康。国内针对地震灾区青少年的心理抗逆力调查显示，体验积极情绪的能力是个体心理抗逆力的重要影响因素（郑裕鸿，2011）。

面临压力源和应激事件，个体往往会出现负性情绪，包括失望、痛苦、紧张、焦虑、悲伤、抑郁、恐惧、愤怒等。国内外关于负性情绪与心理抗逆力的研究较多。一方面，研究结果表明抑郁、焦虑与心理抗逆力呈负相关，即个体焦虑或抑郁水平越高，心理抗逆力水平越低，遭遇压力源和应激事件时越难恢复心理健康；另一方面，心理抗逆力水平较高的个体会出现较少的抑郁、焦虑等负性情绪和精神疾病情况。心理抗逆力可以使个体避免负性情绪的伤害，达到更好的适应，而容易体验负性情绪的个体，心理抗逆力水平一般较低。

学界重视抑郁和焦虑对心理抗逆力的影响。国外学者认为抑郁与焦虑情绪与心理抗逆力呈负相关关系。国内的研究表明，抑郁和焦虑可以认为是个体自我调适的失败。焦虑和抑郁同属于情绪障碍。儿童焦虑和抑郁在临床症状上有许多相似之处，有同源的"负性情感"，即恐惧、悲哀、容易被激怒、内疚的心境，有同源的"负性认知方式"，如常将适应环境的失败原因归咎于自己，从消极方面推测事情的结果，都有易疲劳、注意力不集中、睡眠障碍等症状（范方，2008）。

2. 情绪调节能力

情绪调节能力也被认为是调节心理抗逆力和帮助个体适应的有利因素。《青少年心理抗逆力量表》中就有情绪调节能力维度，该量表的三个维度分别是对新事物的追求、情绪调节能力、积极的未来取向（Oshio，2003）。据此可知，情绪调节能力是个体心理抗逆力的重要部分，对心理抗逆力的形成有重要影响。高水平心理抗逆力的个体通过无意识或有意识的情绪调节过程，能够根据现实情境的需要做出更加恰当的情绪响应。调查发现，在校大学生心理抗逆力水平与情绪调节能力呈显著的正相关，并且心理抗逆力水平较高的大学生更易体验到积极情绪（张佳佳，2011）。

认知情绪调节是指个体为应付内外环境要求及其有关的情绪困扰而做出的认知努力。研究指出，消极认知情绪调节策略与生活事件正相关，与心理抗逆力负相关；积极认知情绪调节策略与生活事件负相关，与心理抗逆力正相关。认知情绪调节对心理抗逆力有预测作用。

五、影响心理抗逆力的行为层面因素

应对策略与心理健康的关系已经成为临床心理学研究的重要内容。积极的应对策略与良好适应和心理健康相关联，而不良的应对策略是情绪障碍和行为问题的原因。研究发现，在应激情景下，选择积极和主动应对的个体比运用回避策略应对者较少发生情绪和行为问题（Compas，Connor-Smith，Saltzman，Thomsen，& Wadsworth，2001），个体的应对技能与其焦虑、抑郁等心理问题以及躯体症状密切相关，并影响其心理社会功能（Holahan & Moos，1991）。大量研究均发现，应对策略是影响心理弹性和心理危机发生的关键因素（Ahern，Ark，& Byers，2008；Freedman，2008）。探究个体的心理抗逆力与心理危机的发生，需要考察个体的应对策略。

助人和利他主义在个体心理抗逆力形成和发展中有特别的意义。助人与利他直接影响行为采择和应激反应的方向与程度，也影响创伤后的心理修复。"二战"中那些在炮击后照顾他人的人较少发生创伤后应激障碍（Rachman，1979）。灾难后幸存者参与救援活动有助于他们克服创伤，也有助于被救助者应对同样的问题。国内对助人和利他主义在心理抗逆力发展及心理危机降低方面的关注不多。研究心理危机监控和心理抗逆力的发展，需要考察个体的助人与利他主义取向。

研究还表明，运动、睡眠等日常作息行为也与心理抗逆力关联。定期的体育锻炼可以防止组织和细胞衰老，从而降低个体患结肠癌、前列腺癌、骨质疏松症、抑郁症及焦虑障碍的风险（Archer，Amato，& Garcia，2016；Archer & Kostrzewa，2015；Arnold，Fletcher，& Daniels，2017）。运动影响了许多与心理、神经化学、神经免疫学等领域的有关因素，这些因素决定了整个生命周期中生物行为的韧性（Annabelle，Caroline，Jean-Jacques，Patrick，& Jérôme，2016；Cechinel et al.，2016）。坚持定期的、有组织的体育锻炼，都有助于身体健康，并能提高心理弹性（Kim et al.，2015）。美国疾病控制和防护中心及美国医学院建议成年人每天至少运动 30 分钟可以保持健康，并提高生活质量（Haskell et al.，2007；Pate et al.，1995）。临床试验进一步表明规律运动能有效抵御疾病，包括身体疾病如心血管疾病（Chen，Fredericson，Matheson，& Phillips，2013），以及精神疾病如抑郁（Dinas，Koutedakis，& Flouris，2011）。此外，系列研究显示，规律运动与良好的行为、认知表现及较低的焦虑障碍密切相关（Dua & Hargreaves，1992；Goodwin，2003；Slaven & Lee，1997），并且有助于长寿（Kujala，Kaprio，Sarna，& Koskenvuo，1998）。然而，运动给人体带来益处的机制尚不清楚。其中的一条途径可能是，运动通过增强个体面对压力时的心理弹性来抵御疾病。剧烈的身体运动可以被当作一个压力源，因为它有着和面临外界威胁时相似的生理活动（Hackney，2006），运动可以提高心率，使血压和皮质醇水平升高。因此，规律运动有益于机体对压力状态更有效地适应。

长时间的睡眠限制或睡眠剥夺会造成许多身体和心理问题，包括情绪障碍及其他心理疾病、新陈代谢综合征、肥胖、糖尿病、心脏病等，同时也会导致更多的冒险行为，造成情绪紊乱，警觉性及认知表现下降等（Basner et al.，2008；Chaput，Després，Bouchard，& Tremblay，2008；Dinges et al.，1997；Kendall，Kautz，Russo，& Killgore，2006；Killgore，Balkin，& Wesensten，2006；Mckenna，Dickinson，Orff，& Drummond，2007；Santhi，Horowitz，Duffy，& Czeisler，2007；Singh，Drake，Roehrs，Hudgel，& Roth，2005；Taheri，Lin，Austin，Young，& Mignot，2004）。此外，在军人群体中，失眠和睡眠不足与高血压、PTSD、抑郁、心境障碍等密切相关（Jenkins et al.，2015；Mysliwiec et al.，2013；Seelig，Jacobson，Smith，& Hooper，2010；Ulmer et al.，2015）。Amber 等人对军人的一项追踪研究中，以白天工作效率、自测健康状况、医疗保健的利用度等作为心理弹性的指标探讨其与睡眠的关系，结果显示，有失眠症状的人心理弹性差，研究虽未考察二者间的作用机制，但揭示出睡眠与心理弹性的倒"U"形关系，即不论睡眠时间过短或过长，其心理弹性均较 7 小时睡眠者差（Seelig et al.，2016）。此外，心理弹性也会对睡眠产生影响。一项关于中国社区成人的睡眠障碍与心理弹性及社会支持的关系的调查结果显示，心理弹性及社会支持具有保护性作用，在这两个变量上得分较高的人群中睡眠障碍率低，同时，心理弹性能缓解感知到的压力对睡眠的负面影响（Liu et al.，2016）。

六、影响心理抗逆力的遗传及生理因素

从遗传学的角度看，个体在处境不利的条件下或遭遇生活事件后，有适应不良和出现心理危机的风险，大多数个体在自我调节机制的作用下，这种适应不良和心理危机的遗传风险没有表达出来。个体有引起适应不良和心理危机的家系遗传基因，也有保护个体不表达出有害基因的弹性适应的基因，这些基因等概率地发挥功能（Garmezy，1974）。Rende 等报告了遗传在心理免疫力中的作用，还阐述了可用以探究遗传和环境对心理抗逆力的作用的"定量行为遗传学"（quantitative behavior genetics）的方法和研究设计（Rende & Plomin，1993）。现在基因表达机制方面的研究已经取得很多成果，DNA 芯片技术（DNA microarrays）可以用来检测与脑功能变化密切相关的基因表达的变化指数。通过分析经历创伤或处境不利的个体的环境因素、基因表达、神经生物学和心理健康状况的横断和纵向

的联系，可以帮助了解心理抗逆力的发展及其影响因素（Walker & Walder，2003）。遗传流行病学和分子遗传学研究均提示心理危机的发生有一定的家系聚集性，研究心理抗逆力的发生发展及心理危机的即时监控需要考虑家系与遗传因素的影响（Hariri et al.，2002；Levinson，2006）。

研究表明，基因对生物过程，如对情感刺激的神经反应、大脑成像测量的影响远大于对复杂的行为反应的影响（Hasler，Drevets，Manji，& Charney，2004；Zhou et al.，2008）。对应激多重表型反应的检测，目前不仅仅是在行为及表层心理上的测量，也涉及神经生化、神经内分泌及神经系统层面的测量，有助于我们勾勒出一个更加综合的心理弹性模型。在研究生物因素对心理弹性的决定性作用，探索其神经回路及分子路径时，动物实验发挥着关键性的作用（Krishnan & Nestler，2008）。下文主要概述心理弹性研究中遗传和神经生物学的观点。

许多激素、神经递质以及神经肽都参与了应激的急性心理生物学反应，这些因素由于在功能、平衡和交互方面的差异构成心理弹性个体差异的基础。此外，个体的基因构成与其经历过的应激事件间复杂的交互作用决定了个体面对新的应激事件时神经生化的反应程度以及相应的神经回路的功能，我们在下面会具体讨论。

（一）下丘脑－垂体－肾上腺生物轴（HPA 轴）

应激状态下，下丘脑释放促肾上腺皮质激素释放激素（CRH），CRH 进一步导致 HPA 轴的激活及皮质醇的释放。人类及动物的相关研究均发现，早期的压力性事件与长期高水平的 CRH 密切相关（Heim & Nemeroff，2001）。短时间内的皮质醇释放有助于保护机体并促进其适应过程，但长期维持高水平的皮质醇会导致高血压、免疫抑制、心血管疾病和其他健康问题（Karlamangla，Rowe，Seeman，Singer，& Mcewen，2002）。此外，大脑中过多的皮质醇与海马体及杏仁核复杂的结构效应相关，包括某些类型的神经细胞的萎缩效应（Brown，Woolston，& Frol，2008；Mcewen & Milner，2007）。因此，减少 CRH 的释放和促进 CRH 受体活性的适应性变化可能会促进心理弹性（de Kloet，Joëls，& Holsboer，2005）提高。

在一些动物模型及人类的研究中，心理弹性与对应激的快速反应及有效终止有关（de Kloet et al.，2005）。心理弹性的个体有着良好的限制 CRH 及皮质醇过度释放的负反馈系统，其中涉及糖皮质激素及盐皮质激素的调节平衡（de Kloet，Derijk，& Meijer，2007）。此外，应激状态下释放的脱氢表雄酮（DHEA）可以抑制大脑中的糖皮质激素。在一项对患有 PTSD 的男性退伍军人的研究中，高水平的 DHEA 能显著改善 PTSD 症状（R. Yehuda，Brand，Golier，& Yang，2006）。此外，DHEA 在大脑中发挥着一定的中枢效应，尤其是 GABA（γ- 氨基丁酸）能量系统，该系统对心理弹性有一定的影响（Dubrovsky，2005）。

HPA 轴的调控受遗传因素的影响。研究发现促肾上腺皮质激素释放的激素受体 1（CRHR1）基因调节儿童虐待对其成年抑郁的作用，其中一些等位基因和单倍体起保护作用（Bradley et al.，2008）。此外有研究证实，糖皮质激素（GR）的基因变异影响应激状态下 HPA 轴活动的阈值设定和反应的终止。例如，GR 基因的 N363S 变种的携带者在特里耶社会压力测验（通过公众演讲和心算任务来产生压力）时表现出更高的皮质醇反应（Derijk & Kloet，2008）。FKBP5 基因编码是一种被称为 GR 易感性"监督者"的蛋白质，研究发现，其 4 个基因多态性（包括 rs9296158、rs3800373、rs1360780、rs9470080）与严重的儿童期虐待交互预测成人期的 PTSD 症状（Binder et al.，2008）。另一项研究在对健康被试做特里耶社会压力测验时发现，FKBP5 的基因多样性与 HPA 轴低效的恢复有关，这揭示了长期的高水平皮质醇激素与应激相关的精神病理学间的潜在的风险因素（Ising et al.，2008）。

（二）5- 羟色胺和多巴胺能系统

血清素神经元广泛参与大脑的各个活动。急性应激增加了包括杏仁核、伏隔核、PFC 等脑区的 5- 羟色胺水平。5- 羟色胺能调节应激在焦虑及焦虑影响上的神经反应，具体过程取决于大脑的区域及受体的亚型（Charney，2004）。5- 羟色胺的功能也与情绪调节密切相关。多巴胺神经元的激活通常与对奖励的反应或对奖励的期望有关，并受厌恶刺激的抑制。多巴胺信号能促进恐惧的消失，但其对心理弹性的作用机制尚不清楚。

5- 羟色胺转运体基因（5-HTTLPR）位于血清素启动子区（Feder，Nestler，& Charney，2009）。Karg 等研究表明，5-HTTLPR 与 HPA 轴在应对压力时出现的高活动性相关，在个体面临压力或逆境时，5-HTTLPR 的长等位基因是心理弹性的生物学保护因素（Karg，Burmeister，Shedden，& Sen，2011）。也有研究发现，在青少年和青年人群中，5-HTTLPR 的长等位基因与心理弹性和生活满意度密切相关（De Neve，2011）。然而，Marieke 等人对荷兰青少年（移民组—非移民组对照）的研究显示，没有发现 5-HTTLPR 等位基因对自评的心理弹性及生活满意度的主效应（Sleijpen，Heitland，Mooren，& Kleber，2017）。Munafo 等人的一项元分析显示，5-HTTLPR 对与焦虑相关的人格特质影响很小，并且这种影响需要其他因素共同起作用（Munafo et al.，2009）。因此，对 5-HTTLPR 基因的研究应更关注它与其他因素的交互作用对心理弹性及相关心理疾病的影响。

（三）神经肽系统

NPY 是一种广泛存在于大脑中的神经多肽，其能降低啮齿类动物的焦虑，并在应激条件下提高认知能力。此外，NPY 也能缓解 CRH 在杏仁核、海马体、下丘脑及蓝斑中的焦虑效应。在应激情况下，心理弹性可能需要调整 NPY 和 CRH 水平之间的均衡性（T. J. Sajdyk，Shekhar，& Gehlert，2004）。有一项对特种兵群体的研究，在严格的军事训练中，高水平的 NPY 与更好的表现密切相关（Iii et al.，2000）。另一项研究发现，未患 PTSD 的退伍老兵较患有 PTSD 的老兵，血浆 NPY 水平更高（R. Yehuda，Brand，& Yang，2006）。在大鼠的研究也发现了类似的结果：大鼠的 NPY 能促进其恐惧条件反射的消退。其中杏仁核有一定的调节作用（Gutman，Yang，Ressler，& Davis，2008）。此外，杏仁核内部的 NPY 系统能提高心理弹性，通过减少焦虑行为来应对急性应激事件（T. Sajdyk et al.，2008）。

（四）脑源性神经营养因子（BDNF）

BDNF 是一种重要的神经生长因子，其在大脑内有较高的表达水平。在啮齿类动物模型中，BDNF 能促进成年大鼠的海马功能，在其成年阶段保证其新生颗粒细胞的存活。在啮齿类动物中，应激降低了海马中 BDNF 的表达，长期的抗抑郁剂的治疗能改善这种状况（Duman & Monteggia，2006）。在人类的海马体的研究中也有类似的发现。然而，BDNF 在其他脑区则发挥着完全不同的作用。慢性应激增加了啮齿类动物伏隔核中 BDNF 的表达，这似乎是抑郁的征兆（Eisch et al.，2003）。在对人的研究中发现，抑郁的个体也存在伏隔核中 BDNF 表达水平的升高（Krishnan et al.，2007），提示我们 BDNF 在不同神经回路中发挥着不同的效应。事实上，应激对杏仁核及 PFC 中 BDNF 的表达也有较大的影响，但其与心理弹性间的关系还有待研究。

（五）去甲肾上腺素系统

应激状态下，脑干核会释放一种重要的蓝斑——去甲肾上腺素，这导致了与情绪行为相关联的许多前脑区域去甲肾上腺素刺激的增加，包括杏仁核、伏隔核、前额皮质及海马体。慢性高反应性的蓝斑系统与焦虑障碍和心血管疾病有关，而杏仁核 β- 肾上腺素受体的功能限制阻碍了厌恶记忆的发展和消退（Charney，2003；Mcgaugh，2004）。这提示可以通过降低蓝斑去甲肾上腺素系统的反应性来提高心理弹性。

（六）儿茶酚 -O- 甲基转移酶（COMT）

遗传风险因素可部分解释个体面对压力事件，如童年创伤时的不同反应，其中在精神疾病中较为常见的基因是 Val158met 儿茶酚 -O- 甲基转移酶（COMT）基因的替代。儿茶酚 -O- 甲基转移酶调节大脑中多巴胺的水平，COMT 基因的位点 rs4680 编码了甲硫氨酸（Met）对缬氨酸（Val）的替代（Lachman et al.，1996），而这种替代降低了 COMT 酶的活性，导致细胞外多巴胺的水平升高（Chen，2005）。Met 等位基因能增加 PTSD 风险，并且与创伤负荷相互作用（Boscarino，Erlich，Hoffman，Rukstalis，& Stewart，2011）。研究发现，在经历负性生活事件或处于压力期中携带 Met 等位基因的个体也更容易患抑郁（Mandelli et al.，2007）。然而，一项以健康大学生为被试的研究发现，COMT 基因与心理弹性相关，在男性大学生被试中，Met 基因型被试的心理弹性显著高于 Val/Val 基因型的被试（Kim，Song，Namkoong，& An，2013）。

（七）基因与环境的交互作用

目前，越来越多的研究开始探索基因—基因及基因—环境的交互作用对个体应对压力能力的影响。有研究显示，MAOA-COMT 基因的交互作用影响心理挑战任务的内分泌水平（Jabbi et al.，2007），5-HTTLPR-COMT 负性生活事件交互作用于抑郁风险（Mandelli et al.，2007），COMT-5-HTTLPR 基因的交互作用影响健康被试受到厌恶刺激时大脑边缘系统的反应（Smolka et al.，2007）。Kaufman 等人发现基因与环境的交互作用影响受虐待儿童的抑郁风险。此外，社会支持能缓解 5-HTTLPR 短等位基因的影响（Kaufman et al.，2004）。

（八）心理弹性的神经回路

PTSD 的病理学模型是创伤性应激状态下心理弹性下降的一个实例。PTSD 患者的恐惧学习出现异常，恐惧相关神经回路存在潜在的功能障碍，包括杏仁核、海马体及腹侧脑膜 PFC（vmPFC）等功能异常（Rauch，Shin，& Phelps，2006；Rachel Yehuda & Ledoux，2007）。健康被试的大脑影像学研究表明，恐惧条件反射的习得集中在杏仁核中完成，而恐惧记忆的消退则涉及 vmPFC 及杏仁核的激活，同时也与 vmPFC 的厚度有关（Delgado，Olsson，& Phelps，2006；Milad et al.，2005）。最近的一项功能磁共振研究了神经恐惧反应应对刺激性质变化的能力，该刺激在安全刺激和威胁刺激间往复变化。由杏仁核、纹状体及 vmPFC 构成的脑网络的激活与最初的恐惧反应及随后的变化密切相关。其中，vmPFC 似乎与压力条件下恐惧在刺激间的转移有关（Schiller，Levy，Niv，Ledoux，& Phelps，2008）。

恐惧相关神经回路与心理弹性密切相关，但尚未在弹性个体中进行研究。弹性个体中良好的功能系统可以防止对特定条件刺激的过度泛化，同时可通过调节应激状态下 vmPFC 的活动来提高对杏仁核过度反应的抑制能力（Liberzon & Sripada，2007）。有研究表明，认知行为疗法可通过降低恐惧过程中杏仁核的激活程度，增加前扣带皮质的活动对 PTSD 有一定的疗效（Felmingham et al.，2007）。

功能性磁共振成像的研究表明，重度抑郁症与创伤后应激障碍的患者奖赏系统相关功能存在障碍，具体表现为在奖赏相关的任务中纹状体的激活降低（Drevets，Price，& Furey，2008；Pizzagalli et al.，2009；Sailer et al.，2008）。在患有抑郁的青少年人群中，奖赏回路激活的改变与自然状态下的积极行为的减少密切相关（Forbes et al.，2009）。父母有无患抑郁也可以影响孩子的奖赏系统的功能（Monk et al.，2008）。有研究表明，健康个体对奖励预期的神经反应的差异与 COMT 基因 Val158met 多态性有关（Schmack et al.，2008）。

特质性乐观与奖赏回路有关，而前者通常与心理弹性密切相关。Sharot 等人在研究中，让被试对未来事件进行积极或消极想象，并同时对其进行扫描。乐观倾向的被试在对未来进行积极想象时，杏仁核和前扣带回 ACC 有更高的激活。前扣带回 ACC 的激活水平与乐观型人格有关（Sharot，Riccardi，Raio，& Phelps，2007）。研究发现，特种兵的奖赏过程相关的区域比普通健康人有更高的反应活性（Vythilingam et al.，2009）。相反，在金钱任务中，健康男性对社会回报的挫折感增加了前额叶（自上而下控制）区域的激活（Siegrist et al.，2005）。

综上，个体的心理弹性存在先天遗传的影响，其中下丘脑—垂体—肾上腺轴（HPA）、5- 羟色胺转运体（5-HTTLPR）、儿茶酚 -O- 甲基转移酶（COMT）、神经肽 Y（NPY）、脑源性神经营养因子（BDNF）等相关基因与心理弹性的关系的研究最为广泛，并取得了一定的研究成果。此外，与个体心理弹性相关的神经机制的探索，如恐惧情绪神经机制、奖赏相关神经机制等也是研究的重点。

总结上文，研究影响心理危机发生的个体特质因素，需要考察其家系遗传素质、气质特征、人格特征、心理弹性、认知风格、应对方式、助人与利他主义取向以及性别年龄等人口学变量。

第三节　影响心理抗逆力的环境因素研究

一、影响心理抗逆力的家庭环境因素

心理抗逆力是在先天遗传素质的基础上与环境交互作用形成的，在过去的研究里，心理抗逆力的环境因素一般分为社会支持系统和家庭环境系统。家庭与个体的身心发展息息相关，对个体的心理健康和心理发展有深远意义，在个体的心理抗逆力发展和形成中处于特殊位置。一方面，个体的父母通过遗传影响其心理特质；另一方面，家庭是个体最重要的生活环境，对个体的早期经验等有重要的影响，继而影响心理抗逆力的发展和形成。家庭对个体心理健康和创伤修复的作用是其他因素所不能替代的，家庭的所有因素都会给个体心理健康带来影响，如家庭结构、家庭（物质的和心理的）环境、家庭功能和教养风格，以及家长的人格特征等都影响个体心理抗逆力的发展与心理危机的发生（Maher，2012；White，Roosa，& Zeiders，2012）。

（一）保护性因素和危险性因素

保护性因素是指对个体调整、改善或改变其对危险环境的反应产生影响的因素。其目的是能够预先对适应不良进行应对，即防止产生适应不良的结果，保护性因素可能是和谐的家庭氛围或者充足的物质支持等。危险性因素是指某些阻碍个体正常发展的生物、心理、认知，或者外部环境方面的因素。危险性因素导致个体更易受到伤害，继而最终阻碍良好结果的发生，它可能来源于个体所处的环境，如家庭贫困、父母身患精神疾病等；也可能是个体直接受到某些威胁，如被虐待施暴等。家庭对个人的影响是方方面面的，因此，影响心理抗逆力的家庭环境因素可能是保护性因素，也可能是危险性因素。

1. 影响心理抗逆力的保护性家庭环境因素

一个家庭的经济状况很有可能影响家庭成员的心理健康水平，家庭的收入情况可以作为衡量物质支持充裕程度的指标。一项针对留守儿童的研究发现，家庭收入高的留守儿童心理抗逆力高于家庭收入低的留守儿童（蒋玉红，2013）。

除了物质支持以外，完整的家庭功能和良好的家庭关系是形成高水平心理抗逆力的重要因素。一个功能完整、关系良好的家庭主要体现在家庭结构的稳定和支持性的家庭关系、温暖的亲子关系等，个体在这种家庭中长期生活对培养心理抗逆力有积极作用。国内的一篇综述性文献指出影响儿童心理抗逆力的保护性家庭因素包括：父母关系和谐、家庭经济状况良好、热心以及支持性的父母、良好的教养方式、亲子关系良好（曾守锤，2003）。在这五个因素中，除了经济状况和教养方式以外，另三个因素都是家庭关系和氛围的组成部分。

父母的教养方式对个体的早期经验有重要的影响，同时影响个体心理抗逆力。父母的教养方式一致是心理抗逆力发展的保护性因素。一项离婚家庭的调查显示，儿童与监护父母和非监护父母积极的关系、父母和善的教养行为对家庭破裂儿童良好的发展具有重要作用（Budd，2001）。家庭破裂对儿童和青少年而言是重大应激事件，但是良好的教养方式可以对此进行调节。在良好的教养体系下，青少年在逆境下也可能发展得很好（Masten et al.，2002）。国内的研究也得出类似结果，温暖的教养方式与儿童的高水平心理抗逆力显著相关，父母的适当参与和干涉与儿童抗逆力发展也有显著正相关。

2. 影响心理抗逆力的危险性家庭环境因素

从物质支持的角度看，贫穷被认为是危险性因素。一个贫困的家庭往往意味着不足的物质、水平低的教育甚至是更多的压力，个体成长在这样的环境中身心都无法得到满足，过早地面对压力对其心理抗逆力的发展也会有影响。

贫穷是危险性因素，而良好的家庭经济状况则是保护性因素，这两者都属于家庭物质支持的范畴。从此可以看出，影响心理抗逆力的保护性因素和危险性因素是同一个范畴的两个方面。

国内的学者将影响个体心理抗逆力的家庭因素分为四类：亲子关系、教养方式、父母个性以及家庭氛围（代辉，2008）。前文提到，学者认为良好的亲子关系、温暖的教养方式、父母热心且具有支持性、父母关系和谐是心理抗逆力的保护性因素。相反，单亲家庭、贫困家庭和留守家庭对个体心理抗逆力（心理弹性）的发展与形成有负面作用。单亲家庭中，父母角色的缺失、父母冲突、父母教养方式不当、经济条件较差、缺乏家庭温暖等都成为危险性因素；贫困家庭中，儿童在心理弹性的得分比正常家庭儿童低，且差异显著；而留守儿童的研究显示，父母在外时间长短、与父母团聚频率、双亲外出不同，留守儿童的心理抗逆力存在极其显著的差异，一般而言，与父母相处时间越少、频率越低、双亲出外的儿童心理抗逆力差。国外的学者也针对少数族裔和贫困人口进行调查，发现经济状况差、家庭破裂、非安全型依恋与低心理抗逆力有关。国内外研究结论基本一致。

3. 家庭环境因素之间的联系

上述影响因素并非单一作用在个体发展上。在现实生活中，个体往往要同时受到多个因素的影响，这些因素彼此协同或拮抗。危险因素的效应是呈几何级增长的，例如，危险因素增加到两个时，危险水平可能增高四倍。据此推测，保护性因素的效应也可能是呈几何级增长的。多个因素的交互作用如何影响心理抗逆力发展成为研究的新热点。学者提出，心理抗逆力是一个包括了人与环境相互作用的动态过程，是可以随时间变化的动态过程（Fletcher & Sarkar，2013）。

（二）各研究取向中的家庭环境因素

随着研究推进，学者提出了心理抗逆力的模型，家庭环境因素是这些理论模型的重要组成部分。

在特质型研究取向中，心理抗逆力的社会建构模型（Social Construction Model of Resilience）的提出显得尤为重要。该模型将心理抗逆力看作是自我同一性建构过程中所形成的品质。相关学者认为，家庭氛围、教养方式以及社区建设是提高个体心理抗逆力水平的重要因素，其中家庭氛围和教养方式都属于家庭的范畴。前人在不同群体中进行了一系列研究，印证了良好的家庭氛围和教养方式的积极作用。例如，有学者指出通过建立和谐的家庭气氛与同伴关系从而形成积极的社会支持是增强贫困大学生心理抗逆力的有效途径；对农村留守初中生的调查显示，积极的同伴与亲子关系，以及父母良好的婚姻对于个体心理抗逆力水平具有正向预测作用。

因素型研究取向中，研究者将危险因素与保护性因素之间的相互作用总结为三种模型，分别是补偿模型（Compensatory Model）、挑战模型（Challenge Model）和条件模型（Conditional Model）。卢荣梅认为心理抗逆力的影响因素广泛存在于以个体认知加工方式、性格特征、年龄、性别等为主的微系统；以父母教养方式、家庭氛围、学校环境、同伴关系为主的中系统；以生活社区、社会文化为主的宏系统之中。该研究将涉及内因和外因整合成三个层次的系统，家庭环境因素被归为中系统，即第二层次。

过程型研究取向以过程模型为代表。过程模型（Resilience in Process Model）由Richardson 在 2002 年提出，他认为心理抗逆力是身心精神平衡状态受到破坏后，个体为了恢复平衡而调动诸多保护性因素应对危险因素消极影响的过程，包括失衡、受阻、修复、激活四个阶段。该模型认为心理抗逆力是一种与时间相关的过程中表现出来的品质。家庭氛围在心理抗逆力的发展和形成阶段有积极作用；在面临心理危机时，家庭、学校、政府以及社会各方面的物质与精神帮助能提升心理抗逆力。

二、影响心理抗逆力的社会环境因素

心理抗逆力一般是保护性因素作用的结果。一般而言，心理抗逆力的影响因素可以分为内因和外因两个方面。内因通常是指影响心理抗逆力的个人特质和遗传因素等；而外因则是外界的影响因素，除了上文提到的家庭因素外还有来自社会、同伴、老师等的支持。社会支持是影响心理抗逆力的重要社会环境因素。

具有良好社会支持系统的个体往往具有较好的心理弹性（Ozbay，Fitterling，Charney，& Southwick，2008）。能够长期维持的同伴友谊的支持对心理健康维护有着特别的意义（Bowes，Maughan，Caspi，Moffitt，& Arseneault，2010）。社会支持就像一个"缓冲器"，通过缓冲（buffering）应激事件和困难处境的影响从而有益于身心健康（Cohen & Wills，1985）。社会支持也保护个体免受社会环境中危险因素的伤害（Bjarnason & Sigurdardottir，

2003）。社会支持有其客观成分（社会网络），也有其主观的一面，如对人际支持关系的觉察和评估（Funch，Marshall，Gebhardt，1986）。所以并不是所有的社会联系或关系网络都对个体提供实际的有价值的支持作用，重要的是对社会支持的有效利用（Orth-Gomer & Unden，1987）。中国人的社会支持系统有其独特性，国内已有很多这方面的描述。考察创伤后个体的客观和主观的支持系统以及对支持系统的利用度，探讨其与心理危机的发生及心理弹性发展的关系有着重要的意义（范方，耿富磊，张岚，朱清，2011）。

（一）社会支持的概念和分类

社会支持指来自父母、亲戚、朋友等给予个体的精神或物质上的帮助和支持的系统。社会支持是影响个体身心发展的重要社会环境因素。

不同的学者对社会支持的分类有不同的观点。肖水源将社会支持分为客观支持、主观支持和支持的利用度三个方面。陶沙等依据社会支持的来源将社会支持分为纵向来源（如父母、教师等）和横向来源（如同学、朋友等）。还有学者主张对社会支持的两分类法：一是客观的、现实可见的支持，即实际社会支持（received social support）；二是主观的、体验到的或情绪上的支持，即领悟社会支持（perceived social support）（Brissette，2002）。

（二）不同社会环境因素对心理抗逆力的影响

虽然前人对社会支持的分类方法不尽相同，但是研究结果大体一致，即社会支持水平高的个体心理抗逆力发展更好，且社会支持的各个维度与心理抗逆力都存在正相关关系。在社会支持的三个维度中，支持的利用度与心理抗逆力的相关系数最高，其次是领悟社会支持与心理抗逆力的相关性，客观支持与心理抗逆力的相关系数最低。

1. 支持的利用度对心理抗逆力的影响

支持利用度对心理抗逆力具有最高的预测力，多项留守儿童研究都得到类似结论。留守儿童的心理抗逆力与社会支持各维度呈显著正相关，其中与支持利用度的相关性最高。有些留守儿童由于与父母缺乏正常的情感交流，遇到挫折和压力时不善于倾诉或寻求帮助，这影响了他们对社会支持的获得和利用。支持利用度在很大程度上影响了心理抗逆力的提高，从而形成高心理抗逆力留守儿童和低心理抗逆力留守儿童两组。高心理抗逆力者积极利用并寻求更多的社会支持，所以客观支持水平更高（骆鹏程，2007）。一项国内文献的综述表示，儿童的家庭以外的社会客观支持包括社会支持网络（亲戚、社会团体、国家的物质和情感支持、代为照顾儿童的人数）和成功的学校经验（曾守锤，2003）。儿童生活的两个主要场景是家庭和学校，因此，在学校的经验以及与同学、老师的关系成为最主要的社会支持之一。

2. 领悟社会支持对心理抗逆力的影响

领悟社会支持对个体心理健康具有增益性功能，是压力应对的重要资源，是儿童和青少年发展心理抗逆力的保护性因素。领悟社会支持水平较高的个体在应激条件下能更好地缓解焦虑。

国外的研究在不同被试群体中得到相类似的结论：一项针对拉丁美洲大学生的研究显示，对家庭朋友和重要他人的领悟支持解释心理抗逆力的变化；学者对前童子军的战后心理抗逆力进行调查研究后提出，领悟社会支持被认为是灾后弹性恢复的重要保护因子；对一名奥运会冠军的特质性研究结果发现，领悟社会支持是运动员抗逆力的组成部分。

国内针对贫困、留守群体以及特定职业进行了研究。对贫困大学生的心理抗逆力研究结果显示，心理抗逆力的保护性因素为感受到的家庭、学校和社会上的支持；留守初中生的领悟社会支持与社会适应的心理抗逆力维度显著正相关；领悟社会支持是留守儿童心理抗逆力内部保护因素的重要影响因素（牛英，2014）。急诊护士中，社会支持对心理抗逆力总变异贡献最大，心理抗逆力与其领悟社会支持显著正相关。

3. 客观支持对心理抗逆力的影响

客观支持指社会对个体的物质支持和各方面的援助。客观支持可以来自社会的方方面面，包括家庭、同伴、老师、社区等。

以往的研究证明，客观支持可以正向预测心理抗逆力水平。国外文献指出，亲密的家庭关系和邻居的支持是儿童适应的关键因素（Luthar，2006；Sampson，1997；Wilson，2003），教师的支持对儿童抗逆力有保护性作用（Hamre & Pianta，2001；Reddy，Rhodes & Mulhall，2003），积极的同伴关系也是儿童发展心理抗逆力的保护性因素（Benard，2004；Elder & Conger，2000；Jackson & Warren，2000）。国内一项针对留守儿童的研究指出，客观支持对心理抗逆力具有一定的预测作用，极低的客观支持导致了留守儿童低心理抗逆力，客观支持一般或较好不一定会导致留守儿童高心理抗逆力（骆鹏程，2007）。

（三）影响心理抗逆力的社会环境因素系统

个体和环境可以形成一个动态互动的系统，抗逆力是在环境与个体互动的动态过程中形成的。这个系统可以分为宏观系统、中观系统和微观系统三个层面。

1. 宏观系统

宏观系统包括社区因素、组织机构等。

社区因素，包括居委会或政府的政策倾斜和物质补助、邻里互帮互助等保护性因素。社区作为社会有机体最基本的单位，各项社区服务和保障可以减轻个体经济的负担。邻居提供的多是物质支持和情感支持，这两点对于个体心理抗逆力发展有积极影响。

社会公益组织获得了良好的发展契机，充分发挥了其强大的社会资源的整合能力，为满足社会不同弱势群体的迫切需求做出了贡献。就目前而言，我国申请组织机构援助的比例较少，并非所有个体都能接受这种客观支持（张婷，2015）。

宏观系统中的社会环境因素一般都是对个体的客观支持。个体一般需要申请等程序才能得到。但是宏观层面的社会环境因素是必不可少的，只有生活在宏观社会支持充足的社会里，个体抗逆力才能充分发展。

2. 中观系统

中观系统包括家庭因素和同伴因素等。

社会支持主要来自家庭，这点上文已经详述，暂且不表。

同伴支持是社会支持的一部分，个体在集体生活中与同学和同事发生密切联系。同伴支持可以缓解个体压力，对身心健康产生积极的作用。在个体遭遇挫折时，同伴可以给予经济和情感支持，缓解个体的经济压力，满足个体渴望关爱的需求，利于个体融入社会。

中观系统中的社会环境因素并不仅仅局限于家庭和同伴。在中观层面上，个体可以获得经济和情感的支持，有利于促进心理抗逆力的发展。

3. 微观系统

微观系统包括个体的生理、遗传和人格等身心因素。一般在这个层面上较少出现社会环境因素。

4. 各系统中保护性因素的相互作用

三个系统并不是独立存在，而是相互作用、相互影响的。微观系统，即个人系统是一个个体的、社会的系统，内在的生理因素、心理因素和社会因素相互作用。个体系统会受到中观系统中家庭、同伴和其他社会群体的影响，反之，中观系统中的因素也会受到个体系统的因素影响。此外，个人微观系统还会受到社会环境中与之互动的宏观系统的重大影响（Hong，2014）。

三、影响心理抗逆力的文化环境因素

根据当前关于环境与个体发展关系的"整体作用观"，"个体—环境"构成了一个整体的、动态的系统。因此，在看待影响心理抗逆力的因素时，不仅要关注个体系统，还要关注个体周围的环境系统，以及二者之间的动态的交互作用。文化心理学认为，文化作为一种价值和意义系统，既是人类心理和行为的结果，也是人类心理和行为的资源；文化与心理相互建构、相互生成、紧密联系、无法分割（Miller，2010）。因此，在某种特定文化中，人们的心理特点是与这种特定文化相关联的，要理解人们心理特点的内涵，就必须从人们生活生产于其中的这种特定文化本身出发（王登峰 & 崔红，2005）。本尼迪克特在其著作《文化模式》中提出，每一个民族都有自己独特的文化，每种文化模式都有一种主要目的、一种主题、一种主导观念，表达着一种文化心理趋向。一定的文化体系和社会结构，会把某种价值体系传递给人们，使人成为文化的传播者和保存者，并塑造一代代人的心理趋向。

文化影响人的心理和行为，这已经是无法否认的事实。相关研究发现，文化对个体的影响与个体的文化价值取向有密切关系，文化价值取向与所处文化情境匹配一致的个体要比文化价值取向与文化要求不匹配、背道而驰的个体表现出更好的适应性（袁立新，2010）。根据著名心理学家艾里克森的观点，如果个体缺少文化认同，就不能很好地确立自我同一性，会非常不利于心理健康和更好地社会化（西格曼，2009）。有研究表明，越认同文化价值观的大学生个体，越具有较好的心理弹性，越不容易产生自杀意念（巢传宣，2014），这证明了文化价值取向与所处文化情景匹配一致的个体能表现出更好的适应性。"文化的弹性适应"的研究表明，个体特征、文化背景、文化价值等因素联合起来应对环境压力（李启明，2011），文化因素对个体的应对和心理弹性起着潜在的积极影响。

因此，心理抗逆力的研究也必然涉及一个文化的因素，因为人是有社会性的，不可避免地打上文化的烙印。许多研究关注不同的文化是如何影响心理弹性的（Dole，2014；Eggerman & Panterbrick，2010；Morgan Consoli & Llamas，2013）。在不同文化中，通过不同的文化传统传播的文化和价值观，以不同的方式对心理弹性的发展发挥着重要的作用。正是考虑到文化因素的影响，心理抗逆力研究的"本土化"发展迅速。杨国枢提出了"文化生态互动论"的观点，认为生活环境、经济社会形态、社会生活方式与个体的心理发展是一种互动的作用（杨国枢，2004）。高尚仁认为中国人的心理和行为应从"历史、文化、社会环境体系"的构架为出发点（高尚仁，1991）。

在中国，心理抗逆力的研究大约起步于 21 世纪初，但这个概念在内容上却较多地重叠于中国传统文化中对"逆境观"的认识。中国传统文化经典博大精深，尤其是在人格修养方面的推崇，虽然没有提出"心理抗逆力"这一名词，不过以儒家文化为主流，汇合道、佛文化的诸子文化形态蕴含着丰富的心理学思想。古人对心理弹性的研究，可追溯到《周易》。如《周易》中阴阳相互转化，与现代心理弹性的逆境顺境理论不谋而合。"天行健，君子以自强不息"，主张君子不管遇到什么境遇，都要积极进取，自强不息。"曲成万物而不遗"，即面对逆境的应对方法——刚柔相济。道家思想体系中的心理弹性思想，主要来自庄子的哲学思想。庄子认为，应"安时而处顺""知不可奈何而安之若命，唯有德者能之"。人的一生不会风平浪静，逆境对人而言具有必然性。提倡人在面对逆境时，要豁达平和，超越自我。而儒家思想体系中蕴含的心理弹性思想，主要体现在：第一，运用中与和以达到内在自我控制；第二，积极进取，追求理想；第三，自律与内省的责任感——慎独，提倡自省，认为人的自我控制极其重要。这些传统文化均包含了丰富的心理弹性思想内涵，并且伸缩性和涵盖性强。从这些传统文化提及的心理弹性思想中可以看出，传统文化中的心理抗逆力维度主要包括逆境认知能力、自我控制、坚持和自强、超越自我、追求理想等。其蕴含的心理机制主要体现在：逆境认知能力——体现个体对逆境的认知，理解逆境存在的必然性；自我控制——控制自己的欲望、需求、冲动、情绪或行为意图，是对自身行为的合理调节；坚持和自强——体现个体奋斗不息，勇往直前的精神；容忍力——接受现实，不断努力；超越自我—态度平和，获得心灵上的自由；追求理想——激励个体不断进取。

总之，传统文化中的心理弹性是以对逆境积极的心态为核心，自强不息表现的是心理弹性的主动性动力特征，百折不挠的独立性是心理弹性的主体性特征，独立性和主动性都以对逆境积极的心态为核心。它们的获得与表现，以对逆境积极的心态的修养和践行为目的（陈则飞，2014）。传统文化中所蕴含的心理弹性思想表现出的主体性、独立性、能动性，与近代西方学者所提倡的心理弹性概念，在很大程度上是一致的。其所蕴含的心理弹性的维度、内容，与目前国内外学者研究发现的心理弹性的维度、内容，有相当的一致性。这表明，中国传统文化思想中所蕴含的心理弹性思想，对当今人们的心理存在一定程度的影响。其心理弹性思想所包含的内容，具有文化传承的一致性，是人们在长期的实践过程中，应对不同时代逆境而不断沉淀和发展的。当今人们对心理弹性的认识，建立在前人心理弹性思想的基础之上，同时又结合时代发展特点，为其注入了新的内容。

在中国五千年悠久历史文化中，蕴藏着丰富的有关人类心理和精神生活的价值阐述，这些观念给出了人们内心自我超越的精神发展道路，而且也指明了个体与自身、群体、社会乃至整个世界相和谐的心理生活道路。正如冯友兰先生所言："传统中国哲学的任务不在于增加实际的知识，而在于提高心灵的境界（冯友兰，1998）。"中国古老文明的核心是传统的中国哲学，其中儒道两家可以看作是中国本土传统思想的两大主流，也是中国传统文化心理得以滋生、集结和彰显的文化母体所在。所以，探讨儒道传统价值观的现代价值以及其对于心理抗逆力的意义，具有一定的现实意义。

综上所述，研究影响个体心理危机工作的开展应该具有文化视野。中国传统文化中的宝贵财富是当代中国人心灵的依托和归宿，可以为当代中国人解决心理问题、维护心理健康、提高心理抗逆力提供重要文化支撑。研究影响个体心理危机发生的环境缓冲因素，需要考察社会支持系统、家庭环境系统以及文化环境系统。

第四节　个体心理抗逆资源的构成及其对生活事件冲击力影响

一、问题提出

心理危机已经是全球性的公共卫生问题，据世界卫生组织统计，抑郁症和自杀造成的卫生负担在所有卫生问题中分列第二位和第四位。同时，心理危机也已成为全球公共安全问题，相当一部分心理危机容易转化为暴力攻击或报复社会行为，导致一些严重的公共安全事故。

党的十八大报告明确提出，"要注重人文关怀和心理疏导，培育自尊自信、理性平和、积极向上的社会心态"。心态，即心理状态。心理状态如果严重失调，就意味着出现了心理危机。当前，社会压力增大，矛盾激化，企事业单位、各大高校、中小学等都不断出现心理危机事件，特别是自杀或杀人这样的重大危机事件，对各个单位工作的正常运转产生重大干扰，给社会稳定带来严重影响，引起了政府部门与社会各界的高度关注。如何有效地预防这些重大心理危机事件的发生，已成为各单位领导关注的焦点。

目前国内外的研究者关于心理危机问题进行了大量研究，以国内研究为例，在 CNKI（中国知网）上以"心理危机"为关键词进行搜索，发现就有 10 万多篇相关文献。当前，国内外关于心理危机的研究主要集中在以下几个领域：心理危机影响因素、心理危机预防与干预、心理危机形成机制、心理危机症状评估及筛查等，取得了很多有价值的成果。而这些研究基本属于基础研究或基础应用研究，还没有能够将这些研究成果转化为有效地预防心理危机发生的方法或机制，尤其是缺乏对个体心理危机的"实时监控与预警干预"的应用性研究。即使有少部分研究涉及这个应用领域的研究，也偏向于采用静态的、单一的、阶段性的方式，如建立心理档案法、阶段性问卷筛查、开展心理咨询工作等。然而，这些应用研究与做法尽管有一定的作用，但是总体上还是成效不显著。其中，建立心理档案和阶段性问卷筛查，无法监测人们随时可能发生的心理状态的变化，而重大心理危机主要发生在这种状态性变化的人群之中；心理咨询无法帮助那些心理状态不良但是不主动寻求帮助的人群，在中国的文化背景下这类人占绝大多数。

由此可见，本项目要解决的核心问题是：如何能够实时地获得个体心理状态变动的信息，实现对个体心理状态进行"实时监测"，从而能有效地对个体心理危机进行监测与预警，及时进行心理干预，预防严重事件的发生。要想实现这一目标，首先要了解个体遇到什么生活事件，同时要了解个体心理抗逆力情况，因为，同样的生活事件落在不同抗逆力的个体身上，产生的实际冲击力是不同的。本项目研究将个体抗逆力的数量化指标称为"抗逆力指数"，如何将各个方面抗逆因素的作用拟合为"抗逆力指数"，这是本项目研究的一项关键性工作。本分课题就着力解决这一问题。

各种稳态与动态的个体特质因素、环境缓冲因素等，构成了预测心理危机冲击力的复杂系统，这个问题一直是健康心理学与危机干预领域的研究重点与热点。通过大量的文献分析可得知，以往研究者都是对其中个别或部分因素的静态的观察和分析。由于统计和模型建构技术的制约，以前少有研究考虑基于复杂因素系统的预测和预警，尚未有基于整个个体特质因素和环境缓冲因素的稳态和动态结合的整体思考的研究设计。由于近年来大数据处理技术，特别是计算机技术和复杂模型建构技术的发展，基于云计算与复杂模型建构的心理危机的动态监测与预警系统建设在技术上已经成熟。考虑模型的简约性和可行性，我们拟选取影响心理危机发生的个体特质因素系统和环境缓冲因素系统等核心因素，基于大数据分析，拟合出个体心理抗逆力综合指数矩阵和环境支持系统综合缓冲指数矩阵。研究的假设框架如图 3-2 所示。

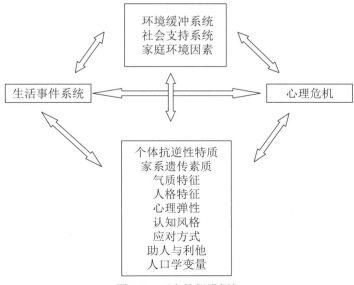

图 3-2　研究的假设框架

二、研究目标

基于已有的研究成果，本分课题将要达成三个方面的目标：

第一，探讨个体抗逆特质系统的构成及其具体指标；

第二，探讨个体抗逆社会缓冲系统的构成及其具体指标；

第三，进一步探讨个体抗逆特质系统与个体抗逆社会缓冲系统如何拟合为个体抗逆力，提出抗逆力指数的拟合方式，作为个体心理危机监控的重要数据指标。

三、研究意义

前面第一章已经谈到，本项目研究最主要的目的就是要在实际生活中有效地对个体心理危机进行监测与预警，从而能及时进行心理干预，预防严重事件的发生。通过文献梳理我们了解到，总体来看，国内外对个体心理危机方面进行了大量的研究，取得许多重要的、高水平的成果，对我们监测与干预个体心理危机有重要的启示。然而，这些研究基本上属于基础研究或者应用基础研究，尽管对实践有重要的启示，但还不能直接用来有效监测心理危机的发生，不能及时地应对、预防不良后果的发生，即还不能直接用于解决如何对个体心理危机进行有效监测、及时干预这个社会发展亟须解决的重大问题。本项目准备以解决"对个体心理危机进行实时监测、及时预警与干预"这个重大现实问题为定向，在全面总结并整合前人研究成果的基础上，对个体心理危机的现实发生进行综合的、整体性的研究，形成动态的、实时的、多维的心理危机的一体化监测与预警干预平台。该平台的设计，是我国当前社会发展的重大需求。为心理危机的科学监控和干预提供可操作的系统，对创新社会治理工作、预防危机事件、维护社会稳定、构建和谐社会，具有重要的实践意义。

就本分课题而言，其本身也具有重大的理论与实践意义。当前，对个体心理危机抗逆力的研究主要是静态的、局部的、分散的，基本上是对某种因素、某种机制的作用的局部性研究，这些研究固然是非常必要的，但是，由于对这些局部性研究结果缺乏整合，缺少动态的、整体性的研究，因而无法真正揭示现实生活中个体心理危机的发生发展，无法形成在现实中如何把握个体心理危机状态的信息的方法。本分课题基于整个个体特质因素和环境缓冲因素的稳态和动态结合的整体思考进行研究设计，构建综合的心理抗逆力指数；分课题不但填补了关于心理危机抗逆力的整合研究的空白，还为这一领域研究的实践应用转化提供了一个良好的范例。

本分课题在整合国内外研究成果的基础上，提出了许多具有创新性的理念与观念，例如基于前人关于个体对生活事件冲击的承受力的研究，本分课题提出"抗逆资源""个体特质系统""个体环境缓冲系统"等观念，将学界关于遗传、气质、人格行为、社会认知、各种人口变量、家庭环境、社会支持等方面的研究进行整合，全面体现了个体的抗逆基础，这些关键词对心理危机干预的相关理论体系的建设具有一定意义。

四、研究方法

（一）研究设计与程序

本分课题采用大样本结构化取样，将量化研究和质性研究相结合，自陈调查和结构化访谈的测查相结合的方法。研究程序如下。

第一步：通过充分的文献复习和前期实证研究，初步提出个体心理抗逆力的因素组成。拟重点考查遗传素质、气质特征、人格特质、心理弹性、认知风格、应对方式、利他主义等因素在构成个体心理抗逆力指数中的效价与因子负荷。

第二步：提出影响生活事件对个体心理冲击度的各种社会生态因素，基于文献进行分析。拟重点考查社会支持系统和家庭各因素对生活事件的缓冲作用；确定社会支持系统（客观支持系统／主观支持系统／支持系统的利用度——对社会支持资源的寻求、构建、维护和利用）和家庭因素（家庭功能、养育风格、依恋关系、社会经济地位等）的核心组成因素及其权重，得出外部支持系统综合缓冲指数。

第三步：依据调研结果与文献分析，设计个体抗压资源评定工具的构成框架，完成个体抗逆资源评定测验的构建。

第四步：进行大样本测试，针对中学生、大学生、企事业单位、部队四大监测群体展开，研究方法以访谈和问卷调查为主获取大样本测评数据，进行项目筛选分析，淘汰不合适的项目，组成正式问卷。

第五步：通过回归分析和统计建模，确定各个维度对抗逆力的影响及其权重，得出心理抗逆力综合指数的拟合公式。

（二）研究对象

本分课题以中学生、大学生、企事业员工、部队官兵为调研对象，在征得领导和被试本人同意后采用集体施测方式进行测试。中小学生样本取自广州市某中职学校与佛山市某普通中学；大学生样本全部取自广州市，其中高职、普通本科、重点本科学校各一所；企事业样本取自珠三角城市的企事业单位；部队样本取自南海舰队某部队。

通过进行问卷筛查，并测查生活事件，结合单位报告，全部被试排除了明显智力障碍及其他无法完成后续访谈和调查的对象。

（三）研究工具

1. 个体抗逆资源评定问卷

在大量文献分析以及参考实地访谈结果的基础上，本分课题设计了个体抗逆资源评定的基本结构，选取了经检验具有良好信效度的量表的相关维度（分测验）作为基本单位，构成了本研究的个体抗逆资源评定测验。该问卷由选自 12 个量表的 32 个维度（分测验）组成，作为个体抗逆资源评定的初始测验。该问卷构成如下。

（1）中国大五人格问卷简式版

该量表由王孟成、姚树桥等人（2011）在中国大五人格问卷基础上挑选条目组成。该量表总共有 40 个题目，分为 5 个分量表，每个分量表分别有 8 个题目：1 ~ 8 为神经质，9 ~ 16 为严谨性，17 ~ 24 为顺同性，25 ~ 32 为开放性，33 ~ 40 为外向性。本研究只选用神经质分量表，其中第 4 题反向计分。在中学生、大学生、企事业员工以及部队官兵研究群体中，5 个分量表的 α 系数均在 0.7 以上，信度良好。

（2）行为抑制气质量表

该量表由 Gest（1997）编制，由范方等人（2008）翻译并介绍到国内。行为抑制量表由两部分构成，第一部分包括 4 个题目，题目 2 和题目 4 为反向评分，总和为行为抑制总分，低分表示在陌生人面前不易害羞、不会惴惴不安、善于交际，高分表示在陌生人面前紧张、害羞、不善交际。第二部分为行为抑制概貌评定，要求被试自我评价，并给自己评定行为抑制等级：①从我记事时起，我是一个害羞、易紧张、难得笑容、不善言辞的人（高 BI）；②从我记事时起，我是一个开朗大方、易与人相处、善于表达的人（低 BI）；③介于两者之间（中等 BI）。在中学生、大学生、企事业员工以及部队官兵研究群体中，该量表的 α 系数均在 0.6 ~ 0.7，信度良好。

（3）LSRP 精神病态特质问卷

该问卷 Levenson 在 1995 年编制，总共 26 个题目，中文版本由中国政法大学郑春蕾、刘建清（2011）翻译并删掉 19，22 两个题目修订而成。本问卷包括两因素：原发精神病态，（1，4，6，7，9，10，11，12，13，14，15，17，20，24）14 个题目主要是测量被试的自私性、漠不关心、喜欢支配别人的特性；继发精神病态，（2，3，5，8，16，18，21，23，25，26）10 个题目主要是测量被试的冲动性、不能忍受挫折性、性格急躁和缺乏长远目标。问卷采用 4 级计分标准，从"非常不同"到"非常同意"。在中学生、大学生、企事业员工以及部队官兵研究群体中，该量表的 α 系数均在 0.6 ~ 0.7，信度良好。

（4）情绪调节问卷

该问卷由 Gross（2003）编制，本研究采用王力等人在 2007 年修订的中文版本。该量表由 10 个题目构成，分为认知重评和表达抑制两个维度，其中认知重评维度的测量由 6 个题目构成，表达抑制维度的测量由 4 个题目构成。量表采用从"完全不同意"到"完全同意"7 点计分，得分越高，表明使用情绪调节策略的频率越高。在中学生、大学生、企事业员工以及部队官兵研究群体中，两个分量表的 α 系数均在 0.7，信度良好。

（5）特质应对方式问卷

该问卷由姜乾金等（1999）编制，共 20 个题目，包括两个方面：积极应对与消极应对。用于反映被试面对困难挫折时的积极与消极的态度和行为特征。采用 5 级评分，从"肯定不是"到"肯定是"。评价指标包括：积极应对分：将条目 1，3，5，8，9，11，14，15，18，20 的评分累加，即得积极应对分。一般人群的平均分为 30.22 加减 8.72，分数高，反映积极应对特征明显。消极应对分：将条目 2，4，6，7，10，12，13，16，17，19 的评分累加，即得消极应对分。在中学生、大学生、企事业员工以及部队官兵研究群体中，

两个分量表的 α 系数均在 0.7 以上，信度良好。

（6）反刍思维问卷

该问卷由 Nolen-Hoeksema 等人（1991）编制。该量表总共 22 个题目，分为症状反刍、强迫思考、反省深思三个维度，描述了个体对悲伤或抑郁情绪的反应。被试据实际情况回答每道题在自己身上出现的频率，采用李克特四级计分。量表总分介于 22 ~ 88，分数越高表示反刍思维越严重。我国研究者韩秀（2010）将其翻译成中文，并表明该量表具有良好的信效度。在中学生、大学生、企事业员工以及部队官兵研究群体中，总量表的 α 系数均在 0.8 以上，信度良好。

（7）利他行为问卷

该问卷由李艳芳等人（2008）编制，共 22 个题目，包括 5 个维度：利他行为责任性、尊重和关心他人、关心和关注自己、利他行为表现、利己性行为和观念。采用 7 级计分标准，从"非常不符合"到"非常符合"，总分越高，表示利他水平越高。5 个因子的内部一致性系数均在 0.60 ~ 0.79，而且总量表的内部一致性系数达到了 0.87（李艳芳，2008）。在中学生、大学生、企事业员工以及部队官兵研究群体中，该量表的 α 系数均在 0.6 ~ 0.7，信度一般。

（8）中国版心理弹性量表

该量表由 Connor 等人（2003）编制，于肖楠和张文新（2007）进行翻译和修订，量表共包含 25 个题目，采用 5 级评分，从"从来不"到"一直如此"。该量表有坚韧、自强、乐观三个维度。在中学生、大学生、企事业员工以及部队官兵研究群体中，该量表的 α 系数均在 0.9 以上，信度良好。

（9）生存理由中文版量表

该量表由 Linehan 和他的同事在 1983 年编制，邓云龙（2012）等人引入并进行修订。总共 48 个题目，6 个维度：生存和应对信念、对家人和朋友的责任、对子女的考虑、对自杀的恐惧、社会排斥的恐惧、道德反对。采用 6 点评分标准来评分，从"一点也不重要"到"非常重要"，各因子得分为所含条目得分之和的平均数，总分为各条目得分之和。在中学生、大学生、企事业员工以及部队官兵研究群体中，该量表的 α 系数均在 0.9 以上，信度良好。

（10）TDL 生命质量测定表

该量表由汤旦林、王松柏（1994）编制，共有 16 个题目，覆盖了生命质量的 5 个主要方面：身体方面、心理方面、社会方面、尽职责的能力、自我健康意识。先按 5 分制为各项计分：选答"是"计 5 分，"大体是"计 4 分，"不确定"计 3 分，"不像是"计 2 分，"否"计 1 分；再将第 1，3，8，12 四项的计分加倍，即这四项的得分从"是"到"否"依次为 10，8，6，4，2 分；最后相加得总分。共计 16 项中，12 项为 5 分制，4 项为 10 分制，100 分为满分，20 分为最低分。评分参考范围：65 分以下为比较差，65 ~ 74 分为中下，75 ~ 89 分为中等，90 分以上为较高。在中学生、大学生、企事业员工以及部队官兵研究群体中，该量表的 α 系数均在 0.7 以上，信度良好。

（11）领悟社会支持问卷

该量表由 Zimet 等人（1987）编制，由姜乾金等人引入国内并做了一定的修订（汪向东，王希林，马弘，1999）。该量表共有 12 个题目，分为家庭支持、朋友支持和其他支持三个维度。采用 1 ～ 7 级评分标准，从"极不同意"到"极同意"。量表得分越高，表示个体领悟到的社会支持水平越高。在中学生、大学生、企事业员工以及部队官兵研究群体中，该量表的 α 系数均在 0.8 以上，信度良好。

（12）家庭关怀度指数

该问卷 1978 年由 Smilkstein 编制，吕繁等人（1995）翻译并介绍入国内。该量表有 5 个题目，分别评价家庭适应度、合作度、成长度、情感度、亲密度 5 个方面。采用三分法评分标准，答"经常这样"得 2 分，"有时这样"得 1 分，"几乎很少"得 0 分。将 5 个问题得分相加为总分。总分是 7 ～ 10 分表示家庭功能良好；4 ～ 6 分表示家庭功能中度障碍；0 ～ 3 分表示家庭功能严重障碍。在中学生、大学生、企事业员工以及部队官兵研究群体中，该量表的 α 系数为 0.7 ～ 0.8，信度良好。

以上从 12 个相关量表中选出 32 个维度及其题目，组成了个体抗逆资源评定的初始问卷，共 32 个维度（分测验），合计 248 个项目。

2. 个体生活事件影响结果评估问卷的研究

该问卷由四类群体的生活事件影响结果的评估问卷组成，包括大学生生活事件影响结果评估问卷、中学生生活事件影响结果评估问卷、企事业员工生活事件影响结果评估问卷、部队官兵生活事件影响结果评估问卷。

（1）大学生生活事件影响结果评估问卷

通过文献分析法、个别访谈法、专家座谈法、问卷调研法等方法探讨出了针对大学生群体的 34 项重要生活事件，包括家庭生活方面、学习方面和社交及其他方面。评分的范围为 0 ～ 100 的任意数，指导语为如果一个人遭遇了该负面事件的最严重情况，请对这件事在多大程度上会使他 / 她产生心理危机打分。本研究中该问卷的内部一致性系数为 0.975，信度良好。

（2）中学生生活事件影响结果评估问卷

通过文献分析法、个别访谈法、专家座谈法、问卷调研法等方法探讨出了针对中学生群体的 31 项重要生活事件，包括家庭生活方面、学习方面和社交及其他方面。评分的范围为 0 ～ 100 的任意数，指导语为如果一个人遭遇了该负面事件的最严重情况，请对这件事在多大程度上会使他 / 她产生心理危机打分。本研究中该问卷的内部一致性系数为 0.975，信度良好。

（3）企事业员工生活事件影响结果评估问卷

通过文献分析法、个别访谈法、专家座谈法、问卷调研法等方法探讨出了针对企事业员工群体的 27 项重要生活事件，包括家庭生活方面、学习方面和社交及其他方面。评分的范围为 0 ～ 100 的任意数，指导语为如果一个人遭遇了该负面事件的最严重情况，请对这件事在多大程度上会使他 / 她产生心理危机打分。本研究中该问卷的内部一致性系数为

0.975，信度良好。

（4）部队官兵生活事件影响结果评估问卷

通过文献分析法、个别访谈法、专家座谈法、问卷调研法等方法探讨出了针对部队官兵群体的 27 项重要生活事件，包括家庭生活方面、学习方面和社交及其他方面。评分的范围为 0 ～ 100 的任意数，指导语为如果一个人遭遇了该负面事件的最严重情况，请对这件事在多大程度上会使他 / 她产生心理危机打分。本研究中该问卷的内部一致性系数为 0.975，信度良好。

（四）具体做法与数据处理

被试全部完成个体抗逆资源评定初始测验 32 个维度的项目，同时完成本群体的"生活事件影响结果自评问卷"。分课题全部数据由 Excel 录入，利用软件 SPSS17.0 进行统计分析。统计分析分为三步。

第一步：项目筛选分析，构成正式测验。分析个体抗逆资源评定初始测验 32 个维度的项目测评数据，以维度为基本单元，计算项目难度（通俗性）与区分度，筛选出难度恰当、区分度好的项目组成该维度的正式项目。

第二步：回归分析。以个体抗逆资源评定初始测验 32 个维度为自变量，以生活事件冲击影响结果为因变量，计算出抗逆资源各个维度（因素）对冲击结果的贡献。根据回归分析的结果，区分出有效维度与无效维度，作为下一步通过机器学习的方法最终确定有效维度及其权重的基本依据。以有效维度及其项目组成"个体抗逆资源评定测验"的正式版。

第三步：机器学习。以第二步回归分析确定的有效维度为自变量，以生活事件冲击力为因变量，运用机器学习的方法，计算出各个有效维度对生活事件影响结果的贡献，最终确定各个维度对冲击结果影响的权重，得出抗逆力指数的拟合公式。

下面第五节、第六节与第七节分别阐述这三步分析的过程与结果。

第五节　项目分析与正式测验构成

根据研究设计，我们采用个体抗逆资源评定初始测验与个体生活事件冲击结果自评问卷对中学生、大学生、企事业员工、部队官兵四类群体取样进行测试，然后对测试结果进行项目分析，根据项目分析结果进行筛选，剔除少量难度区分度不合要求的项目，保留合格的项目数据。

一、个体抗逆资源评定初始测验的项目分析与数据整理

采用个体抗逆力评定问卷对中学生、大学生、企事业员工、部队官兵四类群体取样进

行测试，采用个体抗逆力评定问卷由 12 个量表 43 个维度（分测验）组成，本研究以维度（分测验）为基本单位。根据测验结果对每个量表各个维度的题目进行项目分析，计算每个项目的通过率作为项目难度（即通俗性）的指标，计算每个项目的得分与该维度项目的总分的皮尔逊积差相关系数作为区分度指标，然后剔除难度区分度不符合要求的项目，保留难度恰当、区分度较高的项目，作为各维度（分测验）分数计算的题目，计算每个被试各个维度的得分。

下面分别列出了四个群体的抗逆资源评定初始测验的取样测试与质量参数分析。

（一）中学生抗逆资源评定初始测验的项目分析与数据整理

1. 被试取样

采取随机抽样的方法取广州市某中职学校与佛山市某普通中学，发放问卷 1060 份。经过整理和筛查，剔除回答不认真和有缺失问卷，最后得有效问卷 1004 份，有效率 95%。其中男生 413 人，女生 591 人；年龄为 16.7±1.12 岁。研究对象的主要人口学变量分布见表 3-1。

表 3-1　中学生群体人口学变量分布情况

基本资料		人数（人）	百分比（%）
性别	男	413	41.1
	女	591	58.9
独生	是	268	26.7
	否	737	73.3
学习成绩	较好	222	22.1
	一般	641	63.9
	较差	140	14.0
身体健康	很好	440	43.7
	一般	548	54.5
	差	18	1.8

2. 研究方法

（1）研究工具

采用本研究编制的"个体抗逆资源评定初始测验"与"中学生生活事件冲击结果自评问卷"为工具进行测试，其中"个体抗逆资源评定初始测验"由 32 个维度（分测验）、245 个项目构成。

（2）实施过程

主试进行集中培训，统一施测过程与指导语，采取团体测试的方式，要求被试独立认真地完成所有问卷调查和对生活事件的心理危机指数进行评定。用时约 40 分钟。

3. 测试结果与项目分析

根据初始测试数据结果进行项目分析之后，"个体抗逆资源评定初始测验"最终保留

19 个维度（分测验）、213 个项目构成。

（二）大学生抗逆资源评定初始测验的项目分析与数据整理

1. 被试取样

采取随机抽样的方法选取不同大学被试，涵盖不同学校的理工、文史、经济、体育、艺术等专业，被试来自专科大学、普通大学和重点大学，发放问卷 860 份，回收问卷 805 份。经过整理和筛查，剔除回答不认真和有缺失问卷，最后得有效问卷 662 份，有效率 82%。年龄在 17～26 岁，平均年龄 20.67 岁。研究对象的主要人口学变量分布见表 3-2。

表 3-2　大学生群体人口学变量分布情况

变　量	变量类别	人数（人）	百分比（%）
性别	男	227	34.3
	女	435	65.7
是否独生	独生	135	20.4
	非独生	524	79.2
健康状况	较好	15	2.3
	一般	386	58.3
	较差	259	39.1
母亲文化程度	小学	227	34.3
	初中	225	34.0
	高中或中专	155	23.4
	大学及大学以上	52	7.9
父亲文化程度	小学	113	17.1
	初中	240	36.3
	高中或中专	231	34.9
	大学及大学以上	77	11.6
家庭居住地	城镇	384	58.0
	乡村	274	41.4
家庭经济情况	差	70	10.6
	一般	535	80.8
	较好	54	8.2
父母婚姻状况	差	48	7.3
	一般	195	29.5
	较好	414	62.5

注：以上数据表格中的人数不包含缺失数据。

2. 研究方法

（1）研究工具

采用本研究编制的"个体抗逆资源评定初始测验"与"大学生生活事件冲击结果自

评问卷"为工具进行测试,其中"个体抗逆资源评定初始测验"由 32 个维度(分测验)、245 个项目构成。

(2)实施过程

主试进行集中培训,统一施测过程与指导语,采取团体测试的方式,要求被试独立认真地完成所有问卷调查和对生活事件的心理危机指数进行评定。用时约 40 分钟。

3. 测试结果与项目分析

根据初始测试数据结果进行项目分析之后,"个体抗逆资源评定初始测验"最终保留 19 个维度(分测验)、218 个项目。

(三)企事业员工抗逆资源评定初始测验的项目分析与数据整理

1. 被试取样

采取随机抽样的方法取选取广东省和浙江省多家企业的在岗职工,涵盖不同职业、不同年龄段。发放问卷 850 份,经过整理和筛查,剔除回答不认真和有缺失问卷,最后得有效问卷 712 份,有效率 84%。年龄在 18 ~ 64 岁,男 314 人,女 395 人。研究对象的主要人口学变量分布见表 3-3。

表 3-3　企事业员工群体人口学变量分布情况

变　量	项　目	人数(人)	百分比(%)
性别	男	314	44.3
	女	395	55.7
年龄	30 岁以下	321	45.6
	30 岁以上	383	54.4
健康状况	差	10	1.4
	一般	297	42.7
	很好	397	56.2
躯体疾病	无	681	97.0
	有	21	3.0
本人文化	小学	0	0
	初中	200	28.4
	高中或中专	171	24.3
	大学及大学以上	334	47.4
配偶文化	小学	19	3.5
	初中	151	27.9
	高中或中专	168	31.1
	大学及大学以上	203	37.5
家庭居住地	城镇	377	53.2
	乡村	327	46.2

续表

变 量	项 目	人数（人）	百分比（%）
家庭经济情况	差	66	9.4
	一般	583	82.8
	较好	55	7.8
家庭变故	无	665	94.5
	有	39	5.5

注：以上数据表格中的人数不包含缺失数据。

2. 研究方法

（1）研究工具

采用本研究编制的"个体抗逆资源评定初始测验"与"企事业员工生活事件冲击结果自评问卷"为工具进行测试，其中"个体抗逆资源评定初始测验"由 32 个维度（分测验）、248 个项目构成。

（2）实施过程

主试进行集中培训，统一施测过程与指导语，采取团体测试的方式，要求被试独立认真的完成所有问卷调查和对生活事件的心理危机指数进行评定。用时约 40 分钟。

3. 测试结果与项目分析

根据初始测试数据结果进行项目分析之后，"个体抗逆资源评定初始测验"最终保留 19 个维度（分测验）、213 个项目。

（四）部队官兵抗逆资源评定初始测验的项目分析与数据整理

1. 被试取样

采用整群抽样方法抽取南海舰队某部 892 名海军官兵为被试，经严格筛选之后保留有效问卷 824 份，有效率为 92.38%。其中男性 799 人；女性 25 人。被试年龄介于 17～49 岁，平均 25.64±5.31 岁。具体信息出于保密因素，暂不陈述。

2. 研究方法

（1）研究工具

采用本研究编制的"个体抗逆资源评定初始测验"与"部队官兵生活事件冲击结果自评问卷"为工具进行测试，其中"个体抗逆资源评定初始测验"由 32 个维度（分测验）、248 个项目构成。

（2）实施过程

主试进行集中培训，统一施测过程与指导语，采取团体测试的方式，要求被试独立认真地完成所有问卷调查和对生活事件的心理危机指数进行评定。用时约 40 分钟。

3. 测试结果与项目分析

根据初始测试数据结果进行项目分析之后，"个体抗逆资源评定初始测验"最终保留 19 个维度（分测验）、210 个项目。

二、个体生活事件影响结果评估问卷的质量分析与数据整理

有研究表明，重大的负面生活事件与日常烦恼都会损害人的生理与心理健康（Kale & Stenmark，1983；Kanner，Coyne，Schaefer，& Lazarus，1981），但是不同的生活事件对个体心理的冲击力是不同的。

在第二章中，我们所探讨的是生活事件一般冲击力指数，它是指处于心理抗逆资源平均水平情况下各种生活事件所产生的冲击力。本章需要进一步探讨相同的生活事件对心理抗逆资源不同的个体会产生怎样不同的冲击力，这样才能估算出心理抗逆资源各个因素（维度）对生活事件冲击力的影响作用，为此，本分课题的研究设计了个体心理抗逆资源评定测验，同时设计了个体生活事件影响结果评估问卷，通过对这两大系列测评获得的数据进行统计分析，以得出心理抗逆资源各个维度（因素）对生活事件冲击力的影响作用（权重）。

目前的研究中所采用评估问卷一般是自我视角的评定方式（例如：如果你遭遇了某事件，你会感到很生气吗？），但是，本研究编制的个体生活事件影响结果问卷，如果也采用自我评定方式，被试可能会由于自我保护等原因，不一定按照自己真实情况回答，尤其是对于严重的生活事件，被试更可能会回避回答"自杀"之类极端行为。因此，如果改用他人视角的评定方式（例如：如果一个人遭遇了某事件，他会感到很生气吗？），被试可能会将自己的真实想法或感受投射过去，这样更具有真实性。但这只是本研究的设想，需要用数据证明。因此，在使用"个体生活事件影响结果评估问卷"进行取样调研之前，我们进行了探讨自我视角和他人视角对生活事件影响结果的评定差异，如果对被试进行充分解释，使他们消除顾虑，能按照真实情况回答的情况下，采用自我视角评定结果与他人视角评定结果差异不显著，就可以说明采用他人视角评定替代自我视角评定是合理的；如果两种视角的评定结果差异显著，采用他人视角评定的准确性是值得怀疑的。

（一）自我视角和他人视角对生活事件影响结果评定的差异研究

1. 研究目的

本实验探讨自我视角评定和他人视角评定生活事件的影响结果的差异。

2. 研究方法

（1）被试

采取随机抽样的方法选取华南师范大学本科生 76 名，男生 32 名，女生 44 名，涵盖一到三年级的不同专业，年龄在 18～22 岁，平均年龄 20.08 岁，标准差为 1.14。76 名被试随机分为两组，38 名采用自我视角评定生活事件影响结果，38 名采用他人视角评定生活事件影响结果。

（2）研究工具

第二章通过文献分析法、个别访谈法、专家座谈法、问卷调研法等方法探讨出了针对大学生群体的 34 项重要生活事件。本研究设计两套问卷，两套问卷的问题完全相同，但

评定视角不同，一套是以自我视角评定的方式要求被试对 34 项大学生生活事件产生的心理危机程度进行评定；另一套以他人视角评定的方式要求被试对 34 项大学生生活事件产生的心理危机程度进行评定。

（3）实施程序

正式完成问卷前，对自我视角评定组的被试进行专门疏导，打消他们的顾虑，要求他们毫无保留地按照自己的真实情况或感受来回答，不要回避任何情况；对于他人视角评定组的被试，只是一般地要求他们认真完成问卷。

3. 研究结果

采用独立样本 t 检验分析自我视角和他人视角对 34 个生活事件产生的心理危机评分的差异，结果见表 3-4。

表 3-4　不同视角对生活事件产生的心理危机评估结果比较

生活事件	心理危机评分		t	p
	自我视角	他人视角		
总体平均分	47.46±13.60	48.67±12.71	−0.379	0.706
1. 自己（或女朋友）怀孕／堕胎	66.66±28.57	71.79±27.29	0.801	0.426
2. 父母离异	63.03±29.54	68.03±28.34	0.753	0.454
3. 家庭成员死亡	79.71±22.37	77.42±26.00	−0.412	0.682
4. 家庭成员重病或重伤	76.18±21.51	72.37±26.19	−0.694	0.490
5. 休学	58.89±27.63	53.68±27.06	−0.831	0.409
6. 面临考研／就业压力	54.00±22.48	55.26±20.33	0.257	0.798
7. 本人重病或重伤	69.92±23.16	65.11±25.49	−0.862	0.392
8. 好友死亡	68.55±26.04	68.95±26.28	0.066	0.948
9. 家庭经济困难	55.95±26.72	48.68±24.04	−1.246	0.217
10. 父母教育方法不当（冷漠、讽刺、冷暴力）	60.11±35.90	56.58±25.18	−0.496	0.622
11. 家庭内部有矛盾	48.89±24.96	58.29±20.11	1.807	0.075
12. 欠债	43.08±23.58	51.29±25.47	1.458	0.149
13. 被人误会、错怪、诬告、议论、孤立等	42.42±25.07	51.84±24.53	1.656	0.102
14. 成绩不好	37.92±25.55	43.42±25.76	0.934	0.353
15. 一门或多门课程跟不上	36.92±25.58	43.16±25.08	1.073	0.287
16. 被人恐吓、勒索	50.68±26.49	52.71±27.96	0.324	0.747
17. 与同学或老师关系紧张	45.16±25.70	44.21±25.63	−0.161	0.873
18. 学习压力过重	40.68±26.49	43.66±25.97	0.494	0.623
19. 与父母发生冲突	40.58±25.19	47.92±22.69	1.335	0.186
20. 恋爱失败（如分手、表白被拒、长期单身等）	41.34±29.91	37.84±25.65	−0.548	0.586
21. 受人歧视、冷落	39.89±25.89	47.97±23.81	1.416	0.161

生活事件	心理危机评分		t	p
	自我视角	他人视角		
22. 社团工作负担过重	32.63±24.95	36.58±25.81	0.678	0.500
23. 好友受伤或重病	53.53±25.99	46.45±26.35	-1.179	0.242
24. 失窃、被骗等造成财产损失	44.71±24.46	38.89±23.91	-1.048	0.298
25. 受批评或处分	40.45±25.53	39.53±25.18	-0.158	0.875
26. 意外惊吓、发生事故、自然灾害	47.50±25.51	49.16±28.89	0.265	0.792
27. 预期的评选落空	37.97±26.68	38.87±25.10	0.151	0.881
28. 生活规律被迫改变（饮食、睡眠等）	33.66±25.03	38.24±25.92	0.783	0.436
29. 初到新环境不适应	33.13±27.11	33.82±24.06	0.116	0.908
30. 兼职工作压力重	33.66±26.12	31.71±22.61	-0.347	0.729
31. 长期与家人无法团聚	37.84±27.35	39.08±28.71	0.192	0.848
32. 当众丢面子	39.97±29.89	42.03±26.41	0.317	0.752
33. 第一次远走他乡	30.26±24.77	31.53±27.42	0.211	0.834
34. 与周围人消费水平有差异	27.87±23.37	28.76±27.27	0.154	0.878

根据表 3-4 的结果可知，自我视角和他人视角对每个生活事件产生的心理危机评分差异均不显著。该结果表明可以采用他人视角的评定方式对生活事件产生的心理危机结果进行评分，这样能更具隐蔽性、客观性和准确性。

（二）个体生活事件影响结果评估问卷的质量参数分析

个体生活事件影响结果评估问卷的设计，主要是用于收集分析个体抗逆资源各个维度对个体生活事件冲击力影响权重的因变量数据，它是根据第二章子课题提出的三类群体的生活事件进行设计，要求被试回答假设遭遇每个生活事件是会产生何种程度的危机。每种类型的群体的生活事件都是通过文献分析法、个别访谈法、专家座谈法、问卷调研法等方法得出，对这些生活事件项目都经过严格的挑选，因此，本问卷不需要再做项目分析与筛选，而只需要对各类群体的评估问卷的信度进行分析。

根据测评结果，大学生群体、中学生群体、企事业员工群体以及部队官兵群体的个体生活事件影响结果评估问卷的内部一致性系数均为 0.975，信度良好。

第六节　抗逆资源各因素对生活事件冲击力影响的回归分析

本研究分析个体抗逆资源各个维度对生活事件影响结果的贡献，以抗逆资源 34 个维度作为自变量，以个体生活事件影响结果的评估分数为因变量，采用逐步回归模型方法，算出抗逆资源各个维度对生活事件冲击结果的影响，然后保留有显著影响作用的维度（有效维度）及其相关数据，将有效维度及其相关数据进入下一步机器学习的分析方法，最终确定有效维度及其权重，同时以有效维度及其项目组成"个体抗逆资源评定测验"的正式版。

一、不同群体的抗逆因素对生活事件冲击力影响的差异分析

（一）不同群体的抗逆因素对生活事件冲击力影响的人口学变量差异分析

1. 中学生群体

关于中学生群体抗逆因素对生活事件冲击力影响进行人口学变量的分析，分别分析中学生不同性别、是否独生、不同体质（BMI）、不同学习成绩、不同健康状况等方面的差异。详见表3-5。

第一，不同性别中学生差异分析。不同性别的中学生抗逆因素对生活事件冲击力影响分数差异显著，女生分数显著高于男生。

第二，是否独生中学生差异分析。是否独生的中学生抗逆因素对生活事件冲击力影响分数差异不显著。

第三，不同体质（BMI）中学生差异分析。世界卫生组织建议成人体质（BMI）的正常范围为18.5～25，小于18.5为营养不良，大于25为超重或肥胖。国际生命科学学会中国办事处于2002年6月通过"中国人肥胖与疾病危险研讨会"的讨论，认为中国成人体质指数大于或等于24的为超重，大于或等于28的为肥胖。本研究采取国际生命科学学会的划分方法，BMI分数在18.5～24划定为正常，BMI分数小于18.5、大于或等于24划定为不正常。不同体质（BMI）的中学生抗逆因素对生活事件冲击力影响分数差异不显著。

第四，不同学习成绩中学生差异分析。不同成绩的中学生抗逆因素对生活事件冲击力影响分数差异不显著。

第五，不同健康状况中学生差异分析。不同健康状况的中学生抗逆因素对生活事件冲击力影响分数差异不显著。

表3-5　中学生抗逆因素对生活事件冲击力影响分数的人口学变量分析（N=1004）

人口学变量		M±SD	T	F
性别	男	47.87±20.64	4.82***	
	女	54.42±21.55		
独生	是	50.50±21.51	1.09	
	否	52.17±21.33		
BMI	正常	52.33±21.75	0.37	
	不正常	51.81±20.72		

人口学变量		M±SD	T	F
学习成绩	较好	50.33±21.50		0.59
	一般	52.76±21.47		
	较差	49.10±20.55		
身体健康	很好	50.69±21.61		0.36
	一般	52.50±21.36		
	差	49.75±19.09		

注: $^*p<0.05$, $^{**}p<0.01$, $^{***}p<0.001$。

2. 大学生群体

关于大学生群体抗逆因素对生活事件冲击力影响进行人口学变量的分析，分别分析大学生不同性别、是否独生、不同体质（BMI）、不同学习成绩、不同健康状况等方面的差异。详见表 3-6。

第一，不同性别大学生差异分析。不同性别的大学生抗逆因素对生活事件冲击力影响分数差异显著，女生分数显著高于男生。

第二，是否独生大学生差异分析。是否独生的大学生抗逆因素对生活事件冲击力影响分数差异不显著。

第三，不同体质（BMI）大学生差异分析。不同体质（BMI）的大学生抗逆因素对生活事件冲击力影响分数差异不显著。

第四，不同学习成绩大学生差异分析。不同成绩的大学生抗逆因素对生活事件冲击力影响分数差异不显著。

第五，不同健康状况大学生差异分析。不同健康状况的大学生抗逆因素对生活事件冲击力影响分数差异不显著。

表 3-6 大学生抗逆因素对生活事件冲击力影响分数的人口学变量分析（ $N=961$ ）

人口学变量		M±SD	T	F
性别	男	51.94±19.16	3.85***	
	女	56.65±17.77		
独生	是	52.81±18.28	1.67	
	否	54.56±17.99		
BMI	正常	55.07±18.76	0.42	
	不正常	54.56±17.99		
学习成绩	较好	55.69±18.95		0.35
	一般	54.73±18.15		
	较差	53.95±19.40		

人口学变量		M±SD	T	F
身体健康	很好	54.69±18.97		
	一般	55.30±18.03		0.49
	差	51.91±19.12		

注：$^*p<0.05$，$^{**}p<0.01$，$^{***}p<0.001$。

3. 企事业员工群体

关于企事业员工群体抗逆因素对生活事件冲击力影响进行人口学变量的分析，分别分析企事业员工不同性别、是否独生、不同体质（BMI）、不同文化程度、不同健康状况等方面的差异。详见表 3-7。

第一，不同性别员工差异分析。不同性别的企事业员工抗逆因素对生活事件冲击力影响分数差异不显著。

第二，是否独生员工差异分析。是否独生的企事业员工抗逆因素对生活事件冲击力影响分数差异不显著。

第三，不同体质（BMI）员工差异分析。不同体质（BMI）的企事业员工抗逆因素对生活事件冲击力影响分数差异不显著。

第四，不同文化程度员工差异分析。不同文化程度的企事业员工抗逆因素对生活事件冲击力影响分数差异不显著。

第五，不同健康状况员工差异分析。不同健康状况的企事业员工抗逆因素对生活事件冲击力影响分数差异不显著。

表 3-7 企事业员工抗逆因素对生活事件冲击力影响分数的人口学变量分析（N=713）

人口学变量		M±SD	T	F
性别	男	38.70±21.01	0.46	
	女	39.45±22.25		
独生	是	38.61±18.28	0.67	
	否	39.56±17.99		
BMI	正常	38.75±21.32	0.82	
	不正常	40.14±22.57		
文化程度	较好	38.94±20.53		
	一般	36.14±22.09		1.37
	较差	40.54±21.83		
身体健康	很好	38.96±22.19		
	一般	39.41±21.50		0.15
	差	37.21±10.58		

注：$^*p<0.05$，$^{**}p<0.01$，$^{***}p<0.001$。

（二）不同心理特质群体的抗逆因素对不同生活事件冲击力影响的分析

研究结果表明，对于不同类型的群体，表 3-8 显示，在中学生群体中，事件冲击力评估分数与神经质、行为抑制气质、消极应对、反刍思维、利他行为、生存理由存在显著正向相关，与精神病态特质、心理弹性存在显著负向相关；在大学生群体中，事件冲击力评估分数与神经质、消极应对、反刍思维、生存理由存在显著正向相关，与开放性、外向性、积极应对、心理弹性、生命质量存在显著负向相关；在企事业员工群体中，事件冲击力评估分数与表达抑制、利他行为存在显著负向相关；在部队官兵群体中，事件冲击力评估分数与神经质、消极应对、反刍思维存在显著正向相关，与严谨性、认知重评、积极应对、领悟社会支持存在显著负向相关。

表 3-8　各人群事件冲击力评分与其他变量相关分析

条　目	中学生事件 冲击力评分	大学生事件 冲击力评分	企事业员工事件 冲击力评分	部队官兵事件 冲击力评分
神经质	0.24**	0.17**	0.03	0.11**
严谨性	0.03	−0.01	−0.04	−0.09**
顺同性	0.06	−0.02	0.03	−0.04
开放性	−0.05	−1.00**	−0.02	−0.01
外向性	−0.01	−0.16**	−0.06	−0.04
行为抑制气质	0.14**	0.06	−0.03	0.03
精神病态特质	−0.08*	0.01	0.01	−0.06
认知重评	−0.01	0.02	0.01	−0.08*
表达抑制	−0.02	−0.01	−0.11**	−0.01
积极应对	−0.07*	−0.12**	−0.02	−0.10**
消极应对	0.13**	0.1**	0.02	0.12**
反刍思维	0.12*	0.09**	0.03	0.13**
利他行为	0.12*	−0.05	−0.09*	0.03
心理弹性	−0.12**	−0.15**	−0.01	−0.01
生存理由	0.17**	0.13**	−0.03	0.04
生命质量	−0.05	−0.10**	−0.03	−0.01
家庭关怀	0.01	−0.06	−0.01	−0.01
领悟社会支持	0.06	−0.02	0.06	−0.08*

注：$^*p<0.05$，$^{**}p<0.01$，$^{***}p<0.001$。

二、抗逆资源各维度对生活事件影响结果的回归分析

由于参加测评的各类型人员中有相当多的人可能没有真正经历过很多生活事件，导致对生活事件影响结果的评估可能不一定准确，因此本课题回归分析的因变量采用两种方式获得

对生活事件影响结果的评估分数。第一种方式是要求被试对评估问卷列出的所有生活事件产生的冲击力提供评估分数（称为估计分数），这种方式能够得到各维度对每个生活事件的冲击力的影响；第二种方式是要求被试只对自己真正经历过的生活事件产生的冲击力提供评估分数（称为判断分数），这种方式只能得到各维度对某些生活事件的冲击力的影响。本研究以第一种方式的结果作为基本结果，第二种方式的结果作为基本结果的验证与校正。

（一）生活事件的冲击力判断分数为因变量

1. 数据整理

（1）个体特质与环境缓冲系统测评数据整理

根据测验结果，对每个量表的题目进行项目分析，量表的每一个条目与该量表总分（有分测验的量表统计每一个条目与分测验总分）的皮尔逊积差相关系数作为区分度指标，筛选出合适可靠的条目，作为各量表计算分数的题目。12个量表共包括43个维度（分测验），以分测验为单位，计算每个被试各个分测验的得分，形成1000×43资料矩阵。

（2）真实遭遇生活事件的被试对自己当时心理受冲击程度的判断分数整理

对每个人真实遭遇某个生活事件时心理受冲击程度的判断分数进行整理，将每个人在每个生活事件上产生的冲击力判断分数转化为比值分数。转化方法是，将生活事件上产生的冲击力判断分数（S_i）除以该生活事件的一般冲击力分数（S_O），得出比值分数，比值分数 $Bi=S_i/S_O$。

2. 回归分析，建立各维度对生活事件冲击力影响的回归方程

将个体心理抗逆资源评定测验的43个维度作为自变量；真正遭遇生活事件的被试对该生活事件产生的冲击程度的判断数据作为因变量，也就是每个群体只保留真实遭遇过某个或某些生活事件的被试，用他们每个人所遭遇不同生活事件时判断自己心理产生的冲击程度的比值分数 Bi 作为因变量指标，建立回归方程，进行回归分析，找出对因变量具有预测力的自变量（维度）及其权重。

如果用比值分数 Bi 作为因变量指标，建立的回归方程是：$Y_{Bi}=a+b_1X_1+b_2X_2+b_3X_3+\cdots$ 方程的左边是冲击力估计的比值分数，$Y_{Bi}=Y_i/Y_0$。方程的右边是有效特质及其权重，X_i 为有效特质，b_i 为有效特质的权重，其余类推。

3. 建立不同抗逆指数的生活事件实际冲击力的计算公式

将上一步得出的回归方程：$Y=a+b_1X_1+b_2X_2+b_3X_3+\cdots$，转化为计算各种不同生活事件对每个不同特质的人员（即抗逆指数不同的人员）的实际冲击力。

回归方程：$Y_b=a+b_1X_1+b_2X_2+b_3X_3+\cdots$ 的转化公式

由于 Y_b= 实际冲击力 / 平均冲击力，即 $Y_{bi}=Y_i/Y_0$，因此，将回归方程转化为实际冲击力的计算公式是：$Y_i=(a+b_1X_1+b_2X_2+b_3X_3+\cdots)\cdot Y_0$。

运用这种算法，以各个被试群体的生活事件冲击力估计分数总均值为因变量，进行回归分析得到方程，如表3-9所示。

表 3-9　事件冲击力判断分数总均值为因变量的回归分析

被试群体	标准化回归方程
中学生	Y_a=0.13× 神经质＋ 0.11× 利他行为 -0.11× 生命质量
大学生	Y_a=0.21× 神经质 -0.1× 严谨性＋ 0.14× 外向性＋ 0.09× 表达抑制 -0.12× 生命质量
企事业员工	Y_a=0.15× 神经质＋ 0.11× 利他行为＋ 0.11× 消极应对
部队官兵	Y_a=-0.15× 神经质 -0.14× 继发性精神病态特质＋ 0.25× 反刍思维＋ 0.1× 利他行为 -0.22× 领悟社会支持

注：事件冲击力判断分数标记为 a，估计分数标记为 b，下同。

运用这种算法，以各个被试群体的每一个生活事件冲击力判断比值分为因变量，进行回归分析得到方程，如表 3-10 ～表 3-13 所示。

表 3-10　中学生事件冲击力判断比值分为因变量的回归分析

生活事件	标准化回归方程
2a	Y_{2a}= 0.08× 生存理由
5a	Y_{5a}= 0.09× 生存理由
6a	Y_{6a}= 0.2× 神经质
7a	Y_{7a}= 0.08× 生存理由
8a	Y_{8a}= 0.08× 利他行为
9a	Y_{9a}= 0.09× 神经质 -0.12× 生命质量＋ 0.09× 利他行为
10a	Y_{10a}= 0.1× 利他行为 -0.18× 家庭关怀
11a	Y_{11a}= -0.14× 生命质量＋ 0.1× 利他行为 -0.14× 家庭关怀
12a	Y_{12a}= 0.08× 消极应对
13a	Y_{13a}= 0.21× 消极应对 -0.11× 生命质量＋ 0.16× 利他行为 -0.11× 家庭关怀
14a	Y_{14a}= 0.13× 神经质 -0.2× 心理弹性＋ 0.14× 反刍思维
15a	Y_{15a}= 0.12× 神经质 -0.21× 心理弹性＋ 0.1× 利他行为＋ 0.11× 反刍思维
16a	Y_{16a}= 0.11× 生存理由
17a	Y_{17a}= -0.11× 继发性精神病态特质＋ 0.13× 利他行为 -0.14× 生命质量
18a	Y_{18a}= 0.21× 神经质＋ 0.11× 利他行为 -0.09× 积极应对＋ 0.11× 反刍思维
19a	Y_{19a}= 0.18× 神经质＋ 0.11× 利他行为 -0.14× 家庭关怀
20a	Y_{20a}= -0.12× 积极应对＋ 0.13× 消极应对＋ 0.21× 心理弹性＋ 0.14× 反刍思维 -0.09× 家庭关怀
21a	Y_{21a}= 0.12× 神经质＋ 0.12× 消极应对
23a	Y_{23a}= 0.07× 利他行为＋ 0.11× 领悟社会支持 -0.13× 家庭关怀
24a	Y_{24a}= -0.09× 继发性精神病态特质＋ 0.08× 生存理由
25a	Y_{25a}= 0.1× 神经质 -0.12× 积极应对＋ 0.13× 利他行为
26a	Y_{26a}= 0.1× 利他行为
27a	Y_{27a}= 0.19× 神经质 -0.11× 继发性精神病态特质

生活事件	标准化回归方程
28a	$Y_{28a}=0.13\times$ 利他行为 $-0.13\times$ 生命质量 $+0.14\times$ 反刍思维
29a	$Y_{29a}=0.14\times$ 神经质 $+0.12\times$ 消极应对 $-0.11\times$ 生命质量 $+0.08\times$ 生存理由
30a	$Y_{30a}=0.1\times$ 神经质 $+0.08\times$ 生存理由
31a	$Y_{31a}=0.14\times$ 神经质 $+0.11\times$ 利他行为 $+0.1\times$ 家庭关怀
32a	$Y_{32a}=0.14\times$ 神经质 $-0.17\times$ 继发性精神病态特质 $-0.09\times$ 认知重评
33a	$Y_{33a}=0.16\times$ 神经质
34a	$Y_{34a}=0.15\times$ 神经质 $-0.13\times$ 积极应对 $+0.09\times$ 利他行为

表 3-11　大学生事件冲击力判断比值分为因变量的回归分析

生活事件	标准化回归方程
1a	$Y_{1a}=-0.15\times$ 严谨性 $+0.18\times$ 外向性 $+0.1\times$ 表达抑制 $-0.09\times$ 生命质量 $+0.12\times$ 家庭关怀
2a	$Y_{2a}=-0.11\times$ 严谨性 $+0.15\times$ 外向性 $-0.09\times$ 继发性精神病态特质
3a	$Y_{3a}=-0.14\times$ 严谨性 $+0.13\times$ 外向性 $-0.1\times$ 原发性精神病态特质 $+0.11\times$ 表达抑制 $-0.1\times$ 生命质量 $+0.11\times$ 家庭关怀
4a	$Y_{4a}=0.13\times$ 神经质 $+0.13\times$ 外向性 $-0.08\times$ 原发性精神病态特质 $-0.09\times$ 生命质量
5a	$Y_{5a}=-0.12\times$ 严谨性 $+0.13\times$ 外向性 $+0.08\times$ 表达抑制
6a	$Y_{6a}=0.24\times$ 神经质 $-0.09\times$ 心理弹性 $-0.09\times$ 生命质量
7a	$Y_{7a}=-0.1\times$ 严谨性 $+0.16\times$ 外向性 $-0.09\times$ 原发性精神病态特质 $-0.12\times$ 生命质量
8a	$Y_{8a}=0.1\times$ 神经质 $-0.14\times$ 严谨性 $+0.15\times$ 外向性 $-0.09\times$ 原发性精神病态特质 $+0.13\times$ 表达抑制 $+0.08\times$ 家庭关怀
9a	$Y_{9a}=0.17\times$ 神经质 $+0.12\times$ 外向性 $-0.1\times$ 领悟社会支持
10a	$Y_{10a}=-0.12\times$ 严谨性 $+0.12\times$ 外向性 $-0.11\times$ 继发性精神病态特质 $-0.11\times$ 生命质量 $+0.08\times$ 生存理由 $-0.09\times$ 家庭关怀
11a	$Y_{11a}=0.14\times$ 神经质 $-0.09\times$ 严谨性 $+0.11\times$ 外向性 $-0.11\times$ 继发性精神病态特质 $-0.17\times$ 家庭关怀
12a	$Y_{12a}=0.14\times$ 神经质 $+0.08\times$ 外向性
13a	$Y_{13a}=0.17\times$ 神经质 $+0.09\times$ 外向性 $-0.12\times$ 继发性精神病态特质 $-0.11\times$ 生命质量
14a	$Y_{14a}=0.17\times$ 神经质 $-0.11\times$ 严谨性 $+0.11\times$ 外向性 $-0.14\times$ 心理弹性
15a	$Y_{15a}=0.2\times$ 神经质 $-0.11\times$ 严谨性
16a	$Y_{16a}=-0.12\times$ 严谨性 $+0.19\times$ 外向性 $+0.1\times$ 表达抑制 $+0.12\times$ 生命质量
17a	$Y_{17a}=0.15\times$ 神经质 $-0.11\times$ 严谨性 $+0.13\times$ 外向性 $+0.08\times$ 表达抑制 $-0.11\times$ 生命质量 $+0.08\times$ 生存理由
18a	$Y_{18a}=0.31\times$ 神经质 $+0.1\times$ 外向性 $+0.09\times$ 表达抑制 $-0.17\times$ 心理弹性
19a	$Y_{19a}=0.13\times$ 神经质 $-0.12\times$ 严谨性 $+0.11\times$ 外向性 $-0.08\times$ 继发性精神病态特质 $-0.11\times$ 家庭关怀
20a	$Y_{20a}=0.11\times$ 神经质 $+0.13\times$ 外向性 $-0.07\times$ 原发性精神病态特质 $-0.09\times$ 生命质量 $+0.1\times$ 反刍思维

生活事件	标准化回归方程
21a	$Y_{21a}= 0.13\times$ 神经质 $-0.12\times$ 严谨性 $-0.08\times$ 外向性 $+ 0.15\times$ 开放性 $+ 0.1\times$ 表达抑制 $-0.14\times$ 生命质量
22a	$Y_{22a}= 0.15\times$ 神经质 $+ 0.12\times$ 外向性 $-0.11\times$ 生命质量
23a	$Y_{23a}= -0.13\times$ 严谨性 $+ 0.16\times$ 外向性 $+ 0.13\times$ 表达抑制 $-0.09\times$ 生命质量 $+ 0.1\times$ 家庭关怀
24a	$Y_{24a}= -0.1\times$ 严谨性 $-0.09\times$ 原发性精神病态特质 $+ 0.1\times$ 反刍思维
25a	$Y_{25a}= 0.07\times$ 神经质 $-0.11\times$ 原发性精神病态特质
26a	$Y_{26a}= 0.1\times$ 神经质 $-0.09\times$ 严谨性 $+ 0.13\times$ 外向性 $-0.1\times$ 生命质量 $+ 0.13\times$ 家庭关怀
27a	$Y_{27a}= 0.11\times$ 神经质 $+ 0.12\times$ 外向性 $-0.13\times$ 积极应对 $-0.09\times$ 利他行为 $+ 0.13\times$ 反刍思维
28a	$Y_{28a}= 0.16\times$ 神经质 $-0.14\times$ 生命质量
29a	$Y_{29a}= 0.15\times$ 神经质 $+ 0.11\times$ 行为抑制气质 $-0.09\times$ 心理弹性
30a	$Y_{30a}= -0.12\times$ 积极应对 $+ 0.12\times$ 反刍思维 $+ 0.08\times$ 家庭关怀
31a	$Y_{31a}= 0.14\times$ 消极应对 $-0.12\times$ 生命质量 $+ 0.1\times$ 家庭关怀
32a	$Y_{32a}= 0.13\times$ 神经质 $+ 0.1\times$ 行为抑制气质 $-0.11\times$ 原发性精神病态特质 $-0.09\times$ 继发性精神病态特质
33a	$Y_{33a}= 0.17\times$ 行为抑制气质 $-0.12\times$ 继发性精神病态特质 $+ 0.08\times$ 表达抑制
34a	$Y_{34a}= 0.17\times$ 神经质 $-0.13\times$ 生命质量

表 3-12　企事业员工事件冲击力判断比值分为因变量的回归分析

生活事件	标准化回归方程
1a	$Y_{1a}= 0.14\times$ 神经质 $+ 0.16\times$ 严谨性 $+ 0.11\times$ 积极应对 $-0.17\times$ 生命质量 $+ 0.13\times$ 反刍思维
2a	$Y_{2a}= 0.15\times$ 神经质
4a	$Y_{4a}= 0.11\times$ 神经质
5a	$Y_{5a}= -0.12\times$ 原发性精神病态特质
6a	$Y_{6a}= 0.13\times$ 积极应对 $-0.09\times$ 继发性精神病态特质 $-0.12\times$ 家庭关怀
7a	$Y_{7a}= 0.14\times$ 严谨性 $-0.12\times$ 继发性精神病态特质
9a	$Y_{9a}= 0.14\times$ 神经质
10a	$Y_{10a}= 0.1\times$ 行为抑制气质 $+ 0.14\times$ 利他行为
11a	$Y_{11a}= 0.12\times$ 行为抑制气质
12a	$Y_{12a}= 0.12\times$ 积极应对
13a	$Y_{13a}= 0.14\times$ 利他行为
14a	$Y_{14a}= 0.14\times$ 反刍思维
15a	$Y_{15a}= -0.12\times$ 原发性精神病态特质 $+ 0.12\times$ 反刍思维
16a	$Y_{16a}= 0.13\times$ 生存理由
17a	$Y_{17a}= 0.26\times$ 神经质 $+ 0.11\times$ 表达抑制 $-0.14\times$ 继发性精神病态特质 $+ 0.13\times$ 利他行为

生活事件	标准化回归方程
18a	$Y_{18a} = 0.18 \times$ 神经质 $+ 0.12 \times$ 顺同性
19a	$Y_{19a} = 0.16 \times$ 神经质 $+ 0.13 \times$ 外向性 $+ 0.11 \times$ 表达抑制 $-0.13 \times$ 生命质量 $-0.11 \times$ 反刍思维
20a	$Y_{20a} = 0.15 \times$ 积极应对 $-0.13 \times$ 生命质量 $+ 0.22 \times$ 反刍思维
21a	$Y_{21a} = 0.11 \times$ 积极应对 $+ 0.13 \times$ 反刍思维
22a	$Y_{22a} = 0.18 \times$ 神经质 $+ 0.16 \times$ 积极应对 $-0.11 \times$ 生存理由
23a	$Y_{23a} = 0.15 \times$ 神经质 $+ 0.11 \times$ 外向性 $-0.16 \times$ 生命质量
24a	$Y_{24a} = 0.11 \times$ 表达抑制
25a	$Y_{25a} = 0.19 \times$ 神经质 $+ 0.11 \times$ 顺同性
26a	$Y_{26a} = 0.2 \times$ 神经质 $+ 0.14 \times$ 顺同性
27a	$Y_{27a} = 0.2 \times$ 神经质
28a	$Y_{28a} = 0.16 \times$ 神经质 $+ 0.1 \times$ 开放性
31a	$Y_{31a} = 0.11 \times$ 神经质
32a	$Y_{32a} = 0.18 \times$ 神经质
33a	$Y_{33a} = 0.16 \times$ 神经质
34a	$Y_{34a} = 0.16 \times$ 外向性 $+ 0.11 \times$ 行为抑制气质 $+ 0.11 \times$ 消极应对
35a	$Y_{35a} = 0.13 \times$ 消极应对
36a	$Y_{36a} = 0.1 \times$ 外向性 $+ 0.14 \times$ 消极应对
37a	$Y_{37a} = -0.11 \times$ 原发性精神病态特质 $+ 0.1 \times$ 积极应对
39a	$Y_{39a} = -0.11 \times$ 严谨性 $+ 0.15 \times$ 开放性 $-0.19 \times$ 继发性精神病态特质
40a	$Y_{40a} = 0.19 \times$ 神经质 $+ 0.12 \times$ 开放性
42a	$Y_{42a} = 0.17 \times$ 行为抑制气质 $+ 0.11 \times$ 消极应对
44a	$Y_{44a} = 0.11 \times$ 顺同性 $+ 0.12 \times$ 表达抑制
45a	$Y_{45a} = -0.18 \times$ 积极应对 $+ 0.12 \times$ 认知重评
47a	$Y_{46a} = -0.14 \times$ 生命质量 $+ 0.12 \times$ 反刍思维 $+ 0.15 \times$ 利他行为
48a	$Y_{48a} = -0.16 \times$ 严谨性 $+ 0.19 \times$ 开放性 $-0.14 \times$ 原发性精神病态特质
49a	$Y_{49a} = 0.15 \times$ 消极应对
51a	$Y_{51a} = 0.12 \times$ 神经质 $+ 0.13 \times$ 顺同性 $+ 0.14 \times$ 利他行为 $-0.11 \times$ 生存理由
54a	$Y_{54a} = 0.16 \times$ 顺同性 $+ 0.18 \times$ 反刍思维 $-0.14 \times$ 家庭关怀
57a	$Y_{57a} = 0.14 \times$ 顺同性 $-0.13 \times$ 原发性精神病态特质
58a	$Y_{58a} = 0.2 \times$ 神经质 $+ 0.11 \times$ 顺同性 $-0.19 \times$ 原发性精神病态特质
59a	$Y_{59a} = 0.21 \times$ 神经质 $+ 0.13 \times$ 顺同性 $+ 0.12 \times$ 行为抑制气质
60a	$Y_{60a} = 0.26 \times$ 神经质
61a	$Y_{61a} = 0.14 \times$ 神经质 $+ 0.13 \times$ 顺同性 $+ 0.11 \times$ 表达抑制 $+ 0.11 \times$ 反刍思维
62a	$Y_{62a} = 0.2 \times$ 神经质

续表

生活事件	标准化回归方程
63a	Y_{63a}= 0.14× 神经质
64a	Y_{64a}= 0.11× 神经质 + 0.15× 利他行为
65a	Y_{65a}= 0.16× 神经质 −0.19× 生命质量 + 0.14× 利他行为 + 0.11× 家庭关怀

表 3-13　部队官兵事件冲击力判断比值分为因变量的回归分析

生活事件	标准化回归方程
1a	Y_{1a}= 0.13× 利他行为 + 0.12× 反刍思维 −0.29× 领悟社会支持
2a	Y_{2a}= 0.11× 消极应对 −0.11× 原发性精神病态特质 −0.25× 家庭关怀
3a	Y_{3a}= −0.17× 继发性精神病态特质
4a	Y_{4a}= 0.23× 神经质 + 0.15× 利他行为 −0.15× 领悟社会支持
5a	Y_{5a}= −0.13× 继发性精神病态特质
6a	Y_{6a}= 0.14× 消极应对 −0.17× 原发性精神病态特质
7a	Y_{7a}= −0.14× 行为抑制气质 −0.11× 表达抑制 + 0.19× 反刍思维
8a	Y_{8a}= −0.11× 原发性精神病态特质
9a	Y_{9a}= 0.15× 反刍思维 −0.11× 家庭关怀
10a	Y_{10a}= 0.11× 表达抑制 −0.18× 继发性精神病态特质
11a	Y_{11a}= 0.13× 表达抑制 −0.15× 继发性精神病态特质 −0.16× 生命质量
12a	Y_{12a}= 0.12× 反刍思维
13a	Y_{13a}= 0.12× 消极应对
14a	Y_{14a}= 0.14× 利他行为 + 0.15× 反刍思维 −0.16× 家庭关怀
15a	Y_{15a}= 0.14× 利他行为
16a	Y_{16a}= 0.12× 消极应对 + 0.15× 利他行为 −0.11× 家庭关怀
17a	Y_{17a}= −0.11× 原发性精神病态特质 + 0.14× 利他行为 + 0.29× 反刍思维 −0.14× 生存理由 −0.18× 生命质量
18a	Y_{18a}= 0.15× 神经质 + 0.11× 严谨性 + 0.1× 顺同性 −0.15× 继发性精神病态特质 −0.22× 领悟社会支持
19a	Y_{19a}= −0.13× 继发性精神病态特质 + 0.11× 利他行为 + 0.13× 反刍思维 −0.17× 领悟社会支持
20a	Y_{20a}= −0.13× 继发性精神病态特质 + 0.15× 认知重评 + 0.12× 反刍思维 −0.19× 领悟社会支持
21a	Y_{21a}= 0.14× 反刍思维
22a	Y_{22a}= −0.14× 原发性精神病态特质
23a	Y_{23a}= −0.13× 行为抑制气质 + 0.22× 反刍思维
24a	Y_{24a}= −0.14× 行为抑制气质 −0.14× 积极应对 + 0.18× 消极应对 + 0.22× 反刍思维
25a	Y_{25a}= 0.17× 神经质 + 0.26× 反刍思维

续表

生活事件	标准化回归方程
26a	Y_{26a}＝0.27× 反刍思维 －0.11× 领悟社会支持
27a	Y_{27a}＝0.27× 反刍思维
28a	Y_{28a}＝0.1× 开放性＋0.24× 反刍思维 －0.17× 领悟社会支持
29a	Y_{29a}＝0.23× 消极应对 －0.13× 领悟社会支持
30a	Y_{30a}＝－0.16× 外向性＋0.13× 消极应对＋0.16× 反刍思维
31a	Y_{31a}＝－0.11× 外向性＋0.19× 反刍思维 －0.1× 生存理由
32a	Y_{32a}＝0.15× 顺同性 －0.15× 积极应对＋0.27× 反刍思维 －0.12× 领悟社会支持
33a	Y_{33a}＝0.17× 神经质＋0.11× 严谨性＋0.12× 认知重评 －0.2× 反刍思维＋0.19× 领悟社会支持
34a	Y_{34a}＝0.21× 神经质＋0.28× 反刍思维
35a	Y_{35a}＝0.15× 神经质 －0.14× 外向性＋0.15× 反刍思维 －0.11× 领悟社会支持
36a	Y_{36a}＝0.3× 反刍思维 －0.13× 领悟社会支持
37a	Y_{37a}＝0.34× 反刍思维
38a	Y_{38a}＝－0.13× 继发性精神病态特质＋0.2× 反刍思维 －0.13× 领悟社会支持
39a	Y_{39a}＝0.2× 神经质＋0.14× 反刍思维 －0.22× 领悟社会支持
40a	Y_{40a}＝－0.17× 严谨性＋0.16× 开放性 －0.14× 原发性精神病态特质＋0.15× 认知重评 －0.1× 表达抑制＋0.16× 反刍思维 －0.17× 领悟社会支持
41a	Y_{41a}＝－0.18× 原发性精神病态特质＋0.16× 反刍思维 －0.17× 领悟社会支持
42a	Y_{42a}＝－0.13× 外向性＋0.14× 行为抑制气质＋0.2× 反刍思维 －0.12× 领悟社会支持
44a	Y_{44a}＝－0.12× 继发性精神病态特质
45a	Y_{45a}＝0.12× 认知重评＋0.13× 心理弹性＋0.19× 反刍思维 －0.18× 生存理由 －0.17× 家庭关怀
46a	Y_{46a}＝0.1× 严谨性＋0.19× 反刍思维 －0.2× 家庭关怀
47a	Y_{47a}＝－0.16× 继发性精神病态特质＋0.19× 反刍思维 －0.12× 生命质量
48a	Y_{48a}＝0.14× 认知重评＋0.16× 消极应对
49a	Y_{49a}＝0.15× 反刍思维
50a	Y_{50a}＝0.13× 行为抑制气质 －0.15× 继发性精神病态特质＋0.15× 利他行为
51a	Y_{51a}＝0.17× 消极应对
52a	Y_{52a}＝0.23× 利他行为 －0.2× 心理弹性
53a	Y_{53a}＝0.18× 消极应对
54a	Y_{54a}＝－0.14× 原发性精神病态特质 －0.14× 领悟社会支持
55a	Y_{55a}＝0.32× 反刍思维
56a	Y_{56a}＝0.17× 神经质 －0.11× 行为抑制气质
57a	Y_{57a}＝－0.12× 原发性精神病态特质

续表

生活事件	标准化回归方程
58a	$Y_{58a}= -0.11×$ 原发性精神病态特质 $-0.13×$ 继发性精神病态特质 $+0.18×$ 反刍思维 $-0.16×$ 心理弹性
59a	$Y_{59a}= 0.23×$ 神经质 $-0.13×$ 外向性 $-0.1×$ 积极应对 $+0.17×$ 反刍思维
60a	$Y_{60a}= 0.21×$ 神经质 $-0.14×$ 外向性 $-0.11×$ 原发性精神病态特质
61a	$Y_{61a}= 0.17×$ 神经质 $-0.16×$ 严谨性 $+0.22×$ 反刍思维
62a	$Y_{62a}= -0.12×$ 原发性精神病态特质 $-0.13×$ 表达抑制 $-0.21×$ 生命质量 $+0.27×$ 反刍思维
63a	$Y_{63a}= 0.15×$ 神经质 $+0.26×$ 反刍思维
64a	$Y_{64a}= -0.1×$ 积极应对 $+0.32×$ 反刍思维
65a	$Y_{65a}= 0.1×$ 开放性 $-0.12×$ 行为抑制气质 $-0.11×$ 原发性精神病态特质 $-0.18×$ 积极应对 $+0.28×$ 反刍思维 $-0.18×$ 生命质量

利用这一算法进行回归分析,找出对因变量具有预测力的自变量情况。

在中学生群体中,以所有生活事件冲击力判断分数以及总分均值为因变量,累计进入回归方程的变量有神经质、积极应对、消极应对、认知重评、心理弹性、反刍思维、利他行为、生存理由、生命质量、家庭关怀、领悟社会支持。

在大学生群体中,以所有生活事件冲击力判断分数以及总分均值为因变量,累计进入回归方程的变量有神经质、严谨性、外向性、行为抑制气质、表达抑制、积极应对、消极应对、原发性精神病态特质、继发性精神病态特质、心理弹性、反刍思维、利他行为、生存理由、生命质量、家庭关怀。

在企事业员工群体中,以所有生活事件冲击力判断分数以及总分均值为因变量,累计进入回归方程的变量有神经质、严谨性、顺同性、外向性、开放性、行为抑制气质、表达抑制、积极应对、消极应对、原发性精神病态特质、继发性精神病态特质、反刍思维、利他行为、生命质量、家庭关怀。

在部队官兵群体中,以所有生活事件冲击力判断分数以及总分均值为因变量,累计进入回归方程的变量有神经质、严谨性、顺同性、外向性、开放性、行为抑制气质、认知重评、表达抑制、积极应对、消极应对、原发性精神病态特质、继发性精神病态特质、反刍思维、心理弹性、利他行为、生存理由、生命质量、家庭关怀、领悟社会支持。

(二)以生活事件的冲击力评估分数为因变量

1. 数据整理

(1)个体特质与环境缓冲系统测评数据整理

根据测验结果对每个量表的题目进行项目分析,量表的每一个条目与该量表总分(有分测验的量表统计每一个条目与分测验总分)的皮尔逊积差相关系数作为区分度指标,筛选出合适可靠的条目,作为各量表分数计算分数的题目。12个量表共包括43个维度(分测验),以分测验为单位,计算每个被试各个分测验的得分,形成1000×43资料矩阵。

（2）各种生活事件对人们心理冲击程度的估计分数整理

每位被试有若干个生活事件对人们冲击程度的估计分数，对估计分数进行整理：将每个人在每个生活事件上的估计分数转化为比值分数，就是将生活事件的冲击估计分数除以该事件的平均得分（事件的平均得分 S_O 按照课题二的研究结果），即比值分数 $B_i=S_i/S_O$。

2. 回归分析，建立各特质影响权重的回归方程

将大五人格问卷、情绪调节问卷等 12 个问卷中 43 个维度作为自变量；用各种生活事件对人们心理冲击程度的估计数据作为因变量，也就是将所有被试每个人在每个生活事件上的比值分数 B_i 作为因变量指标，建立回归方程，进行回归分析，找出对因变量具有预测力的自变量（维度）及其权重。

经过回归分析，如果用比值分数 B_i 作为因变量指标，建立的回归方程是：

$$Y_b = a + b_1 X_1 + b_2 X_2 + b_3 X_3 + \cdots$$

方程的左边是冲击力估计的比值分数，$Y_b=Y/Y_O$。方程的右边是有效特质的综合数（即免疫力指数），X_i 为有效特质；b_i 为有效特质的权重，有正有负。

3. 建立不同抗逆指数的生活事件实际冲击力的计算公式

将上一步得出的回归方程 $Y=a + b_1 X_1 + b_2 X_2 + b_3 X_3 + \cdots$，转化为计算各种不同生活事件对每个不同特质的人员（即抗逆指数不同的人员）的实际冲击力，得到回归方程 $Y_b=a + b_1 X_1 + b_2 X_2 + b_3 X_3 + \cdots$ 的转化公式。

由于 $Y_b=$ 实际冲击力 / 平均冲击力，即 $Y_{bi}=Y_i/Y_O$，因此，将回归方程转化为实际冲击力的计算公式是：

$$Y_i = (a + b_1 X_1 + b_2 X_2 + b_3 X_3 + \cdots) \cdot Y_O$$

运用这种算法，以各个被试群体的生活事件冲击力估计分数总均值为因变量，进行回归分析得到方程，如表 3-14 所示。

表 3-14 事件冲击力估计分数总均值为因变量的回归分析

被试群体	标准化回归方程
中学生	$Y_b=0.23\times$ 神经质 + $0.12\times$ 生存理由
大学生	$Y_b=0.13\times$ 神经质 + $0.12\times$ 严谨性 $-0.1\times$ 外向性 + $0.09\times$ 继发性精神病态特质 $-0.19\times$ 心理弹性 + $0.16\times$ 生存理由
企事业员工	无
部队官兵	$Y_b=-0.17\times$ 积极应对 + $0.14\times$ 心理弹性 + $0.11\times$ 反刍思维

运用这种算法，以各个被试群体的每一个生活事件冲击力评估比值分为因变量，进行回归分析得到方程，如表 3-15 ～表 3-18 所示。

表 3-15 中学生事件冲击力评估比值分为因变量的回归分析

生活事件	标准化回归方程
2b	$Y_{2b}=-0.08\times$ 神经质
3b	$Y_{3b}=-0.14\times$ 神经质 $-0.09\times$ 顺同性

续表

生活事件	标准化回归方程
4b	$Y_{4b}= -0.08 \times$ 神经质
5b	$Y_{5b}= 0.13 \times$ 继发性神经病态特质
7b	$Y_{7b}= -0.1 \times$ 生存理由 $+ 0.12 \times$ 生命质量
8b	$Y_{8b}= -0.1 \times$ 生存理由 $+ 0.13 \times$ 生命质量
11b	$Y_{11b}= -0.08 \times$ 生存理由
12b	$Y_{12b}= 0.09 \times$ 积极应对
13b	$Y_{13b}= -0.08 \times$ 严谨性
14b	$Y_{14b}= -0.15 \times$ 领悟社会支持
15b	$Y_{15b}= -0.08 \times$ 表达抑制 $-0.09 \times$ 领悟社会支持
16b	$Y_{16b}= 0.09 \times$ 顺同性 $-0.12 \times$ 开放性 $+ 0.09 \times$ 认知重评
17b	$Y_{17b}= 0.1 \times$ 顺同性 $-0.08 \times$ 生命质量
18b	$Y_{18b}= 0.09 \times$ 神经质
19b	$Y_{19b}= 0.08 \times$ 神经质 $+ 0.09 \times$ 原发性精神病态特质
20b	$Y_{20b}= -0.12 \times$ 神经质
21b	$Y_{21b}= -0.12 \times$ 行为抑制气质 $+ 0.11 \times$ 消极应对
23b	$Y_{23b}= 0.09 \times$ 领悟社会支持
25b	$Y_{25b}= 0.1 \times$ 反刍思维
26b	$Y_{26b}= 0.1 \times$ 领悟社会支持
27b	$Y_{27b}= 0.15 \times$ 神经质 $-0.16 \times$ 消极应对 $-0.1 \times$ 继发性精神病态特质
29b	$Y_{29b}= 0.12 \times$ 神经质 $-0.08 \times$ 开放性
30b	$Y_{30b}= 0.08 \times$ 行为抑制气质 $-0.08 \times$ 生命质量
31b	$Y_{31b}= 0.12 \times$ 家庭关怀
32b	$Y_{32b}= -0.09 \times$ 继发性精神病态特质 $+ 0.15 \times$ 生存理由 $-0.1 \times$ 家庭关怀
34b	$Y_{34b}= -0.1 \times$ 继发性精神病态特质

表 3-16　大学生事件冲击力评估比值分为因变量的回归分析

生活事件	标准化回归方程
1b	$Y_{1b}= 0.13 \times$ 利他行为 $+ 0.1 \times$ 生命质量 $-0.1 \times$ 生存理由 $+ 0.09 \times$ 领悟社会支持
2b	$Y_{2b}= -0.09 \times$ 神经质 $-0.12 \times$ 继发性精神病态特质 $+ 0.12 \times$ 心理弹性 $+ 0.11 \times$ 生命质量
3b	$Y_{3b}= -0.14 \times$ 神经质 $-0.1 \times$ 继发性精神病态特质 $+ 0.19 \times$ 心理弹性 $-0.1 \times$ 生命质量
4b	$Y_{4b}= 0.11 \times$ 严谨性 $+ 0.09 \times$ 开放性 $+ 0.17 \times$ 心理弹性 $-0.08 \times$ 生存理由 $+ 0.09 \times$ 领悟社会支持
5b	$Y_{5b}= 0.1 \times$ 生命质量
6b	$Y_{6b}= -0.09 \times$ 原发性精神病态特质 $-0.13 \times$ 领悟社会支持

生活事件	标准化回归方程
7b	$Y_{7b} = -0.14 \times$ 表达抑制
8b	$Y_{8b} = 0.2 \times$ 心理弹性
9b	$Y_{9b} = -0.09 \times$ 继发性精神病态特质
10b	$Y_{10b} = 0.11 \times$ 开放性
12b	$Y_{12b} = -0.16 \times$ 消极应对 $-0.13 \times$ 心理弹性 $+ 0.11 \times$ 生存理由
13b	$Y_{13b} = -0.1 \times$ 原发性精神病态特质 $-0.14 \times$ 表达抑制 $-0.13 \times$ 生命质量
14b	$Y_{14b} = 0.14 \times$ 神经质 $+ 0.09 \times$ 继发性精神病态特质
15b	$Y_{15b} = 0.08 \times$ 表达抑制
17b	$Y_{17b} = -0.08 \times$ 开放性
18b	$Y_{18b} = 0.15 \times$ 神经质 $+ 0.13 \times$ 继发性精神病态特质
20b	$Y_{20b} = -0.13 \times$ 行为抑制气质 $-0.13 \times$ 心理弹性 $+ 0.11 \times$ 生存理由
21b	$Y_{21b} = -0.09 \times$ 积极应对 $-0.08 \times$ 表达抑制
22b	$Y_{22b} = -0.1 \times$ 顺同性 $-0.1 \times$ 开放性 $+ 0.09 \times$ 继发性精神病态特质
23b	$Y_{23b} = -0.13 \times$ 神经质
24b	$Y_{24b} = -0.09 \times$ 领悟社会支持
25b	$Y_{25b} = 0.1 \times$ 严谨性 $+ 0.09 \times$ 行为抑制气质 $-0.12 \times$ 积极应对
26b	$Y_{26b} = -0.09 \times$ 心理弹性
27b	$Y_{27b} = 0.11 \times$ 消极应对 $-0.12 \times$ 利他行为
28b	$Y_{28b} = -0.08 \times$ 顺同性 $-0.11 \times$ 生命质量 $-0.08 \times$ 领悟社会支持
29b	$Y_{29b} = 0.08 \times$ 严谨性 $+ 0.12 \times$ 行为抑制气质 $-0.12 \times$ 生命质量
30b	$Y_{30b} = 0.13 \times$ 原发性精神病态特质 $-0.11 \times$ 积极应对 $+ 0.1 \times$ 表达抑制
32b	$Y_{32b} = -0.12 \times$ 原发性精神病态特质 $+ 0.08 \times$ 行为抑制气质 $+ 0.12 \times$ 心理弹性 $-0.14 \times$ 生命质量
33b	$Y_{33b} = 0.15 \times$ 神经质 $-0.1 \times$ 开放性 $+ 0.09 \times$ 原发性精神病态特质 $+ 0.1 \times$ 表达抑制 $+ 0.08 \times$ 家庭关怀
34b	$Y_{34b} = -0.09 \times$ 外向性 $-0.13 \times$ 积极应对

表 3-17　企事业员工事件冲击力评估比值分为因变量的回归分析

生活事件	标准化回归方程
2b	$Y_{2b} = -0.13 \times$ 生存理由
4b	$Y_{4b} = -0.11 \times$ 原发性精神病态特质

生活事件	标准化回归方程
7b	$Y_{7b}= -0.13 \times$ 继发性精神病态特质 $+ 0.18 \times$ 生命质量 $-0.16 \times$ 生存理由
8b	$Y_{8b}= -0.14 \times$ 原发性精神病态特质
12b	$Y_{12b}= -0.14 \times$ 积极应对 $+ 0.14 \times$ 领悟社会支持
14b	$Y_{14b}= 0.15 \times$ 开放性
16b	$Y_{16b}= 0.14 \times$ 利他行为
17b	$Y_{17b}= -0.11 \times$ 继发性精神病态特质
18b	$Y_{18b}= -0.11 \times$ 积极应对
19b	$Y_{19b}= -0.13 \times$ 家庭关怀
20b	$Y_{20b}= -0.13 \times$ 顺同性
22b	$Y_{22b}= -0.14 \times$ 认知重评 $+ 0.11 \times$ 表达抑制
23b	$Y_{23b}= 0.17 \times$ 原发性精神病态特质 $+ 0.14 \times$ 积极应对 $-0.17 \times$ 认知重评 $-0.13 \times$ 生命质量
24b	$Y_{24b}= -0.14 \times$ 心理弹性
25b	$Y_{25b}= 0.1 \times$ 顺同性
27b	$Y_{27b}= 0.1 \times$ 表达抑制 $-0.1 \times$ 领悟社会支持
28b	$Y_{28b}= 0.14 \times$ 原发性精神病态特质
29b	$Y_{29b}= 0.11 \times$ 认知重评
30b	$Y_{30b}= 0.15 \times$ 原发性精神病态特质 $+ 0.13 \times$ 认知重评
31b	$Y_{31b}= 0.13 \times$ 原发性精神病态特质
33b	$Y_{33b}= 0.11 \times$ 原发性精神病态特质 $-0.12 \times$ 领悟社会支持
34b	$Y_{34b}= 0.11 \times$ 表达抑制
35b	$Y_{35b}= 0.1 \times$ 行为抑制气质
39b	$Y_{39b}= -0.11 \times$ 严谨性 $+ 0.13 \times$ 表达抑制
41b	$Y_{41b}= 0.13 \times$ 神经质
42b	$Y_{42b}= 0.13 \times$ 行为抑制气质
43b	$Y_{43b}= -0.17 \times$ 外向性 $+ 0.18 \times$ 积极应对
44b	$Y_{44b}= -0.13 \times$ 神经质 $-0.11 \times$ 心理弹性
45b	$Y_{45b}= 0.12 \times$ 行为抑制气质
47b	$Y_{47b}= -0.14 \times$ 表达抑制 $-0.1 \times$ 原发性精神病态特质
48b	$Y_{48b}= -0.11 \times$ 神经质

生活事件	标准化回归方程
49b	$Y_{49b} = 0.12 \times$ 外向性
50b	$Y_{50b} = -0.12 \times$ 严谨性
51b	$Y_{51b} = -0.1 \times$ 开放性
53b	$Y_{53b} = 0.13 \times$ 认知重评
57b	$Y_{57b} = -0.11 \times$ 顺同性 $-0.1 \times$ 行为抑制气质
59b	$Y_{59b} = -0.11 \times$ 外向性
62b	$Y_{62b} = -0.11 \times$ 生命质量
65b	$Y_{65b} = -0.12 \times$ 生命质量

表 3-18　部队官兵事件冲击力评估比值分为因变量的回归分析

生活事件	标准化回归方程
1b	$Y_{1b} = 0.1 \times$ 领悟社会支持
2b	$Y_{2b} = 0.19 \times$ 积极应对
3b	$Y_{3b} = 0.15 \times$ 积极应对 $-0.13 \times$ 消极应对
4b	$Y_{4b} = 0.12 \times$ 严谨性 $+ 0.12 \times$ 积极应对
5b	$Y_{5b} = -0.17 \times$ 神经质 $-0.12 \times$ 生存理由
6b	$Y_{6b} = 0.11 \times$ 利他行为
8b	$Y_{8b} = -0.11 \times$ 反刍思维
9b	$Y_{9b} = -0.13 \times$ 行为抑制气质
10b	$Y_{10b} = -0.12$ 神经质
12b	$Y_{12b} = 0.2 \times$ 利他行为 $-0.12 \times$ 表达抑制
13b	$Y_{13b} = -0.1 \times$ 表达抑制 $+ 0.1 \times$ 家庭关怀
14b	$Y_{14b} = 0.15 \times$ 利他行为 $-0.17 \times$ 反刍思维 $+ 0.12 \times$ 消极应对
15b	$Y_{15b} = 0.11 \times$ 顺同性
16b	$Y_{16b} = 0.14 \times$ 心理弹性
17b	$Y_{17b} = -0.1 \times$ 严谨性
18b	$Y_{18b} = -0.19 \times$ 严谨性 $+ 0.11 \times$ 顺同性 $+ 0.14 \times$ 积极应对 $-0.12 \times$ 表达抑制
19b	$Y_{19b} = -0.11 \times$ 神经质 $-0.21 \times$ 生命质量
20b	$Y_{20b} = -0.16 \times$ 家庭关怀
21b	$Y_{21b} = -0.13 \times$ 表达抑制 $+ 0.11 \times$ 家庭关怀

续表

生活事件	标准化回归方程
22b	$Y_{22b}= -0.14\times$ 严谨性 $+ 0.12\times$ 外向性 $+ 0.12\times$ 积极应对 $-0.23\times$ 领悟社会支持
23b	$Y_{23b}= 0.12\times$ 生存理由
24b	$Y_{24b}= 0.1\times$ 消极应对
25b	$Y_{25b}= -0.11\times$ 继发性精神病态特质 $-0.14\times$ 领悟社会支持
26b	$Y_{26b}= -0.11\times$ 利他行为
27b	$Y_{27b}= -0.12\times$ 认知重评
30b	$Y_{30b}= -0.11\times$ 外向性
31b	$Y_{31b}= 0.14\times$ 行为抑制气质 $+ 0.12\times$ 原发性精神病态特质
32b	$Y_{32b}= -0.13\times$ 外向性
33b	$Y_{33b}= 0.11\times$ 生存理由
34b	$Y_{34b}= -0.1\times$ 利他行为
35b	$Y_{35b}= -0.12\times$ 积极应对
39b	$Y_{39b}= -0.12\times$ 外向性
40b	$Y_{40b}= 0.13\times$ 认知重评 $+ 0.11\times$ 家庭关怀
41b	$Y_{41b}= 0.16\times$ 积极应对 $-0.26\times$ 领悟社会支持
42b	$Y_{42b}= -0.15\times$ 顺同性
44b	$Y_{44b}= 0.14\times$ 继发性精神病态特质
45b	$Y_{45b}= -0.18\times$ 积极应对 $+ 0.12\times$ 认知重评
46b	$Y_{46b}= -0.16\times$ 生存理由
48b	$Y_{48b}= 0.17\times$ 积极应对 $-0.12\times$ 表达抑制
49b	$Y_{49b}= 0.19\times$ 外向性 $+ 0.17\times$ 消极应对 $-0.14\times$ 利他行为
50b	$Y_{50b}= 0.2\times$ 顺同性 $+ 0.14\times$ 严谨性 $+ 0.12\times$ 家庭关怀
52b	$Y_{52b}= 0.11\times$ 行为抑制气质 $-0.18\times$ 积极应对 $-0.11\times$ 原发性精神病态特质 $+ 0.22\times$ 家庭关怀
53b	$Y_{53b}= -0.16\times$ 开放性
54b	$Y_{54b}= -0.11\times$ 继发性精神病态特质
55b	$Y_{55b}= 0.17\times$ 反刍思维
56b	$Y_{56b}= 0.15\times$ 神经质
58b	$Y_{58b}= -0.14\times$ 严谨性
59b	$Y_{59b}= 0.14\times$ 神经质 $-0.11\times$ 严谨性

生活事件	标准化回归方程
62b	$Y_{62b} = -0.12 \times$ 积极应对
63b	$Y_{63b} = -0.13 \times$ 开放性 $+ 0.12 \times$ 行为抑制气质 $-0.11 \times$ 原发性精神病态特质
64b	$Y_{64b} = 0.11 \times$ 行为抑制气质
65b	$Y_{65b} = 0.11 \times$ 行为抑制气质 $-0.14 \times$ 积极应对

利用这一算法进行回归分析,找出对因变量具有预测力的自变量情况。

在中学生群体中,以所有生活事件冲击力估计分数以及总分均值为因变量,累计进入回归方程的变量有神经质、严谨性、顺同性、开放性、行为抑制气质、消极应对、认知重评、表达抑制、原发性精神病态特质、继发性精神病态特质、反刍思维、生存理由、生命质量、家庭关怀、领悟社会支持。

在大学生群体中,以所有生活事件冲击力估计分数以及总分均值为因变量,累计进入回归方程的变量有神经质、严谨性、顺同性、开放性、外向性、行为抑制气质、表达抑制、积极应对、消极应对、原发性精神病态特质、继发性精神病态特质、心理弹性、利他行为、生存理由、生命质量、家庭关怀、领悟社会支持。

在企事业员工群体中,以所有生活事件冲击力估计分数以及总分均值为因变量,累计进入回归方程的变量有神经质、严谨性、顺同性、外向性、开放性、行为抑制气质、认知重评、表达抑制、积极应对、原发性精神病态特质、继发性精神病态特质、利他行为、生存理由、生命质量、家庭关怀、领悟社会支持。

在部队官兵群体中,以所有生活事件冲击力估计分数以及总分均值为因变量,累计进入回归方程的变量有神经质、严谨性、顺同性、外向性、开放性、行为抑制气质、认知重评、表达抑制、积极应对、消极应对、原发性精神病态特质、继发性精神病态特质、反刍思维、心理弹性、利他行为、生存理由、生命质量、家庭关怀、领悟社会支持。

三、讨论与结论

在本研究中,对各个被试群体对生活事件冲击力评估分数在人口学变量上的差异进行了检验。结果发现,中学生和大学生事件冲击力评估分数在性别上存在显著差异,女生分数显著高于男生;在是否独生、BMI 指数、学习成绩、身体状况上差异不显著。这一结果符合我们心理卫生常识,女性在抑郁、PTSD 等很多心理健康问题上均比男性表现出高易感性。企事业员工和部队官兵事件冲击力评估分数在人口学变量上差异不显著。

在本研究中,对中学生与大学生、企事业员工与部队官兵对生活事件冲击力评估分数进行了差异检验。结果发现,中学生与大学生在生活事件冲击力评估分数上存在显著差异,大学生评估分数显著高于中学生。在本研究中,大学生取样以大一、大二学生为主,中学生取样以高一、高二学生为主。一方面,年龄差距必然引发阅历丰富程度的差异;另一方面，大学生这一身份角色也承载着来自家庭、社会等更多方面的责任与期望，因而所承担的压力也可能更大。这一结果与国内一些学者揭示的生活事件的年级差异显著效应相契合（张亭亭、康茜、张凤娇，2008）。

企事业员工与部队官兵在生活事件冲击力评估分数上差异不显著。在本研究中，企事业员工与部队官兵取样人群的年龄分布一致，其经历的生活事件以及对事件的认知与评估能力也就差异不大。但总体而言，部队官兵生活与工作环境更加艰苦，所以评估分数会略高于企事业员工。

本研究中，分别对中学生、大学生、企事业员工以及部队官兵的生活事件冲击力评估分数与其他变量进行了相关分析检验。结果发现，在中学生群体中，事件冲击力评估分数与神经质、行为抑制气质、消极应对、反刍思维、利他行为、生存理由存在显著正向相关，与精神病态特质、心理弹性存在显著负向相关；在大学生群体中，事件冲击力评估分数与神经质、消极应对、反刍思维、生存理由存在显著正向相关，与开放性、外向性、积极应对、心理弹性、生命质量存在显著负向相关；在企事业员工群体中，事件冲击力评估分数与表达抑制、利他行为存在显著负向相关；在部队官兵群体中，事件冲击力评估分数与神经质、消极应对、反刍思维存在显著正向相关，与严谨性、认知重评、积极应对、领悟社会支持存在显著负向相关。

本研究的相关分析结果与前人研究成果存在诸多一致性。具体表现为：Axelson 和 Birmaher 认为幼时行为抑制气质的儿童更可能产生抑郁，尤其是起病于青少年期的抑郁（Axelson & Birmaher，2001）；Bramsen 等也报道行为抑制是创伤后应激障碍的预测因素（Bramsen，Dirkzwager，van der Ploeg，2000）；本研究与这些研究成果相吻合，也发现行为抑制气质与心理危机有密切关系。

大量研究表明，人格特征作为应对心理危机的重要心理资源，有着跨情境的稳定性和倾向性，如神经质是心理危机的易感因素，而宜人性、外倾型、责任感等是心理危机的保护性因素（Borschmann et al.，2014；Goodman，Edwards，Chung，2014；Tanji et al.，2014）。本研究印证了这些研究成果。

很多学者指出，心理弹性是构成心理抗逆力的重要方面（Broekman，2011；Johnson，Wood，Gooding，Taylor，Tarrier，2011）。心理弹性是创伤事件和抑郁以及自杀企图等心理危机症状共同的中介或者调节变量（Nrugham，Holen，Sund，2010；Ye，Fan，Li，Han，2014；Zheng，Fan，Liu，Mo，2012）。在本研究中也发现了类似结果。心理弹性的研究将为心理危机的病因学认识打开一扇新的窗户，为提升人们对不利处境和创伤事件的抗逆力寻求新的理论依据和操作策略。

对负性生活事件进行积极的认知再评价是保持心理弹性的重要原因，成功战胜逆境的个体常能从这种痛苦的经历中发现意义（Haeffel & Grigorenko，2007）。Abramson 的抑郁无望理论（depression hopelessness）认为对事物消极的解释和归因是焦虑抑郁的原因（Alloy，Abramson，Matalsky，Hartlage，1988）。对于有负性认知易感性的个体，负性情感和负性认知相互作用，会使得负性情感持续存在从而导致障碍的发生或复发

(Smith，Alloy，Abramson，2006)。反刍思维的个体往往也存在解释与归因的偏差，他们会把注意力集中在抑郁症状、症状可能产生的原因以及症状的后果的行为和想法（Nolen-Hoeksema，1991），因而引发、延长或者加重个体的抑郁情绪，是抑郁的认知易感因子（Gilbert，2005；McBride，Bagby，2006）。在本研究中发现，当经历负性事件后，采用认知重评这一情绪调节策略的被试，其心理危机水平显著较低，而存在反刍思维的个体则往往体验到较高的危机水平。

应对方式与心理健康的关系已经成为临床心理学研究的重要内容。研究发现，在应激情景下，选择积极和主动地应对的个体比运用回避应对者较少发生情绪和行为问题（Compas，Connor-Smith，Saltzman，Thomsen，Wadsworth，2001），个体的应对技能与其焦虑、抑郁等心理问题以及躯体症状密切相关，影响其心理社会功能并将成为未来个性特征的一部分（Holahan & Moos，1991）。系列研究报告应对方式是影响心理弹性和心理危机发生的关键因素（Ahern，Ark，Byers，2008；Freedman，2008）。在本研究中，也发现了与此一致的结果。

生活质量是一种综合测量个体或群体所感受到的身体、心理、社会适应良好状态的指标。对于这一课题，国内外学者多针对其评价指标以及影响因素进行探究，目前也达成一致观点，认为负性生活事件往往会影响个体生活质量。此外，负性生活事件可以显著预测心理危机（聂衍刚，李婷，李祖娴，2011）。但是，生活质量对于心理危机有怎样的作用机制，目前尚无探讨。而本研究显示，生活质量差的个体往往更容易遭遇心理危机，这一结果恰好填充了该课题的空白。

具有良好社会支持系统的个体有较好的心理弹性（Ozbay，Fitterling，Charney，& Southwick，2008）。社会支持就像一个"缓冲器"，通过缓冲（buffering）应激事件和困难处境的影响从而有益于身心健康（Cohen & Wills，1985）。社会支持也保护个体免受社会环境中危险因素的伤害（Bjarnason & Sigurdardottir，2003）。社会支持有其客观的成分（社会网络），也有其主观的一面，如对人际支持关系的觉察和评估（Funch，Marshall，& Gebhardt，1986）。在本研究中，被试对社会支持的领悟水平能够明显预测心理危机水平，印证了上述观点。

本研究的相关分析结果与前人研究成果也存在一些不一致。具体表现为：以往研究发现，助人与利他能直接影响行为采择和应激反应的方向与程度，也影响创伤后的心理修复。比如"二战"中那些在炮击后照顾他人的人较少发生创伤后的心理障碍（Rachman，1979）。灾难后幸存者参与救援活动有助于他们克服创伤，也有助于被救助者应对同样的问题。由那些因交通事故失去孩子的母亲组成的"反酒后驾车母亲组织"的出色工作就是一个很好的例证（Southwick，Vythilingam，Charney，2005）。然而在本研究中，利他行为与个体心理危机表现出与上述研究截然相反的结果。由于国内对助人和利他主义在心理抗逆力发展及心理危机降低方面的关注不多。所以想要厘清这一差异，还需要开展大量后续研究。

以往研究还表示，家庭对个体心理健康和创伤修复的作用是其他因素所不能替代的，家庭的所有因素都会给个体心理健康带来影响，如家庭结构、家庭（物质的和心理的）环境、家庭功能、教养风格，以及家长的人格特征等都影响个体心理的心理抗逆力的发展与心理危机的发生（Maher，2012；White，Roosa，Zeiders，2012）。但是在本研究中家庭关怀与个体心理危机并没有呈现出显著相关关系，或许是由于研究量表本土化过程中产生的差异所致，还需后续研究予以解释。

Linehan 等人认为，遭遇负性生活事件后并非所有个体都会出现自杀意念或者行为，有些个体拥有更多积极的生存理由，而这些积极的生存理由可以抗衡其自杀意念或自杀行为的产生（Linehan，Goodstein，Nielsen，Chiles，1983）。生存理由是构成心理弹性的重要因子，也是抑制自杀意念的重要个体资源，它可以补偿和缓冲压力性生活事件对自杀意念的促进作用（熊燕、邓云龙，2015）。但是在本研究中，生存理由与事件冲击力评估分数显著正向相关，这与熊燕和邓云龙的研究结果不一致，可能是由于生活事件测量工具差异，后续还需大量研究对此进行探讨。

第七节　个体抗逆力指数拟合的机器学习分析

一、机器学习法概述

机器学习是研究计算机模拟人类进行学习，以获取新的知识和技能，并重新组织已有的知识结构使之不断改善程序自身知识结构（周志华，2016）。机器学习从数据中获取学习的规律和模式（如图 3-3 所示）。

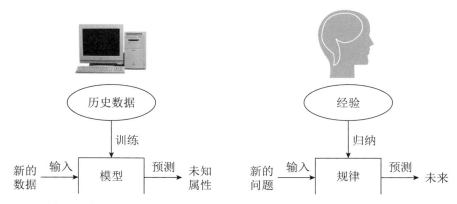

图 3-3　机器学习图（引用自：https://zhuanlan.zhihu.com/p/36035232）

《机器学习》一书中曾提道："从原始数据里获得人们所需要的有用信息非常困难，如在筛选垃圾邮件时，只搜索一个单词是没有用的，要通过检索固定的几个单词，并同时考虑邮件的长度和其他影响因素，才可以确认哪些邮件是垃圾邮件，哪些不是垃圾邮件。因此，机器学习就是相当于在无序的数据中提取有效信息，进而转化为对人们有用的信息。"

（周志华，2016）这段话概括总结出了机器学习的本质。

人工智能和数据挖掘中有很多算法，其中最重要和最热门的算法是机器学习（余明华，冯翔，祝智庭，2017）。国外学者从不同的角度对机器学习的概念进行了界定：Mitchel 认为"机器学习是关于计算机程序如何随着经验积累提高性能的研究（Mitchell，1997）"；Alpaydin 认为"机器学习是指利用数据或以往的经验，以此优化计算机程序的性能标准（Alpaydin，2014）"。因此可知，机器学习是通过经验或数据改进算法，使机器通过算法从大量历史数据中学习规律的方法（余明华，冯翔，祝智庭，2017），主要用于预测和自动发现模式。机器学习其实就是计算机在算法的指导下从数据中学习，其预测精度与处理数据的数量有关，机器学习处理的数据越多其预测就越精准。

（一）机器学习法的发展概况

机器学习从发展阶段上看主要分为：浅层学习（Shallow Learning）阶段和深度学习（Deep Learning）阶段。在 20 世纪 80 年代后期，用于人工神经网络的反向传播算法（也称为 Back Propagation 算法或者 BP 算法）的出现给机器学习带来了光明的发展前景，并给浅层学习奠定了基础。到了 90 年代，形形色色的浅层机器学习模型陆续出现，例如支持向量机（SVM）、逻辑回归等。这些机器学习算法的共同之处在于以数学模型为凸代价函数的最优化问题，理论分析比较简单，训练方法也比较容易掌握。在训练样本中学习内在模式，以完成基本智能工作，如对象识别、任务分类。人工神经网络模型通过 BP 算法从大量样本中学习统计规律来预测事件。浅层学习模型依赖人工经验来提取样本的特征，通常需要开发者发现好的特征（余明华，冯翔，祝智庭，2017）。

加拿大多伦多大学 Hinton 教授开启了深度学习的新阶段，他和他的学生 Ruslan Salakhutdin 2006 年在 *Science* 上发表一篇名为 *Reducing the Dimensionalitg of Data with Neural Networks*（Hinton，2006）的文章，使得深层学习进入到学术界的领域（张润，王永滨，2016；余明华，冯翔，祝智庭，2017）。其主要论点有：多隐层的人工神经网络具有优异的学习能力，通过学习得到的特征对数据有更深层次的描绘，有利于分类和可视化；深度神经网络在训练上的难度，可以通过"逐层初始化（layer-wise pre-training）"来有效克服。在此之后，学术界关于深度学习的研究持续升温，有很多知名高校都相继开始加入研究深度学习的阵营中。与依赖人工经验的浅层学习模型不同，深层学习模型是通过学习一种深层非线性网络结构，实现复杂函数逼近，表征输入数据分布式表示，并展示了强大的从少数样本集中学习数据集本质特征的能力。深度学习的实质是通过建构具有很多隐层的机器学习模型和海量的训练数据，来学习更有用的特征，从而最终提升分类或预测的准确性，简单地说，深度模型是手段，特征学习是目的（余明华，冯翔，祝智庭，2017）。深度学习技术在 2013 年被《麻省理工学院技术评论》（*MIT Technology Review*）杂志评为 2013 年十大突破性技术（Breakthrough Technology）首位（MIT，2013）。

机器学习的发展有两个主要的研究方向。首先是学习机制的研究，主要在于探索和模拟人类是怎么学习的。其次是怎样能够更有效利用信息的研究，并从海量数据中获取隐性、有效和可理解的知识。对"人类是怎么学习的"研究是机器学习的源泉。但是由于大数据时代各行业数据分析需求的不断增长，使通过机器学习高效获取知识逐渐成为机器学习技术发展的主要动力。大数据时代的机器学习更多地强调"学习即手段"，使机器学习已成为一门支持技术和服务技术，当前机器学习研究的主要方向是如何深入分析机器学习的相关数据并更有效地利用信息。机器学习已成为智能数据分析技术的重要来源。另外，在大数据时代，随着数据生产速度的不断加快，数据量空前增长，还有不断出现的需要分析的新型数据，如文本理解、文本情感分析、图像检索和理解、搜索和理解、图形和网络数据分析等。机器学习研究领域已经出现了许多新的研究方向，许多新的机器学习方法已被提出并被广泛使用（陈康，向勇，喻超，2012）。例如，使用未识别数据的无监督学习（unsupervised learning），了解数据之间的结构和关联；利用有标识数据的监督学习（supervised learning），对数据进行预测；用于优化行动方案的强化学习（reinforcement learning）等，吸引了广泛的研究和兴趣。

（二）机器学习法的主要任务

机器学习法的主要任务有回归（regression）、分类（classification）和聚类（clustering）。其中，回归和分类属于监督学习算法，因为这些算法可以通过给定的目标变量最终确定特征和目标变量的关系；而聚类属于无监督学习算法，因为这些算法中并不包含类别信息和目标值。

监督学习的任务是给出一个假设模型（可以认为是一个函数）——包含未知参数的模型。通过学习，估计出参数；使用此模型预测或分类新数据。

算法训练是机器学习进行分类首要的步骤，在此过程中，用于训练机器学习算法的大数据样本也就是我们所说的算法训练集。训练的样本会有两个变量，分别是特征变量和目标变量即机器学习的算法预测结果。目标变量的类型在不同的算法中是不同的，在分类算法中，目标变量是分类呈现的；而在回归算法中，目标变量则是连续的。在监督学习中，最重要的就是确定目标变量的值，只有这样，才能最终得到特征和目标变量之间的关系。

一般使用训练数据和测试数据样本来测试机器学习分类算法是否有效和有效程度，在机器学习程序运行过程中，首先进行算法输入的是被作为样本集的训练数据，在训练完成后，测试样本集再被输入。在测试样本输入时，并不提供测试样本的目标变量类型，而是通过程序来得出结果，通过上述步骤，就可以通过比较测试样本预测的目标变量类型与实际类型之间的差异，来确定机器学习的算法精确度。

机器学习的另一任务就是回归，在预测数值数据中被广泛应用，最常见的例子就是用给定的数据点拟合最佳曲线。

（三）机器学习算法的选择

机器学习有许多算法，如，无监督学习中的 k-means 聚类、监督学习中的线性回归、

logistic 回归、决策树、支持向量机（SVM）。选择算法时必须考虑以下两个问题：一是使用机器学习算法的目的，希望算法完成哪些任务，如预测明天下雨的概率或根据兴趣对选民进行分组；二是需要分析或收集什么数据（孙丽娜，2011；张琦，吴斌 王柏，2012）。

首先，要确定使用机器学习的目的，如果我们的目的是预测目标变量的值，则需要选择监督学习算法，否则，则使用无监督学习的算法。其次，我们需要考虑我们收集或者需要分析的数据类型，尤其是特征值的类型是离散型还是连续型数据；数据是否有缺失及缺失的原因；数据是否包含异常值及异常值出现的频率。只有解决这些数据问题，才能迅速建立满足实际需要的应用程序，从而帮助我们确定选择何种算法（邵笑笑，2016）。

（四）开发机器学习应用程序的步骤

机器学习的算法尽管各不相同，但是算法的应用步骤却是基本相似的。在使用机器学习开发应用程序时，通常遵循以下 6 个步骤（邵笑笑，2016；应臣伟，2017）。

步骤一：收集数据。获得数据的方法有很多，例如，运用爬虫从网站后台获得数据、从 RSS 反馈或者 API 中得到信息数据、公开的数据源等。在此项目中，主要收集的是被监测对象心理状态的信息。

步骤二：准备输入数据。在获得数据之后，我们需要根据使用的算法调整数据格式，不同的算法对数据格式有不同的要求。

步骤三：分析输入数据。这一步主要是人工分析以前获得的数据。人工检查数据是否包含空值、缺失值、异常值等。

步骤四：训练算法。这一步是学习算法的重中之重。我们将第二步和第三步整理的数据输入到算法中，抽取信息，并存储为电脑可处理的格式。

步骤五：测试算法。这一步的主要目的是评估和测试算法的有效性，不同的学习类型有不同的评估方法，在任何一种情况下，如果对算法的输出结果不满意，则可以返回到步骤四，对其进行更正并进行测试。

步骤六：使用算法。此步骤是将机器学习算法转化为可应用的程序，并执行实际任务，以测验上述步骤是否可以在实际环境中正常工作。

采用机器学习的方法收集被监测对象的心理状态信息和危机征兆信息，可以在大量节省人力物力的前提下，最大范围和最准确地收集信息，对心理危机进行监控，以做到早发现早干预，将损失和危害降到最低。

（五）机器学习中各种学习算法的比较

由于本研究要解决的问题是回归问题，下面对各种回归算法进行简单介绍和评述。

1. 线性回归（Linear Regression）

线性回归是回归任务中比较常用的一种算法，这种方法是通过"最小二乘法"来建立一个或多个自变量和因变量之间关系的回归分析。简单来讲就是使用连续的超平面来拟合数据集，选择出一条直线，使其到各点距离最小，最终得以降低整体预测误差。

线性回归算法的优点是实现简单，计算简单，模型易解释，能通过正则化来避免过拟合。缺点是不能拟合非线性数据，在识别复杂的模式上也不够灵活。

2. 回归树与决策森林

回归树是通过将数据集重复划分成不同的分支促进每个分离信息增益的最大化，促使回归树学习到非线性关系。其集成的方法，例如随机森林（Random Forest）或梯度提升树（Gradient Boosting Machine），则能结合许多独立训练树的预测。在实践中，随机森林常常有良好的性能表现，而梯度提升树有更高的性能上限。

回归树算法的优点是能学习非线性关系，对异常值也具有很强的稳健性。集成学习在实践中表现优异，经常赢得经典的（非深度学习）机器学习竞赛。缺点是由于无约束，单棵树容易过拟合，这是因为单棵树可保留分支直至记住训练的数据。不过，集成方法可以弱化这一缺点。

3. 支持向量机（Support Vector Machine）

支持向量机算法源于统计学领域，支持向量机是通过核函数来计算数据特征间的距离，从而使非线性问题通过映射变换为线性问题。支持向量机应用到回归问题的方法是支持向量回归（Support Vector Regression）。

支持向量机算法的优点是支持向量机能对非线性的问题建模，且有许多可选的核函数。在面对过拟合时，支持向量机有着极强的稳健性，尤其是在高维空间中。缺点是支持向量机是内存密集型算法，选择正确的核函数就需要相当的技巧，不太适用较大的数据集。

4. 神经网络

神经网络是一种模拟人脑以期能够实现类人工智能的机器学习技术。图 3-4 是一个包含三个层次的神经网络。左边是输入层，中间是输出层，右边是中间层（也叫隐藏层）。输入层有 3 个输入单元，隐藏层有 4 个单元，输出层有 2 个单元。

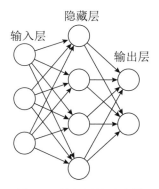

图 3-4　神经网络示意图

神经网络中最基本的成分是神经元（neuron）模型，即上述定义中的"简单单元"。在生物神经网络中，每个神经元与其他神经元相连，当它"兴奋"时，就会向相连的神经元发送化学物质，从而改变这些神经元的内的点位，如果某个神经元的点位超过了一个

"阈值"，那么它就会激活，即"兴奋"起来，向其他神经元发送化学物质。

在机器学习中，神经元的激活可以使用"激活函数"来模拟，理想中的激活函数是如图 3-5 所示的阶跃函数，它将输入值映射为输出值"0"和"1"，这里的"1"对应于神经元兴奋，"0"对应于神经元的抑制，由于阶跃函数具有不连续、不光滑等不良性质，在实际的神经元网络中，更多的是使用 sigmoid 函数作为激活函数。

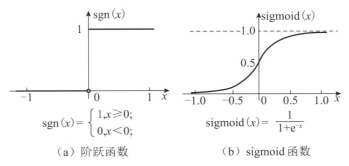

图 3-5　阶跃函数与 sigmoid 函数

神经网络学习的优点是实现了一个从输入到输出的映射功能，而数学理论已证明它具有实现任何复杂非线性映射的功能。这使得它特别适合于求解内部机制复杂的问题；缺点是神经网络算法为一种局部搜索的优化方法，但它要解决的问题为求解复杂非线性函数的全局极值，因此，算法很有可能陷入局部极值，使训练失败。

二、机器学习法在本研究中的具体应用

（一）本研究使用机器学习法的整体思路

目前机器学习法的应用主要集中在临床疾病的监控和地质灾害的防控领域。孙存一和王彩霞（2015）将机器学习法应用到银行个人信贷风险预测识别，探讨机器学习法在信贷风险预测识别中的优势；也有学者探究了"互联网＋"背景下以机器学习法为基础的常用智能搜索方法（刘铸楹，2016）。黎新裕（2016）以汶川县绵虒镇为例，综合随机森林（Random Forest，RF）算法和委员会投票选择（Query-By-Committee，QBC）算法，提出了一种新的样本查询算法 RF-QBC（Random Forest of Query-By-Committee），并搭建了一种面向高分辨率遥感影像的滑坡自动提取新的技术方法，通过影像分割、特征提取、样本查询等步骤完成滑坡灾害信息自动化提取，也有研究者探究了机器学习法在临床领域的应用（朴杰，李勇，杨琳丽，赵士斌，2013）。就目前的研究结果来看，机器学习法在心理危机监测领域中并没有广泛应用，本研究将填补这一空白。

本研究的目标是能够实时地获得个体心理状态变动的信息，实现对个体心理状态进行"实时监测"，从而能有效地对个体心理危机进行监测与预警，及时进行心理干预，预防严重事件的发生。而机器学习的任务之一是回归，它主要用于预测数值型数据。如何对数据进行拟合和预测是我们要思考的问题。在统计方法的选择上，机器学习法要优于多元回归

等方法。

心理危机实时监测预警平台为收集到更全面更准确的样本数据，选取了企业员工群体、大学生群体和中学生群体作为数据收集对象，涵盖不同职业，不同学校，不同年龄，收集监测对象的心理健康状况。研究工具包括个体抗压基础调查问卷和负性生活事件冲击力问卷，不同的群体有不同的生活事件。采取团体测试的方式收集数据，要求被试独立认真完成所有问卷调查和对生活事件的心理危机指数进行评定。在收集完原始数据后，对数据进行输入和筛选，并确保数据格式符合机器学习法的要求。

机器学习法的运算从训练模型开始，通过机器学习不断地寻找最佳拟合模型并执行预测任务。

机器通过一系列的分析学习，将已学习到的个体心理危机知识信息用于评估测试算法工作的效果。如不满意算法的输出结果，需要对模型的参数进行修改或者更换模型，修改后再评估效果，直至得到满意的输出结果。本研究得出的结果是以心理危机水平作为因变量，以个体抗压基础和生活事件冲击力作为自变量的模型，即输入个体的个体抗压基础数据和个体所遭遇的生活事件的冲击力数据，机器可输出个体心理危机水平。

机器学习算法正式执行任务后，将通过不断得到新的数据来更新完善模型，不断学习以得到更满意的结果输出。

（二）本研究中使用机器学习法的模型与具体步骤

本研究中使用机器学习法的具体执行步骤如下：设定 x 为 19 维度心理特征 +1 事件客观冲击水平的 20 维度特征向量，y 为事件冲击水平 R 观测值。我们希望能回归出最能拟合 $y=f(x)$ 的映射关系。

对于三个数据集（青少年、大学生、企业），我们分开进行回归，同时也尝试把男女被试的数据分开进行回归。

1. 模型

在本研究中涉及的模型主要有线性回归、支持向量回归和随机森林回归。

（1）线性回归（Linear Regression，LR）

线性回归是一种基础、常用的回归模型，其基本思想是用梯度下降法对最小二乘法形式的误差函数进行优化。从统计学角度解释，线性回归是利用称为线性回归方程的最小二乘函数对一个或多个自变量和因变量之间关系进行建模的一种回归分析。

线性回归的优点是实现简单，计算简单；缺点是不能拟合非线性数据。

（2）支持向量回归（Support Vector Regression，SVR）

支持向量机（Support Vector Machine，SVM）是一个经久不衰的算法，高准确率，为避免过拟合提供了很好的理论保证，而且就算数据在原特征空间线性不可分，只要给个合适的核函数，它就能运行得很好。在动辄超高维的文本分类问题中特别受欢迎。支持向量回归则是支持向量机算法用于回归的情况。

支持向量机或支持向量回归的优点是可以解决高维问题，即大型特征空间，能够处理非线性特征的相互作用，无须依赖整个数据，可以提高泛化能力；它的缺点是当观测样本很多时，效率并不是很高，对非线性问题没有通用解决方案，有时候很难找到一个合适的核函数，对缺失数据敏感。

（3）随机森林回归（Random Forest Regression，RF）

在机器学习中，随机森林是一个包含多个决策树的分类器，并且其输出的类别是由个别树输出的类别的众数而定。决策树是一种监督学习算法。它适用于类别和连续输入（特征）和输出（预测）变量。基于树的方法，把特征空间划分成一系列矩形，然后给每一个矩形安置一个简单的模型，从而构建模型。决策树的优点：计算简单，易于理解，可解释性强，在相对短的时间内能够对大型数据源做出可行且效果良好的结果。但同时决策树存在缺点：容易发生过拟合，导致泛化能力变弱，这一点在随机森林模型很好地得到了解决。

随机森林通过对数据集中采样产生多个子样本，采用多个决策树的投票机制来改善决策树，即通过平均多个深决策树以降低方差。其中，决策树是在一个数据集上的不同部分进行训练的，这是以偏差的小幅增加和一些可解释性的丧失为代价的，但是在最终的模型中通常会大大提高性能。

2. 具体步骤

本研究使用机器学习法的具体步骤如下。

（1）重构数据

为了使数据能够用于训练回归模型，需要对数据进行重构，结构包括输入 X 和输出 Y，训练的过程可理解为拟合函数 f 使得 f 满足 $f(X)=Y$。

对每行数据 34 个事件客观冲击水平 + 19 个个人心理维度特征 + 34 个事件冲击水平（$34\,S + 19\,features + 34\,R$）转换成 34 行（$S + 19\,features + R$），即 34 个事件，每个事件的输入为该事件的客观冲击水平和 19 个个人心理维度特征，输出为该事件对个人的冲击水平，可理解为（$S + 19\,features$）$= X$，$R = Y$。

（2）切分数据集

为了验证训练过程中获得的模型的性能（尤其是准确性），我们把数据集切分为两部分，一部分用于训练模型，称为训练集；另一部分用于验证模型性能，称为验证集或测试集。

把（X，Y）中随机抽取 70% 的数据作为训练集（X_{train}，Y_{train}），剩下 30% 作为测试集（X_{test}，Y_{test}）。

（3）标准化数据

由于不同的个人心理维度特征的取值范围不一致，可能会影响到数据分析的结果，为了不同特征之间的取值范围的影响，需要进行数据标准化处理，以解决数据指标之间的可比性。原始数据经过数据标准化处理后，各指标处于同一数量级。这一步骤的作用是排除不同特征不同取值范围的影响。对 X_{train} 利用均值和方差进行标准化，使其每一个维度的均值为 0，标准差为 1。把 X_{test} 按照 X_{train} 一样的均值和方差进行标准化。

对 Y_{train} 和 Y_{test} 同理处理。

（4）训练模型

把训练集（X_{train}，Y_{train}）输入多种机器学习模型，进行训练以使模型拟合数据。这里我们使用了线性回归、支持向量回归、随机森林等模型，其中支持向量回归对比了线性核、多项式核、径向基核三种不同的核函数。

这里，支持向量回归，对于核的选择也是有技巧的（一般常见的有四种核函数：线性核、多项式核、RBF 以及 sigmoid 核）：第一，如果样本数量小于特征数，那么就没必要选择非线性核，简单地使用线性核就可以了；第二，如果样本数量大于特征数目，这时可以使用非线性核，将样本映射到更高维度，一般可以得到更好的结果；第三，如果样本数目和特征数目相等，该情况可以使用非线性核，原理和第二种一样。对于第一种情况，也可以先对数据进行降维，然后使用非线性核，这也是一种方法，在后续结果将会验证这一点。

（5）模型评估

为了对训练过程中得到的模型进行对比，得到更好的模型，需要对模型进行评估。

利用模型基于 X_{test} 预测得到 Y_{pred}（即用 19 个心理特征和 1 个事件客观冲击水平预测 1 个事件冲击水平）。对比 Y_{pred} 和 Y_{test}，我们通过计算 MSE 和 R_2 来评估模型的性能。

误差（均方方差）：$MSE = \dfrac{1}{n}\sum_{i=1}^{n}(Y_{test}(i) - Y_{pred}(i))^2$

得分（拟合度）：$R_2 = 1 - \dfrac{\sum(y_{test} = y_{pred})^2}{\sum(y_{test} - \overline{y_{test}})^2}$

误差越小越好，得分越高越好。前者表示模型预测的误差率，后者表示模型对目标变量的拟合度。

（三）本研究使用机器学习法的计算结果

本研究最终得到的模型性能如表 3-19 所示。

表 3-19　机器学习模型性能表

				均方方差（MSE）	拟合度（R_2）
企业员工	线性回归算法		男性	0.967368456	0.031524708
			女性	0.907450201	0.086867245
			全部	0.926934243	0.059844877
	支持向量机回归算法	线性核函数	男性	1.029835951	−0.03101426
			女性	0.975022397	0.018871905
			全部	0.956970383	0.029380331
		多项式核函数	男性	0.550171915	0.449198594
			女性	0.509213618	0.48759763
			全部	0.506330956	0.486447236
		径向基核函数	男性	0.492501253	0.506935241
			女性	0.461707202	0.535401537
			全部	0.478984966	0.514183262

续表

				均方方差（MSE）	拟合度（R_2）
企业员工	随机森林算法		男性	0.512331727	0.487082078
			女性	0.500085556	0.496782853
			全部	0.526057805	0.466439023
青少年	线性回归算法		男性	0.966011204	0.042404742
			女性	0.956771841	0.036751051
			全部	0.815867521	0.18740481
	支性向量回归机算法	线性核函数	男性	0.998978934	0.009724228
			女性	0.981944722	0.011407756
			全部	0.948131879	0.06624094
		多项式核函数	男性	0.706259667	0.299893308
			女性	0.681774971	0.313609582
			全部	0.628095013	0.381426338
		径向基核函数	男性	0.679333872	0.326584524
			女性	0.648117474	0.347494932
			全部	0.578497919	0.430271584
	随机森林算法		男性	0.686630978	0.319350991
			女性	0.679488196	0.315911837
			全部	0.660017102	0.349988158
大学生	线性回归算法		男性	0.939864868	0.053690113
			女性	0.951443497	0.050898768
			全部	0.926378794	0.087664268
	支持向量机回归算法	线性核函数	男性	1.006112094	−0.013011396
			女性	1.026160689	−0.023634486
			全部	0.832050833	0.171286407
		多项式核函数	男性	0.523140214	0.47327241
			女性	0.547169804	0.454177219
			全部	0.528544014	0.473575902
		径向基核函数	男性	0.487769219	0.508885958
			女性	0.492674915	0.508537953
			全部	0.435728277	0.566019368
	随机森林算法		男性	0.445272882	0.551673709
			女性	0.434582183	0.566487672
			全部	0.491753887	0.510218469

从表中可以得出，不分性别进行回归更为合适。对每种人群，SVR-rbf（支持向量回

归使用径向基核）及 RF（随机森林）这两种模型的预测性能较好，其中 SVR-rbf 更为优秀一些。

支持向量机通过核函数来计算数据特征之间的距离将非线性问题通过映射变换为线性问题。使用线性核函数的支持向量回归类似于线性回归，但更具稳健性。其优点是支持向量机能对非线性的问题建模，且有许多可选的核函数。在面对过拟合时，支持向量机有着极强的稳健性，尤其是在高维空间中。缺点是支持向量机是内存密集型算法，选择正确的核函数就需要相当的技巧，不太适用较大的数据集。

我们最终使用 SVR-rbf 建立了预测模型。该模型具体为：

SVR（C=1.0，epsilon=0.1，gamma='auto'，kernel='rbf'，max_iter=-1，tol=0.001）

kernel：核函数，这里选择的是 'rbf' 径向基核。

C 惩罚系数，即对误差的宽容度。C 越高，说明越不能容忍出现误差，容易过拟合，即过于拟合到当前样本，不利于泛化到其他样本上。C 越小，容易欠拟合，即未很好的拟合当前样本数据。C 过大或过小，泛化能力变差。在本研究中，结合数据的特性，经过学习优化后，选用 1。

gamma：gamma 是选择 RBF 函数作为 kernel 后，该函数自带的一个参数——核系数。它隐含地决定了数据映射到新的特征空间后的分布。物理意义上，它影响 RBF 的幅宽，会影响每个支持向量对应的高斯的作用范围，从而影响泛化性能。gamma 越大，支持向量越少，会造成只会作用于支持向量样本附近，对于未知样本分类效果很差；gamma 越小，支持向量越多，会造成平滑效应太大，无法在训练集上得到特别高的准确率。支持向量的个数影响训练与预测的速度。这里采用的是 'auto'，代表 $\dfrac{1}{特征数}$。

tol：停止优化的容忍误差。

epsilon：距离误差。

max_iter：最大迭代数，-1 表示没有设置最大迭代上限，直到满足容忍误差为止。

通过使用机器学习方法得出的模型对个体心理危机的实时监测分析，从学习的结果分析，该模型能够实现对个体心理危机的实时监测，达到避免危机事件的发生效果。

主要参考文献

[1] Ahern，N. R.，Ark，P.，& Byers，J. Resilience and coping strategies in adolescents. Paediatr Nurs，2008，20（10）：32-36.

[2] Alpaydin E. Introduction to machine learning. MIT press，2014.

[3] Alloy，L. B.，Abramson，L. Y.，Matalsky，G. I.，& Hartlage，S. The hopelessness theory of depression：attributional aspects. The British journal of clinical psychology / the British Psychological Society，1988，27（Pt1）：5-21.

[4] Annabelle，C.，Caroline，P. B.，Jean-Jacques，T.，Patrick，D.，& Jérôme，L. Influence of Aerobic Training and Combinations of Interventions on Cognition and Neuroplasticity after Stroke. Frontiers in Aging

Neuroscience，2016，8.

[5]　Anthony，E. J. The syndrome of the psychologically invulnerable child，1974.

[6]　Archer，T.，Amato，C.，& Garcia，D. Neurohealth Manifestations rendered by Physical Exercise and Diet. Diversity & Equality in Health & Care，2016，13（3）：257-260.

[7]　Archer，T.，& Kostrzewa，R. M. Exercise and Nutritional Benefits in PD：Rodent Models and Clinical Settings：Springer International Publishing，2015.

[8]　Arnold，R.，Fletcher，D.，& Daniels，K. Organisational stressors，coping，and outcomes in competitive sport. J Sports Sci，2017，1-10.

[9]　Axelson，D. A.，& Birmaher，B. Relation between anxiety and depressive disorders in childhood and adolescence. Depression and Anxiety，2001，14（2）：67-78.

[10]　Åberg，E.，Fandiñolosada，A.，Sjöholm，L. K.，Forsell，Y.，& Lavebratt，C. The functional Val158Met polymorphism in catechol-O-methyltransferase（COMT）is associated with depression and motivation in men from a Swedish population-based study. Journal of Affective Disorders，2011，129（1）：158-166.

[11]　Basner，M.，Rubinstein，J.，Fomberstein，K. M.，Coble，M. C.，Ecker，A.，Avinash，D.，& Dinges，D. F. Effects of Night Work，Sleep Loss and Time on Task on Simulated Threat Detection Performance. Sleep，2008，31（9）：1251-1259.

[12]　Biederman，J.，Hirshfeld-Becker，D. R.，Rosenbaum，J. F.，Herot，C.，Friedman，D.，Snidman，N.，Faraone，S. V. Further evidence of association between behavioral inhibition and social anxiety in children. American Journal of Psychiatry，2001，158（10）：1673-1679.

[13]　Binder，E. B.，Bradley，R. G.，Liu，W.，Epstein，M. P.，Deveau，T. C.，Mercer，K. B.，Nemeroff，C. B. Association of FKBP5 polymorphisms and childhood abuse with risk of posttraumatic stress disorder symptoms in adults. JAMA，2008，299（11）：1291.

[14]　Bjarnason，T.，& Sigurdardottir，T. J. Psychological distress during unemployment and beyond：social support and material deprivation among youth in six northern European countries. Social science & medicine（1982），2003，56（5）：973-985.

[15]　Block，J.，& Kremen，A. M. IQ and ego-resiliency：conceptual and empirical connections and separateness. Journal of Personality & Social Psychology，1996，70（2）：349-361.

[16]　Bonanno，G. A. Loss，trauma，and human resilience：have we underestimated the human capacity to thrive after extremely aversive events? American Psychologist，2004，59（1）：20-28.

[17]　Borschmann，R.，Trevillion，K.，Henderson，R. C.，Rose，D.，Szmukler，G.，& Moran，P. Advance statements for borderline personality disorder：a qualitative study of future crisis treatment preferences. Psychiatr Serv，2014，65（6）：802-807. doi：10.1176/appi.ps. 201300303.

[18]　Boscarino，J. A.，Erlich，P. M.，Hoffman，S. N.，Rukstalis，M.，& Stewart，W. F. Association of FKBP5，COMT and CHRNA5 polymorphisms with PTSD among outpatients at risk for PTSD. Psychiatry Research，2011，188（1）：173-174.

[19]　Bowes，L.，Maughan，B.，Caspi，A.，Moffitt，T. E.，& Arseneault，L. Families promote emotional and behavioural resilience to bullying：evidence of an environmental effect. J Child Psychol Psychiatry，Epub ahead of print（Feb 3 2010），2010.

[20]　Bradley，R. G.，Binder，E. B.，Epstein，M. P.，Tang，Y.，Nair，H. P.，Liu，W.，Newport，D. J. Influence of child abuse on adult depression：moderation by the corticotropin-releasing hormone receptor gene. Arch Gen Psychiatry，2008，65（2）：190-200.

[21]　Bramsen，I.，Dirkzwager，A. J. E.，& van der Ploeg，H. M. Predeployment personality traits and exposure to trauma as predictors of posttraumatic stress symptoms：A prospective study of former

peacekeepers. American Journal of Psychiatry，2000，157（7）：1115-1119.

[22] Broekman，B. F. Stress，vulnerability and resilience，a developmental approach. Eur J Psychotraumatol，2011，2. doi：10.3402/ejpt.v2i0.7229.

[23] Bronfenbrenner，U.，& Ceci，S. J. Nature-nurture reconceptualized in developmental perspective：A bioecological model. Psychological review，1994，101（4）：568-586.

[24] Brown，E. S.，Woolston，D. J.，& Frol，A. B. Amygdala volume in patients receiving chronic corticosteroid therapy. Biological Psychiatry，2008，63（7）：705.

[25] Brissette，I.，Scheier，M.，& Career，C.S. The role of optimism in social network development，coping，and psychological adjustment during a life transition. Journal of Personality and Social Psychology，2002，82：102-111.

[26] Budd K S，et al，Clinical assessment of parents in child protection cases：an empirical analysis. Law and Human Behavior，2001，25（1）.

[27] Byrne，D. G. Personal assessments of life-event stress and the near future onset of psychological symptoms. The British journal of medical psychology，1984，57（Pt3）：241-248.

[28] Calhoun，L. The foundations of posttraumatic growth：An expanded framework. în LG Calhoun & RG Tedeschi（Eds.），Handbook of posttraumatic growth：Research and practice：Mahwah，NJ：Erlbaum，2006：3-23.

[29] Calhoun，L. G.，& Tedeschi，R. G. Handbook of posttraumatic growth：Research and practice：Routledge，2014.

[30] Campbell-Sills，L.，Cohan，S. L.，& Stein，M. B. Relationship of resilience to personality，coping，and psychiatric symptoms in young adults. Behaviour research and therapy，2006，44（4）：585-599.

[31] Cechinel，L. R.，Basso，C. G.，Bertoldi，K.，Schallenberger，B.，de Meireles，L. C.，& Siqueira，I. R. Treadmill exercise induces age and protocol-dependent epigenetic changes in prefrontal cortex of Wistar rats. Behavioural Brain Research，2016，313：82-87.

[32] Chaby，L. E.，Cavigelli，S. A.，White，A.，Wang，K.，& Braithwaite，V. A. Long-term changes in cognitive bias and coping response as a result of chronic unpredicTablestress during adolescence. Frontiers in Human Neuroscience，2013，7（6）：328-328.

[33] Chaput，J. P.，Després，J. P.，Bouchard，C.，& Tremblay，A. The association between sleep duration and weight gain in adults：a 6-year prospective study from the Quebec Family Study. Sleep，2008，31（4）：517-523.

[34] Charney，D. S. Neuroanatomical circuits modulating fear and anxiety behaviors. Acta Psychiatrica Scandinavica，2003，108（417）：38.

[35] Charney，D. S. Psychobiological mechanisms of resilience and vulnerability：implications for successful adaptation to extreme stress. American Journal of Psychiatry，2004，161（2）：195.

[36] Chen，C. M.，Chen，Y. C.，& Wong，T. T. Comparison of Resilience in Adolescent Survivors of Brain Tumors and Healthy Adolescents. Cancer Nursing，2014，37：373-381.

[37] Chen，E.，Langer，D. A.，Raphaelson，Y. E.，& Matthews，K. A. Socioeconomic status and health in adolescents：the role of stress interpretations. Child Development，2004，75（4）：1039-1052.

[38] Chen，E.，& Matthews，K. A. Cognitive appraisal biases：An approach to understanding the relation between socioeconomic status and cardiovascular reactivity in children. Annals of Behavioral Medicine，2001，23（2）：101-111.

[39] Chen，J. J. Functional analysis of genetic variation in catechol-O- methyltransferase（COMT）：Effects on mRNA，protein，and enzyme activity in postmortem human brain. American Journal of Human Genetics，2005，76（6）：1089-1089.

[40] Chen，Y. T.，Fredericson，M.，Matheson，G.，& Phillips，E. Exercise is Medicine. Current Physical Medicine & Rehabilitation Reports，2013，1（1）：48-56.

[41] Cohen，M.，Baziliansky，S.，& Beny，A. The association of resilience and age in individuals with colorectal cancer：An exploratory cross-sectional study. Journal of Geriatric Oncology，2014，5（1）：33-39.

[42] Cohen，S.，& Wills，T. A. Stress，social support，and the buffering hypothesis. Psychol Bull，1985，98（2）：310-357.

[43] Compas，B. E.，Connor-Smith，J. K.，Saltzman，H.，Thomsen，A. H.，& Wadsworth，M. E. Coping with stress during childhood and adolescence：Problems，progress，and potential in theory and research. Psychological Bulletin，2001，127（1）：87-127.

[44] Connor，K. M.，& Davidson，J. R. Development of a new resilience scale：the Connor-Davidson Resilience Scale（CD-RISC）. Depression & Anxiety，2003，18（2）：76-82.

[45] Costa，P. T.，& McCrae，R. R. The NEO personality inventory：Manual，form S and form R：Psychological Assessment Resources，1985.

[46] Costanzo，E. S.，Ryff，C. D.，& Singer，B. H. Psychosocial adjustment among cancer survivors：findings from a national survey of health and well-being. Health Psychology Official Journal of the Division of Health Psychology American Psychological Association，2009，28（2）：147-156.

[47] Dalgleish，T.，Moradi，A. R.，Taghavi，M. R.，Neshat-Doost，H. T.，& Yule，W. Patterns of processing bias for emotional information across clinical disorders：a comparison of attention，memory，and prospective cognition in children and adolescents with depression，generalized anxiety，and posttraumatic stress disorder. Journal of Clinical Children and adolescents Psychology，2003，32（1）：10-21.

[48] Davis，J.，Psychiatrist，C.，Hobart，Judd，F.，Blashki，G.，& Melbourne，U. O. Case Studies of Mental Health in General Practice（20）—Down Syndrome. Chinese General Practice，2013，16：2549-2551.

[49] de Kloet，E. R.，Derijk，R. H.，& Meijer，O. C. Therapy Insight：is there an imbalanced response of mineralocorticoid and glucocorticoid receptors in depression? Nature Clinical Practice Endocrinology & Metabolism，2007，3（2）：168.

[50] de Kloet，E. R.，Joëls，M.，& Holsboer，F. Stress and the brain：from adaptation to disease. Nature Reviews Neuroscience，2005，6（6）：463.

[51] Delgado，M. R.，Olsson，A.，& Phelps，E. A. Extending animal models of fear conditioning to humans. Biological Psychology，2006，73（1）：39-48.

[52] De Neve，J. E. Functional polymorphism（5-HTTLPR）in the serotonin transporter gene is associated with subjective well-being：evidence from a US nationally representative sample. Journal of Human Genetics，2011，56（6）：456-459.

[53] Derijk，R. H.，& Kloet，E. R. D. Corticosteroid receptor polymorphisms：Determinants of vulnerability and resilience. European Journal of Pharmacology，2008，583（2–3）：303-311.

[54] Dinas，P. C.，Koutedakis，Y.，& Flouris，A. D. Effects of exercise and physical activity on depression. Irish Journal of Medical Science，2011，180（2）：319-325.

[55] Dinges，D. F.，Pack，F.，Williams，K.，Gillen，K. A.，Powell，J. W.，Ott，G. E.，Pack，A. I. Dinges DF，Pack F，Williams K，Gillen KA，Powell JW，Ott GE et al. Cumulative sleepiness，mood disturbance，and psychomotor vigilance performance decrements during a week of sleep restricted to 4-5 h per night. Sleep 20：267-267. Sleep，1997，20（4）：267-277.

[56] Dole，S. Voices of Resilience：Successful Jamaican Women Educators. Journal of Ethnographic &

Qualitative Research，2014：8，144-156.

[57] Doron，E. Working with Lebanese refugees in a community resilience model. Community Development Journal，2005，40（2）：182-191.

[58] Drevets，W. C.，Price，J. L.，& Furey，M. L. Brain structural and functional abnormalities in mood disorders：implications for neurocircuitry models of depression. Brain Structure & Function，2008，213 （1-2）：93-118.

[59] Dua，J.，& Hargreaves，L. Effect of aerobic exercise on negative affect，positive affect，stress，and depression. Percept Mot Skills，1992，75（2）：355-361.

[60] Dubrovsky，B. O. Steroids，neuroactive steroids and neurosteroids in psychopathology. Progress in neuro-psychoharmacology & biological psychiatry，2005，29（2）：169.

[61] Duman，R. S.，& Monteggia，L. M. A Neurotrophic Model for Stress-Related Mood Disorders. Biological Psychiatry，2006，59（12）：1116.

[62] Eggerman，M.，& Panterbrick，C. Suffering，hope，and entrapment：Resilience and cultural values in Afghanistan. Social Science & Medicine，2010，71（1）：71-83.

[63] Eisch，A. J.，Bolaños，C. A.，De，W. J.，Simonak，R. D.，Pudiak，C. M.，Barrot，M.，Nestler，E. J. Brain-derived neurotrophic factor in the ventral midbrain-nucleus accumbens pathway：a role in depression. Biological Psychiatry，2003，54（10）：994-1005.

[64] Feder，A.，Nestler，E. J.，& Charney，D. S. Psychobiology and molecular genetics of resilience. Nature Reviews Neuroscience，2009，10（6）：446.

[65] Felmingham，K.，Kemp，A.，Williams，L.，Das，P.，Hughes，G.，Peduto，A.，& Bryant，R. Changes in anterior cingulate and amygdala after cognitive behavior therapy of posttraumatic stress disorder. Psychological Science，2007，18（2）：127-129.

[66] Fletcher，D.，& Sarkar，M. Psychological resilience：A review and critique of definitions，concepts，and theory. European Psychologist，2013，18（1）：12.

[67] Forbes，E. E.，Hariri，A. R.，Martin，S. L.，Silk，J. S.，Moyles，D. L.，Fisher，P. M.，Axelson，D. A. Altered striatal activation predicting real-world positive affect in adolescent major depressive disorder. American Journal of Psychiatry，2009，166（1）：64.

[68] Fostering，B.（1995）. Resilience in Children. http：//www.ed.gov/databases/ ERIC_Digests/ ed386327. html. Retrieved from http：//www.ed.gov/databases/ ERIC_Digests/ ed386327.html.

[69] Fredrickson，B. L. What good are positive emotions? Review of General Psychology，1998，2：300-319.

[70] Fredrickson，B. L. The role of positive emotions in positive psychology：The broaden and build theory of positive emotions. American Psychologist：Special Issue，2001，56：218-226.

[71] Freedman，R. Coping，resilience，and outcome. Am J Psychiatry，2008，165（12）：1505-1506.

[72] Friborg，O.，Hjemdal，O.，Rosenvinge，J. H.，& Martinussen，M. A new rating scale for adult resilience：what are the central protective resources behind healthy adjustment? Int J Methods Psychiatr Res，2010，12（2）：65-76.

[73] Funch，D. P.，Marshall，J. R.，& Gebhardt，G. P. Assessment of a short scale to measure social support. Social science & medicine，1986，23（3）：337-344.

[74] Garmezy，N. Stress-resistant children：The search for protective factors. Recent research in developmental psychopathology，1985，4：213-233.

[75] Garmezy，N.，& Streitman，S. Children at risk：Conceptual models and research methods. Schizophrenia Bulletin，1974，9：55-125.

[76] Gladstone，G. L.，& Parker，G. B. Is behavioral inhibition a risk factor for depression? Journal of

Affective Disorders，2006，95（1-3）：85-94.

[77] Goodman，G.，Edwards，K.，& Chung，H. Interaction structures formed in the psychodynamic therapy of five patients with borderline personality disorder in crisis. Psychol Psychother，2014，87（1）：15-31. doi：10.1111/papt.12001.

[78] Goodwin，R. D. Association between physical activity and mental disorders among adults in the United States. Preventive Medicine，2003，36（6）：698-703.

[79] Green，B. L.，Korol，M.，Grace，M. C.，Vary，M. G.，Leonard，A. C.，Gleser，G. C.，& Smitson-Cohen，S. Children and Disaster：Age，Gender，and Parental Effects on PTSD Symptoms. Journal of the American Academy of Child & Adolescent Psychiatry，1991，30（6）：945-951. doi：http：//dx.doi.org/10.1097/00004583-199111000-00012.

[80] Gutman，A. R.，Yang，Y.，Ressler，K. J.，& Davis，M. The Role of Neuropeptide Y in the Expression and Extinction of Fear-Potentiated Startle. Journal of Neuroscience the Official Journal of the Society for Neuroscience，2008，28（48）：12682.

[81] Hackney，A. C. Stress and the neuroendocrine system：the role of exercise as a stressor and modifier of stress. Expert Review of Endocrinology & Metabolism，2006，1（6）：783.

[82] Haeffel，G. J.，& Grigorenko，E. L. Cognitive vulnerability to depression：exploring risk and resilience. Child Adolesc Psychiatr Clin N Am，2007，16（2）：435-448，x.

[83] Hariri，A. R.，Mattay，V. S.，Tessitore，A.，Kolachana，B.，Fera，F.，Goldman，D.，Weinberger，D. R. Serotonin transporter genetic variation and the response of the human amygdala. Science，2002，297（5580）：400-403.

[84] Harms，L. What doesn't kill us：The new psychology of posttraumatic growth [Book Review]. Psychotherapy in Australia，2014，20（2）：83.

[85] Haskell，W. L.，Lee，I. M.，Pate，R. R.，Powell，K. E.，Blair，S. N.，Franklin，B. A.，Bauman，A. Physical activity and public health：updated recommendation for adults from the American College of Sports Medicine and the American Heart Association. Medicine & Science in Sports & Exercise，2007，39（8）：1423-1434.

[86] Hasler，G.，Drevets，W. C.，Manji，H. K.，& Charney，D. S. Discovering endophenotypes for major depression. Neuropsychopharmacology Official Publication of the American College of Neuropsychopharmacology，2004，29（10）：1765.

[87] https：//zhuanlan.zhihu.com/p/36035232.

[88] Heim，C.，& Nemeroff，C. B. The role of childhood trauma in the neurobiology of mood and anxiety disorders：preclinical and clinical studies. Biological Psychiatry，2001，49（12）：1023.

[89] Hinton G E，Salakhutdinov R R. Reducing the dimensionality of data with neural networks. science，2006，313（5786）：504-507.

[90] Holahan，C. J.，& Moos，R. H. Life stressors，personal and social resources，and depression：a 4-year structural model. Journal of Abnormal Psychology，1991，100（1）：31-38.

[91] Hong JS，Lee CH，Lee J，et al. A review of bullying prevention and intervention in South Korean school：an application of the social-ecological framework. Child Psychiatry Hum Dev，2014，45（4）：433-42.

[92] Hunter，A. J.，& Chandler，G. E. Adolescent resilience. Journal of Nursing Scholarship，1999，31（3）：243-247.

[93] Iii，C. A. M.，Wang，S.，Southwick，S. M.，Rasmusson，A.，Hazlett，G.，Hauger，R. L.，& Charney，D. S. Plasma neuropeptide-Y concentrations in humans exposed to military survival training. Biological Psychiatry，2000，47（10）：902-909.

[94] Ising，M.，Depping，A. M.，Siebertz，A.，Lucae，S.，Unschuld，P. G.，Kloiber，S.，Holsboer，F. Polymorphisms in the FKBP5 gene region modulate recovery from psychosocial stress in healthy controls. European Journal of Neuroscience，2008，28（2）：389-398.

[95] Jabbi，M.，Korf，J.，Kema，I. P.，Hartman，C.，Van，d. P. G.，Minderaa，R. B.，den Boer，J. A. Convergent genetic modulation of the endocrine stress response involves polymorphic variations of 5-HTT，COMT and MAOA. Molecular Psychiatry，2007，12（5）：781-784.

[96] Jackson Y，Warren J S. Appraisal，social support，and life events：Predicting outcome behavior in school-age children. Child Development，2000，71：1441-1457.

[97] Janoff-Bulman，R. Assumptive worlds and the stress of traumatic events：Applications of the schema construct. Social cognition，1989，7（2）：113-136.

[98] Jeanne，M. T.，Ph. D，Pamela Kaiser，P. D.，Margaret，A. C.，Ph. D，Abbey Alkon，M. P. H.，& W.，T. B.，M. D. Resilience and Vulnerability among Preschool Children：Family Functioning，Temperament，and Behavior Problems. Journal of the American Academy of Child & Adolescent Psychiatry，1996，35（2）：184-192.

[99] Jenkins，M. M.，Colvonen，P. J.，Norman，S. B.，Afari，N.，Allard，C. B.，& Drummond，S. P. Prevalence and Mental Health Correlates of Insomnia in First-Encounter Veterans with and without Military Sexual Trauma. Sleep，2015，38（10）：1547.

[100] Jeste，D. V.，Savla，G. N.，Thompson，W. K.，Vahia，I. V.，Glorioso，D. K.，Martin，A. S.，Kraemer，H. C. Association between older age and more successful aging：critical role of resilience and depression. American Journal of Psychiatry，2013，170（2）：188-196.

[101] Jew，C. L.，Green，K. E.，& Kroger，J. Development and validation of a measure of resiliency. Measurement & Evaluation in Counseling & Development，1999，32（2）：75-89.

[102] Johnson，J.，Wood，A. M.，Gooding，P.，Taylor，P. J.，& Tarrier，N. Resilience to suicidality：the buffering hypothesis. Clin Psychol Rev，2011，31（4）：563-591. doi：10.1016/j.cpr.2010.12.007.

[103] Karg，K.，Burmeister，M.，Shedden，K.，& Sen，S. The serotonin transporter promoter variant（5-httlpr），stress，and depression meta-analysis revisited：Evidence of genetic moderation. Archives of General Psychiatry，2011，68（5）：444-454. doi：10.1001/archgenpsychiatry.2010.189.

[104] Karlamangla，A. S.，Rowe，J. W.，Seeman，T. E.，Singer，B. H.，& Mcewen，B. S. Allostatic load as a predictor of functional decline：MacArthur studies of successful aging. Journal of Clinical Epidemiology，2002，55（7）：696.

[105] Kaufman，J.，Yang，B. Z.，Douglas-Palumberi，H.，Houshyar，S.，Lipschitz，D.，Krystal，J. H.，Mcewen，B. S. Social Supports and Serotonin Transporter Gene Moderate Depression in Maltreated Children. Proceedings of the National Academy of Sciences of the United States of America，2004，101（49）：17316.

[106] Kendall，A. P.，Kautz，M. A.，Russo，M. B.，& Killgore，W. D. S. Effects of sleep deprivation on lateral visual attention. International Journal of Neuroscience，2006，116（10），1125-1138.

[107] Kent，M.，Davis，M. C.，Stark，S. L.，& Stewart，L. A. A resilience‐oriented treatment for posttraumatic stress disorder：Results of a preliminary randomized clinical trial. Journal of traumatic stress，2011，24（5）：591-595.

[108] Killgore，W. D. S.，Balkin，T. J.，& Wesensten，N. J. Impaired decision making following 49 h of sleep deprivation. Journal of Sleep Research，2006，15（1）：7-13.

[109] Kim，S. J.，Song，Y. Y.，Namkoong，K.，& An，S. K. Genetic influence of COMT and BDNF gene polymorphisms on resilience in healthy college students. Neuropsychobiology，2013，68（3）：174-180.

[110] Kim，J. W.，Lee，H. K.，& Lee，K. Influence of temperament and character on resilience.

Comprehensive Psychiatry，2013，54（7）：1105-1110.

[111] Kim，T. K.，Kim，J. E.，Park，J. Y.，Lee，J. E.，Choi，J.，Kim，H.，Kang，H. S. Antidepressant effects of exercise are produced via suppression of hypocretin/orexin and melanin-concentrating hormone in the basolateral amygdala. Neurobiology of Disease，2015，79：59-69.

[112] Kim-Cohen，J.，Moffitt，T. E.，Caspi，A.，& Taylor，a. A. Genetic and Environmental Processes in Young Children's Resilience and Vulnerability to Socioeconomic Deprivation. Child Development，2010，75（3）：651-668.

[113] Kovacs，M.，& Devlin，B. Internalizing disorders in childhood. J Child Psychol Psychiatry，1998，39（1）：47-63.

[114] Kraemer，H. C.，Kazdin，A. E.，Offord，D. R.，Kessler，R. C.，Jensen，P. S.，& Kupfer，D. J. Coming to terms with the terms of risk. Archives of General Psychiatry，1997，54（4）：337-343.

[115] Krishnan，V.，Han，M. H.，Graham，D. L.，Berton，O.，Renthal，W.，Russo，S. J.，Lagace，D. C. Molecular adaptations underlying susceptibility and resistance to social defeat in brain reward regions. Cell，2007，131（2）：391.

[116] Krishnan，V.，& Nestler，E. J. The molecular neurobiology of depression. Nature，2008，455（7215）：894.

[117] Kujala，U. M.，Kaprio，J.，Sarna，S.，& Koskenvuo，M. Relationship of leisure-time physical activity and mortality：the Finnish twin cohort. Jama，1998，279（6）：440-444.

[118] Kumpfer，K. Factors and processes contributing to resilience：The resilience framewok. In MD Glantz & JL Johoson（Eds），Resiliencey and Develppment：Positive Life Adaptations. New York：Springer，1999：179-224.

[119] Lachman，H. M.，Papolos，D. F.，Saito，T.，Yu，Y. M.，Szumlanski，C. L.，& Weinshilboum，R. M. Human catechol-O-methyltransferase pharmacogenetics：description of a functional polymorphism and its potential application to neuropsychiatric disorders. Pharmacogenetics，1996，6（3）：243.

[120] Lamond，A. J.，Depp，C. A.，Allison，M.，Langer，R.，Reichstadt，J.，Moore，D. J.，Jeste，D. V. Measurement and predictors of resilience among community-dwelling older women. Journal of Psychiatric Research，2008，43（2）：148-154.

[121] Lazarus，R. S. Psychological stress and the coping process. Science，1966：156.

[122] Levinson，D. F. The genetics of depression：A review. Biological Psychiatry，2006，60（2）：84-92.

[123] Liberzon，I.，& Sripada，C. S. The functional neuroanatomy of PTSD：a critical review. Progress in Brain Research，2007：167，151-169.

[124] Liu，X.，Liu，C.，Tian，X.，Zou，G.，Li，G.，Kong，L.，& Li，P. Associations of Perceived Stress，Resilience and Social Support with Sleep Disturbance Among Community‐dwelling Adults. Stress & Health Journal of the International Society for the Investigation of Stress，2016，32（5）：578.

[125] Lonsdorf，T. B.，Weike，A. I.，Nikamo，P.，Schalling，M.，Hamm，A. O.，& Ohman，A. Genetic gating of human fear learning and extinction：possible implications for gene-environment interaction in anxiety disorder. Psychol Sci，2009，20（2）：198-206.

[126] Luthar，S. S. Vulnerability and resilience：A study of high‐risk adolescents. Child development，1991，62（3）：600-616.

[127] Luthar，S. S.，Cicchetti，D.，& Becker，B. The construct of resilience：a critical evaluation and guidelines for future work. Child Development，2000，71（3）：543-562.

[128] Luthar S S. Resilience in Development：A synthesis of research across five decades. In Cicchetti D，Cohen D J（Eds），Developmental Psychopathology：Risk，disorder，and adaptation. New York：Wiley，2006：740-795.

[129] Magnusson，D.，& Stattin，H. Person-context interaction theories. 1998：685-759.

[130] Maher，A. M. Mental health：family relations. Perspect Infirm，2012，9（1）：12.

[131] Mandelli，L.，Serretti，A.，Marino，E.，Pirovano，A.，Calati，R.，& Colombo，C. Interaction between serotonin transporter gene，catechol-O-methyltransferase gene and stressful life events in mood disorders. International Journal of Neuropsychopharmacology，2007，10（4）：437.

[132] Masten，A. S. Ordinary magic：Resilience processes in development. American Psychologist，2001，56；227-238.

[133] Masten，A. S.，& Reed，M. J. Resilience in development. In C R Snyder & SJ Lopez（Eds），Handbook of positive psychology. London：Oxford University Press，2001：74-78.

[134] Mathews，A.，& MacLeod，C. Induced processing biases have causal effects on anxiety. Cognition & Emotion，2002，16（3）：331-354.

[135] Mcewen，B. S.，& Milner，T. A. Hippocampal formation：shedding light on the influence of sex and stress on the brain. Brain Research Reviews，2007，55（2）：343.

[136] Mcgaugh，J. L. The amygdala modulates the consolidation of memories of emotionally arousing experiences. Annual Review of Neuroscience，2004，27（27）：1.

[137] Mckenna，B. S.，Dickinson，D. L.，Orff，H. J.，& Drummond，S. P. A. The effects of one night of sleep deprivation on known‐risk and ambiguous‐risk decisions. Journal of Sleep Research，2007，16（3）：245-252.

[138] Medsker，G. J.，Williams，L. J.，& Holahan，P. J. A review of current practices for evaluating causal models in organizational behavior and human resources management research. Journal of Management，1994，20（2）：439-464.

[139] Meichenbaum，D. A clinical handbook/practical therapist manual for assessing and treating adults with post-traumatic stress disorder（PTSD）：Institute Press，1994.

[140] Meyerson，D. A.，Grant，K. E.，Carter，J. S.，& Kilmer，R. P. Posttraumatic growth among children and adolescents：A systematic review. Clinical psychology review，2011，31（6）：949-964.

[141] Milad，M. R.，Quinn，B. T.，Pitman，R. K.，Orr，S. P.，Fischl，B.，Rauch，S. L.，& Raichle，M. E. Thickness of Ventromedial Prefrontal Cortex in Humans Is Correlated with Extinction Memory. Proceedings of the National Academy of Sciences of the United States of America，2005，102（30）：10706.

[142] Miller，J. G. Cultural Psychology：Implications for Basic Psychological Theory. Psychological Science，2010，10（2）：85-91.

[143] Monk，C. S.，Klein，R. G.，Telzer，E. H.，Schroth，E. A.，Mannuzza，S.，Guardino，M.，Fromm，S. Amygdala and nucleus accumbens activation to emotional facial expressions in children and adolescents at risk for major depression. Am J Psychiatry，2008，165（1）：90-98.

[144] Morgan，C. M. L.，& Llamas，J. D. The relationship between Mexican American cultural values and resilience among Mexican American college students：a mixed methods study. Journal of Counseling Psychology，2013，60（4）：617-624.

[145] Morgan，M. C. 3rd，Southwick，S.，Hazlett，G.，Rasmusson，A.，Hoyt，G.，Zimolo，Z.，& Charney，D. Relationships among plasma dehydroepiandrosterone sulfate and cortisol levels，symptoms of dissociation，and objective performance in humans exposed to acute stress. Archives of General Psychiatry，2004，61（8）：819.

[146] Munafo，M. R.，Freimer，N. B.，Ng，W.，Ophoff，R.，Veijola，J.，Miettunen，J.，Flint，J. 5-HTTLPR genotype and anxiety-related personality traits：a meta-analysis and new data. Am J Med Genet B Neuropsychiatr Genet，150B（2）：2009，271-281. doi：10.1002/ajmg.b.30808

[147] Muris，P.，Merchelbach，H.，Schmidt，H.，Gadet，B.，& Bogie，N. Anxiety and depression as correlates of self-reported behavioral inhibition in normal adolescents. Behav Res Ther，2001，39：1051-1061.

[148] Mykota，D. B.，& Muhajarine，N. Community Resilience Impact on Child and Youth Health Outcomes：A Neighbourhood Case Study. Canadian Journal of School Psychology，2005，20（1-2）.

[149] Mysliwiec，V.，Mcgraw，L.，Pierce，R.，Smith，P.，Trapp，B.，& Roth，B. J. Sleep Disorders and Associated Medical Comorbidities in Active Duty Military Personnel. Sleep，2013，36（2）：167-174.

[150] Nelson，C. Appreciating gratitude：Can gratitude be used as a psychological intervention to improve individual well-being. Counselling Psychology Review，2009，24（3-4）：38-50.

[151] Nrugham，L.，Holen，A.，& Sund，A. M. Associations between attempted suicide，violent life events，depressive symptoms，and resilience in adolescents and young adults. J Nerv Ment Dis，2010，198（2）：131-136.

[152] Onwukwe，Y. U. The relationship between positive emotions and psychological resilience in persons experiencing traumatic crisis：A quantitative approach. Dissertations & Theses-Gradworks，2010.

[153] Orth-Gomer，K.，& Unden，A. L. The measurement of social support in population surveys. Social science & medicine（1982），1987，24（1）：83-94.

[154] Oshio，A.，Kaneko，H.，Nagamine，S.，et al. Construct validity of the adolescent resilience scale. Psychological Reports，2003，93（3f）：1217-1222.

[155] Ozbay，F.，Fitterling，H.，Charney，D.，& Southwick，S. Social support and resilience to stress across the life span：a neurobiologic framework. Curr Psychiatry Rep，2008，10（4）：304-310.

[156] Park，C. L. Making sense of the meaning literature：an integrative review of meaning making and its effects on adjustment to stressful life events. Psychological Bulletin，2010，136（2）：257.

[157] Pate，R. R.，Pratt，M.，Blair，S. N.，Haskell，W. L.，Macera，C. A.，Bouchard，C.，King，A. C. Physical activity and public health. A recommendation from the Centers for Disease Control and Prevention and the American College of Sports Medicine. Jama the Journal of the American Medical Association，1995，273（5）：402-407.

[158] Peed，S. L. The lived experience of resilience for victims of traumatic vehicular accidents：A phenomenological study. Dissertations & Theses-Gradworks，2010.

[159] Pizzagalli，D. A.，Holmes，A. J.，Dillon，D. G.，Goetz，E. L.，Birk，J. L.，Bogdan，R.，Fava，M. Reduced Caudate and Nucleus Accumbens Response to Rewards in Unmedicated Subjects with Major Depressive Disorder. American Journal of Psychiatry，2009，166（6）：702.

[160] Rachman，S. The concept of required helpfulness. Behaviour Research and Therapy，1979，17（1）：1-6.

[161] Rammohan，A.，Rao，K.，& Subbakrishna，D. K. Religious coping and psychological wellbeing in carers of relatives with schizophrenia. Acta Psychiatr Scand，2002，105（5）：356-362.

[162] Rauch，S. L.，Shin，L. M.，& Phelps，E. A. Neurocircuitry Models of Posttraumatic Stress Disorder and Extinction：Human Neuroimaging Research—Past，Present，and Future. Biological Psychiatry，2006，60（4）：376.

[163] Reddy R，Rhodes J E，Mulhall P. The influence of teacher support on student adjustment in the middle school years：A latent growth curve study. Development and Psychopathology，2003：15，119-138.

[164] Rende，R.，& Plomin，R. Families at risk for psychopathology：Who becomes affected and why？. Development and Psychopathology，1993：5，529-540.

[165] Richardson，G. E. The metatheory of resilience and resiliency. J Clin Psychol，2002，58（3）：307-321.

[166] Richardson，G. E.，& Waite，P. J. Mental health promotion through resilience and resiliency education. International Journal of Emergency Mental Health，2002，4（1）.

[167] Sailer, U., Robinson, S., Fp, Konig, D., Oppenauer, C., Lueger-Schuster, B., Moser, E., ... Bauer, H. Altered reward processing in the nucleus accumbens and mesial prefrontal cortex of patients with posttraumatic stress disorder. Neuropsychologia, 2008, 46 (11): 2836.

[168] Sampson R J, Raudenbush S W. Earls, F. Neighborhoods and violent crime: A multilevel study of collective efficacy. Science, 1997, 277: 918-924.

[169] Sander, L. W. Awareness of inner experience: a systems perspective on self-regulatory process in early development. Child Abuse Negl, 1987, 11 (3): 339-346.

[170] Santhi, N., Horowitz, T. S., Duffy, J. F., & Czeisler, C. A. Acute Sleep Deprivation and Circadian Misalignment Associated with Transition onto the First Night of Work Impairs Visual Selective Attention. Plos One, 2007, 2 (11): e1233.

[171] Sajdyk, T., Johnson, P., Rj, Fitz, S., Dietrich, A., Morin, M., Gehlert, D., Shekhar, A. Neuropeptide Y in the amygdala induces long-term resilience to stress-induced reductions in social responses but not hypothalamic-adrenal-pituitary axis activity or hyperthermia. Journal of Neuroscience, 2008, 28 (4): 893-903.

[172] Sajdyk, T. J., Shekhar, A., & Gehlert, D. R. Interactions between NPY and CRF in the amygdala to regulate emotionality. Neuropeptides, 2004, 38 (4): 225.

[173] Seelig, A. D., Jacobson, I. G., Smith, B., & Hooper, T. I. Sleep patterns before, during, and after deployment to Iraq and Afghanistan. Sleep, 2010, 33 (12): 1615-1622.

[174] Schiller, D., Levy, I., Niv, Y., Ledoux, J. E., & Phelps, E. A. From fear to safety and back: reversal of fear in the human brain. Journal of Neuroscience, 2008, 28 (45): 11517.

[175] Schmack, K., Schlagenhauf, F., Sterzer, P., Wrase, J., Beck, A., Dembler, T., Heinz, A. Catechol-O-methyltransferase val158met genotype influences neural processing of reward anticipation. Neuroimage, 2008, 42 (4): 1631-1638.

[176] Schrier, M., Amital, D., Arnson, Y., Rubinow, A., Altaman, A., Nissenabaum, B., & Amital, H. Association of fibromyalgia characteristics in patients with non-metastatic breast cancer and the protective role of resilience. Rheumatology International, 2012, 32 (10): 3017-3023.

[177] Schumacher, A., Sauerland, C., Silling, G., Berdel, W. E., & Stelljes, M. Resilience in patients after allogeneic stem cell transplantation. Supportive Care in Cancer Official Journal of the Multinational Association of Supportive Care in Cancer, 2014, 22 (2): 487-493.

[178] Sharot, T., Riccardi, A. M., Raio, C. M., & Phelps, E. A. Neural mechanisms mediating optimism bias. Nature, 2007, 450 (7166): 102.

[179] Siegrist, J., Menrath, I., Stöcker, T., Klein, M., Kellermann, T., Shah, N. J., Schneider, F. Differential brain activation according to chronic social reward frustration. Neuroreport, 2005, 16 (17): 1899-1903.

[180] Singh, M., Drake, C. L., Roehrs, T., Hudgel, D. W., & Roth, T. The association between obesity and short sleep duration: a population-based study. Journal of Clinical Sleep Medicine Jcsm Official Publication of the American Academy of Sleep Medicine, 2005, 1 (4): 357-363.

[181] Slaven, L., & Lee, C. Mood and symptom reporting among middle-aged women: the relationship between menopausal status, hormone replacement therapy, and exercise participation. Health Psychology, 1997, 16 (3): 203-208.

[182] Sleijpen, M., Heitland, I., Mooren, T., & Kleber, R. J. Resilience in refugee and Dutch adolescents: Genetic variability in the corticotropin releasing hormone receptor 1. Personality & Individual Differences, 2017: 111, 211-214.

[183] Smith, C. A., & Kirby, L. D. Affect and cognitive appraisal processes, 2001.

[184] Smith，J.，& Prior，M. Temperament and stress resilience in school-age children：a within-families study. Journal of the American Academy of Child & Adolescent Psychiatry，1995，34（2）：168-179.

[185] Smith，J. M.，Alloy，L. B.，& Abramson，L. Y. Cognitive vulnerability to depression，rumination，hopelessness，and suicidal ideation：multiple pathways to self-injurious thinking. Suicide Life Threat Behav，2006，36（4）：443-454.

[186] Smolka，M. N.，Bühler，M.，Schumann，G.，Klein，S.，Hu，X. Z.，Moayer，M.，...Mann，K. Gene-gene effects on central processing of aversive stimuli. Molecular Psychiatry，2007，12（3）：307.

[187] Smorti，M. Adolescents' struggle against bone cancer：an explorative study on optimistic expectations of the future，resiliency and coping strategies. European Journal of Cancer Care，2012，21（2）：251-258.

[188] Southwick，S. M.，Vythilingam，M.，& Charney，D. S. The psychobiology of depression and resilience to stress：Implications for prevention and treatment. Annual Review of Clinical Psychology，2005：1，255-291.

[189] Sundin，E. C.，& Horowitz，M. J. Impact of Event Scale：psychometric properties. The British Journal of Psychiatry，2002，180（3）：205-209.

[190] Susan，F. P. D. Stress：Appraisal and Coping，1985：1-460.

[191] Taheri，S.，Lin，L.，Austin，D.，Young，T.，& Mignot，E. Short Sleep Duration Is Associated with Reduced Leptin，Elevated Ghrelin，and Increased Body Mass Index. Plos Medicine，2004，1（3）：e62.

[192] Tanji，F.，Kakizaki，M.，Sugawara，Y.，Watanabe，I.，Nakaya，N.，Minami，Y.，Tsuji，I. Personality and suicide risk：the impact of economic crisis in Japan. Psychol Med，2014，1-15. doi：10.1017/S0033291714001688.

[193] Taylor，S. E.，& Armor，D. A. Positive illusions and coping with adversity. Journal of personality，1996，64（4）：873-898.

[194] Teall，T.，Barrera，M.，Barr，R.，Silva，M.，& Greenberg，M. Psychological resilience in adolescent and young adult survivors of lower extremity bone tumors. Pediatric Blood & Cancer，2013，60（7）：1223-1230.

[195] Tebes，J. K.，Irish，J. T.，Vasquez，M. J. P.，& Perkins，D. V. Cognitive transformation as a marker of resilience. Substance Use & Misuse，2004，39（5）：769-788.

[196] Telman，M. D.，Holmes，E. A.，& Lau，J. Y. F. Modifying Adolescent Interpretation Biases Through Cognitive Training：Effects on Negative Affect and Stress Appraisals. Child Psychiatry & Human Development，2013，44（5）：602-611.

[197] Ulmer，C. S.，Bosworth，H. B.，Germain，A.，Lindquist，J.，Olsen，M.，Brancu，M.，& Beckham，J. C. Associations between sleep difficulties and risk factors for cardiovascular disease in veterans and active duty military personnel of the Iraq and Afghanistan conflicts. Journal of Behavioral Medicine，2015，38（3）：1-12.

[198] Vythilingam，M.，Nelson，E. E.，Scaramozza，M.，Waldeck，T.，Hazlett，G.，Southwick，S. M.，...Ernst，M.（2009）. Reward circuitry in resilience to severe trauma：an fMRI investigation of resilient special forces soldiers. Psychiatry Research，172（1）：75.Seelig，A. D.，Jacobson，I. G.，Donoho，C. J.，Trone，D. W.，Crumcianflone，N. F.，& Balkin，T. J.（2016）. Sleep and Health Resilience Metrics in a Large Military Cohort. Sleep. Wagnild，G.，& Young，H. M.（1990）. Resilience among older women. Journal of Nursing Scholarship，22（4）：252-255.

[199] Walker，E. F.，& Walder，D.（Eds.）. Neurohormonal aspects of the development of psychotic disorders（Vol. 526-544）. New York：Cambridge University，2003.

[200] Walsh，F. Strengthening family resilience：Guilford Publications，2015.

[201] Werner，E. E. Risk，resilience，and recovery：Perspectives from the Kauai Longitudinal Study. Development & Psychopathology，1993，5（4）：503-515.

[202] Werner，E. & Smith，R. S. Overcoming the odds：High risk children from birth to adulthood. Ithaca，NY：Cornell University Press，1992.

[203] White，B. D. Identifying changes in resilience during rehabilitation from a spinal cord injury：University of North Texas，2007.

[204] White，R. M.，Roosa，M. W.，& Zeiders，K. H. Neighborhood and family intersections：prospective implications for Mexican American adolescents' mental health. J Fam Psychol，2012，26（5）：793-804. doi：10.1037/a0029426.

[205] Wilson，W. J. Race，class and urban poverty：A rejoinder. Ethnic and Racial Studies，2003：26，1096-1114.

[206] Wolin，S. J. & Wolin，S. Bound and Determined：Growing up resilient in a troubled family. New York：Villard，1993.

[207] Wrosch，C.，& Schulz，R. Health-engagement control strategies and 2-year changes in older adults' physical health. Psychological Science，2008，19（6）：537-541.

[208] Ye，Y.，Fan，F.，Li，L.，& Han，Q. Trajectory and predictors of depressive symptoms among adolescent survivors following the Wenchuan earthquake in China：a cohort study. Soc Psychiatry Psychiatr Epidemiol，2014，49（6）：943-952. doi：10.1007/s00127-014-0821-4

[209] Yehuda，R.，Brand，S.，& Yang，R. K. Plasma neuropeptide Y concentrations in combat exposed veterans：relationship to trauma exposure，recovery from PTSD，and coping. Biological Psychiatry，2006，59（7）：660-663.

[210] Yehuda，R.，Brand，S. R.，Golier，J. A.，& Yang，R. K. Clinical correlates of DHEA associated with post-traumatic stress disorder. Acta Psychiatrica Scandinavica，2006，114（3）：187.

[211] Yehuda，R.，& Ledoux，J. Response Variation following Trauma：A Translational Neuroscience Approach to Understanding PTSD. Neuron，2007，56（1）：19.

[212] Zebhauser，A.，Hofmann-Xu，L.，Baumert，J.，Häfner，S.，Lacruz，M. E.，Emeny，R. T.，Peters，A. How much does it hurt to be lonely? Mental and physical differences between older men and women in the KORA-Age Study. Int J Geriatr Psychiatry，2014，29（3）：245-252.

[213] Zheng，Y.，Fan，F.，Liu，X.，& Mo，L. Life events，coping，and posttraumatic stress symptoms among Chinese adolescents exposed to 2008 Wenchuan Earthquake，China. PLoS One，2012，7（1）：e29404. doi：10.1371/journal.pone.0029404.

[214] Zhou，Z.，Zhu，G.，Hariri，A. R.，Enoch，M. A.，Scott，D.，Sinha，R.，Hu，X. Z. Genetic variation in human NPY expression affects stress response and emotion. Nature，2008，452（7190）：997.

[215] 安献丽，郑希耕. 惊恐障碍的认知偏向研究. 心理科学进展，2008，16（2）：255-259.

[216] 蔡石泉. 大学生负性情绪、心理弹性和生活满意度的关系研究. 首都师范大学，2013.

[217] 巢传宣. 大学生水文化认同度与心理弹性、自杀意念的关系. 保健医学研究与实践，2014，11（4）：9-11.

[218] 陈康，向勇，喻超. 大数据时代机器学习的新趋势. 电信科学，2012，28（12）：77-85.

[219] 陈露露. 妇科癌症患者创伤后应激障碍、心理健康与心理弹性、人格和应对方式的关系研究. 第三军医大学，2012.

[220] 崔丽霞，殷乐，雷雳. 心理弹性与压力适应的关系：积极情绪中介效应的实验研究. 心理发展与教育，2012，2803：308-313.

[221] 陈则飞. 传统文化心理弹性思想及机制探微. 长江大学学报（社会科学版），2014，（6）：194-196.

[222] 邓云龙，熊燕，林云芳．生存理由量表在中国大学生群体中的应用．中国临床心理学杂志，2012，20（3）：332-335.

[223] 杜曦．生命历程理论视角下曾留守大学生的抗逆力研究．中国青年政治学院，2014.

[224] 范方．留守儿童焦虑／抑郁情绪的心理社会因素及心理弹性发展方案初步研究．中南大学，2008.

[225] 范方，耿富磊，张岚，朱清．负性生活事件、社会支持和创伤后应激障碍症状：对汶川地震后青少年的追踪研究．心理学报，2011，43（12）：1398-1407.

[226] 冯友兰．中国哲学的精神．国际文化出版公司，1998.

[227] 杨中芳，高尚仁．中国人·中国心．远流出版公司，1991.

[228] 郭军锋，罗跃嘉．社会情绪负性偏向的事件相关电位研究．中国临床心理学杂志，2007，15（6）：574-576.

[229] 郭雪，刘琴，黄轲，逯嘉，张帆，汪洋．国内儿童心理弹性与社会支持相关性研究的 Meta 分析．卫生研究，2014，03：492-496，499.

[230] 邵笑笑．个人信用评估集成模型研究．南京信息工程大学，2016.

[231] 韩秀，杨宏飞．Nolen—Hoeksema 反刍思维量表在中国的试用．中国临床心理学杂志，2009，（5）：550-551.

[232] 黄昆，徐勤，蒋明，王蓓．乳腺癌术后化疗患者心理弹性与焦虑抑郁的相关性研究．护理学杂志，2013，28（2）：89-91.

[233] 蒋玉红，孙业桓，杨林胜，等．安徽省某农村地区在校留守儿童心理弹性及其影响因素分析．中国学校卫生，2013，3：365-367.

[234] 孔田甜．心理弹性及影响因素与创伤后应激障碍关系的研究．新疆医科大学，2013.

[235] 朴杰，李勇，杨琳丽，等．运用机器学习法构建临床能力评价系统的研究．中国高等医学教育，2013（3）：103-104.

[236] 李芳，朱昭红，白学军．高兴和悲伤电影片段诱发情绪的有效性和时间进程．心理与行为研究，2009，7（1）：32-38.

[237] 李海垒，张文新．心理韧性研究综述．山东师范大学学报（人文社会科学版），2006，51（3）：149-152.

[238] 李启明．中庸实践思维、心理弹性与社会适应的关系．华中科技大学，2011.

[239] 李莹．妇科恶性肿瘤患者一般自我效能、应对方式与心理弹性的关系．山东大学，2012.

[240] 李隽波，孙丽娜．基于多元线性回归分析的冷链物流需求预测，2011.

[241] 黎新裕．基于机器学习法滑坡灾害信息的自动化提取．成都理工大学，2016.

[242] 李文道，邹泓，赵霞．初中生的社会支持与学校适应的关系．心理发展与教育，2003，3：73-81.

[243] 李艳芳．大学生道德价值观，自我概念与利他行为关系研究．华中科技大学，2008.

[244] 李志凯．留守儿童心理弹性与社会支持的关系研究．中国健康心理学杂志，2009，4：440-442.

[245] 李永鑫，骆鹏程，聂光辉．人格特征、社会支持对留守儿童心理弹性的影响．河南大学学报（社会科学版），2009，6：127-130.

[246] 李亚萌．急诊科护士心理弹性及其影响因素的研究．郑州大学，2014.

[247] 刘取芝，吴远．压弹：关于个体逆境适应机制的新探索．湖南师范大学教育科学学报，2005，4（2）：111-115.

[248] 刘素青．老年人心理弹性的实证研究．江西师范大学，2011.

[249] 刘彦慧，王媛婕，高佳，廖瑞雪．社区老年人心理弹性现状及影响因素研究．中国全科医学，2015，（7）：818-822.

[250] 刘铸橙．互联网＋背景下机器学习法在体育中的应用．2016 年第十二届全国体育信息科技学术大会论文摘要汇编（数字体育研究），2016.

[251] 卢荣梅．生态系统发展观下的心理弹性的影响因素研究．河南教育学院学报，2009，6：92-94.

[252] 罗禹．急性应激增强个体对威胁刺激的加工．西南大学，2014.

[253] 骆鹏程．留守儿童心理弹性与人格、社会支持的关系研究．河南大学，2007.

[254] 吕繁，顾湲．家庭 APGAR 问卷及其临床应用．国外医学：医院管理分册，1995，2（2）：56-59.

[255] 聂衍刚，李婷，李祖娴．青少年自我意识、生活事件与心理危机特质的关系．中国健康心理学杂志，2011，19（4）：435-438.

[256] 聂玉梅，易春涛，田文栋，方辉，钟丽霞．上海某社区糖尿病视网膜病变早期筛查结果及其影响因素分析．中西医结合心脑血管病杂志，2016，14（14）：1690-1692.

[257] 马伟娜，桑标，洪灵敏．心理弹性及其作用机制的研究述评．华东师范大学学报（教育科学版），2008，01：89-96.

[258] 牛英．留守儿童心理弹性与领悟社会支持的关系和干预研究．南京师范大学，2014.

[259] 彭李．不同心理弹性大学生的心理健康与认知偏向特点及心理弹性训练的影响研究．第三军医大学，2012.

[260] 西格曼．生命全程发展心理学．北京：北京师范大学出版社，2009.

[261] 孙存一，王彩霞．机器学习法在信贷风险预测识别中的应用．中国物价，2015（12）：45-47.

[262] 孙仕秀，关影红，覃滟云，张露，范方．青少年社会支持与情绪行为问题的关系：心理弹性的中介与调节作用．中国临床心理学杂志，2013，2101：114-118.

[263] 唐海波，周敏．大学生生活事件、认知情绪调节与心理弹性的关系．中国健康心理学杂志，2014，22（3）：441-443.

[264] 陶沙，李伟．抑郁倾向大学生社会支持结构及其满意度的研究．中国心理卫生杂志，2003，11（1）：39-41.

[265] 王力，柳恒超，李中权，杜卫．情绪调节问卷中文版的信效度研究．中国健康心理学杂志，2007，15（6）：503-505.

[266] 王孟成，戴晓阳，姚树桥．中国大五人格问卷的初步编制 III：简式版的制定及信效度检验．中国临床心理学杂志，2011，19（4）：454-457.

[267] 王松柏，汤旦林．生存质量测定及其在临床试验中的应用．中华医学杂志，1994，74（3）：175-179.

[268] 汪向东，王希林，马弘．心理卫生评定量表手册．北京：中国心理卫生杂志社，1999.

[269] 魏丽芹，宫庆慧，高荣慧．护理专业大专女生情绪智力与心理弹性的相关性分析．中华护理杂志，2012，4701：74-76.

[270] 吴世锟．失败情境下大学生心理弹性和情绪变化的关系．东北师范大学，2011.

[271] 谢丽琴，邓云龙，周俊．不同空巢方式的农村老年人怀旧功能与心理弹性的关系．中国老年学，2014，（19）：5535-5536.

[272] 熊燕，邓云龙．大学生生活事件与自杀意念：生存理由的影响．中国健康心理学杂志，2015，23（2）：266-273.

[273] 徐媛媛，蔡云，黄伟容，等．二炮某部军人心理应激水平与心理弹性、认知偏向和积极情绪的关系．第三军医大学学报，2015，37（7）：698-702.

[274] 杨国枢．中国人的心理与行为：本土化研究．北京：中国人民大学出版社，2004.

[275] 姚桂英，刘予玲，李树雯，梁文娟．成人心理弹性量表在护理人员中的信效度检验．中国全科医学，2013，16（13）：1536-1539.

[276] 于淼．老年人心理健康自评工具及自助策略的研究．第二军医大学，2008.

[277] 于肖楠，张建新．韧性（resilience）：在压力下复原和成长的心理机制．心理科学进展，2005，13（5）：658-665.

[278] 于肖楠，张建新．自我韧性量表与 Connor-Davidson 韧性量表的应用比较．心理科学，2007，30（5）：1169-1171.

[279] 余明华，冯翔，祝智庭．人工智能视域下机器学习的教育应用与创新探索．远程教育杂志，2017，

35（3）：11-21.

[280] 袁立新.大学生个人主义、集体主义文化取向与心理适应的关系.广东第二师范学院学报，2010，30（6），17-21.

[281] 曾守锤，李其维.儿童心理弹性发展的研究综述.心理科学，2003，26（6）：1091-1094.

[282] 张阔，张秉楠，吴捷.老年人心理弹性、领悟社会支持与抑郁的结构方程模型.中国老年学，2013，33（14）：3383-3385.

[283] 张婷.基于社会生态系统理论的乳腺癌患者心理韧性保护性因素的研究.安徽医科大学，2015.

[284] 张婷，李惠萍，杨娅娟，苏丹，王德斌.乳腺癌患者心理韧性的研究进展.中国全科医学，2014，17（6）：607-610.

[285] 张亭亭，康茜，张凤娇.生活事件、应对方式对大学生不良情绪的影响.河北农业大学学报（农林教育版），2008，10（4）：449-452.

[286] 张新彩，范秀珍，李莹.妇科恶性肿瘤病人心理弹性的影响因素分析.护理研究，2013，27（19）：1948-1950.

[287] 赵树理.流动儿童抗逆力及影响因素研究.中国青年政治学院，2015.

[288] 赵雯雯，郑珊红，张爱华.癌症患者心理弹性水平及其影响因素研究.护理学杂志，2015，30（3）：22-25.

[289] 郑春蕾.精神病态特质青少年的情绪机制研究（Master's thesis，中国政法大学），2011，5-20. doi：10.1177/0829573506295464.

[290] 郑晓倩.肿瘤放化疗患者心理弹性与治疗副反应和生存质量的关系研究.福建医科大学，2013，2203：441-443.

[291] 郑裕鸿，范方，喻承甫，罗廷琛.青少年感恩与创伤后应激障碍症状的关系：社会支持和心理弹性的中介作用.心理发展与教育，2011，5：522-528.

[292] 周志华.机器学习.北京：清华大学出版社，2016.

第四章
个体心理危机征兆及其预警方案研究

第一节 心理危机征兆研究概述

一、心理危机的操作性定义和评估

（一）心理危机的操作性定义

有关心理危机的概念有多种看法。例如，从危机当事人所处的状态来看，可以被定义为："当一个人在追求重要生活目标的过程中遭遇到某一障碍时，便说他处于危机之中——这里所谓的障碍，是指用常规方法一时无法解决的问题。每当此时，当事人一定会经历一段时间的精神迷茫和情绪紊乱，其间还会针对障碍做出很多无效的努力"（Caplan，2013）。或者，"危机是当事人所面对的一个困境，这个困境不仅让当事人无能为力，而且还使当事人完全失去对自己生活的主动控制力"（Belkin，1984）。又或者，"危机是一种生活解体状态，在这种状态中，当事人经历着重要生活目标的挫折，或是他的日常生活全面崩溃，应对压力源的各种方法完全失效。通常，危机一词指的是对这种状态的恐惧、震惊及悲苦的感受，而不是这种状态本身"（Brammer & MacDonald，2003）。

从操作性角度来看，Marino（1995）将心理危机定义为：危机一般要经历四个不同的发展阶段：（1）当事人的生活中出现某一重大变故，并做出判断，自己通常的应对机制能否顺利解决这一变故；（2）随着事态的发展，紧张和混乱的程度不断增加，远远超出当事人的应对能力；（3）随之产生的是对外部资源（如心理咨询）的需求；（4）必须求助于专门的心理治疗，才能解决当事人主要的人格解体问题（Marino，1995）。

另外一种基于操作性的定义表述为：当应激性生活事件带来的威胁和挑战超出了个体的有效应对能力，个体就会处于心理危机状态。更具体来说，危机可以理解为是对情境的反应，具有如下特点：（1）个体的心理稳定状态被破坏了；（2）常用应对机制无法使个体恢复心理稳定状态；（3）由心理危机所致的精神痛苦使个体的社会功能严重受损（Everly & Mitchell，1999）。以上两种定义突出了心理危机的动态特点。

由此可见，对于心理危机的概念，不同学者有不同的看法。其主要原因是心理危机本身是复杂、难以理解的，它不遵循一般的因果关系规律，受到事件、环境、个体内在心理状态等多重因素的交互影响，从而表现出复杂、动态的多种表现形式。在心理危机干预实践中，判断某个体是否存在心理危机，目前仍然缺乏统一的标准，主要依赖危机工作者的工作经验判断。总的来说，大多数研究者会同意，可以将心理危机看成当事人的一种认知或体验，也就是说，将某一事件或生活境遇认知为远远超出自己当下资源及应对机制的无法忍受的困难。除非当事人得到某种解脱，否则，危机将有可能导致当事人出现严重的情感、行为及认知的功能损害（James & Gilliland，2012）。不管哪种方式的定义，心理危机实质上都包含三个基本部分：（1）危机事件的发生；（2）对危机事件的感知导致了当事人的主观痛苦；（3）惯常的应对方式失效，导致当事人心理、情感和行为等方面出现失调（France，2002）。

可能引发个体心理危机的原因很多，例如，重大的躯体疾病、巨大的生活或工作压力、家庭的变故、家庭成员的去世或重大的心理创伤事件等。心理危机可能造成的负面后果包括个体自杀或自伤、伤人或杀人，以及毁坏他人或公共财物等（Lerbinger，2012）。

（二）心理危机的三维评估（TAF 评估）

对于心理危机干预来说，危机工作者快速准确地对危机的严重性进行评估非常重要，这不仅决定了危机干预者当下的判断，也决定了将要对危机当事人采取的行动。评估是整个危机干预过程中非常重要、贯穿始终的环节。一般情况下，危机工作者难以在短时间内进行全面的诊断或对当事人生活史进行深度了解。很多时候，危机当事人情绪非常不稳定，难以完成自评量表或人格测验等复杂的评估。

比较通用的一种快捷有效的评估程序为三维评估体系（Triage Assessment Form，TAF）（R. Myer，Williams，Ottens，& Schmidt，1992）。该评估体系可以帮助危机工作者快速判断当事人在情感、行为及认知等领域的当下功能状态。危机的严重程度会影响危机当事人的能动性，从而有助于干预者做出判断，应在多大程度上采取指导性的干预措施。该评估体系基于评估者对危机当事人在情感（affective）状态（包括感受和情绪）、行为（behavioral）功能（行动或心理—运动型活动）、认知（cognitive）状态（思维方式等）的判断。三维评估体系具有快速、简单、高效的特征，并具有非常好的信度和效度（R. A. Myer & Conte，2006）。研究表明，TAF 评估既可以由专业人员完成，也可以由经过短期培训的非专业人员完成。TAF 评估体系具有三个优点：（1）和依赖经验、直觉判断心理危机相比，采用 TAF 评估更具有可操作性，有利于减少评估者主观因素的混淆；

（2）有利于对心理危机的严重程度做出可量化的诊断，也有利于量化评估心理危机干预的效果；（3）评分者一致性信度较高。例如一项研究表明，不同的评估者之间具有较高的一致性信度（inter-rater reliability，0.83～0.84）（Lewis & Roberts，2001）。

TAF 评估体系要求评估者在情感严重性量表、行为严重性量表和认知严重性量表三个维度进行 1～10 点量化评分。总分 30 分，分数越高代表心理危机越严重。一般来说，当总分小于 10 分时，表明危机当事人具有能动性，适合采取非指导性危机干预策略；当总分为 10～15 分时，表明当事人具有部分能动性，适合采取合作性危机干预策略；当总分大于 15 分时，表明当事人丧失了能动性，适合采取指导性危机干预策略（R. Myer et al.，1992）。

在本研究中，将此评估得分作为判断是否存在心理危机的主要指标，即当总分小于10 分时，认为该当事人具有能动性，不属于心理危机，无须危机干预者的马上介入；当总分为 10～15 分时，诊断为程度较轻的心理危机，标注为橙色危机；当总分大于 15 分时，诊断为程度较重的心理危机，标注为红色危机。以颜色来区分不同程度的心理危机，有利于临床工作者迅速做出判断和应对策略。

1. 情感状态评估

情感／情绪的异常或紊乱通常是危机当事人进入心理失衡状态的最初征兆。情感紊乱既可以表现为过于激动而失去控制，也可以表现为过于退缩而不愿意见人（社交退缩）。Myer 等人（1992）开发了情感严重性量表，作为评估当事人情感状态的量化工具（见表 4-1）。情感严重性量表分别从情绪稳定性、负性情绪的强度、情感是否和处境匹配、以及情绪是否可控四个方面进行评估。

表 4-1　情感严重性评估表
Table 4-1　Affective Severity Scale

评　分	受损程度	评估指标
1	无受损	情绪稳定，在正常范围内波动，情感体验与日常生活相匹配。
2	轻微受损	情感与环境相匹配。有短暂的、相对于环境稍有夸张的消极情感体验。情绪基本在当事人控制范围内。
3		
4	低度受损	情感与环境相匹配。但相对于环境稍有夸张的消极情感体验，其延续时间不断加长。当事人觉得情绪基本上还在自己的控制范围内。
5		
6	中度受损	情感与环境不相匹配。长时间体验到强烈的消极情绪。情绪体验明显夸大，可能出现情绪的不稳定。情绪须努力才能加以控制。
7		
8	高度受损	消极情感体验明显夸大。情感体验明显与环境不匹配。情绪波动不定且幅度大。消极情绪的爆发不是当事人的意志能控制的。
9		
10	严重受损	情感解体或混乱。

备注：摘自 Richard K.James. 危机干预策略 . 第 5 版 . 高等教育出版社，2009.

2. 行为功能评估

危机工作者通过评估行为严重性（详见表 4-2），有助于迅速判断当事人是否已经失去了主观能动性，以及是否需要采取指导性的危机干预策略。行为严重性量表主要从是否存在无效应对、行为是否与处境匹配以及日常社会功能是否丧失进行评分。

表 4-2 行为严重性评估表
Table 4-2 Behavioral Severity Scale

评 分	受损程度	评估指标
1	无受损	应对行为与危机事件相匹配。当事人能正常执行日常任务。
2 3	轻微受损	偶尔表现出无效的应对行为。当事人能完成日常生活任务，但明显需要做出努力。
4 5	低度受损	偶尔表现出无效的应对行为。当事人忽视一些日常生活任务，对其他生活任务的完成效率下降。
6 7	中度受损	当事人应对行为无效，甚至是适应不良的。完成日常生活任务的能力明显下降。
8 9	高度受损	当事人应对行为反倒使危机情境趋于恶化。完成日常生活任务的能力几乎完全丧失。
10	严重受损	行为怪异，变幻莫测。当事人的行为对自己和（或）他人有害。

备注：摘自 Richard K.James. 危机干预策略，第 5 版 . 高等教育出版社，2009.

3. 认知状态评估

主要是对当事人思维方式的评估。评估的内容包括：当事人注意力是否集中、思维是否合乎逻辑以及有无认知歪曲（详见表 4-3）。

表 4-3 认知严重性评估表
Table 4-3 Cognitive Severity Scale

评 分	受损程度	评估指标
1	无受损	注意力完好，当事人表现出正常的问题解决和决策能力，当事人对危机事件的感知和解释与实际情况相符合。
2 3	轻微受损	当事人思维内容集中于危机事件，尚在意志控制范围内。问题解决能力及决策能力受到轻微影响。对危机事件的感知和解释基本与实际情况相符合。
4 5	低度受损	注意力偶尔不集中。关于危机事件的思维控制力下降。在问题解决和决策方面经常感到困难。当事人对危机事件的感知和解释在某些方面可能与实际情况不相符合。
6 7	中度受损	注意力经常不能集中。关于危机事件的思维具有强迫性，难以自控。问题解决及决策能力因强迫性思维、自我怀疑、疑虑不定等而严重受损。对危机事件的感知和解释与实际情况明显不符。
8 9	高度受损	陷于对危机事件的强迫性思维而难以自拔。问题解决和决策能力因强迫性思维、自我怀疑、疑虑不定等而严重受损。对危机事件的感知和解释几乎与实际情况不相干。
10	严重受损	除危机事件外，基本完全丧失注意力。因受强迫思维、自我怀疑、疑虑不定等因素的影响，问题解决和决策能力几乎完全丧失。对危机事件的感知和解释达到曲解的程度，乃至于可能会对当事人产生悲剧性的影响。

备注：摘自 Richard K.James. 危机干预策略 . 第 5 版 . 高等教育出版社，2009.

4. 心理危机的其他评估

除了三维评估之外，心理危机干预者还可以进一步评估当事人当前是处于急性危机还是慢性危机，自杀自伤或暴力伤人的危险度，以及当事人的应对机制和支持系统等。一般来说，评估可以从危险因素和保护性因素两个方面进行。危险因素的评估通常需要考虑个体当前面临的应激事件的性质、有无显著的人格偏差（如边缘型人格障碍或反社会型人格障碍）、是否有过精神障碍病史（如精神分裂症、抑郁症、双向情感障碍等）、自杀自伤史以及当前的自杀自伤／伤人风险（Roberts，2005）。目前，越来越多的专家认为，心理危机评估应该考虑保护性因素，例如，个体既往成功应对类似危机的经验和资源、心理弹性、个体主要的社会支持系统，甚至包括想象中的智慧人物或有力量的人物（Chioqueta & Stiles，2007；Ignacio Jarero，Artigas，& Luber，2011）。又如，眼动脱敏与再加工治疗（Eye Movement Desensitization and Reprocessing，EMDR）就在评估中强调资源，并采用资源植入的形式促使危机当事人将资源网络与当前的危机状态连接起来，从而启动个体内部的积极应对资源（I Jarero & Artigas，2012）。

（三）心理危机与应激的关系

心理危机可以理解为比较严重的应激反应，该应激反应已经超出个体当下的应对能力，或表现为应对资源的匮乏，并导致个体出现了情感、认知和行为方面的功能失调。判断应激反应是否达到了心理危机的程度，需要评估以下两个方面：（1）存在重大心理影响的生活事件，例如地震、海啸、交通事故、恐怖袭击等，这些事件具有突发性和不可控的特点，会给个体的心理造成重大的冲击，严重威胁个体的安全感；（2）生活事件发生后，个体出现严重的不适感体验，包括急性情绪紊乱（无助、绝望、抑郁，甚至情感休克）、认知改变（对自我、过去以及未来的负性评价）、躯体应激反应（过度唤起和警觉）以及行为上的无效应对（惊慌失措、逃离，甚至木僵）（Roberts，2005）。由此可见，并非所有的应激反应都属于心理危机，只有当应激反应超出了个体的应对能力之时，才会构成心理危机。

二、常见的心理危机类型及其预警征兆

对自杀、自伤和暴力伤人等心理危机进行早期识别和预警，是世界范围内心理卫生工作的重要内容。例如，美国心理学会（American Psychological Association，APA）着手研究心理危机的预警征兆（warning signs），并尝试制定针对自杀和青少年暴力行为的预警征兆体系（Peterson & Newman，2000）。通过这些研究，可以对与心理卫生相关的各类人员（包括学校教师、教辅人员、心理卫生专业人员以及学生朋辈心理辅导员）进行教育和培训，以提高这些人员对于心理危机的识别敏感度，并改善心理危机的早期干预效果。

预警征兆，指的是潜在心理危机个体所表现出来的可观察的外部行为特征。家庭成员、朋友、同事通过观察危机当事人的这些预警征兆，可以发现潜在的心理危机。最常见的自杀征兆包括：自杀的想法，自我伤害的行为，不停地想到死亡，写有关死亡的博客／遗书，人格／饮食／睡眠节律／行为的突然巨大改变，强烈的内疚感，工作或学业成绩下降（MLive.com，2011）。例如，美国自杀协会工作组（The American Association of

Suicidology，AAS）通过专家讨论，制定出了一个二级自杀征兆识别系统，供专业和非专业人员使用。

第一级征兆的出现，预示着需要马上介入（拨打 911 或寻求心理危机干预），包括几个征兆：（1）有人威胁要伤害或杀死自己；（2）有人在寻求杀死自己的途经，买致死剂量的药物、购买武器等；（3）有人谈论或者写出关于死亡、自杀的内容。

第二级征兆的出现，预示着需要尽快转介给心理卫生专业人员，包括几个征兆（一条或多条）：（1）无望感；（2）狂躁、大怒、寻求报复；（3）不经思考地从事莽撞危险的活动；（4）感到走投无路；（5）大量饮酒或物质滥用；（6）和朋友、家人与社会隔离；（7）焦虑、易激惹、失眠或一直睡觉；（8）情绪的显著变化；（9）生活无意义、无目的。

大多数学者认为，根据心理危机的性质和可能造成的后果，可以将心理危机分为两大类：自杀危机和暴力伤人危机。两类危机可单独发生，也可同时发生在同一个案。通常情况下，每一类型的危机会在危机发生前、发生当时表现出可以被他人观察和识别出来的征兆。根据这些可观察的征兆，有利于危机工作者更早地发现心理危机，并及时采取相应的干预措施，减少心理危机可能造成的负面后果。

（一）自杀危机及其征兆

自杀危机（suicidal crisis）是最常见的心理危机（Roberts，2005）。根据世界卫生组织的统计数据，在全世界范围内，每年有超过 100 万人死于自杀，全球平均每 10 万人中有 16 人自杀死亡；自杀占全部死亡人数的 1.8%；在过去的半个世纪，全球的自杀率大约上升了 60%（Katz，Bolton，& Sareen，2016）。元分析数据发现，中国普通人群的自杀意念终生发生率为 3.9%（95% CI：2.5% ～ 6.0%），自杀未遂发生率为 0.8%（95% CI：0.7% ～ 0.9%），男女自杀未遂发生率为 1.7% ～ 2.2%，女性高于男性（Cao et al.，2015）。另一项研究发现，中国成年人的自杀未遂发生率为 2.94%（95% CI：2.53% ～ 3.41%），其中男性为 2.50%（95% CI：2.08% ～ 3.01%），女性为 3.17%（95% CI：2.56% ～ 3.91%）（Hu et al.，2015）。大学生群体的自杀率一直处于较高水平。例如一项元分析整理了 41 项研究数据，共包括 160339 名大学生，发现终生自杀意念发生率高达 10.72%（95% CI：8.41% ～ 13.28%）（Li et al.，2014）。

大部分学者认为，大多数的自杀如果能够及时发现，是可以预防的。例如，训练社会工作者根据一些自杀征兆来识别自杀危机，可以有效减少自杀发生率（Jacobson，Osteen，Sharpe，2016）。通常，这些由非专业人员组成的、对潜在自杀危机进行观察报告的人，叫作守门人（gatekeepers）。自杀守门人培训已经成为各国预防自杀的一支不可或缺的力量（梁挺，张小远，王喆，2012）。例如，在大学中，经过培训的心理委员或宿舍长就可以成为自杀守门人。当自杀守门人发现身边的同学出现自杀征兆时，会及时上报给专业的心理危机干预人员，从而起到早期发现自杀，对自杀进行预警的作用（梁挺，2012）。例如，Wyman 等人（2008）采用系统的"守门人"培训方案，在培训的过程中指导守门人掌握如何识别自杀征兆、如何询问自杀意图、如何倾听问题，以及如何将自杀高危个体转介给专业心理援助人员（Wyman et al.，2008）。另一项研究指出，通过自杀征兆来预防自杀，能够有效降低中学生的自杀行为发生率，自杀征兆（signs of suicide，SOS）项目已经取得了良好的效果，并在初中和高中生中得到了部分推广（Schilling，Lawless，Buchanan，& Aseltine，2014）。该项目由两个部分组成：第一部分主要包括一个介绍自杀行为征兆的课程，教育中学生识别自杀征兆和抑郁症状，提高他们对自杀相关问题的了解和关注；另一个部分则对自杀相关的心理障碍进行筛查。该项目的一个基本观点是，大部分的自杀与某种心理障碍相关，主要是抑郁症，因此筛查的重点是筛出具有自杀意念和抑郁症状的人群，并在早期加以干预。

以"suicide"或"suicidal"和"warning signs"为关键词，搜索国内外有关自杀预警及预防的网站，发现有些专业机构已经在尝试列出主要的自杀危机预警征兆。例如，国际著名的自杀公益组织"Suicide.Org"列出了如下自杀预警征兆（suicide warning signs）（Caruso，2016）：大部分时间看起来情绪低落或悲伤，表达死亡或自杀的言论，从亲朋好友关系中退缩，无望、无助，强烈的愤怒或暴怒，没有出路的感觉，情绪的急剧变化，酒精或毒品滥用，人格的巨大变化，冲动危险的行为，对大部分活动丧失兴趣，睡眠、饮食节律的巨大变化，工作或学习效率的大幅下降，放弃珍视的财物，写遗书，过度的内疚感或羞耻感，莽撞的行为。另一个专业网站"WebMD.com"也列出了一系列自杀征兆类别及其指标（见表4-4）（WebMD，2016）。

表4-4　WebMD网站列出的自杀征兆类别及其指标
Table 4-4　Categories and Indicators of Sucidal Signs Listed on WebMD

征兆类别	征兆指标
过于伤心或情绪波动	持久的悲伤 / 情绪大起大落 / 无法预期的暴怒
无望感	感到对未来深深地绝望，认为未来的处境无法改善，睡眠障碍
突然变得平静	经过一段时间的抑郁或情绪大幅波动之后突然变得平静下来，这可能由于个体已经做出了结束自己生命的决定
退缩	独来独往，避免参加社交活动和社交接触；在参加社交活动过程中感到毫无兴趣和乐趣
个性 / 外表的巨大变化	说话方式 / 语速 / 生活态度发生巨大改变，或者对自身外表极为不关注
危险或自我伤害的行为	具有潜在危险性的行为，例如危险驾驶、不安全性行为、物质或酒精滥用，这些迹象表明个体已经不再珍惜自己的生命和健康
近期的创伤或生活危机	这些因素有可能会诱发自杀危机，例如亲友（宠物）的死亡、亲密关系的破裂、诊断出重大疾病、失业、严重的经济困难
做自杀准备	开始交代后事，例如拜访亲友、赠送个人珍贵物品、留遗书、整理个人物品、购买自杀工具等
威胁自杀	50% ～ 75% 的自杀者自杀前都会给亲友留下自杀信号

在国内，自杀危机守门人的研究基本处于空白状态。目前，各高校主要通过各种自杀自评量表或抑郁自评量表来筛查自杀的高危人群，或者将自评量表筛查出来的高危人群进行临床访谈，来最终确定高危名单并实施有针对性的干预。这种自杀筛查预警模式的一个

重大缺点就是高度依赖个体的主观内省以及诚实报告。而实际上，故意或非故意地隐藏自己的自杀想法或危机症状经常发生（Burton Denmark，Hess，& Becker，2012），这就使传统的自杀危机预警模式存在重大的漏洞。因此，开展自杀危机守门人的研究对于降低自杀率非常关键。但目前国内尚缺乏可以对自杀危机征兆进行识别的评估工具。

（二）暴力伤人危机及其征兆

本文讨论的暴力伤人危机不同于暴力犯罪。暴力犯罪是以伤害他人生命为目的的犯罪行为，而暴力伤人危机则是指在心理危机状态下发生的暴力伤人行为。虽然暴力伤人危机常常会导致伤人或毁物的严重后果，有时也会产生犯罪行为，但其本质上属于心理危机，而非蓄意犯罪。例如，精神分裂症病人的暴力伤人行为，大多数情况下是在心理紊乱/脱离现实的精神病理状态下发生的，并非以蓄意伤害他人生命为目的。从法律上来讲，精神病理状态（包括幻觉、妄想、躁狂状态）下的暴力伤人行为是在当事人辨认能力和控制能力部分或全部丧失的情况下发生的，因而不属于犯罪，不应被施以刑事处罚，而是应该接受强制性医疗（廖志红，2014；吕萍，2008）。另外，本文所涉及的暴力伤人行为也包括攻击行为。学者们认为，攻击是指任何形式的有目的地伤害另一生物体而为该生物体所不愿接受的行为。攻击的极端形式就是暴力行为（Berkowitz，1989）。综上，本研究所聚焦的暴力伤人危机，指的是心理应激或心理紊乱情况下发生的、并非以蓄意伤害他人为目的的、冲动性的暴力伤人/毁物行为。此类暴力伤人行为的特点主要包括冲动性、随意性、非目的性、突发性。

精神分裂症患者在幻觉和妄想的激发下容易发生暴力伤人危机。在幻觉、妄想的支配下，患者对现实环境的认知产生歪曲，以至于把正常的环境刺激理解为来自他人的威胁、迫害或攻击，故产生暴力伤人行为。他们的攻击方式通常是突然、随意的，攻击手段一般都很残忍，攻击的工具常常是日常生活用具，但往往给被攻击者造成严重的伤害（李纯，2013）。精神病人造成的暴力伤人危机时而见诸报端。例如，2010年3月23日早上7点20分前后，福建南平41岁的原社区医生郑民生，持刀砍杀进入南平实验小学13名小学生，造成8人死亡、5人重伤的严重后果。经查，郑民生在行凶前有明显的精神分裂症发病征兆。2013年2月12日早上6点，贵州省雷山县朗德镇乌吉民村村民李平在家中无故手持杀猪刀将妻子砍伤，并将4岁的女儿杀死，随后点燃了自家的住房。行凶后李平自杀未遂，经鉴定，李平为间歇性精神病患者。2013年4月18日，云南省红河州红河县阿扎河乡阿者小学多名学生在放学回家途中被该乡村民周龙斗用石头击打，致使2名学生当场死亡，3名学生受伤。事后发现，周龙斗为精神病人。研究发现，在大多数精神病人暴力伤人事件发生前，均有可观察的外显行为征兆。仔细观察患者的言语、动作、表情、姿态等行为征兆，有利于早期识别此类心理危机，并加以及时干预。例如，陶建荣（2003）研究发现，在23例精神分裂症患者造成的25起暴力伤人危机中，其中有20例由妄想所激发，3例由幻觉所直接激发。在危机发生前，患者均出现情绪不稳、紧张不安、烦躁恐惧、幻觉和妄想等行为征兆。其中，被害妄想、嫉妒妄想和被控制妄想比较容易激发暴力伤人危机（陶建荣，2003）。另一项研究也发现，幻觉、妄想和躁狂状态为精神病人暴力攻击他人的主要危险征兆（王威等，2016）。

暴力伤人危机也常常与自杀危机密切相关，甚至同时发生，其中就包括自杀性暴力。自杀性暴力主要是指当事人在自杀之时，为了达到某种个人目的，以同归于尽的心理状态和行为方式，运用暴力手段对社会或他人实施的侵犯行为（杨东录，2005）。自杀性暴力往往有很强的攻击性，可能造成严重的后果，因此属于比较严重的心理危机状态。自杀性暴力在发生之前一般有可观察的外显行为征兆。第一类征兆是动机斗争的征兆，包括神色呆滞、寝食难安、无心做事，或暗中哭泣，暗示当事人的内心在经历严重的动机斗争（杨东录，2005）。例如，贵阳市的熊某，因失恋而万念俱灰，曾呆呆面壁两日，茶饭不思，这是他动机斗争激烈的外在表现。第三天，他在贵阳至成都的 82 次列车上实施了自杀性爆炸，致使 26 人死伤。第二类征兆主要表现为留遗书，以言语或微博的方式与亲朋好友告别。例如，王志刚在北京火车站犯罪的前一天，对他的好友说过："我要走了，永远不会再见了。那地方不理想，但毕竟是我的归宿。"再如，周志文在自杀性爆炸前，留了一封遗书给其家人，除交代一些后事以外，还写道："我这次一走，你们过几天就会听到惊天动地的事，那就是我做的。"以上征兆均暗示当事人已经决定实施自杀性暴力，需要以一定的方式与重要他人完成告别的仪式。第三类征兆主要是对他人或整个社会怨恨、失望的情绪表达，以及同归于尽心态的表露。例如，搜索百度，就会搜到类似这样的表达，"好想自杀，并且想把自己恨的人也杀了，然后自杀"。很多自杀性暴力的人都曾表达过被他人侮辱、人格尊严被践踏后所产生的愤怒情绪，以及得不到社会支持、公平正义无法伸张的绝望情绪（武志红，2011）。

有些人格障碍，例如边缘型人格障碍（Borderline Personality Disorder，BPD），也表现出自杀和暴力攻击的双重危险，同时更可能物质滥用。人格障碍患者往往存在情绪调节障碍，在遭遇挫折事件时容易表现出冲动性的攻击行为和自我伤害行为（Scott，Stepp，& Pilkonis，2014）。在发生心理危机期间，他们往往会表现出以下行为征兆：情绪不稳定、哭泣、从事高度危险的行为，例如大量饮酒、吸毒、不安全驾驶等（Borschmann et al.，2013），在暴怒之后表现出伤人毁物的举动甚至威胁要自杀或同归于尽（Sher et al.，2016）。

综上，大多数的暴力伤人危机都与心理障碍或心理应激相关，精神分裂症、边缘型人格障碍等心理障碍是导致暴力伤人危机的高危因素。大多数暴力伤人危机都有可观察的外显行为征兆，发现这些行为征兆将有助于及时识别此类危机并进行早期干预。

三、心理危机征兆的国内外研究现状及其存在的问题

（一）国外研究现状

在心理危机预警征兆领域，研究者目前关注的主要难题是，如何界定心理危机的危险因素和预警征兆之间的区别。对于这一难题，研究者建议，把心理危机征兆和危险因素进

行区别的一个重要因素就是时间限制——征兆预示着即刻的自杀或暴力伤人可能性，需要紧急的干预；而危险因素可能包含了性别、年龄、种族、既往精神障碍病史、自杀未遂史等一系列长期存在的特征，不需要紧急干预（M. David Rudd et al.，2006）。

目前心理危机征兆研究的另一个主要问题是，各个研究机构和专业网站发布的危机征兆指标很不一致。以自杀危机征兆为例，有研究者认为，自杀危机征兆主要包括以下三个领域：（1）引发强烈情绪波动的生活事件；（2）关于自杀的言行；（3）职业和社会功能的急剧下降，或物质滥用（Hendin，Maltsberger，Lipschitz，Haas，Kyle，2001）。Hosansky（2004）则认为，自杀危机征兆包括：自杀和自我伤害的意念，对死亡的过分关注，写遗书或其他与死亡相关的内容，人格、行为、饮食和睡眠模式的突然重大改变，强烈的内疚感，学业成绩急剧下降等（Hosansky，2004）。而 Busch，Fawcett，Jacobs（2003）通过大样本的研究发现，对于自杀危机最好的预警征兆为"严重的焦虑和／或极端易激惹状态"（Busch，Fawcett，Jacobs，2003）。

另外，不同权威机构公布的心理危机征兆类别及其指标也有所差异。美国心理学会（American Psychological Association，APA，2011）"国家精神疾病联盟"公布的资料将心理危机征兆分为以下几个类别。

（1）社会退缩：对日常感兴趣的事物和活动不再感兴趣。

（2）抑郁症状：包括兴趣减退、精力下降、饮食和睡眠失调、无价值感或极端的内疚感、无端地哭泣。

（3）不寻常的行为：包括极度焦虑、惊恐、恐惧、情绪的大起大落，过于活跃、无法集中精神、易激惹、易怒、思维奔逸或坐立不安、体重急速下降、物质或酒精滥用等。

（4）思维障碍：包括幻觉体验、妄想症状、自杀或伤害他人的想法。

（5）情绪障碍：强烈的敌意、对周围环境淡漠、不能正常表达悲伤和喜悦等。

而"美国国家精神疾病联盟"明尼苏达州的精神卫生危机计划（Mental Health Crisis Planning）则建议包括以下心理危机征兆类别，如表 4-5 所示。

表 4-5　心理危机征兆类别及其指标

Table 4-5　Categories and Indicators of Psychological Crisis

征兆类别	征兆指标
无法应对日常事务	不洗澡、不刷牙、不理发
	不吃饭或者暴饮暴食
	整天睡觉不起床
	不能入睡或者入睡非常短暂
情绪迅速波动	比平时更活跃
	不能静坐，坐立不安
	突然的抑郁、退缩
	经过一段抑郁期后突然变得平静／开心

续表

征兆类别	征兆指标
易激惹征兆	语言上的威胁表示
	暴力失控的行为
	破坏东西
	不合文化规范的言语
表现出施虐行为	伤害他人
	割伤 / 灼烧或其他伤害自己的行为
脱离现实（精神错乱）	认不出亲朋好友
	表现出奇怪的想法
	迷茫混乱的行为
	认错人
	不能理解他人的言谈
	幻听
	幻视
从亲朋好友 / 同事中隔离自己	对通常的娱乐活动缺乏兴趣
	不理亲朋好友
	不上学或不上班
无法解释的躯体症状	怪异的面部表情
	头痛 / 胃痛
	抱怨身体不适

来源：Mental Health Crisis Planning - NAMI Minnesota

出现这种不一致的原因之一是，心理危机的征兆既包含了他人行为观察的征兆（signs），又包含了自我报告的症状（symptoms），而这两者存在着重大的差别。例如，"我感到情绪低落"属于症状，该症状只有通过主观内省才能准确描述；而"切断一切通信联系，不与人接触或交流"则属于征兆，这种征兆可以通过他人对当事人所表现出来的外部行为特征进行观察，即可准确描述。本研究聚焦于行为征兆，即通过他人观察可以进行识别和预警的行为线索。之所以聚焦于征兆而非症状，是因为很多心理危机会伴随着当事人主观内省能力的下降，即个体难以准确报告内心的情绪体验和感受，特别是当个体处于精神错乱的状态。因此，危机工作者较难以根据自我报告的症状来识别和评估心理危机。相比之下，对于大多数精神错乱征兆，他人的观察和报告更有助于及时发现此类危机（Birchwood et al.，1989）。对于一些有自杀想法的人来说，他们很可能会设法隐藏自己的想法，以避免被其他人发现或者干预，他们也有可能在自评量表中隐藏自己的自杀意念（Burton Denmark et al.，2012）。对于具有隐藏动机的心理危机当事人，他人的观察，特别是亲密接触者的日常观察，更容易及时发现并预警此类危机（Rudd，Goulding，Carlisle，2013）。

已有的一些早期预警征兆研究大多面临着共同的问题：敏感度（sensitivity）和特异度（specificity）难以兼得。例如，有一项针对精神病发作的早期预警征兆研究，采用早期征兆问卷（Early Signs Questionnaire）来预警精神病的复发，发现其预警效果并不理想，大多数条目的敏感度太低（Marder et al.，1991）。而在其他情况下，有些预警量表存在着低特异度的问题（Eisner，Drake，& Barrowclough，2013）。这些预警量表一般既包括精神病性症状，也包括非精神病性症状，这样可以提高真阳性被检出的概率，但伴随假阳性率的升高。这种情况会出现较高的敏感度（真阳性/真阳性＋假阴性），但同时会导致低特异度（真阴性/真阴性＋假阳性）。因此，对于大多数精神障碍诊断和预警工具来说，都存在着敏感度和特异度难以平衡的问题（Christiansz，Gray，Taffe，& Tonge，2016；Nguyen，Klein，Meyer，Austin，& Abbott，2015）。为了更好地平衡敏感度和特异度，有些研究者提出，可以采用不同的临界值来预警不同的问题，也可以通过增加观测点（多次观测 vs 单次观测），以及增加预警指标的方法来提高预警的准确度（Gleeson，Rawlings，Jackson，& McGorry，2005）。

（二）国内研究现状

目前国内主流的心理危机预警模式为传统的静态预警模式。心理危机的预警主要采用自评量表对高危人群进行筛查，以期发现潜在的心理危机。例如，采用大学生人格问卷（University Personality Inventory，UPI）对大学生群体进行筛查，以期发现有自杀意念的人群（康荔，周曦，2015；姚温青，2015）；或者采用其他的量表对心理危机高危人群进行筛查，如采用 SCL-90（赵正中等，2009）、抑郁评定量表（庞宇等，2015；王玉华，娄丹，张国秀，胡莹莹，2014）以及专门的自杀评定量表（王舟，谢斌，卞茜，万里，2015；周志坚，杨曦，刘铁榜，杨洪，金冬，2015）；更多的研究者综合采用 SCL-90、抑郁评定量表、自杀评定量表等评估工具进行筛查（陈奕荣等，2015；徐东等，2012；姚冉等，2014；张辉，陈鹤元，杨凤池，2015）。也有研究者自行编制了大学生自杀高危人群筛查量表，这种量表综合了以上量表的优点，合并了重复的条目，在自杀高危人群的筛查中具有一定的优势（吴宁，2007）。这种传统的心理危机静态预警模式确实能够发现大量的心理危机高危人群，在心理危机干预中发挥了不可或缺的作用。但是，其缺点也非常显著。第一，该预警模式无法发现不愿意报告内心状态或缺乏内省能力的潜在危机人群（靳久良，须卫，焦凤松，2005），也无法发现缺乏自知力的严重危机人群（张巧燕，2016）。第二，该预警模式难以进行动态预警，由于筛查条目较多，组织难度大，重复填写问卷可能造成筛查对象的反感情绪等原因，大多数的筛查为每年一次或更长时间间隔的横断面筛查。实际上，已有研究证实，心理危机干预并不适合采用线性的静态模式进行，而更适合采用动态灵活的模式（高雯，董成文，窦广波，李晓溪，2017）。因此，传统的静态预警模式具有无法克服的缺点。相比之下，采用心理危机守门人动态预警模式能够解决以上难题（梁挺 等，2012）。该模式主要采用他人行为观察的方式，一般情况下设置专门的人员充当心理危机守门人，当心理危机守门人观察到某个案出现可疑心理危机征兆时，即可随时上报给心理危机专业人员进行处理。由于该模式具有灵活、动态的特点，因此在国内的心理危机预警和干预领域也开始受到部分研究者的关注（杨雪岭，张培宁，梁挺，铁怡，张小远，2016；张葳，2013）。

然而，国内对于心理危机征兆的研究尚非常缺乏。例如，搜索中国知网，以"心理危机"+"征兆"在篇名中检索到的文献数量为"0"，进一步将心理危机分别替换为"自杀""杀人""精神障碍"，仅"自杀"+"征兆"的组合在篇名中可检索到 7 篇文献，均为非量化的研究，多为工作经验的总结，如杨静巧的《青年期有自杀征兆者心理特点及护理初探》（杨静巧，2012）、杜见芳的《抑郁症病人自杀征兆观察及护理防范对策》（杜见芳，2010）等。上述文献仅是对心理危机外部表现进行描述，缺乏对心理危机征兆的系统研究。

目前国内的心理危机征兆的识别主要依赖专业人员的经验或普通民众从生活视角的朴素观察。由于心理危机干预专业人员数量极少，所能面对的群体也较少，且心理危机征兆的初步识别并非专业人员所能解决。普通民众由于缺乏相关知识和心理危机征兆识别工具，无法准确识别风险，也缺乏心理危机识别后的规范化处理流程。国内虽然在小部分群体中开展了关于心理危机征兆的识别工作，但在心理危机征兆的识别与风险判定过程中存在诸多问题。如国内很多高校均配备了心理危机守门人，但守门人的培训工作尚不规范，且并无供守门人使用的心理危机征兆识别和预警工具，开展工作主要靠生活经验来判断，无法保证其工作的有效性，守门人识别心理危机的敏感度和特异度均不高。

针对以上现状究其原因，主要因为长期以来，我国的心理危机干预工作主要借鉴国外较为成熟的工作经验，忽视了本土化的实证研究。事实上，在面对危机情境的认知风格和应对方式上，中西方人群存在着显著的差异。例如，中国人的思维特征具有整体性的特点，在面对控制剥夺情境时，中国人更倾向于采用次级控制（secondary control）的策略——调整个体的认知信念而非改变外部环境；而具有分析性思维特征的西方人则更多采用初级控制（primary control）的策略——尽可能地改变环境而非调整自身的认知信念（Zhou，He，Yang，Lao，Baumeister，2012）。这种基本的认知风格的差异，会影响心理危机当事人在面对危机事件时产生的认知、情绪和行为反应。例如，在面对控制感被剥夺的情境时（很多心理危机当事人都会体验到不同程度的控制感缺乏），中国人可能比西方人更容易放弃对客观环境的改变努力，在认知层面上采用更多的自我批判（Nisbett，2003）。因此，心理危机征兆领域急需本土化的实证研究，即以中国人为研究对象，充分考虑中国人的认知特点和应对方式。

（三）国内外研究中存在的主要问题

综上所述，目前心理危机征兆研究领域存在着六个问题：（1）对征兆缺乏统一界定，没有区分危险因素和征兆，常常将征兆和症状相混淆；（2）各研究机构和专业网站发布的心理危机征兆很不一致；（3）缺乏实证研究的检验，大多数被标识的征兆难以确定其敏感度和特异度；（4）相对于危险因素的识别，征兆的识别更为主观（例如，写关于死亡的话题），因此，确定哪些征兆以及征兆组合可以预警真正的危机，至今仍然是一个难题；（5）国内的心理危机预警模式主要为传统的静态模式，即采用自评量表对心理危机高危人群进行筛查，忽视心理危机守门人的作用；（6）心理危机征兆研究尚未受到重视，大量借鉴国外的研究成果，本土化的研究极为缺乏。只有经过系统的实证研究检验，才能有效提高心理危机征兆预警的整体准确度，并发展出适合中国人认知特征的心理危机征兆指标体系和预警方案。

四、本研究的目的、意义和研究思路

（一）本研究的主要目的

本研究最主要目的是，检验心理危机守门人行为观察动态预警模式是否可行，开发一套适用于心理危机守门人（包括心理委员、心理观察员、朋辈心理辅导员、企业 EAP 专员等）的心理危机征兆早期识别和预警指标体系，该体系需涵盖主要的心理危机类型，简单易操作，易于在高校、医院、监狱、社会机构、大型企事业单位等机构对心理危机守门人实施培训，并对于预警心理危机具有理想的敏感度和特异度。通过实际施测数据，制定出该指标体系的临界值和预警方案，使该体系能够方便应用于电子档案系统，实现心理危机的灵活、动态、实时、分级预警。

（二）本研究的主要意义

1. 理论意义

（1）研究我国人群心理危机征兆的表现形式和出现规律，考察心理危机外显行为征兆和个体主观内省报告之间的关系。

（2）探索行为观察动态预警模式的可行性，以及行为观察预警心理危机的途径和方式。

2. 现实意义

（1）研发心理危机征兆识别指标体系，探索心理危机预警的有效模式。

（2）制定心理危机征兆指标体系的橙色和红色危机预警临界值，实现心理危机的分级预警。

（3）找出具有高特异度的预警条目以及条目组合，实现心理危机的动态、灵活预警。

（4）充分发挥心理危机守门人在心理危机预警和干预中的积极作用。

（三）研究思路

本研究拟通过以下六个步骤来逐步建立心理危机征兆指标体系，并制定预警方案：（1）确定心理危机征兆指标体系的理论框架和基本维度；（2）建立心理危机征兆原始条目池；（3）对心理危机征兆条目池进行筛选，形成心理危机征兆识别预警工具；（4）对该工具进行预测验，初步检验其信效度，并根据预测验数据和反馈，对该工具进行修订；
（5）对该工具进行正式施测，进一步检验其信效度，并对该工具进行最终修订，确定临界值与心理危机预警方案；（6）对不同的预警方案及方案组合的预警效果进行检验，以确定最佳的预警方案组合方式。具体的研究思路如图 4-1 所示。

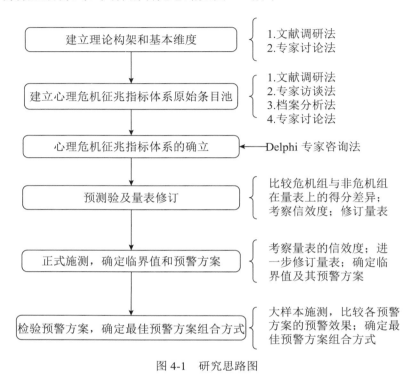

图 4-1　研究思路图

第二节　个体心理危机征兆指标体系的建立

一、个体心理危机征兆指标体系的理论框架和维度

（一）研究方法

1. 文献调研法

文献调研法是构建量表理论框架的常用方法。通过搜集、鉴别、整理有关心理危机征兆研究的论文、综述、图书及其网页，形成有关"心理危机征兆"的理论框架和假设，并进行下一步的研究设计。在本研究中，主要采用的文献搜索渠道和数据库包括中国知网（CNKI）数据库、万方数据库、ScienceDirect、Pubmed、SpringerLink、台湾科学期

刊数据库（TEPS）、台湾科学学位论文数据库（CETD），以及"Google Scholar""Bing Academic"等互联网资源。检索关键词包括以下中文词汇："心理危机""危机干预""预警征兆""自杀""自杀危机""自我伤害""暴力伤人""精神病性暴力"；以下英文词汇："psychological crisis" or "mental health crisis" "crisis intervention"; "warning signs"; "suicide" or "suicidal crisis"; "self-harm" "violent crisis" and "psychotic violence"。

2. 专家讨论法

（1）研究对象

研究对象包括 8 名在心理危机干预领域有 5 年以上工作经验的专家。其中男 2 人（25%），女 6 人（75%）；平均年龄 35.8±5.6 岁；正高职称 2 人（25%），副高职称 2 人（25%），中级职称 4 人（50%）。平均每年处理心理危机 16.5 人次。

（2）研究方法

头脑风暴法（brain storming）由 Osborn（1953 年）首次提出，他用头脑风暴这个单词来比喻思维高度活跃，打破常规的思维方式而产生大量创造性设想的状况（Osborn，1953）。这种研究方法适用于在文献调研的基础上，产生新的设想，或进一步发展既有理论框架的不足，是对文献调研法的有效补充。头脑风暴主要采用会议的形式，让所有参加者在自由和畅所欲言的氛围相互陈述、提问和追问，自由交换想法，并不断地发生思想碰撞。本研究采用这种方法，让 8 位专家围坐在一起，就"个体心理危机征兆指标体系的理论框架和主要维度"自由、无批判地提出自己的想法，并安排专人进行记录。随后，研究者对记录资料进行整理，总结提炼出本研究的理论框架和心理危机征兆指标体系所应包含的主要维度。

（二）研究结果

1. 文献调研法结果

经过广泛的搜集和整理文献，将心理危机操作性定义为：应激性生活事件带来的威胁和挑战超出了个体的有效应对能力的情况下所引发的心理异常状态，具有如下特点：（1）个体的心理稳定状态被破坏了；（2）个体的常用应对机制无法使个体恢复心理稳定状态；（3）由心理危机所致的精神痛苦使个体的社会功能严重受损。

根据心理危机的操作性定义及前人的研究，经讨论决定，本研究的心理危机包括以下两类：（1）自杀自伤危机；（2）暴力伤人危机。因此，心理危机征兆指标体系的维度设置需要包含以上两种危机的可观察外显行为征兆。

2. 专家讨论法结果

经 8 位专家讨论之后，确定了本研究心理危机征兆所包含的主要维度，如表 4-6 所示。这些维度根据文献检索及本研究目的而预设，预设维度有利于搜集和建立条目池，也有利于专家对条目池的增加、修改、合并和删除进行系统讨论。

表 4-6 个体心理危机征兆指标体系的维度

Table 4-6 Dimensions of Individual Psychological Crisis Indicators System

维　　度	描　　述
整体社会功能下降	个体整体社会功能的下降和丧失，如不能料理个人的基本卫生、学业或工作效率的急剧下降
情绪紊乱	个体情绪迅速而剧烈的波动、情绪低落或紊乱以及绝望情绪的表露
冲动危险的言行	个体可能在冲动状态下伤人、伤己、毁物的可观察征兆
脱离现实	可能导致个体出现心理危机的精神病理状态的可观察征兆
自杀准备或行为	个体自杀意念的表达、自杀计划的准备和实施的可观察征兆

（三）小结

经过文献调研以及专家讨论，对心理危机做了操作性定义，并将本研究所包括的范畴聚焦于两种常见的危机：自杀自伤危机和暴力伤人危机。然后，确定了个体心理危机征兆指标体系所应包含的基本维度，作为搜集并建立个体心理危机征兆指标体系原始条目池的基础。预设维度有利于系统地搜集资料，在此基础上建立尽可能充分、全面的条目池，并有利于对条目池的条目进行讨论和整理。

二、个体心理危机征兆指标体系条目池的建立

（一）对象与方法

1. 文献调研法

查阅国内外各心理危机干预网站有关心理危机征兆的描述，并将英文描述翻译成中文语句后进入条目池。查阅国内外期刊论文数据库，搜索其中对于心理危机征兆的中英文描述，并将其组织成简短的中文描述性语句，进入条目池。条目池的建立原则是：全面、准确、避免重复。条目池的内容包括但不只限于以下 5 个维度的条目：（1）整体社会功能下降；（2）情绪紊乱；（3）冲动危险的言行；（4）脱离现实；（5）自杀准备或行为。遇到中文翻译有歧义或者中文表达模糊不清的情况，则在专家讨论环节经充分讨论后决定条目的具体表达方式，力求做到简洁明了、易于理解。在查阅文献的过程中，对于征兆（signs）和症状（symptoms）进行区分。征兆指他人可以通过外部行为线索观察到的特征，不包括个体内省的症状。例如，个体内心感觉极为痛苦，此为症状，而非征兆。

2. 专家访谈法

邀请 5 名从事心理危机干预工作的精神科医生和 5 名从事心理危机干预工作的高校心理咨询师进行半结构访谈，请专家描述心理危机的常见征兆。专家的平均年龄 35.6±5.8 岁，其中男 4 人，女 6 人；7 名为副高以上职称，3 名为讲师职称；平均每年每人处理 19.8 人次心理危机。

访谈提纲为：（1）在您的工作领域中，经常可以见到哪些类型的心理危机？（2）请

描述这些不同类型的心理危机的过程，并尽可能描述不同类型的心理危机；（3）这些心理危机主要有哪些可以被观察到的外显行为征兆？

然后，将访谈结果进行文字整理，逐句分析专家的文字。之后，对专家提出的征兆描述条目化，即用简洁的语句表达此征兆，综合整理后进入条目池。

3. 档案分析法

查阅南方医科大学顺德校区近两年的心理危机档案共 28 项。首先，对档案的记录质量按照以下入组标准进行筛选，入组标准：（1）真实可靠，有危机当事人姓名、性别、年龄等基本信息和危机处理人签名；（2）完整记录了心理危机的过程；（3）包含关于心理危机外显行为征兆的描述。根据以上标准，共有 15 项档案入组。

然后，对以上档案进行内容分析，抽取出有关心理危机外显行为征兆的描述，并将描述性语句汇总到表格中进行整理。经讨论后，将整理好的档案描述条目化后进入条目池。

4. 专家讨论法

邀请具有 5 年以上工作经验的心理危机干预领域专家 8 人进行两轮讨论。讨论之前，向专家介绍本次讨论的目的：建立个体心理危机征兆指标体系条目池。接着分别向专家呈现通过文献调研法、专家访谈法和档案分析法汇总而来的条目。然后，组织专家就现有的条目池按照维度顺序逐条分析、讨论，必要时做出表决。讨论的主要内容包括：（1）现有条目池中哪些条目表达不清晰或者不准确，并进行修改；（2）哪些条目表达含义重复，需要合并或删除；（3）条目池还需要增加哪些条目。为了增加专家讨论的客观性，在讨论过程中对部分专家的极端观点反复讨论表决，直至达成基本一致意见。

（二）研究结果

1. 文献调研法

共查阅专业心理危机干预网站和自杀预防网站 27 个，其中 21 个为英文网站，6 个为中文网站；查阅与心理危机征兆相关的文献 82 篇，其中英文文献 59 篇，中文文献 23 篇。在通读文献后，共总结整理出 107 个条目，详见表 4-7。

表 4-7　文献调研法整理出的心理危机征兆条目

序　号	条　目	所属维度
1	不料理个人卫生，如不洗澡、不洗衣服、不刷牙或不梳理头发等	整体社会功能下降
2	连续多日不（少）进食	
3	暴饮暴食	
4	整天卧床	
5	不能入睡或者睡眠非常短暂	
6	整日睡个不停	
7	睡眠节律紊乱	
8	比原来醒得早，醒后难以入睡	
9	体重急剧下降	
10	无法完成日常事务	

序 号	条 目	所属维度
11	和平时相比极为懒散	整体社会功能下降
12	时刻需要他人陪伴	
13	说话方式/语速/生活态度发生巨大改变	
14	对自身外表极为不关注	
15	衣着怪异，和原来的风格完全不同	
16	学习或工作成绩大幅下降	
17	几乎不能集中注意力	
18	对通常的娱乐活动缺乏兴趣	
19	突然不参加社交活动	
20	突然不理亲朋好友	
21	突然不与他人交流	
22	突然变得孤僻	
23	不上课或不上班	
24	在娱乐活动中缺乏乐趣	
25	无故关闭一切通信联系	
26	不可挽回的人际冲突	
27	人格的巨大变化	
28	无故中断与亲友的来往	
29	情绪大起大落	情绪紊乱
30	无端地发脾气	
31	变得兴奋躁动	
32	易激惹、易怒	
33	无法预期地暴怒	
34	比原来言语突然增多	
35	突然变得抑郁、退缩	
36	表情变得呆板	
37	对刺激缺乏反应	
38	对周围环境极为淡漠	
39	不停地哭泣，持久的悲伤	
40	不能正常表达悲伤、喜悦情绪	
41	毫无预期地大笑或大哭	
42	毫无理由地恐惧担心	
43	惊慌失措	
44	极度焦虑、惊恐	
45	对正常刺激过分敏感	
46	不能静坐，坐立不安	
47	过度的内疚感或羞耻感	
48	无法控制自己的情绪	

续表

序　号	条　目	所属维度
49	经过一段时间的抑郁或情绪大幅波动之后突然变得平静下来，这可能由于个体已经做出了结束自己生命的决定	情绪紊乱
50	暴力失控的行为	冲动危险的言行
51	无端地毁坏财物	
52	使用激烈的言语伤害他人	
53	故意伤害他人的身体	
54	故意伤害自己的身体	
55	言语上的威胁表示	
56	突然增加酒精的滥用	
57	大量吸毒	
58	不顾自身安危从事高危冒险的活动	
59	危险驾驶或危险的性行为，表明个体不再珍惜自己的生命	
60	认不出亲朋好友	脱离现实
61	表达出怪异的想法	
62	表现出怪异的表情动作	
63	说话逻辑混乱	
64	思维奔逸	
65	混乱地表达想法	
66	表现出混乱而无目的的行为	
67	过度轻浮或浮夸	
68	想法完全脱离现实	
69	思维速度过快，别人跟不上	
70	难以和他人进行有效交流	
71	发莫名其妙的短信或网络留言	
72	自言自语	
73	无故大笑或大哭	
74	难以理解他人的普通言谈	
75	过于强烈的敌意	
76	声称有人要伤害自己，但缺乏合理的证据或理由	
77	无端端地猜疑他人	
78	无故将自己关起来不与人接触	
79	声称他人可以看透自己的思维	
80	声称周围的人和事都与自己有关	
81	声称被他人跟踪、监视或陷害，但缺乏合理证据	
82	漫无目的地外出游荡	
83	听到不存在的声音	
84	看到不存在的事物	

序 号	条 目	所属维度
85	正在或准备实施高致命性的自我伤害行为，如割腕、跳楼、溺水、撞墙等	
86	告诉他人有自杀的想法	
87	立下遗嘱或做出自杀计划	
88	谈话内容以死亡为主题	
89	绝望情绪的表达	
90	在作文博客中表达出轻生的念头	
91	感觉自己罪不可恕	
92	在网络空间表达自杀想法或计划	
93	购买自杀工具（枪支、刀具、农药、烧炭等）	
94	与他人讨论自杀的方式方法	
95	开始交代后事：例如拜访亲友、赠送个人珍贵物品、留遗书、整理个人物品	
96	表达没有朋友，没有人关心他	自杀准备或行为
97	觉得比不上别人	
98	威胁要自杀	
99	与他人讨论死亡时，透露出不正确的死亡观念	
100	放弃财产，将自己心爱的物品送给别人或丢弃、处理掉	
101	大量摄取与自杀有关的文字材料或视频信息	
102	主动询问自杀后亲友的态度	
103	表示想要加入一位已去世的亲友行列	
104	对日常珍视的事物不再感兴趣	
105	强烈的无价值感、无意义感	
106	重要人际关系的结束	
107	认为自己的问题无解决的可能性	

2.专家访谈法

10 名专家全部接受了访谈，回应率 100%，其中 6 名专家采用面对面访谈，4 名专家采用电话访谈。通过专家访谈，共整理出 43 个心理危机征兆条目，详见表 4-8。

表 4-8 专家访谈法整理出的心理危机征兆条目

序 号	条 目	所属维度
1	生活自理能力下降，例如，无法完成日常的清洁、整理	
2	饮食紊乱，不进食或极少进食，或暴饮暴食	
3	失眠或睡眠过多，早醒，或睡眠节律紊乱	
4	自主能力下降，六神无主	
5	学习或工作绩效大幅下降	
6	丧失控制感	整体社会功能下降
7	注意力集中困难，甚至出现解离状态	
8	对通常的娱乐活动丧失兴趣，不参加社交活动	
9	突然变得孤僻，切断和同学、亲友的通信往来	
10	在学习和工作场合避免与他人接触	
11	拒绝他人的帮助和关心	

续表

序　号	条　目	所属维度
12	情绪起伏增大，易激惹	情绪紊乱
13	情绪调节能力下降或丧失	
14	兴奋躁动、行为激越	
15	过度地恐惧担心、坐立不安	
16	抑郁、呆板行为，对外界刺激反应较差	
17	哭泣或情感混乱、倒错	
18	言语表达混乱、词不达意	
19	经过一段抑郁期后突然变得平静或开心	
20	暴力失控的言语和行为、毁物或伤人	冲动危险的言行
21	自我伤害的言行	
22	过度饮酒或使用药物、毒品以及危险的性行为	
23	逻辑思维混乱、思维联想障碍或强制性思维，难以和他人进行有效交流	脱离现实
24	怪异的表情动作和行为	
25	定向力障碍	
26	躁狂症状：过度轻浮、冲动	
27	妄想症状：被害妄想、关系妄想、夸大妄想等	
28	幻觉症状：幻视、幻听等	
29	被动、被控制或被洞悉感	
30	自语自笑，情感倒错或情感失调	
31	显著的意志行为减退：少动、孤僻、被动、退缩等	
32	自杀姿态或自杀行为，如割腕、跳楼、溺水、撞墙等	自杀准备或行为
33	购买致死性的工具（刀具、农药等）	
34	认为生活没有意义、没有价值	
35	告诉他人有自杀的想法，留遗书等	
36	情绪低落时在高楼或湖边徘徊	
37	与他人讨论自杀的方法	
38	无故放弃个人珍视的财物	
39	无故与亲朋好友告别并互道珍重	
40	无故向亲朋好友忏悔，请求原谅	
41	认为自己的问题毫无解决的出路	
42	认为自己一无是处，自我评价过低	
43	自责自罪，甚至有自罪妄想	

3. 档案分析法

对 15 项入组档案进行内容分析，抽取出有关于心理危机征兆的描述，详见表 4-9。

表 4-9　档案分析法整理出的心理危机征兆描述

编　号	建档日期	性　别	年　龄	征兆描述
1	2014.05.08	男	20	连续几天不想吃饭、几乎不睡觉、不理会同学、行为激越不安、无法集中注意力、有自我伤害行为、自我孤立、情绪低落、情绪起伏大、无价值感、无意义感
2	2014.07.06	男	21	高度焦虑、不吃饭、不睡觉、无法集中注意力、头晕头痛、情绪低落、对未来悲观失望、理解力下降、难以与他人有效交谈
3	2014.11.19	男	25	行为激越、威胁自杀、留遗书、思维偏激、关闭一切通讯联系、不吃饭、睡眠减少、自我伤害行为、对他人有敌意归因
4	2014.12.03	女	20	几天不睡觉、兴奋躁动、言语增多且缺乏逻辑、行为举止巨大改变、轻浮浮夸、妄想、发莫名其妙的短信、让同学们感觉害怕、幻觉、思维速度加快
5	2014.12.12	男	21	孤僻、多疑、情绪波动大、有伤人意念和幻想、有自杀想法、对他人有很强的敌意、社交退缩、对未来悲观绝望、极度压抑、没有安全感
6	2015.03.09	男	19	对刺激缺乏反应、情感淡漠、表情呆板、生活自理能力下降、不上课、不与同学交谈、解离症状、无意义感、对未来悲观失望、无法控制自己的思维和情感、极度的精神痛苦、无法理解他人言语和行为暗示、有自杀计划
7	2015.04.16	女	20	情绪低落、易激惹、无端毁坏财物、难以入睡、早醒、不料理个人卫生、晕厥、对日常活动丧失兴趣、哭泣、烦躁不安
8	2015.06.01	女	20	情绪低落、强迫性地想事情、不停地哭泣、非理性恐惧担心、有自杀想法、失眠、坐立不安、易激惹、社交退缩
9	2015.06.18	女	20	高度紧张、无法正常入睡、有自杀想法、过于恐惧担心、容易醒
10	2015.07.03	女	20	孤僻多疑、异常恐慌、异常兴奋、被害妄想、不上课、发呆、关系妄想、被洞悉感、思维云集、行为紊乱、幻觉、自知力丧失、逻辑思维混乱、自说自笑
11	2015.09.09	女	20	情绪低落、人际退缩、难以和他人交流思想和感情、坐立不安、对未来悲观失望、无价值感、内疚感
12	2015.09.13	女	20	情绪低落、对未来悲观失望、肩颈部僵硬疼痛、头皮发紧、注意力不集中、兴趣减少、睡眠过多、没有精力活动、有自杀想法、不想与人沟通
13	2015.10.12	男	19	上课听不懂、孤僻、对他人严重的敌意、情绪低落、自杀想法、接触交谈被动、无法从他人视角看待问题、对他人没有回应、缺乏目光交流和接触、情绪不稳定
14	2015.10.22	女	19	激动不安、有跳楼冲动、不停地哭泣、无法做决策、非理性恐惧担心、难以和他人交谈、时刻需要他人陪伴、感觉无法自控、易激惹、情绪极度不稳定、冲动、有自杀计划
15	2015.11.05	女	20	情绪低落、情绪不稳定、无价值感、每天早上醒来会感觉不到自己的身体、难以做出简单的决定、噩梦连连、强烈的自杀想法、幻觉体验、不真实感、侵入式思维、强烈的内疚感、自我贬低、独来独往、感觉自己"被撕成碎片"、对微小刺激过分敏感多疑、易激惹

4. 专家讨论法

对"文献调研法""专家访谈法"以及"档案分析法"三个来源的条目池进行综合整理后，呈现给专家进行第一轮的面对面讨论，对条目池进行了修改、删除、合并，以及增加，形成了第一版的《个体心理危机征兆指标体系条目池》，共 74 个条目，详见表 4-10。

表 4-10 《个体心理危机征兆指标体系条目池》第一版

序 号	条 目	所属维度
1	和以往相比，变得不料理个人卫生，如不洗澡、不洗衣服、不刷牙，或不梳理头发等	整体社会功能下降
2	连续多日不（少）吃饭或暴饮暴食	
3	整天卧床不起（非疾病原因）	
4	入睡困难（大于 1 个小时）	
5	睡眠浅而易醒	
6	比原来醒得早，醒后不能再入睡	
7	和之前相比极为懒散	
8	时刻需要他人陪伴	
9	学习或工作效率大幅下降	
10	几乎不能集中注意力	
11	连做日常简单的决策都变得困难	
12	对以往感兴趣的娱乐活动缺乏兴趣	
13	突然不参加社交活动	
14	突然不与他人交流	
15	突然变得孤僻	
16	无故旷课或旷工	
17	无故关闭一切通信联系	
18	情绪变得大起大落，不稳定	情绪紊乱
19	无端地发脾气	
20	变得兴奋躁动	
21	突然变得极为话多	
22	突然变得抑郁	
23	表情变得呆滞	
24	反应变得迟钝	
25	不停地哭泣	
26	过分地恐惧担心	
27	变得坐立不安	
28	经过一段抑郁期后突然变得平静或开心	

序 号	条 目	所属维度
29	表现出暴力失控的行为	冲动危险的言行
30	无端地毁坏财物	
31	用激烈的言语伤害他人	
32	故意伤害他人的身体	
33	故意伤害自己的身体	
34	威胁要伤害他人	
35	突然过度饮酒或使用药物、毒品等	
36	认不出亲朋好友	脱离现实
37	表现出怪异的表情动作	
38	表达出怪异的想法	
39	说话逻辑混乱	
40	表现出混乱而无目的的行为	
41	表现出过度冲动的行为	
42	想法完全脱离现实	
43	思维速度过快,别人跟不上	
44	难以和他人进行有效交流	
45	发莫名其妙的短信或网络留言	
46	对着空气说话	
47	无故大笑或大哭	
48	说大多数人都针对自己	
49	声称有人要伤害自己,但缺乏合理的证据或理由	
50	无故将自己关起来不与人接触	
51	声称自己的想法别人无需交谈便可知道	
52	固执地认为周围的人和事都与自己有关,而实际上无关	
53	声称被他人跟踪、监视或陷害,但缺乏合理证据	
54	漫无目的地四处游荡,不知自己身在何处	
55	听到不存在的声音或看到不存在的事物	
56	正在或准备实施高致命性的自我伤害行为,如割腕、跳楼、溺水、撞墙等	自杀准备或行为
57	告诉他人有自杀的想法	
58	发现遗书	
59	说生活没有意义、没有价值	
60	在网络空间表达自杀想法或计划	
61	购买致死性的工具(刀具、农药等)	
62	情绪低落时在高楼或湖边徘徊	
63	与他人讨论自杀的方法	

序 号	条 目	所属维度
64	无故放弃个人珍视的财物	
65	无故与亲朋好友告别并互道珍重	
66	无故向亲朋好友忏悔，请求原谅	
67	说自己的问题毫无解决的出路	
68	说自己是个累赘	
69	说任何人也无法帮助自己	自杀准备或行为
70	说自己一无是处	
71	说人世间毫无温暖	
72	说自己有罪，对不起家人或朋友	
73	说完全丧失控制感	
74	说只有一死才能解决问题	

经过第二轮专家面对面讨论，再次对第一版条目池的条目进行了修改、合并、删除后，形成了第二版的《个体心理危机征兆指标体系条目池》，共 58 个条目，详见表 4-11。

表 4-11 《个体心理危机征兆指标体系条目池》第二版

序 号	条 目	所属维度
1	和以往相比，近期变得不料理个人卫生，如不洗澡、不洗衣服、不刷牙、或不梳理头发等	
2	连续多日不（少）吃饭或暴饮暴食	
3	整天卧床不起（非疾病原因）	
4	近期变得入睡困难，辗转反侧	
5	记忆力下降	
6	比原来醒得早，醒后不能再入睡	
7	比以前更需要他人陪伴	
8	学习或工作效率大幅下降	整体社会功能下降
9	几乎不能集中注意力	
10	做日常简单的决策变得困难	
11	对以往感兴趣的娱乐活动缺乏兴趣	
12	突然不与他人交流	
13	无故旷课或旷工	
14	无故切断一切通信联系	
15	情绪波动大，不稳定	
16	无端地发脾气	
17	变得兴奋躁动	
18	变得情绪低落	情绪紊乱
19	表情变得呆滞	
20	反应变得迟钝	
21	不停地哭泣	

序　号	条　目	所属维度
22	过分地恐惧担心	情绪紊乱
23	变得坐立不安	
24	经过一段抑郁期后突然变得平静或开心	
25	表现出冲动失控的行为	冲动危险的言行
26	无端地毁坏财物	
27	用激烈的言语伤害他人	
28	故意伤害他人的身体	
29	故意伤害自己的身体	
30	威胁要伤害他人	
31	突然过度饮酒或使用药物、毒品等	
32	认不出亲朋好友	脱离现实
33	说话逻辑混乱，难以和他人有效交流	
34	表现出混乱而无目的的行为	
35	想法完全脱离现实	
36	思维速度过快，别人跟不上	
37	发莫名其妙的短信或网络留言	
38	对着空气说话	
39	认为大多数人都针对自己	
40	无故将自己关起来不与人接触	
41	感觉自己的想法被他人洞悉	
42	坚信周围的人和事都与自己有关，而实际上无关	
43	声称被他人跟踪、监视或伤害，但缺乏合理证据	
44	漫无目的地四处游荡，不知自己身在何处	
45	听到不存在的声音或看到不存在的事物	
46	表达自杀的想法或计划	自杀准备或行为
47	发现遗书	
48	认为生活没有意义、没有价值	
49	购买致死性的工具（刀具、农药等）	
50	情绪低落时在高楼或湖边徘徊	
51	与他人讨论自杀的方法	
52	无故放弃个人珍视的财物	
53	无故与亲朋好友告别并互道珍重	
54	无故向亲朋好友忏悔，请求原谅	
55	认为自己的问题无法解决、无人帮助	
56	认为自己一无是处	
57	认为人世间无可留恋	
58	认为唯有一死了之	

（三）小结

在本节研究中，通过文献调研法、专家访谈法共收集个体心理危机征兆条目 150 个，通过档案分析法（n=15）进一步收集心理危机征兆描述作为补充。接着，通过第一轮专家讨论法，对以上三种来源的条目进行合并、增加、删除以及修改，形成了包括 74 个条目的条目池。然后又进行了第二轮的专家讨论，目的是进一步合并和修改条目，并减少条目池的条目数，最终形成了包括 58 个条目的条目池。接下来，将通过德尔菲专家咨询法对该条目池中的条目进行评价和修改，直至专家的意见较为一致。

三、个体心理危机征兆指标体系的确立

（一）对象和方法

1. 研究对象

第一轮德尔菲专家咨询的研究对象为具有中级以上职称、多年（5 年以上）从事心理危机干预工作的专家 30 人。专家的一般人口学特征如下：年龄 31 ～ 53 岁，平均年龄 42.2±7.4 岁；从事心理危机干预工作的年限为 6 ～ 32 年，平均 17.0±8.4 年；人均每年处理心理危机 40.4±44.5 人次。其中，男 17 人（56.7%），女 13 人（43.3%）；本科 7 人（23.3%），硕士研究生 18 人（60.0%），博士研究生 5 人（16.7%）；中级职称 5 人（16.7%），副高职称 20 人（66.7%），正高职称 5 人（16.7%）；20 人（66.7%）目前从事精神卫生工作，9 人（30.0%）从事高校心理咨询工作，1 人（3.3%）在心理危机干预机构从业。

第二轮德尔菲专家咨询的研究对象为从第一轮专家咨询中筛选出的 20 名填写态度较为认真的专家。专家的一般人口学特征如下：年龄 31 ～ 53 岁，平均年龄 41.6±7.0 岁；从事心理危机干预工作的年限为 6 ～ 31 年，平均 17.0±8.2 年；人均每年处理心理危机 49.2±51.5 人次。其中，男 12 人（60%），女 8 人（40%）；本科 5 人（25%），硕士研究生 10 人（50.0%），博士研究生 5 人（25%）；中级职称 1 人（5%），副高职称 16 人（80%），正高职称 3 人（15%）；15 人（75%）目前从事精神卫生工作，5 人（25%）从事高校心理咨询工作。

2. 研究方法

本研究采用德尔菲（Delphi）法，以专家作为采集信息的对象，依靠专家的知识和经验，请专家对各项指标的重要程度和出现频率进行打分，同时提出关于指标体系的修改意见，以达到筛选和修改条目，最终确立条目池的目的。

Delphi 法常常用于医学领域中复杂难解问题的研究，对于某复杂问题的实质，不同专家可能有不同的看法，因此该问题的良好解决需要依赖于某领域若干权威专家的知识和经验（Steurer，2011）。Delphi 法的实质是利用专家集体的智慧和经验，对那些带有很大模糊性、比较复杂且难以进行定量分析的问题，通过选择一批专家多次填写征询意见表的调

查形式，取得测定结论的方法。该方法具有匿名性和反馈性，在调查过程中对专家的意见进行统计、分析和反馈，充分发挥了信息反馈和信息控制的作用，因此被广泛应用于各种评价指标体系的建立（王春枝，斯琴，2011）。

（1）第一轮征询

在咨询表的前言中说明本研究的背景和意义，在征得专家们同意的情况下，采用信函或电子邮件的方式让每个专家填写个人资料，并介绍填写咨询表的方法和注意事项。在正式的征询表格中，以《个体心理危机征兆指标体系条目池（第二版）》中的 58 个条目作为备选评价指标，让专家们在每个指标的重要性、出现频率和对指标的熟悉程度（1 ～ 5 级评分，1= 很不熟悉，5= 非常熟悉）上进行评分，同时请专家填写对于每个指标的修改意见（是否建议删除、修改，或补充其他条目）。

（2）第二轮征询

第一轮咨询表格回收后，汇总分析数据，根据第一轮数据的统计结果和专家的修改意见，对第一轮的各项指标进行了筛选、修改和补充，形成了第二轮专家咨询表。第二轮咨询表的结构和第一轮基本一致，但增加了"第一轮的平均值"这一栏，作为上一轮专家评价情况的反馈。

（二）统计分析

1. 专家的积极系数

专家的积极系数即专家咨询表的回收率（回收率 = 参与的专家数 / 全部专家数），可以反映专家对研究的关心程度。

2. 专家意见的协调程度

专家意见的协调程度用变异系数（CV，Coefficient of Variance）和协调系数（Kendall' W）来评估。通过计算变异系数和协调系数，可以判断专家对每项指标的评价是否存在较大的分歧，是咨询结果可信程度的指标，也可以找出高度协调的专家和持异端意见的专家。变异系数为每个指标的标准差除以均数，CV 越小，表明专家们的协调程度越高。协调系数 W 的取值范围为 0 ～ 1，W 值越大，表示专家的意见越统一，协调程度越高。在 95% 的置信区间下，对协调系数进行 x^2 检验，如果 $P < 0.05$，则认为专家意见协调性较好。

3. 专家意见的权威程度

专家的权威程度一般由两个因素决定，一个是专家对方案做出判断的依据（Cα）；一个是专家对问题的熟悉程度（Cs）。专家的权威程度 Cr 为 Cα 和 Cs 的算术平均数，即 Cr=（Cα+Cs）/2。专家的权威程度与预测精度呈一定的函数关系，一般来说，预测精度随着专家权威程度的提高而提高。熟悉程度分为非常熟悉、比较熟悉、一般、不太熟悉、很不熟悉，分别赋值 0.9，0.7，0.5，0.3，0.1。评价依据包括四个维度：理论分析、实践经验、同行了解、直觉，每个维度又根据对专家判断影响程度的大小分为大、中、小三个层次，分别赋值为：理论分析（0.3，0.2，0.1），实践经验（0.5，0.4，0.3），同行了解（0.1，0.1，0.1），直觉（0.1，0.1，0.1）。一般认为，专家权威系数 ≥ 0.70 为可接受值（王春枝，斯琴，2011）。

4. 专家意见的集中程度和指标的评价与筛选

专家意见集中程度用均数（Mj）和满分频率（Kj）来表示。均数 Mj 越大，表示对应的 j 指标重要性越高。Kj 取值在 0 ～ 1，Kj 可作为 Mj 的补充指标，Kj 越大，说明对该指标给满分的专家比例越大，该指标也越重要。指标的筛选主要采用临界值法，根据每项指标的重要性得分和出现频率得分，分别计算满分频率、算术平均数和变异系数。满分频率和算术均数的临界值计算方法为：临界值 = 均数 - 标准差，得分高于临界值的入选；变异系数的临界值计算方法为：临界值 = 均数 + 标准差，得分低于临界值的入选。在本研究中，重要性是评价指标价值的最重要维度，指标的筛选主要依据每个指标的满分率、平均数和变异系数在重要性维度上的得分是否达到临界值所规定的水平，如果重要性维度得分未达到临界值所规定的水平，则参考出现频率维度；如果重要性维度达到了临界值标准，则不管出现频率维度如何，均保留该指标。同时，指标的筛选及其修改均充分考虑专家提出的建议。

（三）研究结果

1. 第一轮德尔菲专家咨询结果

（1）专家的积极程度

本轮调查共发出专家咨询表 30 份，实际回收 30 份，有效回收率为 100%。由此可见，专家参与的积极程度非常高。

（2）专家意见的协调程度

①变异系数

如果 30 位专家在重要性和出现频率维度上的变异系数均小于 0.3，说明专家的一致性较高。

②专家意见的一致性

本轮专家的重要性评分在所有维度和总量表的和谐系数均达到显著水平，说明专家对重要性的评价具有较好的一致性。在对出现频率的评价中，除了"冲动危险的言行"维度的和谐系数未达到显著水平，其余维度和总量表的和谐系数均达到显著水平，说明专家对出现频率的评价具有较好的一致性，如表 4-12 所示。

表 4-12　第一轮咨询专家意见的一致性程度（n=30）

维　度	重　要　性			出现频率		
	Kendall' W	χ^2（df）	P	Kendall' W	χ^2（df）	P
1. 整体社会功能下降	0.239	93.16（13）	<0.001	0.209	81.52（13）	<0.001
2. 情绪紊乱	0.100	27.00（9）	0.001	0.217	58.72（9）	<0.001
3. 冲动危险的言行	0.096	17.25（6）	0.008	0.068	12.16（6）	0.059
4. 脱离现实	0.175	68.13（13）	<0.001	0.201	78.43（13）	<0.001
5. 自杀准备或行为	0.178	64.02（12）	<0.001	0.197	70.93（12）	<0.001
全量表	0.189	322.86（57）	<0.001	0.176	300.22（57）	<0.001

（3）专家意见的权威性

30 位专家的 MeanCa = 0.93±0.07，MeanCs = 0.80±0.11，MeanCr = 0.86±0.07 ≥ 0.70，说明专家的选择较为合理，能够充分代表本领域的权威水平。

（4）指标的评价和筛选结果

根据专家的评分结果，分别计算每个条目的满分率、平均数和变异系数在重要性和出现频率上的得分，如表 4-13 所示。

表 4-13　第一轮专家咨询条目评分的描述性结果（n=30）

序号	条　目	重要性			出现频率		
		满分率	平均数	变异系数	满分率	平均数	变异系数
1	和以往相比，近期变得不料理个人卫生，如不洗澡、不洗衣服、不刷牙，或不梳理头发等	0.40	4.27	0.16	0.33	4.03	0.20
2	连续多日不（少）吃饭或暴饮暴食	0.20	3.73	0.23	0.10	3.57	0.22
3	整天卧床不起（非疾病原因）	0.20	3.80	0.21	0.10	3.53	0.22
4	近期变得入睡困难，辗转反侧	0.47	4.40	0.14	0.50	4.47	0.13
5	记忆力下降	0.17	3.50	0.27	0.17	3.73	0.20
6	比原来醒得早，醒后不能再入睡	0.47	4.23	0.19	0.27	4.03	0.18
7	比以前更需要他人陪伴	0.10	3.23	0.27	0.03	3.17	0.24
8	学习或工作效率大幅下降	0.40	4.17	0.20	0.33	4.07	0.19
9	几乎不能集中注意力	0.17	3.83	0.20	0.20	3.83	0.21
10	做日常简单的决策变得困难	0.20	3.80	0.21	0.30	3.97	0.20
11	对以往感兴趣的娱乐活动缺乏兴趣	0.50	4.43	0.14	0.57	4.43	0.16
12	突然不与他人交流	0.40	4.03	0.24	0.27	3.90	0.24
13	无故旷课或旷工	0.40	4.13	0.21	0.23	3.97	0.19
14	无故切断一切通讯联系	0.47	4.33	0.16	0.20	3.83	0.21
15	情绪波动大，不稳定	0.63	4.47	0.17	0.57	4.47	0.15
16	无端地发脾气	0.30	4.10	0.17	0.37	4.13	0.19
17	变得兴奋躁动	0.23	3.90	0.19	0.20	3.60	0.24
18	变得情绪低落	0.30	4.20	0.15	0.47	4.40	0.14
19	表情变得呆滞	0.20	3.83	0.20	0.17	3.70	0.21
20	反应变得迟钝	0.23	4.00	0.17	0.17	3.73	0.21
21	不停地哭泣	0.43	4.23	0.18	0.23	3.87	0.20
22	过分地恐惧担心	0.30	4.03	0.20	0.23	3.77	0.23
23	变得坐立不安	0.17	3.83	0.20	0.17	3.73	0.21
24	经过一段抑郁期后突然变得平静或开心	0.20	3.77	0.23	0.13	3.60	0.23
25	表现出冲动失控的行为	0.63	4.50	0.16	0.33	4.13	0.18
26	无端地毁坏财物	0.43	4.23	0.18	0.13	3.73	0.21

续表

序号	条　目	重要性			出现频率		
		满分率	平均数	变异系数	满分率	平均数	变异系数
27	用激烈的言语伤害他人	0.37	4.13	0.19	0.23	3.83	0.21
28	故意伤害他人的身体	0.47	4.10	0.24	0.20	3.67	0.23
29	故意伤害自己的身体	0.60	4.53	0.14	0.30	3.90	0.25
30	威胁要伤害他人	0.37	4.17	0.18	0.30	4.07	0.18
31	突然过度饮酒或使用药物、毒品等	0.53	4.30	0.19	0.27	3.73	0.25
32	认不出亲朋好友	0.43	4.03	0.27	0.13	3.17	0.33
33	说话逻辑混乱，难以和他人有效交流	0.53	4.37	0.19	0.33	3.97	0.23
34	表现出混乱而无目的的行为	0.50	4.33	0.19	0.17	3.67	0.24
35	想法完全脱离现实	0.40	4.03	0.23	0.13	3.53	0.24
36	思维速度过快，别人跟不上	0.13	3.63	0.22	0.10	3.27	0.29
37	发莫名其妙的短信或网络留言	0.23	3.83	0.22	0.13	3.47	0.25
38	对着空气说话	0.40	4.13	0.21	0.27	3.80	0.25
39	认为大多数人都针对自己	0.43	4.33	0.16	0.33	4.03	0.22
40	无故将自己关起来不与人接触	0.30	4.03	0.20	0.23	3.73	0.25
41	感觉自己的想法被他人洞悉	0.47	4.30	0.18	0.23	3.73	0.24
42	坚信周围的人和事都与自己有关，而实际上无关	0.50	4.33	0.19	0.30	4.03	0.20
43	声称被他人跟踪、监视或伤害，但缺乏合理证据	0.63	4.53	0.16	0.37	4.13	0.20
44	漫无目的地四处游荡，不知自己身在何处	0.33	4.00	0.22	0.10	3.33	0.28
45	听到不存在的声音或看到不存在的事物	0.60	4.50	0.16	0.43	4.13	0.22
46	表达自杀的想法或计划	0.83	4.80	0.10	0.50	4.33	0.18
47	发现遗书	0.77	4.63	0.16	0.23	3.77	0.23
48	认为生活没有意义、没有价值	0.47	4.37	0.15	0.60	4.57	0.12
49	购买致死性的工具（刀具、农药等）	0.67	4.63	0.12	0.23	3.80	0.21
50	情绪低落时在高楼或湖边徘徊	0.77	4.73	0.11	0.37	4.20	0.17
51	与他人讨论自杀的方法	0.37	4.20	0.17	0.23	3.77	0.24
52	无故放弃个人珍视的财物	0.40	4.10	0.21	0.13	3.47	0.25
53	无故与亲朋好友告别并互道珍重	0.57	4.50	0.14	0.20	3.83	0.20
54	无故向亲朋好友忏悔，请求原谅	0.40	4.17	0.19	0.17	3.77	0.21
55	认为自己的问题无法解决、无人帮助	0.47	4.23	0.20	0.43	4.27	0.17
56	认为自己一无是处	0.43	4.23	0.19	0.43	4.30	0.16
57	认为人世间无可留恋	0.63	4.60	0.12	0.47	4.27	0.19
58	认为唯有一死了之	0.77	4.73	0.11	0.43	4.17	0.20

分别计算满分率、平均数和变异系数在重要性和出现频率上的临界值（如表 4-14 所示），按照是否达到临界值标准，即满分率和平均数是否≥临界值，变异系数是否≤临界值，对每个指标做出"是否保留"的判断。当重要性在满分率、平均数和变异系数上均为"是"时，不管出现频率结果如何，均做出保留判断；当重要性在满分率、平均数和变异系数上均为"否"时，不管出现频率结果如何，都做出删除判断。当重要性在满分率、平均数和变异系数上有两个"是"时，则参考出现频率结果。如果出现频率至少有两个"是"，则保留该指标，否则删除。当重要性在满分率、平均数和变异系数上有一个"是"时，则除非出现频率全部为是，否则删除该指标。

表 4-14　第一轮专家咨询指标筛选临界值表

Table 4-14　The Cutoff Values for Screening Items in the First Round of Expert Consultation

	重 要 性			出 现 频 率		
	平 均 数	标 准 差	临 界 值	平 均 数	标 准 差	临 界 值
满分率	0.42	0.17	0.25	0.27	0.13	0.14
平均数	4.18	0.43	3.75	3.88	0.32	3.56
变异系数	0.19	0.04	0.23	0.21	0.04	0.25

按照以上标准，7 个条目（2，3，5，7，32，36，37）被删除，51 个条目保留（见表 4-15）。

表 4-15　第一轮专家咨询条目筛选结果

Table 4-15　The Item Screening Results of the First Round of Expert Consultation

序号	条　目	重 要 性			出 现 频 率			筛选结果
		满分率	平均数	变异系数	满分率	平均数	变异系数	
1	和以往相比，近期变得不料理个人卫生，如不洗澡、不洗衣服、不刷牙，或不梳理头发等	是	是	是	是	是	是	保留
2	连续多日不（少）吃饭或暴饮暴食	否	否	是	否	是	是	删除
3	整天卧床不起（非疾病原因）	否	是	是	否	否	是	删除
4	近期变得入睡困难，辗转反侧	是	是	是	是	是	是	保留
5	记忆力下降	否	否	否	是	否	是	删除
6	比原来醒得早，醒后不能再入睡	是	是	是	是	是	是	保留
7	比以前更需要他人陪伴	否	否	否	否	否	是	删除
8	学习或工作效率大幅下降	是	是	是	是	是	是	保留
9	几乎不能集中注意力	否	是	是	是	是	是	保留
10	做日常简单的决策变得困难	否	是	是	是	是	是	保留
11	对以往感兴趣的娱乐活动缺乏兴趣	是	是	是	是	是	是	保留
12	突然不与他人交流	是	是	否	是	是	是	保留
13	无故旷课或旷工	是	是	是	是	是	是	保留

续表

序号	条　目	重要性			出现频率			筛选结果
		满分率	平均数	变异系数	满分率	平均数	变异系数	
14	无故切断一切通信联系	是	是	是	是	是	是	保留
15	情绪波动大，不稳定	是	是	是	是	是	是	保留
16	无缘由地发脾气	是	是	是	是	是	是	保留
17	变得兴奋躁动	否	是	是	是	否	是	保留
18	变得情绪低落	是	是	是	是	是	是	保留
19	表情变得呆滞	否	是	是	是	是	是	保留
20	反应变得迟钝	否	是	是	是	是	是	保留
21	不停地哭泣	是	是	是	是	是	是	保留
22	过分地恐惧担心	是	是	是	是	是	是	保留
23	变得坐立不安	否	是	是	是	是	是	保留
24	经过一段抑郁期后突然变得平静或开心	否	是	是	否	是	是	保留
25	表现出冲动失控的行为	是	是	是	是	是	是	保留
26	无缘由地毁坏财物	是	是	是	否	是	是	保留
27	用激烈的言语伤害他人	是	是	是	是	是	是	保留
28	故意伤害他人的身体	是	是	否	是	是	是	保留
29	故意伤害自己的身体	是	是	是	是	是	是	保留
30	威胁要伤害他人	是	是	是	是	是	是	保留
31	突然过度饮酒或使用药物、毒品等	是	是	是	是	是	是	保留
32	认不出亲朋好友	是	是	否	否	否	否	删除
33	说话逻辑混乱，难以和他人有效交流	是	是	是	是	是	是	保留
34	表现出混乱而无目的的行为	是	是	是	是	是	是	保留
35	想法完全脱离现实	是	是	是	否	否	是	保留
36	思维速度过快，别人跟不上	否	否	是	否	否	否	删除
37	发莫名其妙的短信或网络留言	否	是	是	否	否	是	删除
38	对着空气说话	是	是	是	是	是	是	保留
39	认为大多数人都针对自己	是	是	是	是	是	是	保留
40	无故将自己关起来不与人接触	是	是	是	是	是	是	保留
41	感觉自己的想法被他人洞悉	是	是	是	是	是	是	保留
42	坚信周围的人和事都与自己有关，而实际上无关	是	是	是	是	是	是	保留
43	声称被他人跟踪、监视或伤害，但缺乏合理证据	是	是	是	是	是	是	保留
44	漫无目的地四处游荡，不知自己身在何处	是	是	是	否	否	否	保留

序号	条　目	重要性			出现频率			筛选结果
		满分率	平均数	变异系数	满分率	平均数	变异系数	
45	听到不存在的声音或看到不存在的事物	是	是	是	是	是	是	保留
46	表达自杀的想法或计划	是	是	是	是	是	是	保留
47	发现遗书	是	是	是	是	是	是	保留
48	认为生活没有意义、没有价值	是	是	是	是	是	是	保留
49	购买致死性的工具（刀具、农药等）	是	是	是	是	是	是	保留
50	情绪低落时在高楼或湖边徘徊	是	是	是	是	是	是	保留
51	与他人讨论自杀的方法	是	是	是	是	是	是	保留
52	无故放弃个人珍视的财物	是	是	是	否	否	是	保留
53	无故与亲朋好友告别并互道珍重	是	是	是	是	是	是	保留
54	无故向亲朋好友忏悔，请求原谅	是	是	是	是	是	是	保留
55	认为自己的问题无法解决、无人帮助	是	是	是	是	是	是	保留
56	认为自己一无是处	是	是	是	是	是	是	保留
57	认为人世间无可留恋	是	是	是	是	是	是	保留
58	认为唯有一死了之	是	是	是	是	是	是	保留

请 6 名心理危机干预专家（其中正高职称 2 人，副高职称 1 人，其余为中级职称），对第一轮 Delphi 专家咨询研究中提出的修改、合并和补充建议进行讨论，根据专家的修改建议讨论后做出如下决定：将条目 4 "近期变得入睡困难，辗转反侧"改为"近期变得入睡困难"；合并条目 4 和条目 6，改为"近期变得入睡困难，或 / 和比原来醒得早，醒后不能再入睡"；条目 15 "情绪波动大，不稳定"由于概括性太高，和其他几个条目属于包含的关系（条目 16、条目 17、条目 18、条目 24），直接删除；条目 19 和条目 20 合并为"反应变得迟钝或呆滞"；条目 17 和条目 23 合并为"变得兴奋躁动，坐立不安"；条目 26 "无缘由地毁坏财物"改为"故意毁物或威胁要毁物"；条目 27、条目 28 和条目 30 合并为"故意伤人或威胁要伤人"；条目 31 "突然过度饮酒或使用药物、毒品等"改为"突然从事高度危险的行为，如过度饮酒或使用药物、毒品等"；条目 12、条目 14 和条目 40 合并为"切断一切通信联系，不与人接触或交流"；条目 11 "对以往感兴趣的娱乐活动缺乏兴趣"改为"对以往感兴趣的娱乐活动丧失兴趣"；条目 48 "认为生活没有意义、没有价值"改为"认为生活没有意义，没有希望"；条目 56 "认为自己一无是处"改为"认为自己一无是处，没有价值"；条目 57 和条目 58 合并为"认为人世间无可留恋，唯有一死了之"。经过删除和合并、修改，形成第二轮 Delphi 专家咨询表，包括 42 个条目，如表 4-16 所示。

表 4-16 第二轮 Delphi 专家咨询表条目

Table 4-16 Items of the Second Round of Delphi Expert Consultation

序 号	条 目	所属维度
1	和以往相比，近期变得不料理个人卫生，如不洗澡、不洗衣服、不刷牙、或不梳理头发等	整体社会功能下降
2	近期变得入睡困难，或 / 和比原来醒得早，醒后不能再入睡	
3	几乎不能集中注意力	
4	学习或工作效率大幅下降	
5	做日常简单的决策变得困难	
6	对以往感兴趣的娱乐活动丧失兴趣	
7	无故旷课或旷工	
8	切断一切通信联系，不与人接触或交流	
9	变得情绪低落	情绪紊乱
10	经过一段抑郁期后突然变得平静或开心	
11	无缘由地发脾气	
12	反应变得迟钝或呆滞	
13	变得兴奋躁动，坐立不安	
14	不停地哭泣	
15	过分地恐惧担心	
16	表现出冲动失控的行为	冲动危险的言行
17	故意毁物或威胁要毁物	
18	故意伤人或威胁要伤人	
19	故意伤害自己的身体	
20	突然从事高度危险的行为，如过度饮酒或使用药物、毒品等	
21	说话逻辑混乱，难以和他人有效交流	脱离现实
22	表现出混乱而无目的的行为	
23	想法完全脱离现实	
24	对着空气说话	
25	认为大多数人都针对自己	
26	感觉自己的想法被他人洞悉	
27	坚信周围的人和事都与自己有关，而实际上无关	
28	声称被他人跟踪、监视或伤害，但缺乏合理证据	
29	漫无目的地四处游荡，不知自己身在何处	
30	听到不存在的声音或看到不存在的事物	

序 号	条 目	所属维度
31	表达自杀的想法或计划	自杀准备或行为
32	发现遗书	
33	认为生活没有意义，没有希望	
34	认为自己一无是处，没有价值	
35	购买致死性的工具（刀具、农药等）	
36	情绪低落时在高楼或湖边徘徊	
37	与他人讨论自杀的方法	
38	无故放弃个人珍视的财物	
39	无故与亲朋好友告别并互道珍重	
40	无故向亲朋好友忏悔，请求原谅	
41	认为自己的问题无法解决、无人帮助	
42	认为人世间无可留恋，唯有一死了之	

2. 第二轮德尔菲专家咨询结果

（1）专家的积极程度

本轮调查共发出专家咨询表 20 份，实际回收 20 份，有效回收率为 100%。由此可见，专家参与的积极程度非常高。

（2）专家意见的协调程度

①变异系数

由表 4-13 可见，20 位专家在重要性和出现频率评价上的变异系数均小于 0.3，说明专家意见的变异较小，一致性较高。

②专家意见的一致性

本轮专家的评分在全量表"重要性"上的 Kendall' $W = 0.285$，2（41）$= 233.77$，$P < 0.001$；在全量表"出现频率"上的 Kendall' $W = 0.276$，2（41）$= 226.63$，$P < 0.001$；除了"情绪紊乱"维度在出现频率上的一致性系数未达到显著性水平以外，其余维度在重要性和出现频率上的一致性均达到显著水平，说明专家的评价具有较好的一致性（如表 4-17 所示）。

表 4-17　第二轮咨询专家意见的一致性程度（$n=20$）

Table 4-17　Consistency of the Second Round of Expert Consultation（$n=20$）

维 度	重 要 性			出现频率		
	Kendall' W	χ^2（df）	P	Kendall' W	χ^2（df）	P
整体社会功能下降	0.343	48.05（7）	<0.001	0.307	42.95（7）	<0.001
情绪紊乱	0.154	18.47（6）	0.005	0.070	8.39（6）	0.211
冲动危险的言行	0.215	17.18（4）	0.002	0.163	13.07（4）	0.011
脱离现实	0.175	31.45（9）	<0.001	0.335	60.33（9）	<0.001
自杀准备或行为	0.270	59.30（11）	<0.001	0.425	93.45（11）	<0.001
全量表	0.285	233.77（41）	<0.001	0.276	226.63（41）	<0.001

（3）专家意见的权威性

20 位专家的 MeanCa = 0.93±0.09，MeanCs = 0.79±0.09，MeanCr = 0.86±0.06 ≥ 0.70，说明专家的选择较为合理，能够充分代表本领域的权威水平。

（4）指标的评价和筛选结果

根据专家的评分结果，分别计算每个条目的满分率、平均数和变异系数在重要性和出现频率上的得分，如表 4-18 所示。

表 4-18　第二轮专家咨询条目评分的描述性结果（n=20）

Table 4-18　Descriptive Statistics of Itmes in the Second Round of Expert Consultation（n=30）

序号	条　目	重　要　性			出现频率		
		满分率	平均数	变异系数	满分率	平均数	变异系数
1	和以往相比，近期变得不料理个人卫生，如不洗澡、不洗衣服、不刷牙、或不梳理头发等	0.45	4.30	0.17	0.70	3.85	0.17
2	近期变得入睡困难，或（和）比原来醒得早，醒后不能再入睡	0.45	4.30	0.17	0.70	4.35	0.17
3	几乎不能集中注意力	0	3.60	0.14	0.40	3.90	0.14
4	学习或工作效率大幅下降	0.35	4.25	0.15	0.65	4.15	0.12
5	做日常简单的决策变得困难	0	3.60	0.14	0.25	3.45	0.18
6	切断一切通信联系，不与人接触或交流	0.40	4.25	0.17	0.45	3.70	0.18
7	对以往感兴趣的娱乐活动丧失兴趣	0.50	4.50	0.11	0.60	4.45	0.11
8	无故旷课或旷工	0.25	4.10	0.16	0.55	4.00	0.14
9	变得情绪低落	0.30	4.10	0.18	0.55	4.15	0.14
10	经过一段抑郁期后突然变得平静或开心	0.45	4.25	0.19	0.55	4.05	0.20
11	无缘由地发脾气	0.10	3.85	0.15	0.40	3.90	0.14
12	反应变得迟钝或呆滞	0.10	3.85	0.17	0.50	3.90	0.18
13	变得兴奋躁动，坐立不安	0.25	4.15	0.14	0.55	3.70	0.20
14	不停地哭泣	0.45	4.45	0.11	0.55	3.75	0.17
15	过分地恐惧担心	0.20	4.10	0.13	0.50	3.85	0.15
16	表现出冲动失控的行为	0.50	4.50	0.11	0.50	4.05	0.15
17	故意毁物或威胁要毁物	0.30	4.25	0.13	0.45	3.50	0.17
18	故意伤人或威胁要伤人	0.45	4.20	0.20	0.55	3.50	0.20
19	故意伤害自己的身体	0.80	4.70	0.14	0.55	3.75	0.15
20	突然从事高度危险的行为，如过度饮酒或使用药物、毒品等	0.35	4.35	0.11	0.45	3.65	0.16
21	说话逻辑混乱，难以和他人有效交流	0.55	4.40	0.17	0.70	3.65	0.18
22	表现出混乱而无目的的行为	0.50	4.40	0.15	0.55	3.45	0.22
23	想法完全脱离现实	0.25	3.95	0.19	0.40	3.40	0.18
24	对着空气说话	0.40	4.05	0.22	0.45	3.50	0.24
25	认为大多数人都针对自己	0.35	4.25	0.15	0.60	4.15	0.12

序号	条　目	重要性			出现频率		
		满分率	平均数	变异系数	满分率	平均数	变异系数
26	感觉自己的想法被他人洞悉	0.55	4.40	0.17	0.50	3.40	0.18
27	坚信周围的人和事都与自己有关，而实际上无关	0.50	4.40	0.15	0.65	4.00	0.16
28	声称被他人跟踪、监视或伤害，但缺乏合理证据	0.75	4.65	0.14	0.80	3.90	0.18
29	漫无目的地四处游荡，不知自己身在何处	0.25	4.15	0.14	0.35	3.25	0.20
30	听到不存在的声音或看到不存在的事物	0.65	4.60	0.13	0.70	4.00	0.18
31	表达自杀的想法或计划	0.90	4.90	0.06	0.70	4.35	0.15
32	发现遗书	0.90	4.80	0.13	0.60	3.60	0.23
33	认为生活没有意义，没有希望	0.65	4.60	0.13	0.75	4.50	0.11
34	认为自己一无是处，没有价值	0.50	4.45	0.14	0.70	4.50	0.11
35	购买致死性的工具（刀具、农药等）	0.90	4.90	0.06	0.40	3.90	0.20
36	情绪低落时在高楼或湖边徘徊	0.80	4.80	0.09	0.50	3.95	0.15
37	与他人讨论自杀的方法	0.55	4.55	0.11	0.45	3.65	0.20
38	无故放弃个人珍视的财物	0.40	4.35	0.13	0.50	3.50	0.20
39	无故与亲朋好友告别并互道珍重	0.70	4.70	0.10	0.50	3.70	0.18
40	无故向亲朋好友忏悔，请求原谅	0.25	4.15	0.14	0.40	3.60	0.23
41	认为自己的问题无法解决、无人帮助	0.40	4.30	0.15	0.55	4.35	0.13
42	认为人世间无可留恋，唯有一死了之	0.95	4.95	0.05	0.60	4.35	0.13

分别计算满分率、平均数和变异系数在重要性和出现频率上的临界值（如表 4-19 所示），按照是否达到临界值标准，即满分率和平均数是否≥临界值，变异系数是否≤临界值，对每个指标做出"是否保留"的判断。当重要性在满分率、平均数和变异系数上均为"是"时，不管出现频率结果如何，均做出保留判断；当重要性在满分率、平均数和变异系数上均为"否"时，不管出现频率结果如何，都做出删除判断。当重要性在满分率、平均数和变异系数上有两个"是"时，则参考出现频率结果，如果出现频率至少有两个"是"，则保留该指标，否则删除。当重要性在满分率、平均数和变异系数上有一个"是"时，则除非出现频率全部为"是"，否则删除。

表 4-19　第二轮专家咨询指标筛选临界值表
Table 4-19　Cutoff Values for Screening Items in the Second Round of Expert Consultation

	重要性			出现频率		
	平均数	标准差	临界值	平均数	标准差	临界值
满分率	0.46	0.24	0.22	0.54	0.12	0.42
平均数	4.34	0.32	4.02	3.86	0.33	3.53
变异系数	0.14	0.04	0.18	0.17	0.03	0.20

按照以上标准，5 个条目（3，5，11，23，24）被删除，保留 37 个条目（见表 4-20）。

表 4-20　第二轮专家咨询条目筛选结果

Table 4-20　Items Screening Results of the Second Round of Expert Consultation

序号	条　目	重要性			出现频率			筛选结果
		满分率	平均数	变异系数	满分率	平均数	变异系数	
1	和以往相比，近期变得不料理个人卫生，如不洗澡、不洗衣服、不刷牙、或不梳理头发等	是	是	是	是	是	是	保留
2	近期变得入睡困难，或（和）比原来醒得早，醒后不能再入睡	是	是	是	是	是	是	保留
3	几乎不能集中注意力	否	否	是	否	是	是	删除
4	学习或工作效率大幅下降	是	是	是	是	是	是	保留
5	做日常简单的决策变得困难	否	否	是	否	否	是	删除
6	切断一切通信联系，不与人接触或交流	是	是	是	是	是	是	保留
7	对以往感兴趣的娱乐活动丧失兴趣	是	是	是	是	是	是	保留
8	无故旷课或旷工	是	是	是	是	是	是	保留
9	变得情绪低落	是	是	是	是	是	是	保留
10	经过一段抑郁期后突然变得平静或开心	是	是	否	是	是	是	保留
11	无缘由地发脾气	否	否	是	否	是	是	删除
12	反应变得迟钝或呆滞	否	否	是	是	是	是	保留
13	变得兴奋躁动，坐立不安	是	是	是	是	是	是	保留
14	不停地哭泣	是	是	是	是	是	是	保留
15	过分地恐惧担心	否	是	是	是	是	是	保留
16	表现出冲动失控的行为	是	是	是	是	是	是	保留
17	故意毁物或威胁要毁物	是	是	是	是	否	是	保留
18	故意伤人或威胁要伤人	是	是	否	是	否	是	保留
19	故意伤害自己的身体	是	是	是	是	是	是	保留
20	突然从事高度危险的行为，如过度饮酒或使用药物、毒品等	是	是	是	是	是	是	保留
21	说话逻辑混乱，难以和他人有效交流	是	是	是	是	是	是	保留
22	表现出混乱而无目的的行为	是	是	是	是	否	否	保留
23	想法完全脱离现实	是	否	否	否	否	是	删除
24	对着空气说话	是	是	否	是	否	否	删除
25	认为大多数人都针对自己	是	是	是	是	是	是	保留
26	感觉自己的想法被他人洞悉	是	是	是	是	否	是	保留
27	坚信周围的人和事都与自己有关，而实际上无关	是	是	是	是	是	是	保留
28	声称被他人跟踪、监视或伤害，但缺乏合理证据	是	是	是	是	是	是	保留
29	漫无目的地四处游荡，不知自己身在何处	是	是	是	否	否	是	保留
30	听到不存在的声音或看到不存在的事物	是	是	是	是	是	是	保留

续表

序号	条 目	重 要 性			出 现 频 率			筛选结果
		满分率	平均数	变异系数	满分率	平均数	变异系数	
31	表达自杀的想法或计划	是	是	是	是	是	是	保留
32	发现遗书	是	是	是	是	是	否	保留
33	认为生活没有意义，没有希望	是	是	是	是	是	是	保留
34	认为自己一无是处，没有价值	是	是	是	是	是	是	保留
35	购买致死性的工具（刀具、农药等）	是	是	是	否	是	是	保留
36	情绪低落时在高楼或湖边徘徊	是	是	是	是	是	是	保留
37	与他人讨论自杀的方法	是	是	是	是	是	是	保留
38	无故放弃个人珍视的财物	是	是	是	是	否	是	保留
39	无故与亲朋好友告别并互道珍重	是	是	是	是	是	是	保留
40	无故向亲朋好友忏悔，请求原谅	是	是	是	否	是	否	保留
41	认为自己的问题无法解决、无人帮助	是	是	是	是	是	是	保留
42	认为人世间无可留恋，唯有一死了之	是	是	是	是	是	是	保留

对于保留下来的 37 个条目，表 4-21 汇总了专家的修改建议。

表 4-21　第二轮专家修改建议一览表

Table 4-21　List of Modifying Recommendations of the Second Round of Expert Consultation

序 号	条 目	专家修改建议
1	和以往相比，近期变得不料理个人卫生，如不洗澡、不洗衣服、不刷牙、或不梳理头发等	删除"和以往相比，近期"
2	近期变得入睡困难，或（和）比原来醒得早，醒后不能再入睡	改成"变得入睡困难，或（和）比原来醒得早，醒后难以入睡"
3	学习或工作效率大幅下降	
4	切断一切通信联系，不与人接触或交流	
5	对以往感兴趣的娱乐活动丧失兴趣	
6	无故旷课或旷工	需和其他条目结合才有意义
7	变得情绪低落	
8	经过一段抑郁期后突然变得平静或开心	
9	反应变得迟钝或呆滞	
10	变得兴奋躁动，坐立不安	
11	不停地哭泣	
12	过分地恐惧担心	
13	表现出冲动失控的行为	
14	故意毁物或威胁要毁物	
15	故意伤人或威胁要伤人	
16	故意伤害自己的身体	
17	突然从事高度危险的行为，如过度饮酒或使用药物、毒品等	

续表

序 号	条 目	专家修改建议
18	说话逻辑混乱，难以和他人有效交流	删除"说话逻辑混乱"
19	表现出混乱而无目的的行为	
20	认为大多数人都针对自己	
21	感觉自己的想法被他人洞悉	
22	坚信周围的人和事都与自己有关，而实际上无关	
23	声称被他人跟踪、监视或伤害，但缺乏合理证据	
24	漫无目的地四处游荡，不知自己身在何处	
25	听到不存在的声音或看到不存在的事物	
26	表达自杀的想法或计划	
27	发现遗书	修改为"留遗书"
28	认为生活没有意义，没有希望	
29	认为自己一无是处，没有价值	
30	购买致死性的工具（刀具、农药等）	
31	情绪低落时在高楼或湖边徘徊	鉴别力低，有可能只是通过散步来调节情绪，建议删除
32	与他人讨论自杀的方法	
33	无故放弃个人珍视的财物	
34	无故与亲朋好友告别并互道珍重	
35	无故向亲朋好友忏悔，请求原谅	
36	认为自己的问题无法解决、无人帮助	
37	认为人世间无可留恋，唯有一死了之	和条目26含义重复，建议删除或合并

经过 5 名心理危机干预方面的专家讨论，决定采纳 Delphi 专家的修改建议，删除条目 31"情绪低落时在高楼或湖边徘徊"和条目 37"认为人世间无可留恋，唯有一死了之"，共保留 35 个条目，形成测试版的《心理危机征兆检查表》。该线索表需要观察者就潜在的心理危机当事人进行观察和评估，并在出现频率上进行两级评分：0= 否，1= 是。在评估过程中，除了对危机当事人的外显行为进行观察以外，还可以通过和危机当事人的简单交流，获得更为准确的观察结果。

（四）小结

本阶段通过两轮 Delphi 专家咨询，最终确立了个体心理危机征兆指标体系的条目池，形成了测试版的《心理危机征兆检查表》。在第一轮 Delphi 专家咨询中，根据满分率、平均数，以及变异系数结果，对每个条目做出删除或保留的决定。然后，专家组就每位 Delphi 专家提出的修改建议进行小组讨论，最终删除或合并了 16 个条目，保留了 42 个条目。在第二轮 Delphi 专家咨询中，按照同样的流程共删除或合并了 7 个条目，最终保留了 35 个条目。在 Delphi 专家咨询法中，当专家意见比较一致可靠时，意味着 Delphi 咨询即可停止（王春枝，斯琴，2011）。第二轮的 20 位专家权威系数 MeanCr = 0.86 ± 0.06 ≥

0.70，说明专家意见较为可靠。同时，全量表在"重要性"上的 Kendall'W = 0.285，在"出现频率"上的 Kendall'W = 0.276，均达到了显著水平，说明专家意见较为一致。接下来，经过两轮 Delphi 专家咨询法确立的个体心理危机征兆指标体系需要在临床样本中进行施测，并根据施测的统计数据以及反馈意见做进一步修订。

第三节　心理危机征兆检查表的施测及预警方案制定

一、心理危机征兆检查表的预测验及修订

（一）对象和方法

1. 研究对象

研究对象为在 2016 年 3 ～ 6 月前来南方医科大学心理咨询中心进行心理咨询的来访者 94 人，其中 66 人（70.2%）提供了完整的数据（包括自评数据、他评数据，以及 TAF 评分），纳入本研究中。入组者最小年龄 17 岁，最大年龄 42 岁，平均年龄 19.7±3.0 岁，其中男性 17 人（25.8%），女性 49 人（74.2%）。其中，59 人为自愿前来咨询的来访者，7 人为辅导员或心理委员发现该当事人存在着较为严重的心理问题，遂规劝其来咨询。由具有心理危机干预和评估经验的心理咨询师以 TAF 评估量表对来访者进行评估，发现心理危机个体 19 人（28.8%），构成危机组；非心理危机个体 47 人（71.2%），构成非危机组。其中，危机组平均年龄 20.8±5.3 岁，男 7 人（36.8%），女 12 人（63.2%）；非危机组平均年龄 19.3±0.9 岁，男 10 人（21.3%），女 37 人（78.7%）。

2. 研究流程

每个来访者在心理咨询前进行自评量表的心理测量，时间约为 10 分钟。如果来访者处于心理危机状态，则先进行危机干预后，待来访者情绪稳定，再完成自评。自评的指导语强调，请来访者根据最近一周自身的实际情况回答问题。咨询师在心理咨询或危机干预过程中，采用 TAF 量表对来访者进行心理危机严重程度的评估。对于每位来访者，请熟悉该来访者情况的 2 位同学、朋友或亲属独立地进行心理危机征兆他评。他评要求在 2 天内完成，未按时完成的视为无效数据。他评的指导语强调，请观察者独立地对观察对象近一周的情况进行评价。如果某些情况不太确定，可以通过和观察对象进行交流来更准确地完成评估。

3. 研究工具

（1）个体心理健康自评量表

①贝克绝望量表（Beck Hopelessness Scale，BHS）

由 Beck（1988）编制的自评量表，适用于 17 ～ 80 岁的成人施测，常用于抑郁人群中对自杀风险的评估。该量表包含 20 个条目，采用 0，1 两级计分，总分范围 0 ～ 20 分，

得分越高表示绝望程度越高。分为 3 个维度：对未来的感觉、动机丧失、未来期望。研究表明，该量表在青少年群体中具有良好的信效度（孔媛媛，张杰，贾树华，& 周莉，2007）。在本研究中，内部一致性信度（internal consistency reliability）Cronbach's α= 0.81。

②心理痛苦量表（The Psychache Scale，PAS）

由 Holden 等人编制，共 13 个条目，采用 Likert 5 点计分，总分 13 ～ 65 分，分数越高表示心理痛苦的程度越高（Holden，Mehta，Cunningham，McLeod，2001）。秦佑凤（2008）对该量表进行了修订，在大学生样本中具有较好的内部一致性信度和结构效度（秦佑凤，2008）。在本研究中，该量表的内部一致性信度 Cronbach's α=0.97。

③症状自评量表（Symptom Checklist-90，SCL-90）

原量表由 Derogatis 编制（Derogatis，1994），本研究采用 SCL-90 中文修订版（陈昌惠，1999）。由 90 个自评条目组成，包含较为广泛的精神症状学内容，并反映在 10 个因子中：躯体化、强迫症状、人际敏感、抑郁、焦虑、敌对、恐怖、偏执、精神病性、其他。采用 0 ～ 4 级评分，各因子得分越高表示症状越严重。研究表明，修订后的中文版量表具有良好的信效度（Zhang & Wang，2001）。本研究中各分量表的内部一致性信度 Cronbach's α= 0.71~ 0.89，总量表的内部一致性信度 Cronbach's α= 0.93。

（2）个体心理危机他评量表

由心理咨询师 / 危机干预者采用 Myer 等人（1992）编制的三维评估体系（Triage Assessment Form，TAF）对所有来访者进行评估。该评估体系可以帮助危机工作者快速判断当事人在情感、行为及认知等领域的当下功能状态。该评估表要求评估者在情感严重性量表、行为严重性量表和认知严重性量表三个维度进行 1 ～ 10 点量化评分。总分范围 3~30 分，分数越高代表心理危机越严重。一般来说，当总分小于 10 分时，表明危机当事人具有能动性，适合采取非指导性危机干预策略；当总分为 10 ～ 15 分时，表明当事人具有部分能动性，适合采取合作性危机干预策略；当总分大于 15 分时，表明当事人丧失了能动性，适合采取指导性危机干预策略（R. Myer et al.，1992）。既往研究表明，该评估表具有较高的评分者一致性信度（inter-rater reliability = 0.83 ～ 0.84）（Lewis & Roberts，2001）。选取 10 名来访者，由 2 名咨询师对来访者依据 TAF 进行评估，评分者一致性系数为 0.88。在本节研究中，将此评估得分作为诊断是否存在心理危机的指标，当 TAF 评分大于等于 10 分时，则诊断为心理危机。这是一个相对宽松的诊断标准，主要目的是尽可能增加危机识别的敏感度。

（3）心理危机征兆检查表（Psychological Crisis Signs Checklist，PCSC）

在两轮 Delphi 专家咨询后，编制了《心理危机征兆检查表》。对于每位来访者，请 2 位熟悉该来访者情况的观察者依据此量表进行独立评估。该量表为他评量表，共有 35 个条目，采用 2 级评分，0= 否，1= 是，分数范围 0 ～ 35 分。请观察者对观察对象最近一周内的言谈举止和行为表现进行评估，总分越高表示观察对象越有可能处于心理危机状态。在量表的结尾增加 2 行，请评估者写下该观察对象出现的其他可能与心理危机有关的言谈举止和行为表现。在此研究中，该量表的内部一致性 Cronbach's α= 0.94。

4. 统计分析

采用 SPSS20.0 进行统计分析。首先用 Kolmogorov-Smirnov 方法做正态性检验和方差齐性检验，计量资料以均数 ± 标准差表示。如果资料为偏态分布，以中位数（M）表示，采用 Mann-Whitney U 秩和检验。对于不服从正态分布变量之间的相关，采用 Kendall's tau-b 或者 Spearman 秩相关系数 RS。计算条目的敏感度、特异度作为判断条目诊断价值的指标。

（二）研究结果

1. 描述性统计：危机组与非危机组的量表得分比较

首先，对 PCSC、TAF、BHS、PAS，以及 SCL-90 的数据进行正态性和 Levene 方差齐性检验。检验结果发现，所有变量均为非正态分布，$all p < 0.001$。危机组（$n=19$）和非危机组（$n=47$）在以上变量上的得分均方差不齐，故表 4-22 在呈现数据的平均数和标准差的同时，也呈现了数据的四分位间距。

表 4-22　危机组和非危机组的描述性统计
Table 4-22　Descriptive Statistics of the Crisis Group and Non-Crisis Group

变　量	平 均 数	标 准 差	极 小 值	极 大 值	百 分 位		
					第 25 个	第 50 个（M）	第 75 个
PCSC							
危机组	18.32	8.04	3	35	13	17	24
非危机组	6.07	3.87	0	15	3	5.50	8.50
TAF							
危机组	18.42	4.51	11	25	15	18	23
非危机组	3.70	1.49	3	9	3	3	4
BHS							
危机组	11.47	4.90	3	18	7	12	16
非危机组	5.30	3.62	0	15	3	4	8
PAS							
危机组	46.37	13.47	15	64	40	47	58
非危机组	26.13	10.80	13	50	18	22	35
SCL-90							
危机组	124.79	60.81	19	276	101	127	154
非危机组	49.00	31.89	0	144	24	43	69

注：PCSC= Psychological Crisis Signs Checklist，心理危机征兆检查表；TAF=Triage Assessment Form，心理危机三维评估体系；BHS= Beck Hopelessness Scale，贝克绝望量表；PAS= The Psychache Scale，心理痛苦量表；SCL-90= Symptom Checklist-90，症状自评量表。其中，PCSC 的数据为两个独立评分者的总均分。

采用 Mann Whitney U 秩和检验来考察危机组和非危机组的差异是否达到统计显著水

平，详见表 4-23。统计检验发现，危机组和非危机组在 PCSC、TAF、BHS、PAS、SCL-90 上的平均秩和存在显著差异，两组的具体分布详见图 4-2 ～图 4-6。

表 4-23　危机组和非危机组的 Mann-Whitney U 检验

Table 4-23　Mann-Whitney U tests between the Crisis Group and Non-Crisis Group

变　量	平　均　秩		Mann-Whitney U	标　准　误	标准化检验统计量	渐进显著性（2-sided）
	危机组（n=19）	非危机组（n=47）				
PCSC	53.4	25.5	825.0	70.5	5.4	<0.001
TAF	57.0	24.0	893.0	65.6	6.8	<0.001
BHS	49.3	27.1	746.0	70.4	4.3	<0.001
PAS	50.5	26.6	770.0	70.6	4.6	<0.001
SCL-90	50.1	26.8	761.0	70.6	4.5	<0.001

注：PCSC= Psychological Crisis Signs Checklist，心理危机征兆检查表；TAF=Triage Assessment Form，心理危机三维评估体系；BHS= Beck Hopelessness Scale，贝克绝望量表；PAS= The Psychache Scale，心理痛苦量表；SCL-90= Symptom Checklist-90，症状自评量表。其中，PCSC 的数据为两个独立评分者的总均分。

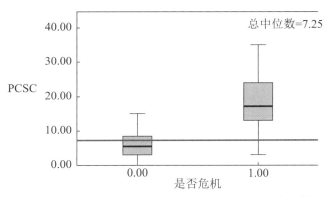

图 4-2　危机组和非危机组在 PCSC 评分上的分布比较

Figure 4-2　Distribution of PCSC Score in the Crisis Group and Non-Crisis Group

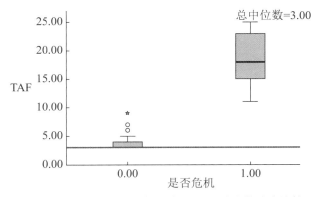

图 4-3　危机组和非危机组在 TAF 评分上的分布比较

Figure 4-3　Distribution of TAF Score in the Crisis Group and Non-Crisis Group

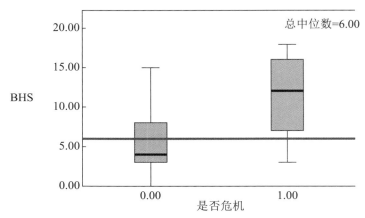

图 4-4　危机组和非危机组在 BHS 得分上的分布比较

Figure 4-4　Distribution of BHS Score in the Crisis Group and Non-Crisis Group

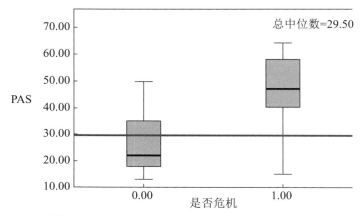

图 4-5　危机组和非危机组在 PAS 得分上的分布比较

Figure 4-5　Distribution of PAS Score in the Crisis Group and Non-Crisis Group

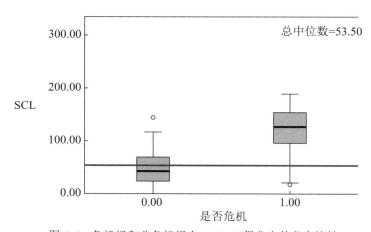

图 4-6　危机组和非危机组在 SCL-90 得分上的分布比较

Figure 4-6　Distribution of SCL-90 Score in the Crisis Group and Non-Crisis Group

2. 心理危机征兆检查表的效度分析和信度分析

（1）心理危机征兆检查表的效度分析

计算 PCSC 总均分与三个自评量表（BHS、PAS、SCL-90），以及 TAF 评估之间的 Spearman 等级相关，作为 PCSC 的关联效度。由表 4-24 可见，PCSC 与 TAF 评估之间的相关系数为 0.79，说明两种他评工具之间具有可接受的一致性。除此之外，PCSC 和其他自评工具间也有 0.50 ～ 0.60 的相关系数，进一步说明心理危机征兆检查表具有较好的校标效度。

表 4-24　量表之间的 Spearman 相关矩阵（ *n*=66 ）

Table 4-24　The Spearman Correlation Coefficient Matrix between the Scales（ *n*=66 ）

量　表	TAF	BHS	PAS	SCL-90
PCSC	0.79**	0.50**	0.60**	0.53**
TAF	—	0.65**	0.73**	0.69**
BHS		—	0.71**	0.78**
PAS			—	0.82**
SCL-90				—

注：**$p < 0.01$；PCSC= Psychological Crisis Signs Checklist，心理危机征兆检查表；TAF=Triage Assessment Form，心理危机三维评估体系；BHS= Beck Hopelessness Scale，贝克绝望量表；PAS= The Psychache Scale，心理痛苦量表；SCL-90= Symptom Checklist-90，症状自评量表。

（2）心理危机征兆检查表的信度分析

计算心理危机征兆检查表的内部一致性信度系数 Cronbach's α= 0.94。各维度的 Cronbach's α 见表 4-25，所有维度的内部一致性系数均高于 0.70。计算 2 位独立的观察者在量表总分上的评分者一致性信度系数，发现 Spearman's rho = 0.79。

表 4-25　心理危机征兆检查表的内部一致性系数（ *n*=132 ）

Table 4-25　Internal Consistency Reliability Coefficients of PCSC（ *n*=132 ）

量表维度	Cronbach's α	项　数
整体社会功能下降	0.76	6
情绪紊乱	0.71	6
冲动危险的言行	0.80	5
脱离现实	0.82	8
自杀准备或行为	0.87	10
全量表	0.94	35

3. 心理危机征兆检查表条目的阳性率统计

统计每个条目的阳性率，发现部分条目的阳性率较低（见表 4-26），较低的条目依次为：30 "购买致死性的工具（刀具、农药等）"（3.8%）、34 "无故向亲朋好友忏悔，请求原谅"（4.5%）、14 "故意毁物或威胁要毁物"（6.8%）、15 "故意伤人或威胁要伤人"（6.8%）、23 "声称被他人跟踪、监视或伤害，但缺乏合理证据"（7.6%）、27 "留遗书"

（7.6%）、33"无故与亲朋好友告别并互道珍重"（7.6%）、16"故意伤害自己的身体"（9.1%）、17"突然从事高度危险的行为，如过度饮酒或使用药物、毒品等"（9.1%）。

表 4-26　心理危机征兆检查表条目的阳性率（ n=132 ）

Table 4-26　The Positive Rate of PCSC items（ n=132 ）

条　目	0= 否	1= 是
1	87（65.9%）	45（34.1%）
2	52（39.4%）	80（60.6%）
3	37（28.0%）	95（72%）
4	100（75.8%）	32（24.2%）
5	67（50.8%）	65（49.2%）
6	95（72.0%）	37（28%）
7	42（31.8%）	90（68.2%）
8	58（43.9%）	74（56.1%）
9	64（48.5%）	68（51.5%）
10	74（56.1%）	58（43.9%）
11	103（78.0%）	29（22%）
12	76（57.6%）	56（42.4%）
13	98（74.2%）	34（25.8%）
14	123（93.2%）	9（6.8%）
15	123（93.2%）	9（6.8%）
16	120（90.9%）	12（9.1%）
17	120（90.9%）	12（9.1%）
18	85（64.4%）	47（35.6%）
19	98（74.2%）	34（25.8%）
20	94（71.2%）	38（28.8%）
21	95（72.0%）	37（28%）
22	92（69.7%）	40（30.3%）
23	122（92.4%）	10（7.6%）
24	109（82.6%）	23（17.4%）
25	117（88.6%）	15（11.4%）
26	111（84.1%）	21（15.9%）
27	122（92.4%）	10（7.6%）
28	90（68.2%）	42（31.8%）
29	87（65.9%）	45（34.1%）
30	127（96.2%）	5（3.8%）
31	117（88.6%）	15（11.4%）
32	119（90.2%）	13（9.8%）
33	122（92.4%）	10（7.6%）
34	126（95.5%）	6（4.5%）
35	81（61.4%）	51（38.6%）

4. 心理危机征兆检查表的条目分析

首先，计算每个条目在两个独立观察者之间的 Kendall's tau-b，作为评分者一致性信度的指标。Kendall's tau-b 属于非参数检验，是用于反映分类变量相关性的指标，无须假设变量符合正态分布。由表 4-27 可见，6 个条目的评分者一致性系数低于一个标准差，即 0.62-0.15=0.47，具体包括：条目 9"反应变得迟钝或呆滞"、10"变得兴奋躁动，坐立不安"、12"过分地恐惧担心"、13"表现出冲动失控的行为"、21"感觉自己的想法被他人洞悉"、22"坚信周围的人和事都与自己有关，而实际上无关"。

然后，计算每个条目的敏感度和特异度，作为条目修订的依据。将心理危机征兆检查表条目的频数作为四格表的行；将 TAF 评分小于 10 计为 0，≥ 10 分计为 1，作为四格表的列，做交叉表分析。通过交叉表的频数，计算每个条目的敏感度和特异度。敏感度（sensitivity）又叫真阳性率，是指在所有 TAF 诊断为心理危机的人群中，该条目判断为"1"的百分比，即真阳性人数 /（真阳性人数 + 假阴性人数）×100%。特异度（specificity）又叫真阴性率，是指在所有 TAF 诊断为非危机的人群中，该条目判定为"0"的百分比，即真阴性人数 /（真阴性人数 + 假阳性人数）×100%。从表 4-27 可以看出，当敏感度较高时，特异度一般较低，反之亦然。其中，8 个条目的敏感度低于一个标准差，即，0.52-0.27=0.25；7 个条目的特异度低于一个标准差，即，0.83-0.17=0.66。

抽取 20 名参与研究的心理委员对 PCSC 的使用过程进行回顾性讨论，对每个条目进行逐条讨论，就评分者一致性系数小于 0.47、敏感度低于 0.25 以及特异度低于 0.65 的条目进行原因分析，查看这些条目的表达是否有模糊或歧义，并提出修改建议。然后再请 5 位心理危机干预方面的专家（平均年龄 35.5±6.7 岁，平均专业年限 7.7 年）进行讨论，最终决定条目的修订。具体修订结果详见表 4-27。

表 4-27　PCSC 的评分者一致性信度、敏感度、特异度和修订结果
Table 4-27　Kendall's tau-b，Sensitivity，Specificity and Item Modification Results of PCSC

条目	一致性（n=66）	敏感度（n=132）	特异度（n=132）	条目讨论分析	修订结果
1	0.56**	0.71	0.81	指标均在合理范围	无须修改
2	0.50**	0.95	0.53	特异度低，表达无歧义	无须修改
3	0.56**	0.97	0.38	特异度低，表达无歧义	无须修改
4	0.67**	0.66	0.93	指标均在合理范围	无须修改
5	0.53**	0.79	0.63	特异度低，表达无歧义	无须修改
6	0.51**	0.61	0.85	指标均在合理范围	无须修改
7	0.48**	0.97	0.44	特异度低，表达无歧义	无须修改
8	0.51**	0.74	0.51	特异度低，表达无歧义	无须修改
9	0.41**	0.84	0.62	一致性和特异度均低，"反应变得迟钝或呆滞"描述的是一种状态的不同严重水平	反应变得迟钝
10	0.35**	0.53	0.60	一致性和特异度均低；"兴奋躁动"和"坐立不安"分属两种不同的精神状态	变得烦躁不安，易发脾气

条 目	一致性 （ n=66 ）	敏感度 （ n=132 ）	特异度 （ n=132 ）	条目讨论分析	修订结果
11	0.78**	0.50	0.89	指标均在合理范围	无须修改
12	0.44**	0.82	0.73	一致性低，表达无歧义	无须修改
13	0.37**	0.58	0.87	一致性低，表达歧义之处在于"冲动失控的言语是否属于行为？"	表现出冲动失控的言行
14	0.89**	0.24	1.00	敏感度低，原因是该条目阳性率低，表达无歧义	无须修改
15	0.65**	0.21	0.99	敏感度低，原因是该条目阳性率低，表达无歧义	无须修改
16	0.82**	0.26	0.98	指标均在合理范围	无须修改
17	0.63**	0.26	0.98	指标均在合理范围	无须修改
18	0.71**	0.79	0.82	指标均在合理范围	无须修改
19	0.60**	0.66	0.90	指标均在合理范围	无须修改
20	0.56**	0.53	0.81	指标均在合理范围	无须修改
21	0.37**	0.37	0.76	一致性低，"想法被他人洞悉"表达偏学术难懂，需要修改成通俗易懂的表达方式	声称内心所想尽人皆知
22	0.39**	0.50	0.78	一致性低，原因是观察者难以判断什么属于"实际上无关"	去掉"实际上无关"
23	0.80**	0.21	0.98	敏感度低，原因是该条目阳性率低，表达无歧义	无须修改
24	0.63**	0.45	0.94	指标均在合理范围	无须修改
25	0.63**	0.32	0.97	指标均在合理范围	无须修改
26	0.83**	0.34	0.91	指标均在合理范围	无须修改
27	0.80**	0.24	0.99	敏感度低，原因是该条目阳性率低，表达无歧义	无须修改
28	0.78**	0.74	0.85	指标均在合理范围	无须修改
29	0.76**	0.74	0.82	指标均在合理范围	无须修改
30	0.81**	0.13	1.00	敏感度低，原因是该条目阳性率低，表达无歧义	无须修改
31	0.48**	0.29	0.96	敏感度低，原因是该条目阳性率低，表达无歧义	无须修改
32	0.58**	0.18	0.94	敏感度低，原因是该条目阳性率低，表达无歧义	无须修改
33	0.80**	0.24	0.99	敏感度低，"互道珍重"的限定性表达降低了该条目的敏感度	去掉"互道珍重"
34	0.70**	0.13	0.99	敏感度低，"请求原谅"的限定性表达降低了该条目的敏感度	去掉"请求原谅"
35	0.65**	0.84	0.80	指标均在合理范围	无须修改

注：*$p < 0.05$；**$p < 0.01$；敏感度和特异度分析基于 132 名心理委员对 66 人的独立观察，故 $n=132$。

（三）小结

本节的主要目的是通过预测验，初步考察心理危机征兆检查表（PCSC）的信度和效度，并进行条目分析，计算每个条目的评分者一致性信度、敏感度和特异度，为量表条目的修订提供依据。结果发现，PCSC 的得分能够有效区分心理危机个体和非危机个体，与已被学术界广泛认可的三维评估表之间具有较高的相关系数（Spearman'r = 0.79），同时与三项自评量表间也具有较高的相关系数，说明 PCSC 具有良好的校标效度。

计算量表的内部一致性信度系数发现，所有维度以及全量表的 Cronbach's a 均高于 0.70，说明 PCSC 具有较好的内部一致性信度。检查每个条目的评分者一致性信度系数发现，有 6 个条目的一致性系数低于一个标准差。敏感度或特异度分析发现，有 8 个条目的敏感度、7 个条目的特异度低于一个标准差。然后，组织了 20 名参与研究的心理委员对 PCSC 的使用过程进行回顾性讨论，讨论结果表明，有些条目的表达尚存在模糊或歧义之处。接着，又组织了 5 名心理危机干预专家进行讨论，在充分考虑条目分析的结果以及心理委员的建议之后，对 PCSC 条目的表达进行了修订。

条目 9 "反应变得迟钝或呆滞"的评分者一致性系数过低（0.41＜0.47），同时特异度也偏低（0.62＜0.65），经过讨论，发现该条目的主要问题是，"反应变得迟钝或呆滞"描述的是一种状态的不同严重水平，即，"呆滞"描述的是比"迟钝"更为严重的状态，因此最终该条目修改为一个单一清晰的表达："反应变得迟钝。"条目 10 "变得兴奋躁动，坐立不安"的评分者一致性系数过低（0.35＜0.47），同时特异度也偏低（0.60＜0.65），分析其原因发现，兴奋躁动和坐立不安属于两种不同的精神状态，故评分者一致性较低。分析心理委员写下的"观察到的其他可能与心理危机有关的言谈举止和行为表现"，发现大部分心理委员添加了与"易激惹"有关的征兆描述，但"易激惹"属于学术性较强的表达方式，故将该条目修改为"变得烦躁不安，易发脾气"。条目 13 "表现出冲动失控的行为"的评分者一致性系数过低（0.37＜0.47），经过讨论发现，该条目存在着表达方面的模糊，例如，一个心理委员观察到某同学出现了冲动失控的言语表达，是否将其判断为"是"？经过专家讨论，将该条目修改为"表现出冲动失控的言行"，以明确包含的范围。条目 21 "感觉自己的想法被他人洞悉"评分者一致性过低（0.37＜0.47），经过讨论发现，"想法被他人洞悉"的表达偏学术、难懂，需要修改成通俗易懂的表达方式，专家组最后将该条目修订为"声称内心所想尽人皆知"。条目 22 "坚信周围的人和事都与自己有关，而实际上无关"评分者一致性系数过低（0.39＜0.47），经过讨论发现，外部观察者难以客观判断什么属于"实际上无关"，该表述会导致评分者之间出现不一致的判断，因此专家组将该条目修改为"坚信周围的人和事都与自己有关"。条目 33 "无故与亲朋好友告别并互道珍重"的敏感度过低（0.24＜0.25），原因是"互道珍重"的限定性表达降低了该条目的敏感度，故专家组将该条目修改为"无故与亲朋好友告别"。条目 34 "无故向亲朋好友忏悔，请求原谅"的敏感度过低（0.13＜0.25），原因是"请求原谅"的限定性表达降低了该条目的敏感度，故专家组将该条目修改为"无故向亲朋好友忏悔"。

经过本轮预测试，修订了 PCSC 的条目表达。接下来，将使用该量表进行正式施测，进一步检验该量表的信度和效度，对该量表进行最终的修订，并计算该量表的总分临界值，制定预警方案。

二、心理危机征兆检查表的正式施测及预警方案制定

（一）对象和方法

1. 研究对象

研究对象包括从 2016 年 5 月中旬至 11 月中旬，在多个中心采集到的 98 个疑似心理危机样本和 100 个年龄、性别相匹配的对照组样本。疑似危机样本的入组首先要满足下列条件之一：（1）表现出自杀自伤或暴力伤人、毁物的行为征兆，但尚未实施；（2）近期已实施了自杀未遂、自伤，或暴力伤人、毁物的行为；（3）表现出绝望情绪，或表现出极为严重、难以缓解的心理痛苦，或处于心理崩溃的边缘。

同时，疑似危机的入组个案还需满足下述条件：（1）疑似危机当事人同意配合专业人员进行 TAF 评估；（2）至少有 1 名家属 / 监护人 / 朋友 / 同学同意完成心理危机征兆他评。对于对照样本的入组，需要满足 4 个条件：（1）性别、年龄基本和危机组相匹配；（2）未表现出自杀自伤或暴力伤人、毁物的行为征兆；（3）意识清晰，智力正常，具备基本的读写能力；（4）同意配合专业人员完成数据的采集和评估。

有效数据共 183 份，占总样本的 92.4%。由接受过培训的心理危机专业人员采用 TAF 评估体系进行评估，有 82 人（占总有效样本的 44.8%）被诊断为心理危机个案，构成危机组；101 人（占总有效样本的 55.2%）被诊断为非危机个案，构成对照组。有 9 人未完成 TAF 评估，6 人未采集到 PCSC 的他评数据，以上 15 人均判定为无效个案，删除数据。

危机组最小年龄 15 岁，最大年龄 55 岁，平均年龄 28.8 ± 11.1 岁；对照组最小年龄 17 岁，最大年龄 66 岁，平均年龄 26.3 ± 10.6 岁。两组年龄差异不显著，t（181）= 1.54，p =0.126。两组的样本来源和性别分布详见表 4-28，开方检验发现，两组在样本来源和性别分布上均不存在显著差异。

表 4-28　样本的一般人口学数据及差异检验
Table 4-28　The Demographical Characteristics of the Sample and Difference Tests

变　量	危机组（n=82）		对照组（n=101）		χ^2（df）值	P 值
	人　数	百分比（100%）	人　数	百分比（100%）		
样本来源					1.52（3）	0.678
学校	42	51.2%	51	50.5%		
医院	26	31.7%	27	26.7%		
社会机构	7	8.5%	14	13.9%		
企业	7	8.5%	9	8.9%		
性别					0.12（1）	0.730
男性	37	45.1%	43	42.6%		
女性	45	54.9%	58	57.4%		

注：医院样本中包括综合医院急诊科和精神病专科医院急诊科发生的心理危机。

参与本研究的各中心专业人员共计 20 人，主要包括以下四大类职业：（1）具有处理心理危机经验的学校教师和心理咨询师；（2）具有处理心理危机相关经验的综合医院急诊科医生和护士以及精神科医生和护士；（3）社会咨询机构中具有处理心理危机经验的咨询师；（4）企业中负责员工心理健康相关工作并具有处理心理危机经验的专业人员。每名参与本研究的专业人员收集到的个案数据从 2～51 人不等。专业人员的最小年龄 35 岁，最大年龄 52 岁，平均年龄 40.7±4.3 岁，平均工作年限为 11.4±4.3 年。其中男性 6 人（30%），女性 14 人（70%）；中级及以下职称 8 人（40%），副高 10 人（50%），正高 2 人（10%）。

2. 研究流程

首先，对同意参与本研究的心理危机专业人员进行培训。培训的主要内容包括：（1）本研究的主要目的、背景和意义；（2）心理危机的常见表现，如何识别疑似心理危机个案；（3）如何使用 TAF 评估系统对个案进行评估；（4）如何指导个案的亲朋好友填写 PCSC，以及如何指导个案填写自评量表；（5）如何进行初步的心理危机干预，以及如何进行个案的转介。

个案入组后，参与本研究的专业人员先向个案及其家属解释本研究需要完成的评估步骤，向其强调，会对个案的数据资料完全保密，并取得个案和家属的口头知情同意。一般情况下，首先由专业人员对疑似心理危机及对照组个案进行 TAF 评估。然后找 1～2 名熟悉该个案情况的家属 / 亲朋好友采用 PCSC 对个案进行他评，他评完成的时间限定在危机发生前后的 2 天内，未按时完成的视为无效数据。他评的指导语强调，对该个案一周内表现出的言谈举止和行为表现进行观察评价。待危机个案情绪基本恢复稳定，请个案完成自评量表。自评的指导语强调，请根据最近一周自身的实际情况回答问题。在学校的样本中，有部分疑似危机个案为主动前来咨询中心咨询时入组的，因此这部分个案先完成 TAF 评估，再完成 PCSC 他评，同时请危机当事人完成自评。还有一部分疑似危机个案非主动前来，而是由分布在各学院专业中的心理委员发现的。对于这部分个案，首先由心理委员或熟悉该个案的宿舍同学或朋友采用 PCSC 对该个案进行他评，然后再转介至心理咨询中心完成 TAF 评估和自评。危机组共有 12 人未完成自评，占危机组总人数的 14.6%；对照组共有 3 人未完成自评，占对照组总人数的 3.0%。未完成自评的主要原因为危机当事人的精神状态不够稳定，或在评估完成前提前离院。未完成自评的个案只需完成 TAF 评估和至少一份 PCSC 他评，即视为有效数据。不管个案是否完成自评，只需配合完成 TAF 评估及 PCSC 他评，即可获得一定数额的报酬。

评估完成后，在入组个案同意的情况下，由专业人员对其进行初步的心理危机干预，或转介至专业机构做进一步的心理干预和治疗。

3. 研究工具

（1）个体心理健康自评量表

①贝克绝望量表（Beck Hopelessness Scale，BHS），同第三章第一节。

②心理痛苦量表（The Psychache Scale，PAS），同第三章第一节。

③症状自评量表（Symptom Checklist-90，SCL-90），同第三章第一节。

（2）个体心理危机他评量表

采用 Myer 等人（1992）编制的三维评估体系（Triage Assessment Form，TAF）对所有研究对象进行评估，具体同第三章第一节。在本节研究中，仍然将此评估得分作为诊断是否存在心理危机的金标准，即，当总分小于 10 分时，认为该当事人具有能动性，无须危机干预者马上介入，故诊断为非心理危机；当总分为 10～15 分时，诊断为程度较轻的心理危机（橙色心理危机）；当总分大于 15 分时，诊断为程度较重的心理危机（红色心理危机）。在本研究中，有 82 人的 TAF 评分达到了橙色心理危机的诊断标准，列为危机组；其中危机组中有 54 人达到了红色心理危机的诊断标准。

（3）心理危机征兆检查表（Psychological Crisis Signs Checklist，PCSC）

在两轮 Delphi 专家咨询及预测验之后，修订了 PCSC。该量表为他评量表，共 35 个条目。指导语强调，请观察者对观察对象最近一周内的言谈举止和行为表现进行评估，采用 2 级评分，0= 否，1= 是，分数范围 0～35 分，分数越高表示观察对象越有可能处于心理危机状态。在本节研究中，每名个案对应 1～2 份独立的 PCSC 评分，183 名个案总共获得 328 例 PCSC 观察值。该量表的内部一致性 Cronbach's a 为 0.85。

4. 统计分析

采用 SPSS20.0 进行统计分析。首先用 Kolmogorov-Smirnov 方法作正态性检验和方差齐性检验，计量资料以均数 ± 标准差表示。如果资料为偏态分布，以中位数（M）表示，采用 Mann-Whitney U 秩和检验。对于不服从正态分布变量之间的相关，采用 Spearman 秩相关系数 RS。

本研究拟制定三种心理危机预警方案：总分预警方案、单条目预警方案、多条目组合预警方案。总分预警方案为基础预警方案，其制定原则需兼顾敏感度和特异度，可预警大多数的心理危机；单条目预警方案和多条目组合预警方案均为补充方案，以提高心理危机预警的总体敏感度。为了控制采用多种预警方案产生的总体假阳性率增高的问题，单条目预警方案和多条目组合预警方案的首要制定原则为特异度高（假阳性低于 5%）。在统计学上，5% 的错误率被认为是可被接受的随机误差（郭志刚，1999）。

对于总分预警方案，采用受试者工作特征曲线（receiver operating characteristic curve，简称 ROC 曲线）来计算 PCSC 量表总分的最佳临界值，以及评估条目的诊断价值。ROC 曲线通过将连续变量设定出多个不同的临界值，从而计算出一系列敏感度和特异度，再以敏感度为纵坐标、1- 特异度为横坐标绘制成曲线。ROC 曲线下面积值（area under curve，AUC）采用非参数法估计，$p < 0.05$ 表示差异有统计学意义。在 AUC > 0.5 的情况下，AUC 越接近于 1，说明诊断效果越好。AUC = 0.5 时，说明诊断方法完全不起作用，无诊断价值；AUC 在 0.5～0.7 时表明有较低准确性，AUC 在 0.7～0.9 时有一定准确性，AUC 在 0.9 以上时有较高准确性（潘宝骏，张锡彬，刘少娟，阙少聪，2003）。通过 ROC 曲线下坐标，计算出约登指数（Youden index），作为划定诊断临界值的统计指标。约登指数的计算方法为：敏感度 + 特异度 -1，数值介于 0～1，数值越大表示整体诊断准确度越高（陈卫中，潘晓平，宋兴勃，倪宗瓚，2006）。在确定新诊断指标的临界值时，取约登指数最大时的对应值。

对于单条目预警方案条目的确定原则，首要的选择指标为特异度大于等于 0.95，即假阳性率低于 5%。次要的选择指标为临床意义显著，具体每个条目的临床意义由专家讨论来决定。

对于多条目组合预测心理危机最佳方案的确定，采用监督式机器学习模型（supervised machine leaning）。监督式机器学习模型是一种分类模型，试图通过一系列变量 X（多条目组合的预警指标）预测变量 Y（是否心理危机，1= 危机，0= 非危机）。该模型会选取一个已知样本的数据进行训练，然后采用另一批数据来交叉验证该模型的预测准确度。在本研究中，训练模型的数据基于 183 份有效数据进行。本研究采用支持向量机（Support Vector Machine，SVM）作为预测模型，SVM 是生物医学和预防医学领域最常使用的机器学习预测模型之一（Yu，Xue，Redei，Bagheri，2016）。由于样本数据本身的特点不明，不知是否线性可分，故分别采用了线性（linear）、高斯（gaussian）和多项式（polynomial）核函数（kernel function）来构建特征空间，分别测试线性和非线性的 SVM 模型对数据的预测效果（Flach，2016；Yu et al.，2016）。运用了留一法（leave-one-out）来交叉验证模型的预测准确度（Yu et al.，2016）。留一法的具体做法是，先移除一个样本，然后在余下的所有样本中进行训练，考察余下样本能否正确预测分类。分别用准确度、敏感度和特异度来评价不同核函数的优劣，并据此选择最佳的模型。在这里，准确度是指正确分类的百分比，即真阳性人数 + 真阴性人数 / 总人数 ×100%。

（二）研究结果

1. 数据的描述性结果

（1）危机组与对照组评分比较

首先，对 PCSC、TAF、BHS、PAS，以及 SCL-90 的数据进行正态性和 Levene 方差齐性检验。检验结果发现，所有变量均为非正态分布，$allp < 0.001$。危机组（$n=82$）和对照组（$n=101$）在以上变量上的得分均方差不齐，故表 4-29 在呈现数据的平均数和标准差的同时，也给出了四分位间距。

表 4-29　危机组和对照组的描述性统计
Table 4-29　The Descriptive Statistics of the Crisis Group and Non–Crisis Group

变　量	平 均 数	标 准 差	极 小 值	极 大 值	百 分 位		
					第 25 个	第 50 个（M）	第 75 个
PCSC							
危机组	18.68	5.59	8	31	14.88	18.00	23.00
对照组	3.31	4.82	0	20	0	1.00	4.50
TAF							
危机组	18.32	4.90	10	27	14.00	18.00	22.25
对照组	4.17	2.11	3	9	3.00	3.00	4.50

续表

变　量	平均数	标准差	极小值	极大值	百分位		
					第25个	第50个（M）	第75个
BHS							
危机组	11.54	4.02	3	18	8.00	11.50	15.00
对照组	4.63	3.25	0	15	2.00	4.00	6.25
PAS							
危机组	47.81	9.17	25	65	41.75	48.00	55.50
对照组	25.17	9.01	13	64	20.00	24.00	28.00
SCL-90							
危机组	177.83	54.34	80	288	137.25	176.00	217.25
对照组	44.37	38.29	0	154	16.00	34.00	62.50

注：PCSC= Psychological Crisis Signs Checklist，心理危机征兆检查表；TAF=Triage Assessment Form，心理危机三维评估体系；BHS= Beck Hopelessness Scale，贝克绝望量表；PAS= The Psychache Scale，心理痛苦量表；SCL-90= Symptom Checklist-90，症状自评量表。其中，PCSC 的数据为两个独立评分者的总均分。

　　采用 Mann Whitney U 秩和检验来考察危机组和对照组的差异是否达到统计显著水平，详见表 4-30。统计检验发现，危机组和对照组在 PCSC、TAF、BHS、PAS、SCL-90 上的平均秩和存在显著差异，两组的具体分布详见图 4-7 ～图 4-11。

表 4-30　危机组和对照组的 Mann-Whitney U 检验
Table 4-30　Mann-Whitney U tests between the Crisis Group and Non–Crisis Group

变　量	平均秩（n）		Mann-Whitney U	标准误	标准化检验统计量	渐进显著性（2-sided）
	危机组	对照组				
PCSC	139.4（82）	53.6（101）	8024.5	355.2	10.9	<0.001
TAF	142.5（82）	51（101）	8282.0	345.2	12.0	<0.001
BHS	123.9（70）	56.4（98）	6188.5	310.0	8.9	<0.001
PAS	128.6（70）	53.0（98）	6520.0	310.7	9.9	<0.001
SCL-90	131.1（70）	51.2（98）	6689.5	310.8	10.5	<0.001

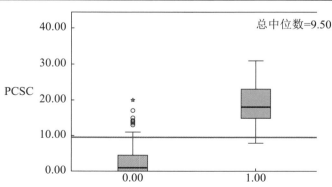

图 4-7　危机组和对照组在 PCSC 得分上的分布比较
Figure 4-7　Distribution of PCSC Score in the Crisis Group and Non-Crisis Group

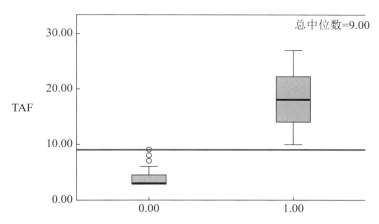

图 4-8　危机组和对照组在 TAF 评分上的分布比较

Figure 4-8　Distribution of TAF Score in the Crisis Group and Non-Crisis Group

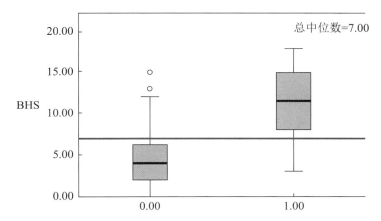

图 4-9　危机组和对照组在 BHS 评分上的分布比较

Figure 4-9　Distribution of BHS Score in the Crisis Group and Non-Crisis Group

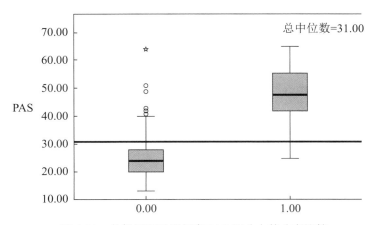

图 4-10　危机组和对照组在 PAS 评分上的分布比较

Figure 4-10　Distribution of PAS Score in the Crisis Group and Non - Crisis Group

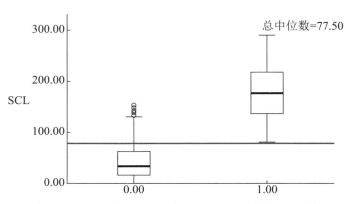

图 4-11　危机组和对照组在 SCL-90 评分上的分布比较

Figure 4-11　Distribution of SCL-90 Score in the Crisis Group and Non-Crisis Group

（2）心理危机征兆检查表与其他评估量表得分之间的关系

计算 PCSC 总均分与三个自评量表（BHS、PAS、SCL-90），以及 TAF 评估之间的 Spearman 相关。由表 4-31 可见，PCSC 与 TAF 评估之间的 Spearman' rho 高达 0.90，说明两种他评工具之间具有高度的一致性。除此之外，PCSC 和其他自评工具间也具有 0.74 ～ 0.85 的相关系数，说明 PCSC 具有较好的校标效度。

表 4-31　量表之间的 Spearman 相关矩阵

Table 4-31　The Spearman Correlation Coefficient Matrix between the Scales

量　表	TAF	BHS	PAS	SCL-90
PCSC	0.90**	0.74**	0.84**	0.85**
TAF	—	0.74**	0.84**	0.86**
BHS		—	0.84**	0.75**
PAS			—	0.86**
SCL-90				—

注：**p＜0.01；PCSC= Psychological Crisis Signs Checklist，心理危机征兆检查表；TAF=Triage Assessment Form，心理危机三维评估体系；BHS= Beck Hopelessness Scale，贝克绝望量表；PAS= The Psychache Scale，心理痛苦量表；SCL-90= Symptom Checklist-90，症状自评量表。其中，PCSC 的数据为两个独立评分者的总均分。

2. 心理危机征兆检查表的条目分析

首先，计算每个条目在 2 个独立观察者之间的 Kendall's tau-b，作为评分者一致性信度的指标。由表 4-32 可见，所有条目的 Kendall's tau-b 均大于 0.5，总量表的 Kendall's tau-b 达到了 0.84，说明 PCSC 具有较高的评分者一致性。

然后，基于 328 名观察者对 183 名案例的独立观察评分，计算 PCSC 每个条目的敏感度、特异度、约登指数以及 AUC 值，作为评价单条目预警价值的指标（表 4-32）。约登指数越大，AUC 值越接近 1，说明该条目越能够较为准确地预警心理危机。当约登指数很小，或 AUC 接近 0.5 时，表明该条目的预警价值很低，可以考虑删除。根据约登指数和

AUC 值，对条目的预警效果进行排序发现，约登指数和 AUC 值的排序结果高度一致。

预警效果最好的前 5 个条目依次为：（1）条目 29 "认为自己一无是处，没有价值"；（2）条目 35 "认为自己的问题无法解决，无人帮助"；（3）条目 7 "突然变得情绪低落"；（4）条目 28 "认为生活没有意义，没有希望"；（5）条目 12 "过分地恐惧担心"。

预警效果最差的前 5 个条目依次为：（1）条目 8 "经过一段抑郁期后突然变得平静或开心"；（2）条目 23 "声称被他人跟踪、监视或伤害，但缺乏合理证据"；（3）条目 30 "购买致死性的工具（刀具、农药等）"；（4）条目 34 "无故向亲朋好友忏悔"；（5）条目 32 "无故放弃个人珍视的财物"。其中条目 8 几乎无预警效力（约登指数 = 0.18，AUC = 0.51）；其他 4 个条目的约登指数 < 0.26，AUC < 0.63，预警效果均较差。

根据以上条目分析的结果，将 PCSC 进行再次修订，删除 5 个预警效果差的条目，保留 30 个条目。之所以删除预警效果差的条目，主要是量表越精简，越容易在临床中推广使用。

表 4-32　PCSC 评分者一致性信度及 ROC 曲线分析

Table 4-32　The Inter-rater Consistency Reliability and Receiver Operating Characteristics Curves Analyses of PCSC

条　　目	一　致　性	敏 感 度	特 异 度	约登指数	AUC	预警效果排序
1	0.72**	0.43	0.92	0.35	0.68	23
2	0.80**	0.86	0.77	0.63	0.81	9
3	0.78**	0.87	0.77	0.64	0.82	7
4	0.77**	0.46	0.93	0.39	0.69	20
5	0.81**	0.83	0.82	0.65	0.83	6
6	0.84**	0.54	0.91	0.45	0.73	17
7	0.86**	0.93	0.76	0.69	0.85	3
8	0.57**	0.40	0.78	0.18	0.51	35
9	0.60**	0.65	0.85	0.50	0.75	14
10	0.85**	0.84	0.79	0.63	0.82	8
11	0.63**	0.43	0.94	0.37	0.69	22
12	0.82**	0.79	0.88	0.67	0.84	5
13	0.80**	0.71	0.85	0.56	0.78	12
14	0.82**	0.35	0.97	0.32	0.66	25
15	0.78**	0.32	0.97	0.29	0.65	28
16	0.87**	0.52	0.98	0.50	0.75	13
17	0.74**	0.43	0.97	0.40	0.70	19
18	0.87**	0.59	0.89	0.48	0.74	16
19	0.75**	0.58	0.92	0.50	0.75	14
20	0.80**	0.72	0.88	0.60	0.80	10

条　目	一致性	敏感度	特异度	约登指数	AUC	预警效果排序
21	0.73**	0.34	0.96	0.30	0.65	27
22	0.70**	0.54	0.90	0.44	0.72	18
23	0.83**	0.20	0.96	0.16	0.58	34
24	0.72**	0.44	0.94	0.38	0.69	21
25	0.80**	0.31	0.96	0.27	0.64	30
26	0.87**	0.60	0.97	0.57	0.79	11
27	0.77**	0.28	10.00	0.28	0.64	29
28	0.81**	0.75	0.93	0.68	0.84	4
29	0.90**	0.85	0.93	0.78	0.89	1
30	0.80**	0.25	0.98	0.23	0.62	33
31	0.66**	0.34	0.98	0.32	0.66	26
32	0.58**	0.29	0.97	0.26	0.63	31
33	0.64**	0.37	0.98	0.35	0.68	24
34	0.62**	0.27	0.97	0.24	0.62	32
35	0.83**	0.85	0.89	0.74	0.87	2

注：*$p<0.05$；**$p<0.01$；以上分析基于 328 名观察者对 183 名案例的独立观察评分；AUC = area under curve，ROC 曲线下面积。

3. 总分预警方案结果

（1）橙色心理危机预警临界值的确定

以 PCSC 总分为检验变量（$n=183$），以 TAF 总分为状态变量（TAF＜9 计为 0，TAF ≥ 10 计为 1，状态变量的值设定为 1），做 ROC 曲线，见图 4-12。曲线下面积估计值详见表 4-33。PCSC 预测橙色心理危机（TAF ≥ 10）时的 ROC 曲线下面积为 0.97 ≥ 0.9，说明 PCSC 总分作为预测橙色心理危机的他评指标，具有非常好的诊断效果。

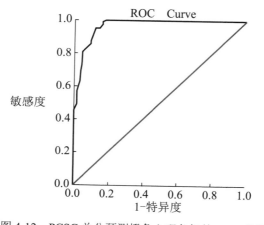

图 4-12　PCSC 总分预测橙色心理危机的 ROC 曲线图

Figure 4-12　The ROC Curve of PCSC Total Score Predicting Orange Psychological Crisis

表 4-33　PCSC 总分预测橙色心理危机的 ROC 曲线下面积
Table 4-33　The AUC of PCSC Total Score Predicting Orange Psychological Crisis

AUC	标准误	渐进 Sig.	渐近 95% 置信区间	
			下　限	上　限
0.971	0.010	0.000	0.951	0.991

注：AUC = area under curve，ROC 曲线下面积。

利用曲线坐标计算约登指数，根据约登指数大小，结合临床实际来确定临界值。从表 4-34 可见，以 PCSC 总分等于 9.75 作为诊断橙色心理危机的临界值，此临界值对应的约登指数最大，与坐标左上角的距离最小。结合临床实际，决定采用较为保守的取值策略，将 PCSC 的临界值取整数"9"。即当 PCSC 总分达到 9 分时，可发出橙色心理危机预警。

表 4-34　PCSC 总分预测橙色心理危机的 ROC 曲线坐标点
Table 4-34　ROC Curve Coordinates and Cutoff Points of PCSC Total Score Predicting Orange Psychological Crisis

序　号	临界值	敏感度	1- 特异度	约登指数
……	……	……	……	……
10	4.25	1	0.248	0.752
11	5.00	1	0.238	0.762
12	5.75	1	0.228	0.772
13	6.25	1	0.218	0.782
14	6.75	1	0.208	0.792
15	7.25	1	0.198	0.802
16	7.75	1	0.178	0.822
17	8.25	0.988	0.158	0.830
18	8.75	0.976	0.158	0.818
19	9.25	0.951	0.139	0.812
20	9.75	0.951	0.119	0.832
21	10.25	0.915	0.109	0.806
22	10.75	0.890	0.099	0.791
23	11.25	0.866	0.089	0.777
24	12.25	0.854	0.089	0.765
25	13.25	0.829	0.059	0.770
26	13.75	0.805	0.040	0.765
27	14.25	0.768	0.040	0.728
28	14.75	0.732	0.040	0.692
29	15.25	0.671	0.030	0.641
30	15.75	0.659	0.030	0.629
31	16.25	0.634	0.030	0.604
32	16.75	0.598	0.020	0.578
……	……	……	……	……

注：表中的临界值取两个临近的观测检验值的平均值。

（2）红色心理危机预警的临界值确定

以 PCSC 总分为检验变量，以 TAF 总分为状态变量（TAF ≤ 15 计为 0，TAF > 15 计为 1，状态变量的值设定为 1），做 ROC 曲线，见图 4-13。按照 TAF > 15 分的标准，有 54 人被诊断为红色心理危机，129 人被诊断为非红色危机。曲线下面积估计值详见表 4-35。PCSC 总分预测红色心理危机（TAF > 15）时的 ROC 曲线下面积为 0.92 ≥ 0.9，说明 PCSC 总分作为预测红色心理危机的他评指标，具有非常好的诊断效果。

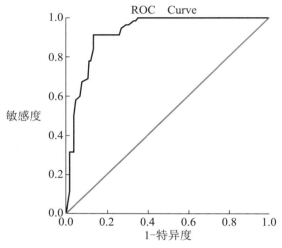

图 4-13　PCSC 总分预测红色心理危机的 ROC 曲线图

Figure 4-13　The ROC Curve of PCSC Total Score Predicting Red Psychological Crisis

表 4-35　PCSC 总分预测红色心理危机的 ROC 曲线下面积

Table 4-35　The AUC of PCSC Total Score Predicting Red Psychological Crisis

AUC	标 准 误	渐进 Sig.	渐近 95% 置信区间	
			下　限	上　限
0.922	0.019	0.000	0.884	0.960

注：AUC = area under curve，ROC 曲线下面积。

利用曲线坐标计算约登指数，根据约登指数大小，结合临床实际来确定临界值。从表 4-36 可见，以 PCSC 总分等于 14.25 作为诊断红色心理危机的临界值，此临界值对应的约登指数最大，与坐标左上角的距离最小。结合临床实际，决定采用较为保守的取值策略，将 PCSC 的临界值取整数"14"。即当 PCSC 总分达到 14 分时，即可发出红色心理危机预警。

表 4-36　PCSC 总分预测红色心理危机的 ROC 曲线坐标点

Table 4-36　ROC Curve Coordinates and Cutoff Points of PCSC Total Score Predicting Red Psychological Crisis

序　号	临界值	敏感度	1- 特异度	约登指数
……	……	……	……	……
10	4.25	1	0.411	0.589

续表

序　号	临界值	敏感度	1- 特异度	约登指数
11	5.00	1	0.403	0.597
12	5.75	1	0.395	0.605
13	6.25	1	0.388	0.612
14	6.75	1	0.380	0.620
15	7.25	1	0.372	0.628
16	7.75	1	0.357	0.643
17	8.25	0.981	0.341	0.640
18	8.75	0.981	0.333	0.648
19	9.25	0.963	0.310	0.653
20	9.75	0.963	0.295	0.668
21	10.25	0.944	0.271	0.673
22	10.75	0.907	0.264	0.643
23	11.25	0.907	0.240	0.667
24	12.25	0.907	0.233	0.674
25	13.25	0.907	0.194	0.713
26	13.75	0.907	0.163	0.744
27	14.25	0.907	0.140	0.767
28	14.75	0.852	0.140	0.712
29	15.25	0.778	0.124	0.654
30	15.75	0.778	0.116	0.662
31	16.25	0.741	0.116	0.625
32	16.75	0.685	0.109	0.576
33	17.25	0.667	0.078	0.589
……	……	……	……	……

注：表中的临界值取两个临近的观测检验值的平均值。

4. 单条目预警方案结果

为了获得更好的预警效果，在修订后的 PCSC 30 个条目中，找出特异度高的条目作为单条目预警方案的指标。也就是说，当这些条目为阳性时，可以比较有把握地预警心理危机，假阳性率 ≤ 5%。检索表 4-37 中的条目发现，有 10 个条目符合该要求。表 4-37 呈现了这些条目的特异度和假阳性率。组织 5 名心理危机领域的专家进行讨论后达成一致意见，认为这 10 个条目均具有较高的内容效度，适合作为单条目预警指标。然后，请专家们对条目的重要性进行排序，并根据条目的重要性对预警级别进行了划分。其中，"留遗书""与他人讨论自杀的方法""表达自杀的想法或计划"列为红色心理危机预警指标，其余的 7 个条目作为橙色心理危机预警指标。

表 4-37   PCSC 单条目预警方案专家讨论结果

Table 4-37   The Expert Discussion Results of PCSC Single-item Warning Strategy

序号	条目内容	假阳性率	特异度	预警级别
1	留遗书	0	1	红色
2	故意伤害自己的身体	2%	0.98	橙色
3	与他人讨论自杀的方法	2%	0.98	红色
4	无故与亲朋好友告别	2%	0.98	橙色
5	故意毁物或威胁要毁物	3%	0.97	橙色
6	故意伤人或威胁要伤人	3%	0.97	橙色
7	突然从事高度危险的行为，如过度饮酒或使用药物、毒品等	3%	0.97	橙色
8	表达自杀的想法或计划	3%	0.97	红色
9	声称内心所想尽人皆知	4%	0.96	橙色
10	听到不存在的声音或看到不存在的事物	4%	0.96	橙色

注：假阳性率 = 1－ 特异度 = 假阳性人数 /（真阴性人数 + 假阳性人数）× 100%

5. 多条目组合预警方案结果

多条目组合预警方案的目标是，从余下的 20 个 PCSC 非单条目预警条目中找出精简的多条目组合。在该方案下，个体的 PCSC 总分无须达到预警标准，单独采用该方案进行行为观察即可实现心理危机预警，因此能够提高心理危机预警的总体敏感度。采用监督式机器学习模型建模，使用支持向量机作为预测模型。基于 82 个心理危机和 101 个非心理危机样本（n=183），分别采用线性、高斯和多项式三种核函数来建立模型。判断模型优劣的首要指标为准确度，其次为敏感度和特异度。由图 4-14 可见，线性核函数和多项式核函数模型均适合拟合当前的数据，两类核函数的准确度、敏感度和特异度指标差异不大（由热度图颜色的深浅来表示）。由图 4-15 进一步可知，线性核函数和多项式核函数拟合下的 AUC 非常接近，分别为 0.946 和 0.951，故将分别采用线性核函数和多项式核函数来建立模型，并根据模型拟合度结果来选择最优拟合度的核函数模型。

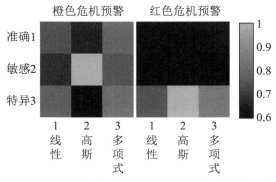

图 4-14   三种核函数拟合橙色和红色心理危机的准确度、敏感度、特异度交叉验证热度图

Figure 4-14   The Heat Maps of Cross-validated Accuracy，Sensitivity and Specificity Fitted by Three Kernel

Functions Predicting Orange and Red Psychological Crisis

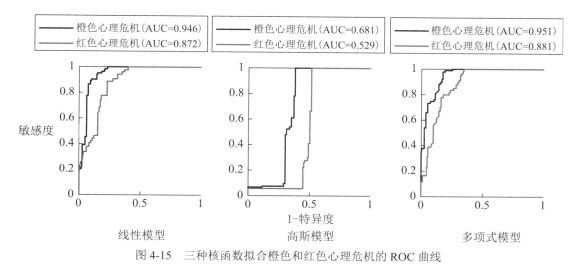

图 4-15　三种核函数拟合橙色和红色心理危机的 ROC 曲线

Figure 4-15　The ROC Curve Fitted by Three Kernel Functions Predicting Orange and Red Psychological Crisis

　　接下来，采用了 Backward selection 法建立 SVM 模型，找出能够准确预警心理危机的多条目组合，首要的判别指标为准确度，如果不同的条目组合具有同样的准确度，则选择最为精简的一个（Yu et al.，2016）。在模型拟合过程中，每次轮流去掉一个条目，然后比较剩余条目所建立的各个模型的预测准确度的差异（例如 N 个条目，轮流删除 1 个，建立 N 个模型，每个模型都有 N-1 个自变量），并把预测准确度最高的那个模型保留。

　　首先采用线性核函数来预测橙色心理危机，具体结果详见图 4-16 和表 4-38。由表 4-38 可详知，3 个条目预测橙色心理危机的准确度最高（0.9180），且最为精简。该 3 个条目分别为："变得烦躁不安，易发脾气""认为自己一无是处、没有价值""认为自己的问题无法解决、无人帮助"。该 3 个条目对应于个体处于易激惹、无价值、无望的心理危机状态。

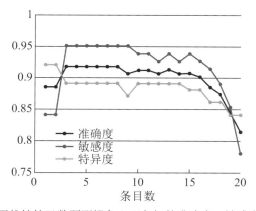

图 4-16　采用线性核函数预测橙色心理危机的准确度、敏感度和特异度指标

Figure 4-16　Accuracy，Sensitivity and Specificity by Using Linear Kernel Function to Predict Orange Psychological Crisis

表 4-38　采用线性核函数预测橙色心理危机的准确度、敏感度和特异度指标

Table 4-38　Accuracy，Sensitivity and Specificity by Using Linear Kernel Function to Predict Orange Psychological Crisis

条目数	准确度	敏感度	特异度
20	0.8142	0.7805	0.8416
19	0.8470	0.8537	0.8416
18	0.8743	0.8902	0.8614
17	0.8852	0.9146	0.8614
16	0.9016	0.9268	0.8812
15	0.9071	0.9390	0.8812
14	0.9071	0.9268	0.8911
13	0.9126	0.9390	0.8911
12	0.9071	0.9268	0.8911
11	0.9126	0.9390	0.8911
10	0.9126	0.9390	0.8911
9	0.9071	0.9512	0.8713
8	0.9180	0.9512	0.8911
7	0.9180	0.9512	0.8911
6	0.9180	0.9512	0.8911
5	0.9180	0.9512	0.8911
4	0.9180	0.9512	0.8911
3	0.9180	0.9512	0.8911
2	0.8852	0.8415	0.9208
1	0.8852	0.8415	0.9208

接下来，采用线性核函数预测红色心理危机，具体结果详见图 4-17 和表 4-39。由表 4-39 可详知，5 个条目预警红色心理危机的准确度最高（0.8525），且最为精简。该 5 个条目分别为："难以和他人有效交流""表现出混乱而无目的的行为""坚信周围的人和事都与自己有关""漫无目的地四处游荡，不知自己身在何处""认为自己的问题无法解决、无人帮助"。该 5 个条目对应于个体在心理危机状态下表现出的认知和定向力的受损，表明个体处于严重的心理危机状态，需要专业人员的立即干预介入。

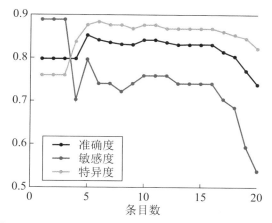

图 4-17　采用线性核函数预测红色心理危机的准确度、敏感度和特异度指标

Figure 4-17　Accuracy，Sensitivity and Specificity by Using Linear Kernel Function to Predict Red Psychological Crisis

表 4-39　采用线性核函数预测红色心理危机的准确度、敏感度和特异度指标

Table 4-39　Accuracy，Sensitivity and Specificity by Using Linear Kernel Function to Predict Red Psychological Crisis

条 目 数	准 确 度	敏 感 度	特 异 度
20	0.7377	0.5370	0.8217
19	0.7705	0.5926	0.8450
18	0.8033	0.6852	0.8527
17	0.8142	0.7037	0.8605
16	0.8306	0.7407	0.8682
15	0.8306	0.7407	0.8682
14	0.8306	0.7407	0.8682
13	0.8306	0.7407	0.8682
12	0.8361	0.7593	0.8682
11	0.8415	0.7593	0.8760
10	0.8415	0.7593	0.8760
9	0.8306	0.7407	0.8682
8	0.8306	0.7222	0.8760
7	0.8361	0.7407	0.8760
6	0.8415	0.7407	0.8837
5	0.8525	0.7963	0.8760
4	0.7978	0.7037	0.8372
3	0.7978	0.8889	0.7597
2	0.7978	0.8889	0.7597
1	0.7978	0.8889	0.7597

下一步，采用多项式核函数来预测橙色心理危机，具体结果见图 4-18 和表 4-40。由表 4-40 可详知，3 个条目预警橙色心理危机的精确度最高（0.9180），且最为精简。该 3 个条目分别为："变得烦躁不安，易发脾气""认为自己一无是处、没有价值""认为自己的问题无法解决、无人帮助"。此结果和采用线性核函数拟合的结果完全一致。

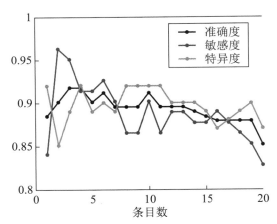

图 4-18　采用多项式核函数预测橙色心理危机的准确度、敏感度和特异度指标

Figure 4-18　Accuracy，Sensitivity and Specificity by Using Polynomial Kernel Function to Predict Orange Psychological Crisis

表 4-40　采用多项式核函数预测橙色心理危机的准确度、敏感度和特异度指标

Table 4-40　Accuracy，Sensitivity and Specificity by Using Polynomial Kernel Function to Predict Orange Psychological Crisis

条 目 数	准 确 度	敏 感 度	特 异 度
20	0.8525	0.8293	0.8713
19	0.8798	0.8537	0.9010
18	0.8798	0.8659	0.8911
17	0.8798	0.8780	0.8812
16	0.8798	0.8902	0.8713
15	0.8852	0.8780	0.8911
14	0.8907	0.8780	0.9010
13	0.8962	0.8902	0.9010
12	0.8962	0.8902	0.9010
11	0.8962	0.8659	0.9208
10	0.9126	0.9024	0.9208
9	0.8962	0.8659	0.9208
8	0.8962	0.8659	0.9208
7	0.8962	0.9024	0.8911
6	0.9126	0.9268	0.9010

续表

条 目 数	准 确 度	敏 感 度	特 异 度
5	0.9016	0.9146	0.8911
4	0.9180	0.9146	0.9208
3	0.9180	0.9512	0.8911
2	0.9016	0.9634	0.8515
1	0.8852	0.8415	0.9208

最后，采用多项式核函数预测红色心理危机，具体结果见图 4-19 和表 4-41。由表 4-41 可详知，10 个条目预警红色心理危机的精确度最高（0.8743），且最为精简。该 10 个条目分别为："反应变得迟钝""变得烦躁不安，易发脾气""不停地哭泣""过分地恐惧担心""表现出冲动失控的言行""表现出混乱而无目的的行为""漫无目的地四处游荡，不知道自己身在何处""认为生活没有意义、没有希望""认为自己一无是处、没有价值""认为自己的问题无法解决、无人帮助"。

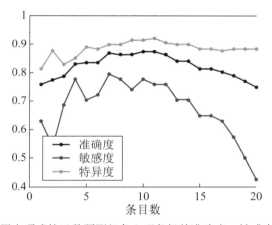

图 4-19　采用多项式核函数预测红色心理危机的准确度、敏感度和特异度指标

Figure 4-19　Accuracy，Sensitivity and Specificity by Using Polynomial Kernel Function to Predict Red Psychological Crisis

表 4-41　采用多项式核函数预测红色心理危机的准确度、敏感度和特异度指标

Table 4-41　Accuracy，Sensitivity and Specificity by Using Polynomial Kernel Function to Predict Red Psychological Crisis

条 目 数	准 确 度	敏 感 度	特 异 度
20	0.7486	0.4259	0.8837
19	0.7705	0.5000	0.8837
18	0.7923	0.5741	0.8837
17	0.8033	0.6296	0.8760
16	0.8142	0.6481	0.8837
15	0.8142	0.6481	0.8837

条 目 数	准 确 度	敏 感 度	特 异 度
14	0.8415	0.7037	0.8992
13	0.8415	0.7037	0.8992
12	0.8634	0.7593	0.9070
11	0.8743	0.7593	0.9225
10	0.8743	0.7778	0.9147
9	0.8634	0.7407	0.9147
8	0.8634	0.7778	0.8992
7	0.8689	0.7963	0.8992
6	0.8361	0.7222	0.8837
5	0.8361	0.7037	0.8915
4	0.8306	0.7778	0.8527
3	0.7869	0.6852	0.8295
2	0.7760	0.5370	0.8760
1	0.7596	0.6296	0.8140

比较线性核函数和多项式核函数的模型拟合结果，可以发现，线性核函数和多项式核函数在预测橙色心理危机时结果一致，但在预测红色心理危机时不一致。相比之下，线性核函数的拟合结果更为精简，更具临床应用价值，故本研究决定采用线性核函数的拟合结果。即采用 3 个条目组合来预警橙色心理危机，采用 5 个条目组合来预警红色心理危机。

（三）本节小结

在本节中，分别在高校、精神病专科医院、综合医院急诊科、社会心理咨询和危机干预机构、企业心理健康部门等多中心采集了 183 份有效数据，根据专业人员对个案的 TAF 评估结果，其中有 82 人被诊断为橙色心理危机，列为危机组，101 人被诊断为非危机，列为对照组。在 82 名危机组个案中，有 54 人达到了红色心理危机的诊断标准。非参数检验发现，危机组和对照组在 PCSC 和所有心理健康评定量表上的得分均存在非常显著的差异，表明两组确为不同质的群体。和对照组相比，危机组个案表现出更多的心理危机征兆，同时存在较高的绝望感、较高的心理痛苦水平，以及较高的心理病理症状，说明 PCSC 具有满意的区分效度。PCSC 与 TAF 评估之间的 Spearman' rho 高达 0.90，与其他自评工具间也具有 0.74 ～ 0.85 的相关系数，进一步说明 PCSC 具有较好的校标效度。计算每个条目在 2 个独立观察者之间的 Kendall's tau-b 发现，所有条目的 Kendall's tau-b 均大于 0.5，总量表的 Kendall's tau-b 达到了 0.84，说明 PCSC 具有较高的评分者一致性信度。根据每个条目的约登指数和 ROC 曲线分析得到的 AUC 值，删除了 5 个预警效果差的条目。至此，经过两轮 Delphi 专家咨询和两轮施测，对 PCSC 进行了多轮讨论和修订，确定了 30 个条目的 PCSC 作为最终修订版。

基于 183 份有效数据，制定了 3 种心理危机预警方案：总分预警方案、单条目预警方案、多条目组合预警方案。首先，采用 ROC 曲线分析来确定橙色和红色心理危机的 PCSC 总分最佳预警临界值。根据约登指数最大时所对应的临界值，确定 PCSC 总分达到 9 分时，可发出橙色心理危机预警；总分达到 14 分，可发出红色心理危机预警。接着，找出了 10 个假阳性率低于 5% 的条目作为单条目预警方案。该方案有利于迅速发现可能存在心理危机的个体，例如，当某人被发现"留遗书"时，可以直接预警红色心理危机，并启动心理危机干预程序。最后，采用监督式机器学习的分析方法，确立了多条目组合的预警方案。该方案发现，当"变得烦躁不安，易发脾气""认为自己一无是处、没有价值""认为自己的问题无法解决、无人帮助"这 3 个条目组合来预警橙色心理危机具有较高的准确度；"难以和他人有效交流""表现出混乱而无目的的行为""坚信周围的人和事都与自己有关""漫无目的地四处游荡，不知自己身在何处""认为自己的问题无法解决、无人帮助"这 5 个条目来预警红色心理危机具有较高的准确度。

综上，单条目预警方案和多条目组合预警方案作为总分预警方案的补充，可以提高心理危机的总体预警敏感度，为心理危机的早期发现和早期干预提供更为有效的预警工具。后续的研究尚需对以上预警方案进行检验，并通过新的样本，来进一步确定多条目组合预警方案的最佳临界值。

第四节　心理危机征兆检查表预警效果的检验

一、对象和方法

（一）研究对象

研究对象包括从 2016 年 12 月初至 2017 年 4 月底，在广东省多个中心（包括高校、医院和社会机构）采集到的疑似心理危机样本。

按照本研究对于心理危机的操作性定义，疑似心理危机个案需具备以下特征：（1）个体当下的心理稳定状态被破坏了；（2）个体的常用应对机制无法使个体恢复心理稳定状态；（3）由心理危机所致的精神痛苦使个体的社会功能严重受损。

故本研究的样本入组需满足下述条件之一：（1）表现出自杀、自伤或暴力伤人、毁物的行为征兆，但尚未实施；（2）近期已实施了自杀未遂、自伤或暴力伤人、毁物的行为；（3）表现出绝望情绪，表现出极为严重、难以缓解的心理痛苦或处于心理崩溃的边缘；（4）表现出其他可能预示着心理危机的行为征兆，如严重的社交退缩、混乱的言行、精神病症状（幻觉、妄想等）以及偏执的言语表达等。

共有 240 名个案符合入组条件，其中，217 名个案采集到了完整的数据，即，包括有效的 TAF 和 PCSC 评估数据，有效样本占总样本的 90.4%。有效样本的最小年龄 12 岁，最大年龄 76 岁，平均年龄 32.0±15.1 岁；其中，男性 87 人（40.1%），女性 130 人（59.9%）。有效样本的来源分布如下：高校 68 人（31.3%），医院 130 人（59.9%），社会机构 19 人（8.8%）。

参与本研究数据采集的各中心专业人员共计 23 人，主要包括以下三大类职业：（1）具有处理心理危机经验的高校教师和心理咨询师；（2）具有处理心理危机相关经验的综合医院急诊科医生和护士、精神科医生和护士；（3）社会咨询机构中具有处理心理危机经验的咨询师。专业人员的最小年龄 26 岁，最大年龄 44 岁，平均年龄 36.0±5.0 岁，平均工作年限为 8.0±4.4 年。其中男性 7 人（30.4%），女性 16 人（69.6%）。

职称情况分布如下：初级职称 1 人（4.3%），中级职称 17 人（73.9%），高级职称 5 人（21.7%）。

（二）研究流程

首先，对同意参与本研究的心理危机专业人员进行培训。培训的主要内容包括：（1）本研究的主要目的、背景和意义；（2）心理危机的常见表现，如何识别疑似心理危机个案；（3）如何使用 TAF 评估系统对个案进行评估；（4）如何指导个案的亲朋好友填写 PCSC；（5）如何进行初步的心理危机干预，以及如何进行个案的转介。

个案入组后，参与本研究的专业人员先向个案及其家属解释本研究需要完成的评估步骤，向其强调，会对个案的数据资料完全保密，并取得个案和家属的口头知情同意。接着由专业人员对疑似心理危机个案进行 TAF 评估，再找 1 名熟悉该个案情况的亲朋好友采用 PCSC 对个案进行他评；或者先由熟悉个案情况的亲朋好友完成 PCSC 他评，然后再由危机专业人员完成 TAF 评估。TAF 评估和 PCSC 评估之间的时间间隔限定在 2 天以内，超过 2 天者视为无效数据。为了保证数据采集的质量，为每份有效数据的负责人支付数据采集和评估报酬。评估完成后，在获得入组个案知情同意的情况下，由专业人员对其进行初步的心理危机干预，或转介至专业机构做进一步的心理干预和治疗。

（三）研究工具

1. 个体心理危机他评量表（Triage Assessment Form，TAF），同第三章第一节。

在本节研究中，仍然将此评估得分作为诊断是否存在心理危机的金标准，即，当总分小于 10 分时，诊断为无心理危机；当总分为 10 ~ 15 分时，诊断为橙色危机（表示程度较轻的心理危机）；当总分大于 15 分时，诊断为红色危机（表示程度较重的心理危机）。

2. 心理危机征兆检查表（Psychological Crisis Signs Checklist，PCSC）

在前期工作的基础上，研发了 PCSC 作为心理危机征兆预警工具。该量表为他评量表，共 30 个条目。指导语强调，请观察者对观察对象最近一周内的言谈举止和行为表现进行评估，采用 2 级评分，0= 否，1= 是，分数范围 0 ~ 30 分，分数越高表示观察对象越有可能处于心理危机状态。在本节中，该量表的 Cronbach's α 为 0.76。

（四）统计分析

采用 SPSS20.0 进行统计分析。连续型变量报告平均数和标准差，分类变量报告频数和百分率。采用交叉表分析报告 TAF 诊断和 PCSC 预警诊断之间的一致性程度，采用 Pearson x^2 检验考察分类变量间是否具有显著的相关关系。采用 Kappa 检验来考察 PCSC 预警诊断和金标准 TAF 评分诊断的一致性程度。Kappa 检验（k）常常用于诊断实验中，考察待评价的诊断与金标准的一致性，**Kappa** 值显著表示两种方法测定结果的实际一致率与随机一致率之间的差别具有显著意义（陈平雁，黄浙明，2012）。

分别计算分级预警诊断（区分橙色和红色心理危机）和非分级预警诊断（不区分橙色和红色心理危机）的准确度，准确度的计算公式为预警诊断准确的人数之和 / 总人数 ×100%。计算各预警方案中非分级预警诊断的敏感度、特异度和约登指数，以评估不同预警方案的总体预警诊断结果。敏感度（真阳性率），是指在所有 TAF 诊断为心理危机的人群中，PCSC 预警方案诊断为"是"的百分比，即真阳性人数 /（真阳性人数 + 假阴性人数）×100%。特异度（真阴性率），是指在所有 TAF 诊断为非危机的人群中，PCSC 预警方案诊断为"否"的百分比，即真阴性人数 /（真阴性人数 + 假阳性人数）×100%。约登指数的计算公式为：敏感度 + 特异度 −1。

采用 ROC 曲线来计算多条目组合预警方案的最佳临界值。ROC 曲线下面积值（AUC）采用非参数法估计，$p < 0.05$ 表示差异有统计学意义。在 AUC > 0.5 的情况下，AUC 越接近于 1，说明诊断效果越好。AUC = 0.5 时，说明诊断方法完全不起作用，无诊断价值；AUC 在 0.5 ~ 0.7 时表明有较低准确性，AUC 在 0.7 ~ 0.9 时有一定准确性，AUC 在 0.9 以上时有较高准确性（潘宝骏等，2003）。通过 ROC 曲线下坐标，计算出敏感度、特异度和约登指数，作为划定诊断临界值的统计指标。作为总分预警方案的补充方案，多条目组合预警方案需具有较高的特异度，以减少采用多种预警方案可能带来的假阳性率高的问题。故在选取临界值时，首要的统计参考指标为特异度 ≥ 0.95，即假阳性率低于 5%。在统计学上，5% 的错误率被认为是可以被接受的随机误差（郭志刚，1999）。其次的统计参考指标为约登指数，当多个临界值的特异度 ≥ 0.95，选取约登指数最大者所对应的临界值。

为了比较各种预警方案（方案 1=PCSC 总分预警方案，方案 2= 单条目预警方案，方案 3= 方案 1 与方案 2 组合预警方案）的敏感度、特异度和约登指数，以选择最优的心理危机预警方案组合方式。

二、研究结果

（一）数据的描述性结果

1. TAF 评估的描述性结果

TAF 评估总分范围在 3 ~ 30 分，图 4-20 呈现了 217 名有效个案 TAF 总分的频数分布情况。表 4-42 报告了 TAF 三个维度评分以及总分的描述性统计结果。

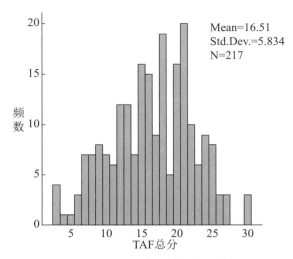

图 4-20　TAF 总分频数分布直方图

Figure 4-20　The Frequency Distribution Histogram of TAF Total Scores

表 4-42　TAF 评估的描述性统计（ n=217 ）

Table 4-42　Descriptive Statistics of TAF Rating（ n=217 ）

变　　量	最 小 值	最 大 值	平 均 数	标 准 差
情感严重性量表	1	10	5.97	1.98
行为严重性量表	1	10	5.20	2.15
认知严重性量表	1	10	5.34	2.13
TAF 总分	3	30	16.51	5.83

注：TAF=Triage Assessment Form，心理危机三维评估体系。

把 TAF 评估总分重新编码为分类变量，进行心理危机诊断的频数统计。将 TAF 总分≤ 9 分计为 0，表示无危机；TAF 总分 10 ～ 15 分计为 1，表示橙色心理危机；TAF 总分＞ 15 分计为 2，表示红色心理危机。结果显示，有 31 人（14.3%）被诊断为无危机，60 人（27.6%）被诊断为橙色心理危机，126 人（58.1%）被诊断为红色心理危机。将橙色和红色心理危机人数相加，共 186 人（85.7%）被诊断为心理危机个案。

2. PCSC 评估的描述性结果

在本节研究中，PCSC 总分最小值为 0 分，最大值为 23 分，平均值为 9.02±4.64。图 4-21 显示了 PCSC 总分的频数分布情况。

把 PCSC 评分总分重新编码为分类变量，进行危机预警诊断频数统计。将 PCSC 总分＜ 9 分计为 0，表示未达到心理危机的预警标准；总分 9 ～ 13 分计为 1，表示橙色心理危机预警；总分≥ 14 分计为 2，表示红色心理危机预警。结果显示，113 人（52.1%）被诊断为无危机预警，62 人（28.6%）达到了橙色心理危机的预警标准，42 人（19.3%）达到了红色心理危机的预警标准。

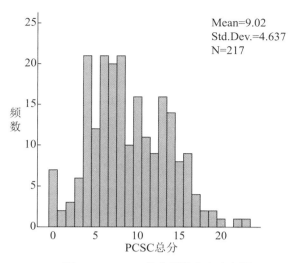

图 4-21　PCSC 总分频数分布直方图

Figure 4-21　The Frequency Distribution Histogram of PCSC Total Scores

（二）各种预警方案对个体心理危机预警的效果

1. 总分预警方案结果

按照 TAF 总分对个案数据进行诊断分类，并将其设为行（0 ～ 9 = 0，10 ～ 15 = 1，> 15 = 2），将 PCSC 总分预警诊断设为列（0 ～ 8 = 0，9 ～ 13 = 1，≥ 14 = 2），做交叉表分析，以评估 PCSC 总分预警方案的效果。具体频数分布见表 4-43。卡方检验发现，Pearson x^2（4）= 73.81，$p<0.001$，说明 TAF 诊断和 PCSC 总分预警诊断之间具有显著的相关关系。Kappa 检验结果发现，k = 0.159，$p < 0.001$，说明 TAF 诊断与 PCSC 总分预警诊断之间的一致性虽然达到了显著性水平，但吻合度较弱。[Kappa 值范围为 -1~1，一般认为，0~0.20 表示一致性较低（slight），0.21~0.40 表示一致性一般（fair），0.41~0.60 表示一致性中等（moderate），0.61~0.80 表示一致性很高（substantial），0.81~1 表示几乎完全一致（almost perfect）]。

表 4-43　TAF 诊断 *PCSC 总分预警诊断交叉表分析：频数（% 占 TAF 诊断）

Table 4-43　Crosstabulation Analysis of TAF Diagnosis * PCSC Total Score Warning Diagnosis：Frequency（% within TAF Diagnosis）

变　量		PCSC 总分预警诊断			合　计
		0	1	2	
TAF 诊断	0	31（100%）	0（0%）	0（0%）	31（100%）
	1	46（76.7%）	12（20%）	2（3.3%）	60（100%）
	2	36（28.6%）	50（39.7%）	40（31.7%）	126（100%）
	合计	113（52.1%）	62（28.6%）	42（19.3%）	217（100%）

注：TAF=Triage Assessment Form，心理危机三维评估体系；PCSC= Psychological Crisis Signs Checklist，心理危机征兆检查表。

计算 PCSC 总分预警方案分级预警心理危机的准确度。在 31 名 TAF 诊断为无危机的个案中，31 人均被正确预警为无危机，准确度为 100%；在 60 名 TAF 诊断为橙色心理危机的个案中，12 人被正确预警为橙色心理危机，准确度为 20%；在 126 名 TAF 诊断为红色心理危机的个案中，40 人被正确预警为红色心理危机，准确度为 31.7%。分级预警的总体准确度为（31 + 12 + 40）/ 217×100% = 38.2%。

将 TAF 总分＜10 分者计为"0"，TAF 总分≥10 分者计为"1"；将 PCSC 总分＜9 分者计为"0"，PCSC 总分≥9 分者计为"1"，对 PCSC 总分预警方案的非分级预警诊断进行敏感度和特异度分析（表 4-44）。结果发现，敏感度为 0.56，特异度为 1.0，约登指数为 0.56。非分级预警的准确度为（31 + 104）/ 217×100% = 62.2%。

表 4-44 TAF 诊断 *PCSC 总分非分级预警诊断交叉表分析：频数（% 占 TAF 诊断）
Table 4-44 Crosstabulation Analysis of TAF Diagnosis * PCSC Total Non-graded Warning Diagnosis : Frequency（% within TAF Diagnosis）

变　量		PCSC 总分预警诊断		
		0	1	合　计
TAF 诊断	0	31（100%）	0（0%）	31（100%）
	1	82（44.1%）	104（55.9%）	186（100%）
	合计	113（52.1%）	104（47.9%）	217（100%）

注：TAF=Triage Assessment Form，心理危机三维评估体系；PCSC= Psychological Crisis Signs Checklist，心理危机征兆检查表。

2. 单条目预警方案结果

将下述 PCSC 7 个条目中任一条目阳性者计为"1"：13"故意毁物或威胁要毁物"、14"故意伤人或威胁要伤人"、15"故意伤害自己的身体"、16"突然从事高度危险的行为，如过度饮酒或使用药物、毒品等"、20"声称内心所想尽人皆知"、23"听到不存在的声音或看到不存在的事物"、29"无故与亲朋好友告别"，表示橙色心理危机预警；将下述 PCSC 3 个条目中任一条目为阳性者计为"2"：24"表达自杀的想法或计划"、25"留遗书"、28"与他人讨论自杀的方法"，表示红色心理危机预警。当某个案既符合红色心理危机的预警标准，又符合橙色心理危机的预警标准时，列为红色心理危机，计为"2"；当某个案既不符合红色心理危机的预警标准，也不符合橙色心理危机的预警标准，即以上 10 个条目均为阴性者，则计为"0"，表示无危机预警。

结果显示，单条目预警方案发现无危机预警 75 人（34.6%），橙色心理危机预警 58 人（26.7%），红色心理危机预警 84 人（38.7%）。将 TAF 诊断设为行（0～9 = 0，10～15 = 1，＞15 = 2），单条目预警诊断设为列（无预警 = 0，橙色心理危机预警 = 1，红色心理危机预警 = 2），做交叉表分析，以评估 PCSC 单条目预警方案的预警效果。具体频数分布见表 4-45。卡方检验发现，Pearson x^2 = 43.31（4），$p < 001$，说明 TAF 诊断和单条目预警诊断之间具有显著的相关关系。Kappa 检验结果发现，k = 0.187，$p < 0.001$，说明 TAF 诊断与单条目预警诊断之间的一致性虽然达到了显著性水平，但吻合度较弱。

表 4-45　TAF 诊断 * 单条目预警诊断交叉表分析：频数（% 占 TAF 诊断）
Table 4-45　Crosstabulation Analysis of TAF Diagnosis * Single-item Warning Diagnosis：Frequency
（% within TAF Diagnosis）

变　量		单条目预警诊断			
		0	1	2	合　计
TAF 诊断	0	20（64.5%）	6（19.4%）	5（16.1%）	31（100%）
	1	33（55.0%）	15（25.0%）	12（20.0%）	60（100%）
	2	22（17.5%）	37（29.4%）	67（53.2%）	126（100%）
	合计	75（34.6%）	58（26.7%）	84（38.7%）	217（100%）

注：TAF=Triage Assessment Form，心理危机三维评估体系。

计算单条目预警方案分级预警心理危机的准确度。在 31 名 TAF 诊断为无危机的个案中，20 人均被正确预警为无危机，准确度为 64.5%；在 60 名 TAF 诊断为橙色心理危机的个案中，15 人被正确预警为橙色心理危机，准确度为 25.0%；在 126 名 TAF 诊断为红色心理危机的个案中，67 人被正确预警为红色心理危机，准确度为 53.2%。分级预警的总体准确度为（20 +15 +67）/ 217 × 100% = 47.0%。

将 TAF 总分 < 10 分者计为 "0"，TAF 总分 ≥ 10 分者计为 "1"；将单条目预警方案中无危机预警者计为 "0"，橙色和红色心理危机预警者统一计为 "1"，对单条目预警方案的非分级预警结果进行敏感度和特异度分析（表 4-46）。结果发现，敏感度为 0.70，特异度为 0.65，约登指数为 0.35。非分级预警的准确度为（20 + 131）/ 217 × 100% = 69.6%。

表 4-46　TAF 诊断 * 单条目非分级预警诊断交叉表分析：频数（% 占 TAF 诊断）
Table 4-46　Crosstabulation Analysis of TAF Diagnosis * Single-item Non-graded Warning Diagnosis：
Frequency（% within TAF Diagnosis）

变　量		单条目预警诊断		合　计
		0	1	
TAF 诊断	0	20（64.5%）	11（35.5%）	31（100%）
	1	55（29.6%）	131（70.4%）	186（100%）
	合计	75（34.6%）	142（65.4%）	217（100%）

注：TAF=Triage Assessment Form，心理危机三维评估体系。

3. 两种预警方案及其组合方案的预警效果比较

将两种不同预警方案及其组合方案的预警效果进行比较，表 4-47 列出了不同方案的预警准确程度的指标（敏感度、特异度、约登指数、分级预警和非分级预警的准确度），以及表示预警方案与金标准 TAF 评分一致性的指标（k 值）进行比较。在单独预警的情况下，方案 1 的敏感度偏低，特异度很高，约登指数较高，预警准确度尤其是分级预警准确性方面较低；方案 2 的敏感度和特异度均在合理范围，但约登指数偏小，预警准确度尤其是分级预警准确性方面比方案 1 高一些；方案 1 与 2 组合在各项指标上都比方案 1 或方案 2 要好些；但是三个方案与金标准 TAF 评分一致性的指标（k 值）还不够理想。

表 4-47　三种预警方案及其组合的预警效果比较

Table 4-47　Comparison of Warning Effectiveness between the Three Warning Strategies and their Combinations

预警方案	敏 感 度	特 异 度	约登指数	分级预警准确度	非分级预警准确度	k 值
1	0.56	10.0	0.56	38.2%	62.2%	0.159
2	0.70	0.65	0.35	47.0%	69.6%	0.187
1 与 2 组合	0.76	0.65	0.41	53.9%	74.2%	0.267

注：方案 1= 总分预警方案；方案 2= 单条目预警方案；方案 3= 方案 1 与方案 2 的组合预警方案。

4. 条目组合预警方案的基本思路与做法

上述两个方案与两者组合方案（第三方案）的预警效果尤其是与金标准 TAF 评分一致性的指标（k 值）都未达最佳，因此，需要考虑不用单条目而是用条目的各种组合，找到最佳的组合方式，使之既有高的预警效果，并能与金标准 TAF 评分有高度的一致性。

具体操作性方法如下。

第一步：先做单个题目的诊断效果（前面方案 2 实际上已经完成），得出 7 个题目赋分为 1，3 个题目赋分为 2，然后计算单条目方法的诊断预警效果与 TAF 诊断之间的吻合度。

第二步：将 3 个赋分为"2"的条目与 7 个赋分为"1"的条目保持单条目，将 10 个原来赋分为"0"的项目赋分为"0.5"，然后两两组合，这样得出 5 组赋分为"1"组合，然后计算这个组合方法的诊断预警效果与 TAF 诊断之间的吻合度。

第三步：将 3 个赋分为"2"的条目与 7 个赋分为"1"的条目保持单条目，再将 7 个赋分为"1"的条目两两组合，得出 4 组赋分为"2"的组合条目，再将 10 个原来赋分为"0"的项目赋分为"0.5"，然后两两组合，这样得出 5 组赋分为"1"的组合，然后计算这个方法的诊断预警效果与 TAF 诊断之间的吻合度。

第四步：将 3 个赋分为"2"的条目与 7 个赋分为"1"的条目保持单条目，再将 7 个赋分为"1"的条目两两组合，得出 4 组赋分为"2"的组合条目，再将 10 个原来赋分为"0"的项目赋分为"0.5"，然后两两组合，这样得出 5 组赋分为"1"的组合条目，然后再将 7 个赋分为"1"的条目与 5 组赋分为"1"的组合条目组合为 7 个赋分为"2"的三三组合，最后计算这个方法的诊断预警效果与 TAF 诊断之间的吻合度。

比较四种方法的诊断预警效果，选出与 TAF 诊断之间的吻合度最高的组合方法，作为最佳方法。

根据这个思路与做法，我们完成了多条目组合预警方案的探索，结果表明，第四步得出的组合方案是最佳方案，无论是诊断预警效果还是吻合度均基本达到理想水平，因此将这个组合方案作为设计"个体心理危机实时监测与干预系统"的方案。

三、本节研究小结

在本节中，分别检验了三种预警方案在预警心理危机时的预警效果，预警方案首要评价指标为准确度高，敏感度和特异度均在合理范围，然后再综合考虑约登指数以及 k 值。

结果发现，以总分预警方案（方案 1）、单项目预警方案（方案 2）以及方案 1 与方案 2 的组合方案（方案 3）的预警效果还不够理想，应该采用条目组合为基本单元的项目组合预警方案。该预警方案的预警效果仍需进一步的实证研究检验。

第五节　心理危机征兆研究的讨论与总结

一、心理危机征兆检查表信效度的讨论

本研究的首要目标是编制一套心理危机征兆识别和预警工具，该预警工具属于他评量表，其使用对象为心理危机守门人。心理危机守门人并非精神卫生专业人员，故本研究工具的编制过程既不同于传统的自评量表编制程序，也不同于简明精神病评定量表（The Brief Psychiatric Rating Scale，BPRS）这样的专业他评量表的编制程序。本研究工具在本质上属于行为观察他评量表，即通过观察他人的外在行为表现（包括言语表达和外显行为特征），来发现和预警潜在的心理危机。故本研究量表的条目聚焦于可观察的外显行为征兆，而非主观内省报告的症状。为了找出能够较为敏感地预警心理危机，同时具有较高特异度的条目，本研究通过两轮 Delphi 专家咨询法和专家讨论法对条目池中的条目进行了多轮筛选和修改，以逐步改善心理危机征兆检查表（PCSC）的信效度。

首先，评分者一致性信度是他评量表最重要的信度指标之一（孙晓敏，张厚粲，2005）。PCSC 总量表的评分者一致性信度在正式施测阶段达到 0.84，意味着不同的观察者对同一量表的理解和评分的一致性程度较高。诚然，由于评分者一致性信度既受到评分者本身主观因素的影响（包括年龄、性别、个性特征）（李斌，2010），又受到被评分对象客观因素的影响，任何他评量表的评分者一致性信度都难以达到 100%（Hallgren，2012）。本量表属于行为观察他评量表，故不同的观察者对同一观察对象在不同场合和不同时间节点进行观察，易得出略有差异的评估结果。从每个条目的评分者一致性信度系数来看，经过预测验阶段对条目的修改，大多数条目的评分者一致性系数有所提高，基本符合他评量表对评分者一致性系数的心理测量学要求（徐晓锋，刘勇，2007）。

其次，本研究考察了 PCSC 的内部一致性信度，发现总量表的内部一致性信度系数达到 0.76~0.94 > 0.70，各个维度的内部一致性系数 Cronbach's α 均高于 0.70，说明心理危机征兆检查表的内部一致性信度符合心理测量学的要求（温忠麟，叶宝娟，2011）。PCSC 属于外显行为定量评估量表，其内部一致性信度的高低与测量样本的同质性有密切关系，

故在异质性群体中的内部一致性信度系数应该低于同质性群体（苏中华，李四劝，成义仁，2009）。在预测验研究中，样本主要为在读大学生，本质上属于同质性群体，故其Cronbach's α 高于正式施测阶段的结果（Cronbach's α= 0.85），也高于预警效果检验阶段的结果（Cronbach's α= 0.76）。影响内部一致性信度系数的另外一个原因为条目数量的多少。一般来说，量表条目数越多，α 值越大（苏中华等，2009）。在预测验阶段，PCSC 的条目数量为 35 个，而在预警效果检验阶段，条目数量减少到 30 个，这也是 α 值低于预测验阶段的原因之一。

从效度评价来看，本研究着重考察了心理危机征兆检查表的内容效度、区分效度和校标关联效度。经过两轮 Delphi 专家咨询和多轮专家讨论，使 PCSC 具有较满意的内容效度。内容效度是指一个量表实际测到的内容与所要测量的内容之间的吻合程度，即测量内容的适当性和相符性（史静珍，莫显昆，孙振球，2012）。一个量表要有内容效度，首先必须具备的条件是，要有定义完好的内容范围（Ruch，Delgado-Rico，Carrctero-Dios，2012）。在本研究中，对"心理危机"进行了操作性定义，通过文献调研法和专家讨论法对心理危机征兆所应包含的类型和维度进行了界定，具体包括五个维度：（1）整体社会功能下降；（2）情绪紊乱；（3）冲动危险的言行；（4）脱离现实；（5）自杀准备或行为。对心理危机进行操作性定义和预设维度有利于在收集原始条目池中的条目时，有清晰界定的内容范围和维度，也有利于分层次收集心理危机征兆条目，避免重要条目的遗漏，以及减少条目之间的重复。内容效度需要具备的第二个条件是，测验条目应是已界定的内容范围的代表性样本（Ruch et al.，2012）。故在收集量表条目时，尽可能采用多种研究方法收集条目，其中包括文献调研法、专家访谈法以及档案分析法。采用多种研究方法，从多个渠道收集心理危机征兆条目，既有利于建立尽可能详尽的条目池，也使条目来源所覆盖的样本多样化，从而增强样本的代表性。在量表的施测及修订过程中，尽可能使样本来源反应临床实际，样本涵盖的范围包括综合医院急诊科、精神病专科医院、高校心理咨询中心、社会心理危机干预机构以及企业心理健康管理部门，从而最大限度地提高了本研究样本的代表性，从而改善了内容效度。

本研究考察的第二个效度指标是区分效度，即 PCSC 总分能否稳定地区分有心理危机和无心理危机的个体。从正式施测的结果可以看出，危机组 PCSC 总分 = 18.68±5.59，非危机组总分 = 3.31±4.82，Mann Whitney U 秩和检验发现，危机组和非危机组的 PCSC 总分具有显著的统计学差异，$p<0.001$。以上结果说明，PCSC 总分能够区分心理危机人群和非心理危机人群，区分效度良好。

本研究考察的第三个效度指标是校标关联效度。校标关联效度指某研究工具与其他测量标准之间的关系，但并不表示该测量工具与其所测量概念的相符合程度。相关系数越高，表示测量工具的效度越好（王洋，孙爱峰，2011）。本研究的首选校标为 TAF 评估总分；次要校标为贝克绝望量表、心理痛苦量表、症状自评量表三项自评量表得分。结果发现，在预测验阶段，PCSC 与 TAF 评估的 Spearman 相关系数为 0.79，与三种自评量表之间的相关系数为 0.50~0.60；在正式施测阶段，PCSC 与 TAF 评估之间的 Spearman 相关系数为 0.90，与三项自评量表之间的相关系数为 0.74~0.85。由此可见，随着 PCSC 的不断修改完善，其校标关联效度也有所提高。特别是 PCSC 和金标准 TAF 评估之间的高相关系数表明，PCSC 具有较为理想的校标关联效度。

综上，经过信效度检验发现，PCSC 的评分者一致性信度、内部一致性信度、内容效度、区分效度和校标关联效度均符合心理测量学的要求。与既往研究中他评量表的编制过程相比（翟建霞，吴菁，刘晓虹，2009），本研究在量表编制中的每一步均充分考虑到使用对象的特征，尽可能使量表条目表述简洁、具有可操作性，同时使量表所覆盖的样本多样化，具有较好的代表性，从而提高了本预警工具的可推广性。

二、心理危机征兆检查表预警方案的讨论

本研究的第二个目标，是在编制出心理危机识别和预警工具后，制定多种心理危机预警方案，以实现心理危机的灵活、动态、分级预警，同时能够使预警方案具备满意的敏感度、特异度和准确度。传统的筛查预警工具一般采用总分划界分的方法来找出高危人群。具体来说，大多数筛查工具是采用 ROC 曲线来确定最佳临界值，大于临界值者被确定为筛查阳性对象（王馨等，2011）。但总分划界分方案具有难以克服的缺陷——在划定临界值时，无法兼顾敏感度和特异度（陈平雁，赵小里，俞守义，陈清，1994）。如果把临界值定得过高，此时特异度增加，敏感度降低；如果把临界值定得过低，此时敏感度增加，特异度则降低。因此，单纯采用总分划界分预警方案，不能解决敏感度和特异度无法兼顾的困境。在本研究中，单纯采用总分预警方案有一个明显的局限性，即只有当个案表现出相当数量的心理危机征兆时，才会发出相应的危机预警。但在有些情况下，个体表现出的行为征兆总数量虽然并未达到总分临界值，可能表现出一些关键性的危机征兆，例如，被发现写了遗书。对于这部分心理危机的预警，总分预警方案是缺乏敏感度的。

因此，本研究创造性地增加了单条目预警方案和多条目组合预警方案作为总分预警方案的有效补充，以增加心理危机预警的总体敏感度。也就是说，三种心理危机预警方案均可独立地预警心理危机，这样心理危机的漏报率就可以降低。之所以增加单条目预警方案和多条目组合预警方案，主要是基于多位心理危机专家在多年临床工作经验的基础上提出的建议，以及在既往研究发现的基础上做出的合理推论。例如，前人的研究表明，写遗书意味着高度的自杀风险（Shioiri et al.，2005）；在社交媒体上和他人讨论自杀的方法、表达自杀的想法和计划，往往可以预测青少年的自杀行为（M. D. Rudd et al.，2006）；故意伤害自己身体的行为与自杀行为具有高度的相关性（Chan et al.，2016）。以上研究提示，一些特殊的关键心理危机征兆可以对心理危机做出较为可靠的预测。这就意味着，某些单条目的心理危机征兆可以起到独立地预警心理危机的作用，即使该个案心理危机征兆检查表的总分并未达到预警临界值。另外，采用单条目预警心理危机的一个显著优点是，预警过程较为机动、灵活，无须心理危机守门人花较长时间填写评估量表，从而有利于对高危个体进行不间断的行为观察预警。

　　本研究在制定单条目预警方案时，首要的考虑原则为，每个单条目预警方案的条目需具备较高的特异度。依据统计学中常用的随机误差划界标准，将可容忍的假阳性率确定为低于5%，这样可以控制采用多个单条目预警所产生的总体假阳性率增高的问题（郭志刚，1999）。除了统计学上的考虑，本研究还需考虑条目的具体临床意义，即在满足特异度≥0.95的前提下，该条目是否具有预警心理危机的效度以及重要性程度。经过专家组讨论，以及对条目的重要性进行评价排序发现，"留遗书""与他人讨论自杀的方法""表达自杀的想法或计划"，这3个条目具有较高的重要性，表明较高程度的自杀风险，因此列为红色心理危机的预警条目，这和前人的研究基本一致（M. D. Rudd et al.，2006；Shioiri et al.，2005）。其中，"故意伤害自己的身体""无故与亲朋好友告别""故意毁物或威胁要毁物""故意伤人或威胁要伤人""突然从事高度危险的行为，如过度饮酒或使用药物、毒品等""声称内心所想尽人皆知""听到不存在的声音或看到不存在的事物"这7个条目与相对较低的自杀自伤和暴力伤人风险有关，因此列为橙色心理危机的预警条目。需要指出的是，这些条目中的最后两个条目与较为严重的精神病理状态有关，预示着个体可能处于缺乏自知力和现实检验能力的精神状态。既往研究表明，在这种精神状态下，个体更有可能做出自杀自伤或暴力伤人的行为（Fazel & Yu，2011；王重建，刘娟，2013）。"故意伤害自己的身体""无故与亲朋好友告别""突然从事高度危险的行为，如过度饮酒或使用药物、毒品等"这3个条目与自杀自伤行为密切相关，这在既往的研究中已经得到了证实（Chan et al.，2016；WebMD，2016）。而"故意毁物或威胁要毁物""故意伤人或威胁要伤人"这2个条目则属于暴力伤人的行为征兆（Coid，Ullrich，Bebbington，Fazel，& Keers，2016）。

　　另外，在临床医学疾病筛查诊断领域，某些非特异性体征的独特组合，可以特异性地诊断某些躯体疾病。例如，风湿热的临床表现多种多样，迄今尚无特异性的诊断方法，临床上可以从游走性多发性关节炎、心脏炎、皮下结节、环形红斑、舞蹈病这些非特异性的体征中，根据体征的不同组合来诊断风湿热的不同亚型（中华医学会风湿病学分会，2011）。基于以上医学诊断逻辑，本研究创造性地提出了多条目组合预警方案。该预警方案的"多条目组合"在本质上相当于单条目预警方案中"单条目"的作用，即高特异性地预警总分预警方案可能漏报的心理危机。基于和单条目预警方案同样的统计学方面的考虑，在制定多条目组合预警方案的临界值时，也将可容忍假阳性率定为低于5%，即特异度≥0.95。

　　然而，在制定多条目组合预警方案的过程中，面临着统计学的困难。传统的统计学方法无法实现如下目标：在众多条目中找出一些特定的条目组合，这些条目本身不具备特异性，但当它们组合在一起时，却能够特异性地预警心理危机。为了达到上述目标，本研究采用监督式机器学习来分析数据。机器学习具有传统统计所不能比拟的优点是，基于较大的训练样本，可以在看似杂乱无章的众多条目中发现一些特殊的条目组合模式（Yu et al.，2016）。对于机器学习数据的结果解释及其意义，本研究邀请了心理危机方面的专家进行多轮讨论，确保研究结果既具有统计学基础，又同时兼具临床合理性。

专家一致认为，对于机器学习发现的多条目组合预警方案，确实具有临床合理性。"变得烦躁不安，易发脾气""认为自己一无是处、没有价值""认为自己的问题无法解决、无人帮助"这 3 个条目组合来预警橙色心理危机具有较高的准确度，该 3 个条目对应于个体处于易激惹、无价值、无望的心理危机状态，表明个体的自杀风险较高；"难以和他人有效交流""表现出混乱而无目的的行为""坚信周围的人和事都与自己有关""漫无目的地四处游荡，不知自己身在何处""认为自己的问题无法解决、无人帮助"这 5 个条目组合来预警红色心理危机具有较高的准确度，该 5 个条目对应于个体在心理危机状态下表现出的认知和定向力的受损，提示个体处于较为严重的心理危机状态，需要专业人员立即干预介入。

三、心理危机征兆检查表预警效果的讨论

本研究制定的三种预警方案是否切实可行，在预警心理危机时其敏感度、特异度、和准确度如何，均无前例可寻。故在制定了三种预警方案后，对其预警效果进行了（$n = 217$）检验。结果发现，采用三种预警方案组合预警的敏感度和准确度优于单独采用任一预警方案，故采用三种预警方案更可能准确地发现潜在的心理危机。在三种方案组合预警的情况下，敏感度达到 0.76，非分级预警的准确度达到 0.75，同时特异度处于合理范围（0.65）。这意味着通过本预警体系，可以发现约四分之三的心理危机个体，因此具有重要的临床意义。检索国内外既往的研究文献，尚未发现关于心理危机预警敏感度、特异度和准确度的实证研究数据，故本研究的预警敏感度、特异度和准确度数据尚无法和前人的研究进行比较。

既往大量研究发现，心理危机是难以进行早期预警的（Guan，Ma，& Yang，2011；邓小琴，2012）。首先，这与心理危机本身的特点有关，即心理危机的发生、发展和演化过程受到人格、应激事件、应对方式和社会支持等多因素的交互影响，且具有动态发展的特点（曾洁，2006）。因此，在不同的时间点和不同的情境下，个体所表现出的心理危机征兆会有所不同，且并非所有的心理危机当事人都表现出外显的心理危机征兆。本预警工具属于行为观察他评量表，需要心理危机守门人通过观察危机当事人的外显行为表现来预警心理危机。因此，对于缺乏外显行为表现的潜在心理危机个案，本预警工具难以准确预警，这属于本研究工具的固有局限性之一。本研究发现，采用三种预警方案进行危机预警时，有 24% 的假阴性率。这部分个案之所以被"漏诊"，可能性之一是在研究期间并未表现出足以被心理危机守门人识别出来的外显危机行为征兆，另一种可能性是部分心理危机守门人缺乏足够的敏感度来识别本研究所标识的行为征兆。基于国外和国内自杀"守门人"的研究现状，梁挺、张小远、王哲（2012）的综述提出，加强对自杀危机守门人的系统培训，对于心理危机干预具有重要的现实意义。故本研究工具的理想使用方式是，先对心理危机守门人进行系统培训，以提高心理危机守门人识别心理危机的敏感度和准确度。

诚然，本研究编制的心理危机征兆识别和预警工具，无法 100% 地准确预警心理危机，但可以弥补以自评量表筛查为基础的传统预警模式的重大漏洞。传统的预警模式是一种"静态"的横断面筛查，只能反映个体最近一段时间的心理状态，而心理危机征兆预警模式是一种"动态"监测，通过心理危机守门人对目标人群不间断的行为观察来预警心理危机。横断面的静态筛查难以监测到个体在面对应激性生活事件（例如失恋、考试失败）时所产生的动态变化，对冲动性的自杀自伤和暴力伤人行为的监测缺乏敏感度（梁挺等，2012），而心理危机守门人行为观察"动态"监测则更有可能预警此类危机。

在我国，一直以来，大部分高校采用自评量表的方式筛查可能存在的心理危机，或鼓励潜在心理危机的学生主动寻求帮助。其中的关键问题是，相当一部分心理危机当事人不会主动寻求帮助，甚至可能在自评量表筛查过程中刻意隐匿自杀的想法（Burton Denmark et al.，2012），这为心理危机的筛查和早期干预提出了严峻的挑战。为了应对这种挑战，有研究者提出，心理危机守门人应该成为心理危机预警和干预中的一支重要力量（张葳，2013）。在我国许多高校的班级中，设置了心理委员充当心理危机守门人。然而，由于缺乏培训和合适的预警工具，大部分守门人主要凭经验和直觉进行预警，在这样的预警模式下，心理危机预警的敏感度和特异度一直无法提高，使得守门人的预警作用不能充分发挥（梁挺，2012）。本研究编制的 PCSC 属于心理危机守门人行为观察他评量表。和自评量表筛查相比，他评量表更容易及时发现那些缺乏求助动机、刻意隐匿心理危机症状、不善于主观内省或缺乏自知力的潜在危机对象。研究表明，这部分潜在的心理危机对象，特别是缺乏自知力的危机对象，如果不能及时预警和干预，有可能带来极为严重的负面后果，如自杀（Binder & Greiffenstein，2012；Petrykiv，Jonge，Michielsen，Arts，2016；Pritchard & Hansen，2015），或暴力伤人（Coid et al.，2016；Lamsma Harte，2015；Peeters，Nijman，Campo，2016）。既往研究发现，当个体处于精神错乱或脱离现实的状态中时，更容易出现自杀和无故暴力伤人的可能性（Williams，Levine，Ledgerwood，Amirsadri，& Lundahl，2017）。对于这部分在传统预警模式中可能被忽略的危机对象，经过培训的心理危机守门人使用本预警工具，有较大概率及时发现并预警此类心理危机。

综上所述，本研究编制的心理危机征兆识别和预警工具具有一定的局限性，经预警效果检验发现，存在 25% 的假阴性率和 35% 的假阳性率。因此，最佳的心理危机预警体系，需要同时纳入传统的自评静态筛查预警模式和心理危机守门人行为观察动态预警模式。两种预警模式同时使用，可以相互补充，从而弥补两者固有的缺陷，最大限度地提高心理危机的预警效果。

四、本研究质量控制的讨论

在本研究中，由于心理危机发生率较低，且具有动态发展的特点，个案数据难以采集，且数据采集过程中涉及的人员和环节较多，故质量控制显得尤为重要。质量控制的主要目的，是提高所采集数据的真实性和代表性，减少各种偏倚的发生，即尽可能减少可能影响研究结果及其解释的系统性误差。其中，选择偏倚和信息偏倚的控制在本研究中尤为重要。

为了减少选择偏倚，增大研究样本的代表性，在样本选择与抽样的过程中，本研究在多个中心取得了约 30 名心理危机工作者的密切配合。其中的合作者包括高校的心理咨询教师、综合医院和精神科急诊的医生和护士、心理危机干预机构和企事业单位中具有处理心理危机经验的专业人员。在采集数据时，尽可能使样本来源反映临床实际，即综合医院急诊科、精神病专科医院急诊科为样本的最主要来源，其次为高校心理咨询中心，最后为企业和社会机构的心理健康部门。在样本选择时，研究合作者严格依据"心理危机"的操作性定义和入组标准对入组个案进行选择，对不符合入组标准的个案予以排除。在选择危机对照组个案时，根据性别、年龄相匹配的原则，严格按照入组标准选择研究对象。同时，对研究合作者强调，在数据采集期间，要尽可能纳入所有符合入组条件的个案，而非有选择性地纳入部分个案。在多个中心采集样本的另外一个目的是使样本尽可能涵盖不同性别、年龄、职业、文化水平的群体，从而减少性别、年龄等最常见的混杂偏倚因素，使本研究成果可以推广到更为广泛的心理危机群体中。从本研究结果的一般人口学统计数据来看，样本年龄范围是 12 ～ 76 岁，男女比例为 40.1% ∶ 59.9%，基本与我国心理危机的流行病学调查研究中发现的一般人口学分布情况一致（程丹娣，2015；王晓刚，2009）。

为了减少信息偏倚中的报告偏倚和诊断怀疑偏倚（陆伟，2000），本研究在采集个案数据的过程中，分别请不同的人员来独立地完成相应的数据采集工作，而非由知悉研究目标的合作者来代替完成。具体做法是，三项自评量表由心理危机当事人本人来完成，PCSC 评估由不熟悉研究假设的心理危机守门人（包括熟悉心理危机当事人当前情况的亲朋好友）来独立填写，TAF 评估则由心理危机专业人员独立完成。这样，PCSC 和自评量表的数据结果就不会受到研究者及其合作者主观因素的混淆。

除此之外，为了提高各研究环节数据采集的质量，本研究进行了严格的质量控制。例如，为了保证 Delphi 专家咨询研究结果的可靠性，在第一轮 Delphi 专家咨询之前，本研究就如何挑选最合适的专家进行了两轮讨论，对每位候选专家进行独立评价和筛选，确保每位专家具有足够的专业知识和科学素养参与本研究。另外，挑选出填写态度最为认真的 20 名专家进入第二轮 Delphi 专家咨询，从而使专家咨询的结果更为严谨可信。在分析完 Delphi 专家咨询的统计数据后，就专家提出的修改建议进行多轮讨论，以保证条目的修改既有统计学依据，也具有临床合理性。

由于心理危机评估主观性强，针对同一个案，不同的评估者可能得出不同的评估结论。因此，在预测验和正式施测阶段，针对同一个案，尽可能请两名熟悉该个案情况的亲朋好友来完成 PCSC 的他评，以检验 PCSC 的评分者一致性程度，并对评分者一致性较低的条目分析其原因后进行修改。在正式施测和预警效果检验阶段，对参与收集数据的多中心专业人员进行系统的培训，确保他们熟悉本研究的主要目的和步骤，并具备完成 TAF 评估所需的专业知识。这样，可以最大程度提高 TAF 评估的准确度和数据采集的整体质量。当然，本研究也对 TAF 的评分者一致性进行了实证检验，发现评分者一致性和既往研究基本一致，达到了心理测量学的要求。从数据采集过程来看，预测验和正式施测中的每名个案要完成三项自评量表、TAF 专业他评以及 PCSC 他评，数据的采集难度较大，所需时间较长。在数据采集的过程中，本着宁缺毋滥的原则，对于不认真填写的个案数据，直接作废。考虑到心理危机具有时限性，对于 TAF 评估和 PCSC 评估的时间间隔进行了限定，当两者采集的时间间隔超过两天时，则该个案数据作废。

综上，本研究控制了选择偏倚、信息偏倚及混杂偏倚，并采取各种措施提高数据采集的质量，以增强样本的代表性，使研究结果可以推广到更为广泛的心理危机人群中。

五、主要工作与局限

（一）本研究主要工作与贡献

现大部分心理危机个案会表现出一定程度的外显行为征兆，对这些外显行为征兆进行观察和量化评估有利于心理危机的早期识别和预警。

研究人员编制了一套本土化的心理危机征兆识别和预警工具——PCSC，并发现 PCSC 具有良好的信度和效度。该预警工具为心理危机守门人提供了一套科学、操作性强的监测工具，这将会大大提高心理危机守门人的预警效果。该工具可以应用于高校、企事业单位、社会机构中，用以培训心理危机守门人，作为心理危机预警体系的重要组成部分。

针对该预警工具，本研究制订了三种独立的心理危机预警方案：总分预警方案、单条目预警方案和多条目组合预警方案。这三种预警方案均可独立预警心理危机，相互补充，从而实现心理危机的灵活、动态、分级预警。该预警模式能够有效提高心理危机识别的总体准确度，解决了既往心理危机预警研究中敏感度和特异度无法兼顾的难题。

心理危机征兆预警是一种"动态"的预警模式，通过心理危机守门人对目标人群不间断的行为观察来预警心理危机。该预警模式可以弥补传统的以自评量表筛查为基础的"静态"预警模式的重大漏洞。最佳的心理危机预警体系需要将"静态"的自评量表筛查和"动态"的行为观察预警同时使用，相互补充，从而提高心理危机的整体预警效果。

（二）主要创新点

研究人员编制了新的心理危机征兆识别和预警工具，可供心理危机守门人使用，该预警工具简单、可操作性强、易推广。

采用三种预警方案组合来提高心理危机预警的总体准确度，创造性地解决了既往研究中无法兼顾预警敏感度和特异度的难题。

研究方法创新：采用机器学习的研究方法来探索多条目组合预警心理危机方案，克服了传统统计方法难以解决的困难。

（三）主要局限性和展望

本研究的第一个局限性体现在因变量的测量，即如何准确地判断某个案是否为心理危机，以及心理危机的严重程度。由于心理危机的诊断有较大的主观性，因此本研究采用国际上较为普遍使用的量化心理危机评估工具——TAF。有效使用该工具的前提是需要对使用者进行培训，以提高使用者之间的评分者一致性。本研究也做到了这一点。一方面，单单使用一种量化评估工具来诊断心理危机，依然受到评定者主观因素的干扰；另一方面，心理危机具有动态发展的特点，在不同时间点和不同场合对同一个案进行评估，评估结果会有所差异。因此，如何客观准确地对心理危机进行量化评估，依然是本研究领域一直难以解决的问题。

本研究需要采集大量的心理危机样本，而实际上心理危机发生率非常低，客观条件限制了能够收集到的心理危机个案人数，因此本研究的第二个局限性与样本有关。在预测验阶段，样本局限于大学生群体，有效样本量偏小。在正式施测阶段，样本量尽可能涵盖了不同的群体，但有效样本量依然偏小。在预警效果检验阶段，样本来源尽可能涵盖了医院、高校、社会机构的疑似心理危机个案。

第三个局限性，PCSC 本质上属于他评量表。他评量表的一个固有局限性是要对当事人进行准确的观察和评估，其准确性取决于观察者与被观察者双方的因素。例如，针对同一个案的同一行为表现，不同的观察者很可能会得出不同的印象，因此给出不同的评估结果。特别是对于阴性症状，例如少言寡语的情况，不同的观察者可能会给出不同的解读和评价（Lincoln，Dollfus，& Lyne，2016）。因此，在未来的研究中，要改善 PCSC 预警的准确度，需要对心理危机守门人进行培训，以提高评分者之间的一致性，并改善心理危机守门人识别心理征兆的敏感度。

第四个局限性，PCSC 的条目目前只涵盖了自杀自伤和暴力伤人两大类型的心理危机，并未包含所有可能出现的心理危机类型。

本研究成果适合开发成软件系统，以实现心理危机的灵活、动态、实时、分级预警。今后在软件的大规模使用过程中，还需进一步检验和修订本研究的结果。

主要参考文献

[1] Belkin，G. S. Introduction to counseling. WCB/McGraw-Hill，1984：424.

[2] Berkowitz，L. Frustration-aggression hypothesis：examination and reformulation. Psychological Bulletin，1989，106（1）：59-73.

[3] Binder，L. M.，& Greiffenstein，M. F. Deceptive examinees who committed suicide：report of two cases. The Clinical Neuropsychologist，2012，26（1）：116-128.

[4] Birchwood，M.，Smith，J.，Macmillan，F.，Hogg，B.，Prasad，R.，Harvey，C.，& Bering，S. Predicting relapse in schizophrenia：the development and implementation of an early signs monitoring

system using patients and families as observers，a preliminary investigation. Psychological Medicine，1989，19（03）：649-656.

[5] Borschmann，R.，Barrett，B.，Hellier，J. M.，Byford，S.，Henderson，C.，Rose，D.，... Thornicroft，G. Joint crisis plans for people with borderline personality disorder：feasibility and outcomes in a randomised controlled trial. British Journal of Psychiatry the Journal of Mental Science，2013，202（5）：357-364.

[6] Brammer，L. M.，MacDonald，G.The helping relationship：Process and skills：Allyn & Bacon，2003.

[7] Burton Denmark，A.，Hess，E.，Becker，M. S. College students' reasons for concealing suicidal ideation. Journal of College Student Psychotherapy，2012，26（2）：83-98.

[8] Busch，K. A.，Fawcett，J.，Jacobs，D. G. Clinical correlates of inpatient suicide. Journal of Clinical Psychiatry，2003，64（1）：14-19.

[9] Cao，X.-L.，Zhong，B.-L.，Xiang，Y.-T.，Ungvari，G. S.，Lai，K. Y.，Chiu，H. F.，& Caine，E. D. Prevalence of suicidal ideation and suicide attempts in the general population of China A meta-analysis. The International Journal of Psychiatry in Medicine，2015，49（4）：296-308.

[10] Caplan，G. An approach to community mental health. Routledge，2013，3：18-40.

[11] Caruso，K. Suicide Warning Signs. Suicide Prevention，Awareness，and Support，2016. http：//www. suicide.org/suicide-warning-signs.html.

[12] Chan，M. K.，Bhatti，H.，Meader，N.，Stockton，S.，Evans，J.，O'Connor，R. C.，... Kendall，T. Predicting suicide following self-harm：systematic review of risk factors and risk scales. British Journal of Psychiatry the Journal of Mental Science，2016，209（4）：277.

[13] Chioqueta，A. P.，& Stiles，T. C. The relationship between psychological buffers，hopelessness，and suicidal ideation：identification of protective factors. Crisis，2007，28（2）：67-73.

[14] Christiansz，J. A.，Gray，K. M.，Taffe，J.，& Tonge，B. J. Autism Spectrum Disorder in the DSM-5：Diagnostic Sensitivity and Specificity in Early Childhood. Journal of Autism & Developmental Disorders，2016，46（6）：2054-2063.

[15] Coid，J. W.，Ullrich，S.，Bebbington，P.，Fazel，S.，& Keers，R. Paranoid Ideation and Violence：Meta-analysis of Individual Subject Data of 7 Population Surveys. Schizophrenia Bulletin，2016，42（4）：907-915.

[16] Derogatis，L. R. SCL-90-R：Symptom Checklist-90-R. Administration，scoring and procedures manual. Minneapolis，MN：National Computer Systems，1994，3：1-18.

[17] Eisner，E.，Drake，R.，& Barrowclough，C. Assessing early signs of relapse in psychosis：review and future directions. Clinical psychology review，2013，33（5）：637-653.

[18] Everly，G. S.，& Mitchell，J. T. Critical incident stress management-CISM-：A new era and standard of care in crisis intervention.Chevron Pub，1999，3：3-10.

[19] Fazel，S.，& Yu，R. Psychotic Disorders and Repeat Offending：Systematic Review and Meta-analysis. Schizophrenia Bulletin，2011，37（4）：800-810.

[20] Flach，P. 机器学习. 北京：人民邮电出版社，2016，2：20-40.

[21] France，K. Crisis Intervention（Fourth Edition）. Springfield：Charles C Thomas Publisher LTD，2002，2：18-34.

[22] Gleeson，J. F.，Rawlings，D.，Jackson，H. J.，& McGorry，P. D. Early warning signs of relapse following a first episode of psychosis. Schizophrenia research，2005，80（1）：107-111.

[23] Guan，H.，Ma，G.，& Yang，S. Research on College Students Psychological Crisis Prevention and Control System based on Network Technology and Multi-agent System，2011，3（3）：11-18.

[24] Hallgren，K. A. Computing Inter-Rater Reliability for Observational Data：An Overview and Tutorial. Tutorials in Quantitative Methods for Psychology，2012，8（1）：23-34.

[25] Hendin，H.，Maltsberger，J. T.，Lipschitz，A.，Haas，A. P.，& Kyle，J. Recognizing and responding to a suicide crisis. Annals of the New York Academy of Sciences，2001，932（1）：169-187.

[26] Holden，R. R.，Mehta，K.，Cunningham，E. J.，& McLeod，L. D. Development and preliminary validation of a scale of psychache. Canadian Journal of Behavioural Science/Revue canadienne des sciences du comportement，2001，33（4）：224-232.

[27] Hosansky，D. Youth suicide Childhood and Adolescence in Society. CQ Press，2004：294.

[28] Hu，J.，Dong，Y.，Chen，X.，Liu，Y.，Ma，D.，Liu，X.，...He，W. Prevalence of suicide attempts among Chinese adolescents：A meta-analysis of cross-sectional studies. Comprehensive psychiatry，2015，61：78-89.

[29] Jacobson，J. M.，Osteen，P.，& Sharpe，T. L. Suicide Prevention in Social Work Education：How Prepared Are Social Work Students? Journal of Social Work Education，2016，50（2）：349-364.

[30] James，R.，& Gilliland，B. Crisis intervention strategies.Nelson Education.，2012：4.

[31] Jarero，I.，& Artigas，L. The EMDR Integrative Group Treatment Protocol：EMDR group treatment for early intervention following critical incidents. Revue Européenne de Psychologie Appliquée/European Review of Applied Psychology，2012，62（4）：219-222.

[32] Jarero，I.，Artigas，L.，& Luber，M. The EMDR protocol for recent critical incidents：application in a disaster mental health continuum of care context. Journal of EMDR Practice and Research，2011，5（3）：82-94.

[33] Katz，C.，Bolton，J.，& Sareen，J. The prevalence rates of suicide are likely underestimated worldwide：why it matters. Social psychiatry and psychiatric epidemiology，2016，51（1）：125-127.

[34] Lamsma，J.，& Harte，J. M. Violence in psychosis：Conceptualizing its causal relationship with risk factors. Aggression & Violent Behavior，2015，24：75-82.

[35] Lerbinger，O. The crisis manager Facing Disasters，Conflicts，and Failures. New York & London：Routledge，Taylor & Francis Group，2012：5-24.

[36] Lewis，S.，& Roberts，A. R. Crisis assessment tools：The good，the bad，and the available. Brief treatment and crisis intervention，2001，1（1）：17-28.

[37] Li，Z.-Z.，Li，Y.-M.，Lei，X.-Y.，Zhang，D.，Liu，L.，Tang，S.-Y.，& Chen，L. Prevalence of suicidal ideation in Chinese college students：a meta-analysis. PloS one，9（10），e104368，2014.

[38] Lincoln，T. M.，Dollfus，S.，& Lyne，J. Current developments and challenges in the assessment of negative symptoms. Schizophrenia research，2016，2（035）：1-11.

[39] Marder，S. R.，Mintz，J.，Van Putten，T.，Lebell，M.，Wirshing，W.，& Johnston-Cronk，K. Early prediction of relapse in schizophrenia：an application of receiver operating characteristic（ROC）methods. Psychopharmacology bulletin，1991，27（1）：79-82.

[40] Marino，T. Crisis counseling：Helping normal people cope with abnormal situations. Counseling Today，1995，38（3）：25-31.

[41] MLive.com. Signs of a mental health crisis and how to avoid it National Alliance on Mental Illness. Michigan，Network 180：American Psychological Association，Mental Health Foundation of West Michigan，2011：1-2.

[42] Myer，R.，Williams，R.，Ottens，A.，& Schmidt，A. Triage assessment form：Crisis intervention. Crisis intervention strategies，1992：81-84.

[43] Myer，R. A.，& Conte，C. Assessment for crisis intervention. Journal of clinical psychology，2006，62（8）：959-970.

[44] Nguyen，D. P.，Klein，B.，Meyer，D.，Austin，D. W.，& Abbott，J. A. M. The Diagnostic Validity and Reliability of an Internet-Based Clinical Assessment Program for Mental Disorders. Journal of Medical

Internet Research，2015，17（9）：1-14.

[45] Nisbett，R. E. The Geography of Thought：How Asians and Westerners Think Differently and Why. New York，NY：The Free Press，2003，128：151-156.

[46] Osborn，A. F. Applied imagination，principles and procedures of creative thinking Personnel Journal：McGraw-Hill，1953，128：151-156.

[47] Peeters，M.，Nijman，H.，& Campo，J. À. Psychotic disorders and violence：what do we know so far?. The Huffington Post，2016：1-3.

[48] Peterson，J. L.，& Newman，R. Helping to curb youth violence：The APA-MTV"Warning Signs"initiative. Professional Psychology：Research and Practice，2000，31（5）：509-514.

[49] Petrykiv，S.，Jonge，L. D.，Michielsen，P.，& Arts，M. Case-Report of Autointoxication with Nutmeg Committed by a Suicide Attempter. European Psychiatry，2016，33：S443-S444.

[50] Pritchard，C.，& Hansen，L. Examining Undetermined and Accidental Deaths as Source of 'Under-Reported-Suicide' by Age and Sex in Twenty Western Countries. Community Mental Health Journal，2015，51（3）：1-12.

[51] Roberts，A. R. Crisis intervention handbook：Assessment，treatment，and research. Wadsworth，2005，286（14）：1769-1770.

[52] Ruch，W.，Delgado-Rico，E.，& Carrctero-Dios，H. Content validity evidence in test development：An applied perspective. International Journal of Clinical & Health Psychology，2012，12（3）：449-460.

[53] Rudd，M. D.，Berman，A. L.，Joiner，T. E.，Nock，M. K.，Silverman，M. M.，Mandrusiak，M.，... Witte，T. Warning signs for suicide：Theory，research，and clinical applications. Suicide and Life-Threatening Behavior，2006，36（3）：255-262.

[54] Rudd，M. D.，Berman，A. L.，Jr，J. T.，Nock，M. K.，Silverman，M. M.，Mandrusiak，M.，...

[55] Witte，T. Warning signs for suicide：theory，research，and clinical applications. Suicide and Life-Threatening Behavior，2006，36（3）：255-262.

[56] Rudd，M. D.，Goulding，J. M.，& Carlisle，C. J. Stigma and suicide warning signs. Archives of Suicide Research，2013，17（3）：313-318.

[57] Schilling，E. A.，Lawless，M. S.，Buchanan，L.，& Aseltine，R. H. Signs of Suicide shows promise as a middle school suicide prevention program. Suicide and Life Threatening Behavior，2014，44（6）：653-667.

[58] Scott，L. N.，Stepp，S. D.，& Pilkonis，P. A. Prospective Associations Between Features of Borderline Personality Disorder，Emotion Dysregulation，and Aggression. Personality Disorders Theory Research & Treatment，2014，5（3）：278-288.

[59] Sher，L.，Fisher，A. M.，Kelliher，C. H.，Penner，J. D.，Goodman，M.，Koenigsberg，H. W.，... Hazlett，E. A. Clinical features and psychiatric comorbidities of borderline personality disorder patients with versus without a history of suicide attempt. Psychiatry Research，2016，246：261-266.

[60] Shioiri，T.，Nishimura，A.，Akazawa，K.，Abe，R.，Nushida，H.，Ueno，Y.，...Someya，T. Incidence of note-leaving remains constant despite increasing suicide rates. Psychiatry & Clinical Neurosciences，2005，59（2）：226-228.

[61] Steurer，J. The Delphi method：an efficient procedure to generate knowledge. Skeletal Radiology，2011，40（8）：959-961.

[62] WebMD. Recognizing Suicidal Behavior. Suicide Warning Signs. [2016-03-01]. http：//www.webmd.com/mental-health/recognizing-suicidal-behavior.

[63] Williams，K.，Levine，A. R.，Ledgerwood，D. M.，Amirsadri，A.，& Lundahl，L. H. Characteristics and Triage of Children Presenting in Mental Health Crisis to Emergency Departments at Detroit Regional

Hospitals. Pediatric emergency care，2017，2（18）. doi：10.1097/PEC.0000000000001057.

[64] Wyman，P. A.，Brown，C. H.，Inman，J.，Cross，W.，Schmeelk-Cone，K.，Guo，J.，& Pena，J. B. Randomized trial of a gatekeeper program for suicide prevention：1-year impact on secondary school staff. Journal of consulting and clinical psychology，2008，76（1）：104-115.

[65] Yu，J. S.，Xue，A. Y.，Redei，E. E.，& Bagheri，N. A support vector machine model provides an accurate transcript-level-based diagnostic for major depressive disorder. Translational Psychiatry，2016，6（10），e931. doi：10.1038/tp.2016.198.

[66] Zhang，M.，& Wang，Z. Mental health state of middle and high school students. Chinese mental health journal，2001，15：226-228.

[67] Zhou，X.，He，L.，Yang，Q.，Lao，J.，& Baumeister，R. F. Control deprivation and styles of thinking. Journal of personality and social psychology，2012，102（3）：460-478.

[68] 曾洁. 大学生心理危机处理方式及其影响因素研究. 华中科技大学，2006.

[69] 陈昌惠. 症状自评量表（Symptom Checklist 90，SCL-90）. 中国心理卫生杂志（增刊），1999：31-35.

[70] 陈平雁，黄浙明. BM SPSS 19 统计软件应用教程. 北京：人民卫生出版社，2012：106.

[71] 陈平雁，赵小里，俞守义，陈清. 灵敏度和特异度的变动对预测值的影响. 南方医科大学学报，1994，（1）：78-80.

[72] 陈卫中，潘晓平，宋兴勃，倪宗瓒. ROC 曲线中最佳工作点的选择. 中国卫生统计，2006，23（2）：157-158.

[73] 陈奕荣，连榕，陈坚，柯玉英，大学新生抑郁症状对自杀意念的影响：自杀行为认识的中介作用. 南京医科大学学报（社会科学版），2015，（4）：298-301.

[74] 程丹娣. 企业员工心理危机的现状及改进对策研究：以富士康公司为例. 哈尔滨师范大学，2015.

[75] 邓小琴. 心理问题多症状共存现象对大学生心理危机预防的启示. 广西社会科学，2012，（3）：182-185.

[76] 杜见芳. 抑郁症病人自杀征兆观察及护理防范对策. 中国民族民间医药，2010，19（1）：174-174.

[77] 高雯，董成文，窦广波，李晓溪. 心理危机干预的任务模型. 中国心理卫生杂志 2017，（1）：89-93.

[78] 郭志刚. 社会统计方法：SPSS 软件应用. 中国人民大学出版社，1999：20-64.

[79] 靳久良，须卫，焦凤松. 大学生自杀的预警及危机干预机制研究. Paper presented at the "完善安全防控体系 构建和谐校园" 学术研讨会文集，2005.

[80] 康荔，周曦. 医学类高职高专学生心理危机的调查分析. 基层医学论坛，2015，19（17）：2402-2403.

[81] 孔媛媛，张杰，贾树华，周莉. Beck 绝望量表中文版在青少年中使用的信度和效度. 中国心理卫生杂志，2007，21（10）：686-689.

[82] 李斌. 影响主观评分一致性的评分者自身特征分析. 山西大学学报（哲学社会科学版），2010，33（3）：75-79.

[83] 李纯. 2011 年湖南省司法鉴定精神障碍者社会危害行为特征及其鉴定后处置现状. 中南大学，2013.

[84] 梁挺. 大学生精神疾病"守门人"行为观察预警指标体系的建立和初步应用研究. 南方医科大学，2012.

[85] 梁挺，张小远，王喆. 自杀"守门人"培训研究述评. 心理科学进展，2012，20（008）：1287-1295.

[86] 廖志红. 精神病人暴力犯罪特点及对策探析. 四川警察学院学报：2014，（2）：107-112.

[87] 陆伟. 临床流行病学中的偏倚及控制. 安徽医学，2000，（2）：4-5.

[88] 吕萍. 精神疾病与刑事责任相互关系研究. 复旦大学，2008.

[89] 潘宝骏，张锡彬，刘少娟，阙少聪. SPSS 中的 ROC 分析用于检验/诊断方法的评价. 海峡预防医学杂志，2003，9（3）：16-20.

[90] 庞宇，杨甫德，童永胜，赵丽婷，王翠玲，梁红，安静. 北京心理援助热线来电者自杀未遂的相关因素. 中国心理卫生杂志，2015，（7）：533-538.

[91] 秦佑凤. 大学生完美主义 & 心理痛楚与自杀意念的关系研究. 华中师范大学，2008.

[92] 史静珍，莫显昆，孙振球. 量表编制中内容效度指数的应用. 中南大学学报（医学版），2012，37（2）：152-155.

[93] 苏中华，李四劲，成义仁. 量表评估的内部一致性与克朗巴赫 α 系数的应用评价. 临床心身疾病杂志，2009，15（1）：85-86.

[94] 孙晓敏，张厚粲. 表现性评价中评分者信度估计方法的比较研究：从相关法、百分比法到概化理论. 心理科学，2005，28（3）：646-649.

[95] 陶建荣. 23 例精神分裂症患者暴力伤人原因分析. 中国民康医学，2003，15（12）：742-743.

[96] 王春枝，斯琴. 德尔菲法中的数据统计处理方法及其应用研究. 内蒙古财经学院学报（综合版），2011，9（4）：92-96.

[97] 王威，潘轶竹，马征，朱辉，李广泽，付彤，李小强. 精神科急诊患者攻击行为危险因素的初步研究. 精神医学杂志，2016，29（3）：170-173.

[98] 王晓刚. 高校学生心理危机的调查分析. 中国预防医学杂志，2009，（7）：602-604.

[99] 王馨，金宇，静进，等. Asperger 综合征筛查量表的编制及信效度检验. 中国心理卫生杂志，2011，25（6）：415-421.

[100] 王洋，孙爱峰. 测验效标关联效度大小的统计学估计. 中国医药指南，2011，09（31）：234-235.

[101] 王玉华，娄丹，张国秀，胡莹莹. 抑郁自评量表评分在青少年急性中毒事件中的作用分析. 中国现代医学杂志，2014，24（9）：59-61.

[102] 王重建，刘娟. 精神病患者自杀行为临床特征分析及预防措施. 临床心身疾病杂志，2013，17（6）：560-562.

[103] 王舟，谢斌，卞茜，万里. 哥伦比亚自杀筛选问卷对高中生自杀风险评估的信效度. 中华精神科杂志，2015，48（2）：104-108.

[104] 温忠麟，叶宝娟. 测验信度估计：从 α 系数到内部一致性信度. 心理学报，2011，43（7）：821-829.

[105] 吴宁. 大学生自杀易感人群筛查量表的初步编制. 南方医科大学，2007.

[106] 武志红. 解读绝望：自杀与杀人背后的心理分析. 世界图书出版公司，2001：8-18.

[107] 徐东，王绍礼，李献云，杨甫德，张亚利，梁红，许永臣. 重复自杀行为众多影响因素分析. 中国神经精神疾病杂志，2011，38（3）：173-177.

[108] 徐晓锋，刘勇. 评分者内部一致性的研究和应用. 心理科学，2007，30（5）：1175-1178.

[109] 杨东录. 自杀性暴力犯罪防范对策研究. 江西警察学院学报，2005，（4）：97-100.

[110] 杨静巧. 青年期有自杀征兆者心理特点及护理初探. 中国民康医学，2012，24（5）：5-9.

[111] 杨雪岭，张培宁，梁挺，铁怡，张小远. 大学生心理障碍守门人行为观察预警指标研究. 现代预防医学，2016，43（7）：1246-1249.

[112] 姚冉，陈栋，刘茂玲，梁娟，陈弋超，罗兴华，曾小任. 广东省某医药院校学生网络成瘾与抑郁、自杀意念相关性分析. 医学与社会，2014，27（8）：83-85.

[113] 姚温青. 藏族高职大学生 UPI 测试分析及其对策探析：以西藏职业技术学院 2014 级 393 名学生为例. 社会心理科学，2015，（6）：77-80.

[114] 翟建霞，吴菁，刘晓虹. 意外创伤者早期心理他评量表的研制及应用. 心理科学，2009，（5）：1124-1126.

[115] 张辉，陈鹤元，杨凤池. 新疆克拉玛依地区酒精滥用者焦虑、抑郁症状及自杀风险调查. 中国心理卫生杂志，2015，（7）：539-542.

[116] 张巧燕. 高校大学生心理危机干预的困境及应对措施. 科技创业月刊，2016，29（13）：123-124.

[117] 张葳. 中西融合构建高校心理危机预防的新模式：国外"自杀守门人培训"的启示. 思想理论教育，

2013，（15）：71-75.

[118] 赵正中，况利，艾明，李大奇，高新学，刘婉婷，楼丹丹 . 重庆市 92 例自杀未遂大学生危机干预的研究 . 重庆医科大学学报，2009，34（6）：798-800.

[119] 中华医学会风湿病学分会 . 风湿热诊断和治疗指南 . 中华风湿病学杂志，2011，15（7）：483-486.

[120] 周志坚，杨曦，刘铁榜，杨洪，金冬 . 深圳 4 所中学学生自杀行为影响因素分析 . 中国学校卫生，2015，36（9）：1330-1333.

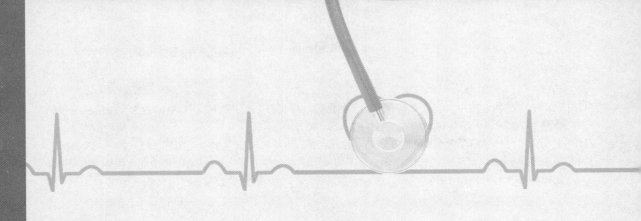

第五章
个体心理危机实时监测与干预平台的建构

第一节　个体心理危机实时监测与干预平台的建构思路

一、心理危机监测与干预概述及当前研究中的问题

（一）心理危机监测与干预概述

　　心理危机是一种失调的心理状态，是指个体遇到重大问题，无法回避，又超出个体的应对能力时所产生的一种暂时性的、严重的心理失衡状态。这种状态的个体由于时间的累积会出现生理和心理等一系列反应，严重的时候还会发生自杀或攻击他人的一些极端行为（G. Caplan，1964）。心理危机已经是全球性的公共卫生问题（单怀海，2007），据世界卫生组织统计，抑郁症和自杀造成的卫生负担在所有卫生问题中分列第二位和第四位。同时，心理危机也已成为全球公共安全问题，相当一部分心理危机容易转化为暴力攻击或报复社会行为，导致一些严重的公共安全事故。

　　目前国内外的研究者围绕心理危机的影响因素、心理危机的预防与干预、心理危机的形成机制、心理危机症状评估及筛查等，进行了大量的研究，取得了很多有价值的成果。

　　心理危机研究的根本目的之一，就是要有效地对个体心理危机进行监测与预警，从而能及时进行心理干预，预防严重事件的发生。对心理危机形成和发生的预测是心理危机预警，心理危机预警利用分析和研究可能发生心理危机个体的相关预测信息，确定其存在或潜在的危机因素，通过评估和实施防范举措，消除可能发生心理危机的苗头，降低潜在心理危机发生的可能性。由于这项研究难度非常大，尽管它是学术界与社会各部门高度关注的焦点，但是一直没有广泛深入地开展。目前的研究主要集中在对自杀危机的预警研究方面，采用的预警方式主要包括量表测评与心理档案的监测预警、他评监测预警、基于网络平台监测预警等。

心理危机干预（psychological crisis intervention）指的是为处于心理危机的个体或者群体提供帮助和心理支持的技术。通过帮助，使得个体重新建立或者恢复到危机前的心理平衡状态，其目的是帮助个体摆脱困境，积极预防、控制和减缓危机带来的伤害。心理危机干预对维护社会稳定和个体心理健康都有重要的意义。

常用的心理危机干预方法有四种：严重事件应激报告法（Critical Incident Stress Debriefing，CISD）、严重事件应激管理（Critical Incident Stress Management，CISM）、心理报告法（Psychological Debriefing，PD）和危机干预六步法。这四种危机干预方法都是危机干预的基本方法，适用范围较广。但也有研究指出，严重事件应激报告法、严重事件应激管理和心理报告法的有效性有待商榷（Wei，Szumilas，Kutcher，2010）。研究者用文献综述和元分析的方法，对这三种干预方法的有效性做了详细的分析，结果表明，从长远来看，这些干预方法是低效的和有害的，表明这些干预方法是有效的研究证据十分有限。心理报告法通过阻断正常的改善情绪压力和情绪记忆的过程，可能会阻断中枢神经系统正常的创伤后恢复过程。而证实这三种方法有效性的研究证据都缺少严格的实验控制，因此可以严谨地说，严重事件应激报告法、严重事件应激管理和心理报告法的有效性缺少实验证据（Wei et al.，2010）。因此，探索合适有效的心理危机干预方法至关重要，心理危机的干预方法应当从长远的角度，选择适合个体发展的方法。

（二）当前心理危机监测与干预研究中的问题分析

心理危机研究最主要的目的，就是要在实际生活中有效地对个体的心理危机进行监测与预警，从而能及时进行心理干预，预防严重事件的发生。通过对国内外关于心理危机研究的全面总结与梳理，可以看出，这些重要的、高水平的成果，对我们监测与干预个体心理危机有重要的启示。然而，这些研究基本上是属于基础研究或者应用基础研究，尽管对实践有重要的启示，但还不能直接用来有效监测心理危机的发生，从而及时地应对，预防不良后果的发生，即还不能直接用于解决如何对个体心理危机进行有效监测、及时干预这个社会发展急需解决的重大问题。

现有研究存在的问题主要有两方面：

第一，当前对个体心理危机的研究主要是局部的、分散的，而现实把握心理危机的发生发展，需要整体的、整合性的研究。个体心理危机的实际发生过程，是一个多种机制、多种因素、多种条件综合作用的过程。目前国内外对个体心理危机的研究，基本上是对某种因素、某种机制的作用的局部性研究。这些研究固然非常有必要，但是，由于对这些局部性研究结果缺乏整合，缺少整体性的研究，就无法真正揭示现实生活中个体心理危机的发生发展过程，无法形成在现实中如何把握个体心理危机状态的信息的方法。

以负性生活事件对个体心理危机的引发为例，同样的负性生活事件对于不同抗逆资源的个体所产生的危机程度是不同的，而研究者们都是将个体抗逆资源与生活事件对心理危机的激发来研究，这样就难以揭示现实的心理危机发生过程。

第二，当前对个体心理危机的研究主要是以探究问题为定向，而不是以解决实际问题为定向，因此缺少直接使用性。以探究问题为定向的研究，主要考虑研究结果的科学性；而以解决实际问题为定向的研究，它在注重科学性的同时，非常注重结果的针对性与可行性，关注是否真正可以解决所要解决的实际问题。这种以探究问题为定向的研究结果，只能对实际问题的解决有"启发"，而不能直接用于实际问题的解决。例如，现实生活中，不同群体的负性生活事件并不相同，如青少年学生的生活事件与进入社会的成人就会有很大的不同，国内外负性生活事件对个体心理危机影响的研究成果，很难直接应用。

开展心理健康教育课程是传统的心理危机预警和干预的方法，但是心理健康课程会受到一些因素的制约，比如上课的时间、地点、课程的效果评估等。因此，移动互联网的心理危机干预形式应运而生，克服了心理健康课的条件制约，以更加新颖的方式、迅速有效的手段对个体心理危机进行预防和干预，避免危机事件的发生（王泰宁，2017）。

二、个体心理危机监测与干预平台建构的新思路

（一）个体心理危机监测与干预平台建构的目的和价值

基于当前心理危机监测与干预研究中的问题分析，本课题准备以解决"个体心理危机的实时监测"这个重大现实问题为定向，在全面总结并整合前人研究成果的基础上，对个体心理危机的现实发生进行综合的、整体性的研究，形成动态、实时、多维的心理危机的一体化监测与预警干预平台。

本课题选取企业员工、大学生和中学生作为研究对象，具有一定的群体代表性。继多起企业员工自杀或伤人事件后，个体的心理危机引起了社会的广泛关注。企业员工的工作压力日益增加，但企业对于员工心理压力方面的管理却不够完善。心理压力是指企业中的成员由于一些已经发生或即将发生的、存在或虚幻的事件而产生的精神困扰，并且这些困扰使得企业员工的精神状态、思想和行为语言等受到了一定的负面影响的一种情绪或情感状态（江武贵，2011）。

当员工已经出现心理危机时，企业相对于学校缺乏专业的心理危机干预，所以在企业建立心理危机实时监测平台势在必行。

在前人研究中显示企业员工心理危机总体状况并不乐观，强迫症、焦虑、敌对、恐惧、偏执以及精神病性等因子要显著高于全国常模。随着生活节奏不断加快，企业员工所面临的工作压力不断增加，这在一定程度上又加剧了企业员工心理危机水平。

随着经济的快速发展和生活水平的提高，压力也在逐步增加，心理危机的易感人群进一步扩大，大学生心理危机问题愈加突显。心理危机会对大学生心理健康成长具有副作用，因此大学教育需要特别重视心理健康教育。建立心理危机预警机制能够有效地预防由

于心理危机给当代大学生带来的伤害，避免恶性心理危机事件的发生。大学生虽然在心智上比中学生成熟，但大学的每一个阶段都会面临不同的压力，如第一次离开家去适应新环境，有同辈压力，有竞争、学习、就业等压力，加上现代社会经济压力，多维度的压力会导致大学生的心理危机问题频发，这就需要动态的实时监测。

当代，信息化技术高速发展，大学生在面对巨大的挑战的同时，也承担着更重的压力。如果大学生不能及时处理好学业压力、就业压力、经济压力、情感等方方面面的问题，就很容易引发心理危机问题，影响生活质量与自身发展。

青少年心理健康问题比我们认为得更严重。研究表明，每 10 个青少年中就有 1 个有心理障碍，在美国，约 600 万的青少年有严重的情绪问题需要立即进行临床干预（美国卫生和人类服务部，2003），而这些心理和情绪的问题不及时发现和解决，就极容易导致心理危机，并伴随大量的负面结果，如自杀或伤害他人。自杀已经成为第三大导致青少年死亡的原因，是重要的公共卫生问题。

中学生处于人生发展的敏感时期，正经历生理、心理和社会化的快速发展，可能会增加焦虑、抑郁和相关心理困惑（Reardon，Leen-Feldner，& Hayward，2009）。导致中学生心理危机的原因有很多，如生理上的突飞猛进与心理成熟。中学生进入青春期后，身体和生理都发生了一系列变化，使他们有一种强烈的成人感。但由于知识和经验的欠缺，世界观、人生观、价值观还没有完全形成以及情绪不稳定，缺乏处理情绪压力的适当机制，他们很容易出现心理危机。进入了青春期的中学生，内心世界逐渐丰富，开始有了自己的思想，在情感上变得十分敏感，并开始怀疑老师和父母的权威性。中学生常把内心封闭起来，感到孤独和无助，内心的封闭性、自我中心与社会化都可能导致心理危机。家庭危机也可能是导致中学生产生心理危机的原因。青春期早期自杀率开始上升，青少年在进入青春期后期和成人早期时自杀率急剧上升（McIntosh & Drapeau，2012）。

由青少年时的自杀行为可以预测到成年之后是否有自杀行为（Fergusson et al.，2005），这提示我们在青春期开始预防，可以遏制人们在成年后的自杀行为。为了减少青少年的自杀行为，已经有很多预防措施和研究，但效果并不是很理想。中学生因心理危机导致的负面行为具有冲动性，缺少计划，因此，对该群体的心理危机预警尤为重要。

本研究的目的是以企业员工、大学生、中学生为被试代表，调查个体心理健康状况以及负性生活事件对个体的影响，在此基础上构建心理危机实时监测预警平台，实现"两重监测，三级预警"。

本课题研究具有很好的研究价值，具体表现在以下两个方面。

第一，它以解决重大问题为定向开展综合性研究，根据设计个体心理危机的实时监测与预警干预平台的需要。从"综合"出发，确定各个局部研究问题；从"切合"实际情境的要求出发，确定各个研究问题的结果及获得方式；从"拟合"各个局部研究问题的要求出发，确定各个局部研究问题的结果形式；最后以"实际应用"的需要拟合各方面研究结果与数据，设计软硬件系统，形成个体心理危机的实时监测与预警干预平台。本课题的研究成果不仅可以丰富心理危机研究的理论与应用，而且更为重要的是，本课题的研究思路与范式对重大的应用研究有重要的启示。

第二，本课题所设计的个体心理危机实时监测与预警干预平台，是我国当前社会发展的重大需求，为心理危机的科学监控和干预提供可操作的系统，对创新社会治理工作、预防危机事件、维护社会稳定、构建和谐社会具有重要的实践意义。

（二）个体心理危机监测与干预平台建构的整体思路

心理危机监测的根本目的就是要及时提早发现一些即将有暴力攻击倾向或有自杀倾向的群体，从而及时给予干预，最大程度上减少公共安全事件的发生，最大程度上挽救人的生命。自杀已经是全球性的心理问题，很多国家都将自杀预防列为特殊的首要的国家健康战略（Nock MK et al.，2008）。而要达到这个目的任务无疑是艰巨的。目前研究者进行了诸多相关的应用研究，基于当前自评和他评两种预警方式都各有利弊，本研究拟在该问题解决上找到突破口，绕开自评的不足和他评的不足。本课题根据前面三个子课题研究的结果，构建"两重监测，三级预警"的心理危机实时监测与干预系统，围绕这个系统设计开发相应的硬件与软件，最终形成个体心理危机实时监测与干预的平台。

心理危机的监测目前存在以下三个问题。

第一，对心理危机概念界定不够清楚，使得心理危机预警范围不明。

国内外以往研究对于心理危机概念的界定各不相同，不同的研究从不同的角度对心理危机进行了定义和总结。主要有三种：第一种是将心理危机看作心理失衡的一种类型（郭兰，傅安洲，霍绍周，2001）；第二种是把心理危机认定是一种严重的困境（史占彪，张建新，2003）；第三种是把心理危机看作是个体的一种应激反应（蔡哲，2002）。出现这种情况的原因是心理危机的概念与一般性心理问题和精神疾病及应激事件等多个概念相互叠交叉，混淆不清，此外还受个体心理状态的特殊性和多样性的影响。由于不同的个体或组织机构在开展心理危机预警和干预工作中所依据的理论有差异，因此造成心理危机的预警范围和关注对象在实际工作中有所不同，这样不仅会阻碍主管部门对心理预警与危机干预工作信息的整体把握，还会影响同行之间的讨论和交流（刘立新，2015）。

第二，心理危机监测工具存在局限，导致心理危机预警筛查成效不大。

目前对心理危机的筛查大多采用的是自评量表的方式，如 SCL-90、UPI 和 MMPI 等。尽管这些量表在临床上效度较高，但是这些方式只能测量到个体当下的心理状态。在实际实施时，一方面，不可能随时随地对被试的心理状态进行评估；另一方面，心理量表的信效度也会随着被试练习效应的增强而逐渐减弱。因此，这种自评量表的方式对心理危机的监测意义并不大。

还有一种是以事件和情境为主要依据的经验性指标的心理危机测量工具。这些测量工具都有一定的缺点，将涉及个体家庭生活所面临的困境作为监测指标的做法太过于粗糙（刘立新，2015）。如胡远超认为"重点群体应该包括遭遇重大生活事件的个体、本身就患有心理障碍或某种心理疾病的个体以及患有某些严重生理疾病的个体"。此外，还有学者从理论上建立危机预警指标体系，如程婧建立起来的以 7 个维度、29 个因素、109 个项目构成的预警体系（程婧，2011）。但是这个预警体系由于把一切与心理危机相关的因素都作为预警指标，从而导致实际操作过于困难而无法确保心理危机干预的效率（刘立新，2015）。

第三，心理危机监测运行机制的不完善，使心理危机预警效率不高。

《北京高校学生心理素质教育工作建设与评估标准》规定"全国高校应该每年都对全体学生进行至少一次的心理危机排查"，表明大学生心理健康对于国家和政府高校教育工作的重要性，但是很难通过开展区区一次的心理危机排查就能确定学生们的心理危机状态。因此，以班级心理委员、辅导员等主动向学校心理健康咨询中心网上递交本班同学一周心理状态信息的形式来更加准确地了解大学生的心理健康实时动态是大多数高校所采取的方式。但是这样的措施缺乏科学性，仅仅是靠主观经验来确定，而且干预人员没有进行专业性的培训，会导致工作中出现一些问题。同时这个过程也缺乏相应的运行机制，有可能会致使心理排查工作间断而不能够作为高校一个常态的心理健康工作（刘立新，2015）。

因此对个体心理危机的干预需要一套完备的、科学的系统，可以实时监测个体心理动态，并及时与相关人员保持联系，做到早发现、早报告、早干预。

目前，手机等移动互联网设备快速发展，广泛普及，不论是学生还是成人对互联网的利用范围、使用频率和时长都在增加。"互联网＋"逐步渗透到各个领域，心理危机和心理健康领域也应顺应时代潮流，为更好地预防心理危机和减少因心理危机导致的负面事件做努力。诚然有大量研究表明，互联网对个体心理应激和危机状态的影响不容小觑，但这种影响也可以相应地为心理危机监测服务。借助个体对手机等移动互联网设备的使用频率，使用适当的方法，可以达到对心理危机进行实时监测的目的。据中国互联网络信息中心（CNNIC）第 36 次互联网报告，"截至 2015 年 6 月，中国互联网络使用者规模达 6.68亿，移动互联网使用者规模达到 5.94 亿"。同时互联网的信息有三个特点：一是资源共享。资源共享能够使全世界的人们更大力度地节约成本，提高工作效率。个体心理危机实时监测平台的建立可以将个体的心理健康信息和基础抗压能力指数信息资源共享，提高效率。个体可以每半年测试一次心理健康指数和基础抗压能力指数，因互联网平台的资源共享性，当一个个体毕业步入社会，他的心理健康信息也会随之转移。与纸质档案相比，个体心理危机实时监测平台的资源传递更高效、更便捷，并具有同步性。二是超越时空，在网上聊天、购物不受时间和空间的限制。个体心理危机实时监测平台可以不受时间和空间的限制来获得个体心理基础抗压能力指数和一些负面的生活事件的冲击力指数，摆脱了时空的束缚，可以更有效地对心理危机进行监测和干预。三是实时交互性。互联网可以帮助个体心理危机的实时监测平台，实现实时性。实时性是监测平台的关键，所以要运用好网络这一平台。

无论是教师、辅导员、校长还是企业老板都会经常担心个体出现心理危机，因为他们缺乏应对心理危机事件的经验和专家指导。在群体中，一个人出现了心理危机，对整个群体都是有影响的。自杀传染是个体暴露于自杀家庭、自杀群体或媒体的报道中，导致一些易感人群模仿其自杀行为，会增加自杀行为（National Institute of Meatal Health，1999），如富士康事件，2010 年位于广东深圳的台资企业富士康生产基地及生活园区内发生了一系列跳楼死亡和重伤事件，在极短的时间内发生了 12 起自杀事件，对自杀者家庭、企业员工和企业带来巨大的影响。尽早发现出现心理危机的个体能大大减少自杀及伤人等负面事件，但目前学校里的心理筛查通常不具备时效性，只是在新生入学时筛查一次，而企业更是很少利用一些筛查机制来预警心理危机问题。虽然目前青少年学生的自杀行为是预警和干预的主要目标，但成年人的心理危机也不能忽视。目前大众对心理问题仍存在认识和观念偏差，忌讳心理问题，很少有人会主动寻求帮助或主动报告有自杀意念。部分人怯于走进心理咨询室寻求帮助，这时通过个体心理危机实时监测系统便可实时监测，及时预警和干预，减少负面事件的发生。

关于个体心理危机的级别，不同学者进行了不同的研究。合理的预警机制可以在心理危机发生时做到快速反应，及时应对，从而将心理危机的影响降到最低。目前较为普遍的预警机制有三级预警和五级预警两种。其中，高校三级预警机制中，一级预警网络是大学生心理健康辅导中心，其主要目的是收集评估预警信息的同时做好大学生心理危机预防和保护工作；二级预警网络的主要作用是监控学院可能引发学生心理危机的事件，同时上报心理和行为不正常的学生信息，这个网络的主要成员有学工处、各学院副书记、辅导员、班主任等；三级预警网络成员构成是学生干部、心理卫生协会骨干及班级心理委员，他们对本班同学的心理状态进行监控（章明明，饶东方，2009；潘芬芬，2016）。学生宿舍、班级、院系、心理咨询中心和学校从一级到五级构成了心理危机五级预警机制，一个很重要的工作是对这些成员进行如心理异常识别和危机干预等专业技能的培训，以便帮助他们做好大学生心理危机的预防工作，帮助大学生避免遭受心理危机的影响（章明明，饶东方，2009；潘芬芬，2016）。相对而言，五级预警机制中涵盖范围较广，能最大程度调动各方力量，因此对危机更能及时发现，并进行干预。但目前的预警机制实施时也存在一定的问题，有些高校对心理健康重要性的关注不足，将心理咨询这一专业性的工作交由主管政治思想工作的老师在做；虽然有些高校意识到这个问题，但在管理中又无形增加了许多不必要的行政干预，给心理危机的预警机制带来了不便之处。

本研究将个体心理危机级别分为三级：一级是轻度危机状态，在屏幕上以橙色标示；二级是中度危机状态，在屏幕上以红色标示；三级是重度危机状态，在屏幕上以黑色标示。这样，通过两重监测，分别计算出个体的心理危机水平，进行"三级预警"。对每一级预警，提示相应的危机干预策略，帮助个体尽快走出心理危机状态。

本平台致力于以相关的心理援助理论为基础，开发出重点针对企业员工、高校大学生、中学生的心理预警监测平台。通过测量监测对象心理健康问卷得分、自杀意念问卷得分和冲动性人格问卷得分，使用统计方法确定免疫力指数和事件冲击力指数预测个体遭受了某个生活事件后的心理健康情况、自杀情况和冲动性，从而对监测对象的心理危机进行评估。另外，为了达到动态评估的目的，应开发相应的计算机软件，定期收集监测对象的心理健康状况数据，做到早发现、早预警和早干预。

第二节　个体心理危机实时监测与干预平台构建过程与运行方式

一、个体心理危机实时监测与干预平台的构建过程

　　个体心理危机实时监测的预警平台建构的主要工作是构建"两重监测，三级预警"的心理危机实时监测系统。"两重监测"指的是"事件冲击监测"和"症状观察监测"两个独立并联的监测机制。"事件冲击监测"指的是将个体基础抗压指数与当前受到的生活事件的心理冲击力指数进行运算，计算出个体目前所处的心理危机级别，构成对个体心理危机状态的第一个实时监测系列。"症状观察监测"指的是根据个体心理危机状态下表现出的外部征兆（特别是重大危机），由征兆的风险标识指数，直接计算出个体目前所处的心理危机级别。当有外显征兆，而无被监测者的"基础抗压指数"时，通过外显征兆的症状和等级来评定，实现三级预警；当只有事件冲击监测和被监测者的"基础抗压指数"，而无被监测者的症状描述时，按照机器学习模型得出的分数范围来实现三级预警；当既有外显征兆，又有被监测者的"基础抗压指数"时，根据外显征兆和机器学习模型的得分的不同权重相加来实现三级预警。围绕"两重监测，三级预警"的框架，系统设计开发相应的硬件与软件，最终形成个体心理危机实时监测平台。在研究方法上，主要采用数理统计和计算机编程技术相结合的方式，要基于前面三个子课题的研究成果，形成动态的、实时的、科学的、精准的心理危机监测平台。

　　生活事件的冲击力指数是个体心理危机实时监控的重要指标，事件冲击监测机制研究聚焦于引起个体心理危机的负性生活事件，梳理可能引发心理危机的各种生活事件，详细探讨各种生活事件对个体的心理冲击力。不同的生活事件对个体心理的冲击力是不同的，不同群体常见的负性生活事件也不尽相同。国外的生活事件量表很多很完善，虽然国内的生活事件量表也在不断改进，但是有些针对特定群体的量表随时代发展已经不适用于目前的国内个体。

　　事件冲击监测机制研究采用文献分析法、问卷法、访谈法等方式，整理出企业员工群体、大学生群体、中学生群体的重要日常生活事件并进行归类。根据调查结果，形成不同群体的重要生活事件体系，并给各种生活事件划分若干等级，从严重到不严重。综合三方面的数据，形成不同生活事件对个体心理的冲击力指数：一是采用专家评定法得出的不同生活事件对个体心理冲击力指数的评定等级，二是采用问卷研究得出的心理冲击力指数，三是对已有研究进行元分析得出的心理冲击力指数。

　　症状观察监测机制研究聚焦于自杀自伤和暴力伤人这两类常见的、可能引发严重负面后果的心理危机的行为征兆。大部分心理危机个案会表现出一定程度的外显行为征兆，对这些外显行为征兆进行观察和量化评估有利于心理危机的早期识别和预警。

　　通过6个步骤来逐步建立心理危机征兆指标体系，并制定预警方案。首先通过文献调

研和专家讨论确定心理危机征兆指标体系的理论框架和基本维度，而后建立心理危机征兆原始条目池。通过对心理危机征兆条目池进行筛选，编制了一套本土化的心理危机征兆识别和预警工具——PCSC，对该工具进行预测验并修订再测验，检验其信效度良好，确定临界值与心理危机预警方案。最后对不同的预警方案及方案组合的预警效果进行检验，以确定最佳的预警方案组合方式。

症状观察监测机制制订了 3 种独立的心理危机预警方案：总分预警方案、单条目预警方案和多条目组合预警方案。这 3 种预警方案均可独立预警心理危机，相互补充，从而实现心理危机的灵活、动态、分级预警。该预警模式能够有效提高心理危机识别的总体准确度，解决了既往心理危机预警研究中敏感度和特异度无法兼顾的难题。

这一平台的构建，涉及 5 个指标：个体抗压基础（指数 A）、心理冲击力（指数 B）、事件冲击监测（指数 C）、症状观察监测（指数 D）以及综合所有指数构建出的模型（模型 E）。结合这些指标，我们根据个体抗压基础指数 A（100 分）和心理冲击力指数 B（100 分）计算出事件冲击监测指数 C（100 分）；根据标识危机状况的症状条目计算出症状观察监测指数 D（100 分）；对事件冲击监测指数 C（100 分及等级）和症状观察监测指数 D（100 分及等级）进行并联组合，拟合成综合指数模型 E（心理危机水平 100 分及等级）（两者取高分，或两者分别进行拟合）。

通过上述统计分析，根据子课题确定的事件冲击力指数和个体测评数据确定的抗压基础指数，半年测试一次，可以实时监测个体遭遇某个事件后的心理危机状态，以及自杀与冲动情况。

本研究内容的本质就是希望通过心理危机监测平台，对监测对象的心理状态进行准确全面的评估后，对其严重程度进行分级，按照分级情况采取相应的措施。可以看出，对心理状况的测量和评估是其中非常关键的一步。在本研究中，对心理状况的测量和评估是以子课题 1 和子课题 2 为基础的：在子课题 1 中，通过一系列的测量工具，对个体的心理健康状况做一个评估；通过机器学习的统计方法，测算出个体的抗压基础指数；子课题 2 通过用同样的方法测算出个体所遭受的心理冲击力指数；结合两方面的数据，测算出事件冲击监测指数 X_k。

对事件冲击监测指数 X_k 和根据子课题 3 形成的标识危机状况的症状观察监测指数 Yj 进行并联组合，拟合成综合指数模型；

这一步骤的内容是综合"两重监测"的结果，将事件冲击监测指数和症状观察指数进行拟合，形成综合指数模型（模型 E），综合指数分三级预警，预警后有专职人员介入，每天追踪，确定其危机水平及是否恢复正常。

当预警信号为橙色状态时，则显示个体的心理危机处于轻度危机状态，已经出现了一些较轻的心理危机，各组织相关人员必须采取降低个体心理危机的措施，同时组织还必须保持高度的警惕，防止个体的心理压力继续加大。在这期间，组织必须仔细分析预警系统中各个指标，找出导致个体心理压力出现危机的真正原因，从而采取相应的调整措施，降低个体的心理压力。

红色信号表示中度危机，可邀请心理咨询师介入。黑色信号表示个体的心理危机已经处于重度危机状态。在预警值出现在红色警戒区时，各组织的相关人员就应该采取有效措施，避免预警值出现在黑色警戒区。值得注意的是，"黑色警戒"如果出现了，这是由于个体近阶段出现了某些极端事件、特殊事件等，对个体产生了极大的负面影响。必要时可以请相关专家对个体进行心理援助，以彻底消除引起个体巨大心理压力的来源与组织方面的各个因素。

综合指数模型拟合完毕后，依据数学建模原理，利用相应的计算机语言，开发相应计算机软件，打造心理危机监测预警平台。"两重监测，三级预警"的数据模型拟合后的任务便是熟悉计算机编程语言，并组织开发团队，模拟心理危机监测软件的编制。在这一过程中，熟练掌握计算机编程语言，并根据模型实际情况，选择合适的计算机语言十分关键。依据心理危机综合模型，考虑多种方式的预测，形成软件开发设计图；购置电脑监测硬件（包括电脑等）；同时基于软件设计图进行实验开发，形成心理危机干预的监测平台。总监测室包括一台心理危机预警服务器，可以同时存储成千上万个个体的抗压基础数据；一台心理危机监测设备，可以基于预警服务器同时对超过十万个个体心理危机进行监测；一个个体抗压指数基础测评软件应用程序，个体可以随时在网上或手机上把自己的基础数据库输入到总监测管理系统。建立心理危机电子动态档案，便于团体建立心理危机预警的基础数据。基于成型的心理危机软件监测平台，开发培训教材，同时开发 App 手机应用程序，让每位"守门员"随时随地把握每个细节，实时、动态地预警。App 主要有两个功能：一是能够根据观察到的个体危机征兆，大概估测个体的危机程度；二是 App 程序与总监控室的监测服务器相连，如果个体事先有电子档案，即抗压指数基础数据，"守门员"可以输入个体编号和冲击事件编号，进行事件的预测。这几个硬件软件设备构成了一个整体的心理危机干预的动态实时监测平台。

所设计的个体心理危机实时监测与预警干预平台，是我国当前社会发展的重大需求，为心理危机的科学监控和干预提供了可操作的系统，对预防危机事件、维护社会稳定做出了一些贡献。

二、个体心理危机实时监测与干预平台的运行方式

心理危机实时监测平台的运行模式是个体每半年或一年做一次心理健康调查问卷，测出抗压基础指数的数据，并存入预警服务器。当个体遭遇某项或某几项负性生活事件时，可由自己或心理守门人向系统输入事件冲击力分数，系统会按照拟合的数据模型自动给出心理危机分数，根据分数的范围归类到三级预警中。最后，根据不同等级的心理危机，给出不同的心理危机干预方案，及时并有针对性地进行心理危机干预，减少负面事件的发生。各单位可组织个体以半年为期，进行抗压基础指数问卷测试，测试题目是根据前期研究所用到的 12 个问卷进行数据分析和筛选后的题目，12 个问卷的题目将被随机呈现，个体在规定时间内完成测试，应用程序自动计算各维度分数和总分，并存入数据库。每天动

态输入个体所遭遇的负性生活事件，如当天没有遇到负性生活事件则不输入。平台系统根据个体的抗压基础指数和事件冲击力指数计算出事件冲击监测指数。心理守门人，如学校的辅导员、心理委员、企业的人力资源工作人员每天动态输入个体的症状条目，与事件冲击监测并列进行，计算出症状观察监测指数。平台的应用程序已经设置好不同群体所常遭遇的各种生活事件和症状条目，心理守门人搜索相应关键词并选择即可。

在两重监测下，平台按照不断更新完善的机器学习模型拟合事件冲击指数和症状监测指数，得出心理危机得分。心理危机得分分三级预警，预警后有专职人员介入，每天追踪，确定其危机水平及是否恢复正常，并将个体情况反馈到平台，形成个体的心理健康情况档案。

另外，心理守门人可随时搜索查看某个体的心理健康情况或心理危机干预进展，重点关注追踪某些个体的情况，也可根据整个集体的心理健康状况开展心理健康教育课程及活动等。心理危机实时监测平台会不断地收集数据，分析数据，完善拟合模型，以得到更精确的预警结果。

第三节　个体心理危机实时监测与干预平台整体特点与功能模块

一、个体心理危机实时监测与干预平台的整体特点

个体心理危机实时监测与干预平台以建构适合中国国情民情的"个体心理危机预警与干预系统"为中心，以实现对个体心理危机的"实时监测与预警"为目的，在整合提炼前人相关领域研究结果的基础上，进一步开展大规模的问卷调研与访谈、实验，获得反映个体心理危机状况及其变动的数据指标，根据研究结果与数据指标设计出个体心理危机实时监测与干预平台，提供给各单位部门直接使用，可以有效地实时监测本单位人员的心理危机状态并及时启动干预系统，避免恶性事件的发生。

个体心理危机实时监测与干预平台的设计思路包括：开发心理抗压测试系统，开展个体的心理抗逆指数测试，采集静态数据；开发心理冲击事件和症状观察监测系统，设定心理监测守门员，采集个体心理动态数据；开发大数据分析应用系统，建立个体心理危机预警模型，对个体的冲击事件进行拟合计算。结合个体的心理抗逆指数，系统对该个体是否存在心理危机进行预判，并对存在心理危机的个体进行"三级预警"。随后，系统通过软件，及时通知对应的心理干预人员。心理干预人员收到预警后，对个体进行心理干预，并将干预结果通过平台进行反馈。

平台的设计思路如图 5-1 所示。

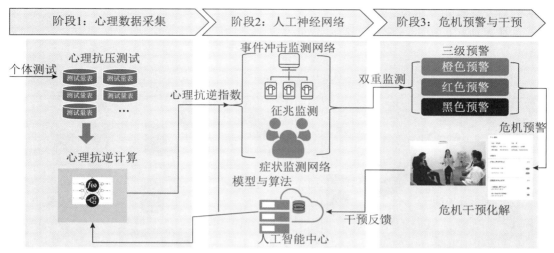

图 5-1　心理危机实时监测与干预平台设计思路图

　　个体心理危机实时监测与干预平台的整体架构分为五层，分别是数据层、大数据支撑层、业务逻辑层、平台服务层和应用访问层，具体如图 5-2 所示。

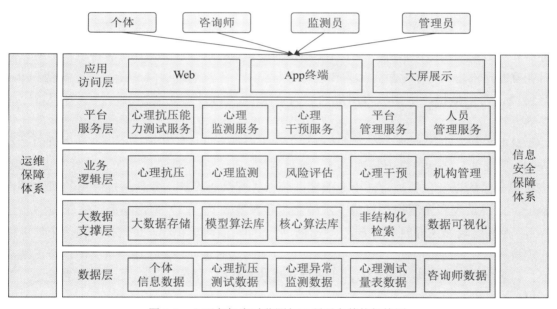

图 5-2　心理危机实时监测与干预平台整体架构图

　　数据层为平台提供数据来源，包括个体信息数据、心理抗压测试数据、心理异常监测数据、心理测试量表数据和咨询师数据等；大数据支撑层为平台提供算法和计算能力的支撑，主要包括大数据存储、模型算法库、核心算法库、非结构化检索和数据可视化等；业务逻辑层为平台提供业务处理能力，包括心理抗压测试业务逻辑、心理监测业务逻辑、心理危机风险评估业务逻辑、心理干预业务逻辑和机构管理业务逻辑等；平台服务层提供心理抗压能力测试服务、心理监测服务、心理干预服务、平台管理服务和人员管理服务等；应用访问层是面向个体、咨询师、监测员和管理员提供应用服务的入口，主要包括

Web、App 终端和大屏展示。

个体心理危机实时监测与干预平台的网络部署拓扑如图 5-3 所示。

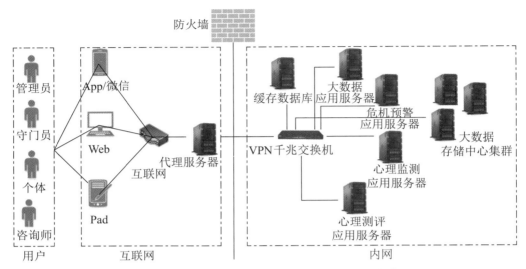

图 5-3 心理危机实时监测与干预平台的网络部署拓扑图

其中，核心服务器包括心理测评应用服务器、心理监测应用服务器、危机预警应用服务器和大数据应用服务器等，为了保证数据的安全性，这些服务器均部署在机构内网。同时在互联网部署一台堡垒机，作为代理服务器应用。用户通过访问 Web、App/ 微信和 Pad 等终端访问堡垒机，堡垒机将用户的访问请求通过 VPN 千兆交换机转发到内网对应服务器。

总的来看，个体心理危机实时监测与干预平台拥有良好的技术架构设计和先进的"互联网 +"理念。它具备以下特性：（1）权威高效。平台的心理测试量表、事件冲击监测、症状观察监测以及预警模型，由专业团队领衔进行精心设计，并且通过大量的研究进行验证，系统量表和预测模型权威，系统监测和预警高效。（2）便捷易用。系统提供心理 Web、App 终端和大屏展示的方式给个体、咨询师、监测员和管理员进行访问，个体进行心理抗压测试不再受时间、区域的限制，可以随时随地进行。系统还提供智能语音识别功能，对着客户端说话即可完成对冲击事件和症状观察的监测信息输入。（3）可靠稳定。系统采用分布式服务和部署架构，具备良好的应用服务和数据容错性。

二、个体心理危机实时监测与干预平台的功能模块

个体心理危机实时监测与干预平台的功能模块主要包括心理抗压能力测试系统、心理危机监测系统、心理危机预警及干预系统、大屏分析展示系统和大数据平台管理系统。

（一）心理抗压能力测试系统

心理抗压能力测试系统，主要包括 Web 心理抗压测试模块，以及心理抗压测评 App。

面向个体的 Web 心理抗压测试模块，为学生、企业成员等个体提供心理抗压能力测试的服务，同时系统可以部署在独立的服务器主机、云服务器或者内嵌到现有平台上。

心理抗压测评 App，分成安卓和苹果 iOS 两个版本，面向学生、企业成员等个体提供基于"互联网＋"的心理抗压能力测试服务。

单位在获得个体心理危机实时监测与干预平台的使用权后，可以为本单位人员分配心理抗压测试的用户名和密码。个体在心理抗压测试界面输入单位分配的用户名和密码，滑动验证码校验后，即可登录心理抗压能力测试系统（如图 5-4 所示）。

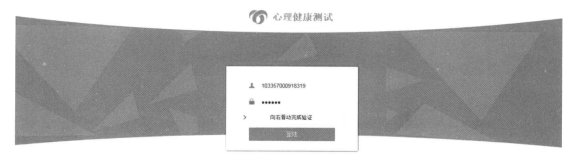

图 5-4　抗压能力测试系统登录页面

登录成功之后，出现欢迎语界面，呈现"欢迎进入心理测评网"语句。图 5-5 中示例账号为学生类账号，所以呈现在页面左上角处是"大学生测试"。

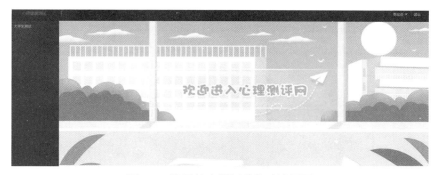

图 5-5　抗压能力测评系统欢迎界面

点击欢迎语页面的左上角"大学生测试"，出现"开始测试"的对话框，点击"确定"，就可以开始测试。如果放弃测试，点击"取消"即可。开始测试界面如图 5-6 所示。

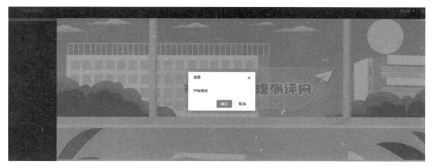

图 5-6　"开始测试"界面

在开始测试之后，会有"本次测试约 30 ～ 40 分钟"的用时提醒和一个进度提示。当进度条显示为"100%"的时候，代表心理测试的题目已经做完。开始测试之后，只根据提示语和问题，勾选符合实际情况的选项。测试题都为 5 选 1 的选择题，测试题界面如图 5-7 所示。

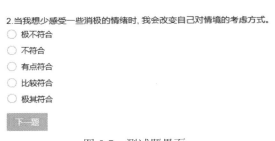

图 5-7　测试题界面

如果用户没有选择选项，而是直接点击"下一题"，系统提示将不会进入下一题。如果用户答题过快或过慢，也都有相应的提示。测试结束之后，会出现提示语，提醒已经完成本次测试。同时会有柱形图、表格和文字，全面展示本次测试的结果。测试结果报告界面如图 5-8 所示。

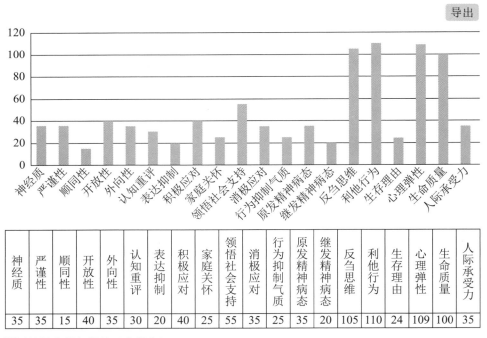

神经质	严谨性	顺同性	开放性	外向性	认知重评	表达抑制	积极应对	家庭关怀	领悟社会支持	消极应对	行为抑制气质	原发精神病态	继发精神病态	反刍思维	利他行为	生存理由	心理弹性	生命质量	人际承受力
35	35	15	40	35	30	20	40	25	55	35	25	35	20	105	110	24	109	100	35

测评结果分析与指导（大学生）

1 神经质人格

个体倾向于情绪不稳定，过分敏感，对各种刺激常有强烈的情绪反应，容易冲动又难以恢复平静，甚至出现情绪失控的非理智性行为。容易主诉身心不适，睡眠不好。

建议：多参加一些集体活动，结交一些朋友，可以从朋友那里得到关怀、帮助和鼓励，在需要的时候，能够获得更多的情感上的支持。

图 5-8　测试结果报告页面

如果想要查看之前的记录历史，首先需要登录账号，在欢迎语界面的右上角处有两处按钮：一个显示已登录账户的用户名，如示例图中的"贾宏辰"；另一个代表退出登录功能的"退出"。只要将鼠标移到已登录账户的名字上，就会看到一个"测试记录"的按钮，如图 5-9 所示。

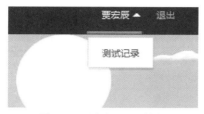

图 5-9　"测试记录"按钮

点击"测试记录"之后，可以看到"我的测试历史"，即这个账户曾经参与测试的结果记录。点击界面中的查看按钮，就会弹出自己曾经的测试结果，如图 5-10 所示。

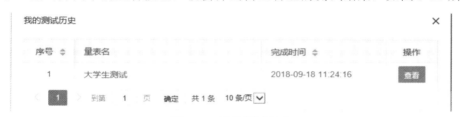

图 5-10　我的测试历史

（二）心理危机监测系统

心理危机监测是本项目的核心，是"两重监测，三级预警"的关键环节。心理危机监测系统包含"事件冲击监测"和"症状观察监测"两部分，可以面向"心理守门员"提供针对个体开展"两重监测"的"互联网＋"工具。心理危机监测 App 还可以面向家长使用，由家长把孩子在家的异常表现及时输入平台，更好地实现家校联动，共同关心孩子心理健康成长。

心理危机监测人员在下载相应的 App 后，打开 App 即可进入登录界面，输入账号和密码，并输入验证码，完成验证之后点击"登录"按钮，如图 5-11 所示。

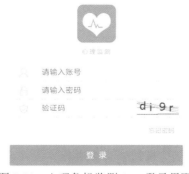

图 5-11　心理危机监测 App 登录界面

若心理危机监测人员忘记自己的密码，无法登录时，可以点击"忘记密码"，通过自己的邮箱，重置密码。心理危机监测人员登录成功后，出现心理危机监测主界面，如图5-12所示。主界面主要包括事件 / 症状和搜索栏、频发事件、频发征兆、语音标记等。

在搜索栏中输入关键词，比如"自杀"，随后就会弹出包含"自杀"这个关键词的事件与症状，如图5-13所示。

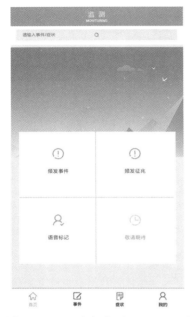

图 5-12　心理危机监测 App 主界面

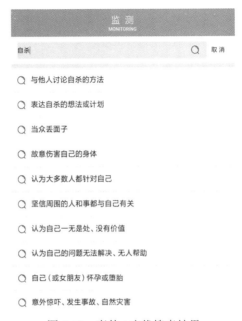

图 5-13　事件 / 症状搜索结果

心理危机监测人员选择自己要标记的事件 / 症状，随后会弹出目标对象列表，如图5-14所示。

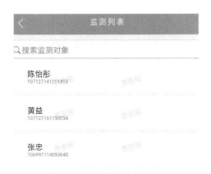

图 5-14　目标对象列表

心理危机监测人员选择自己要标记的对象，随后会弹出一个对话框，点击"确认"，即可完成标记，如图5-15所示。

心理危机监测人员还可以在心理危机监测 App 主界面中点击屏幕右侧上方的"频发征兆"按钮，或者下方的"症状"按钮，直接进入"症状列表"，然后选择症状进行标记，如图5-16所示。

如果在症状列表中没有找到完全吻合的选项，可以选择一些自己认为最接近的进行标记。选择目标症状后再选择目标对象，最后在出现的症状标记确认对话框填入准确的症状，再点击"确认"，如图 5-17 所示。

心理危机监测人员还可以在心理危机监测 App 主界面中点击屏幕左侧上方的"频发事件"按钮，或者下方的"事件"按钮，直接进入"事件列表"，然后选择事件进行标记，如图 5-18 所示。

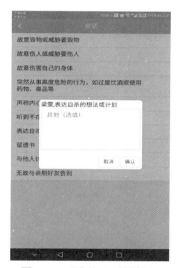

图 5-15　"确认"对话框

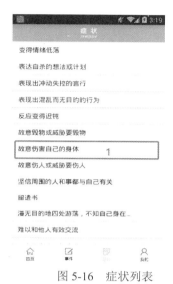

图 5-16　症状列表

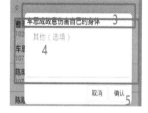

图 5-17　选择目标对象，输入准确症状并进行确认

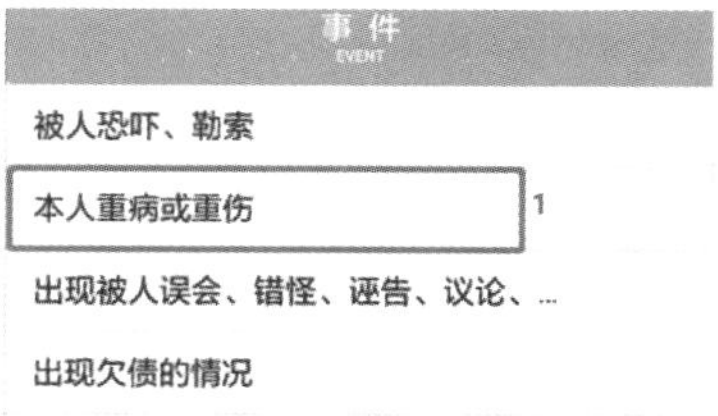

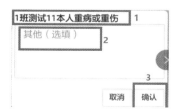

图 5-18　选择事件进行标记

如果在事件列表中没有找到完全吻合的选项，可以选择一些自己认为最接近的进行标记。选择目标事件后再选择目标对象，最后在出现的事件标记确认对话框填入准确的事件，再点击"确认"，如图 5-19 所示。

心理危机监测人员还可以在心理危机监测 App 主界面中点击"语音标记"按钮，之后就会出现"智能语音标记"按钮，如图 5-20 所示。

图 5-19　事件标记确认界面

图 5-20　"智能语音标记"按钮

心理危机监测人员轻触"智能语音标记"按钮，就可以开始进行语音标记了，如图5-21所示。

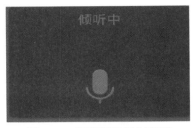

图 5-21　智能语音识别界面

智能语音识别结束之后，会弹出一个语音标记确定对话框，如果识别正确，按"确定"按钮即可，如果识别不正确，按"取消"按钮，重新进行语音识别，如图5-22所示。

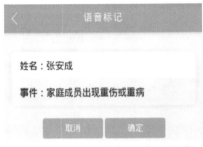

图 5-22　智能语音标记确认界面

心理危机监测人员在心理危机监测App主界面中点击"我的"按钮，可进入个人信息界面。如图5-23所示。

在个人信息界面，点击头像即可查看个人资料，如图5-24所示。

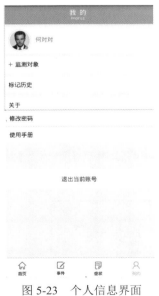

图 5-23　个人信息界面

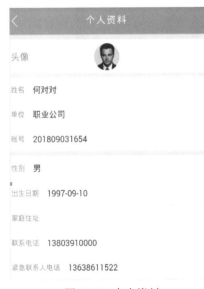

图 5-24　个人资料

心理危机监测人员在个人信息界面点击"监测对象"，可以查看目标对象，如图 5-25 所示。心理危机监测人员可在搜索框中输入目标对象的姓名进行搜索，也可点击右侧字母列表，按姓名的拼音首字母进行搜索。

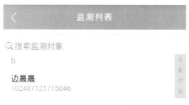

图 5-25　目标对象列表

心理危机监测人员在个人信息页面点击"标记历史"，可以弹出标记历史界面，如图 5-26 所示。

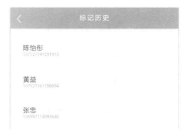

图 5-26　"标记历史"下的目标对象列表

心理危机监测人员点击目标对象的姓名，就可以查看该目标对象具体的标记历史，如图 5-27 所示。

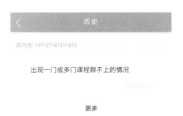

图 5-27　目标对象的标记历史

（三）心理危机预警及干预系统

心理危机预警与干预系统是"两重监测，三级预警"的预警干预环节，该环节通过大数据后台关联个体的心理抗压能力形成的心理抗逆指数，同时通过大数据建模，拟合"事件冲击"和"症状观察"，形成轻度心理危机、中度心理危机和重度心理危机"三级预警"。个体触发心理危机后，系统向心理危机干预人员发送预警信息，心理危机干预人员知晓后会对个体进行干预。

心理危机干预人员在下载相应的 App 后，打开 App 即进入登录界面，分别输入账号和密码，并输入验证码，完成验证之后点击"登录"按钮，如图 5-28 所示。

若心理危机干预人员忘记自己的密码，无法登录时，可以点击"忘记密码"，通过自己的邮箱重置密码。心理危机干预人员登录成功后，出现心理危机干预主界面，如图 5-29 所示。

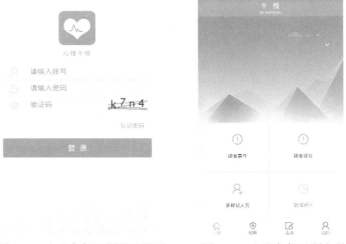

图 5-28　心理危机干预登录界面　　图 5-29　心理危机干预主界面

　　心理危机干预人员点击首页中的"频发事件"，显示管理对象的频发事件，如图 5-30 所示。

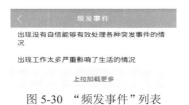

图 5-30　"频发事件"列表

　　心理危机干预人员点击首页中的"频发征兆"，显示管理对象的频发征兆，如图 5-31 所示。

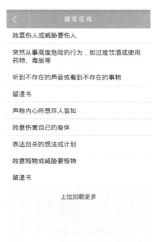

图 5-31　"频发征兆"列表

心理危机干预人员点击首页中的"多标记人员"，显示常被标记人员，如图 5-32 所示。多标记人员属于心理危机干预人员需要重点关注的对象，其中有些已经出现了心理危机或者是有出现心理危机的预兆。

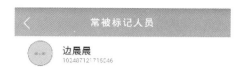

图 5-32　"常被标记人员"

心理危机干预人员点击首页中的"预警"，可看到其监管的人员中分别有多少人处于轻度、中度、重度预警，点击后可查看具体的预警人，如图 5-33 所示。

心理危机干预人员点击对应的"重度预警"，便可以进入预警详情界面，看到更加详细的标记信息。预警详情界面如图 5-34 所示。在预警详情界面，可以看到被标记人员。

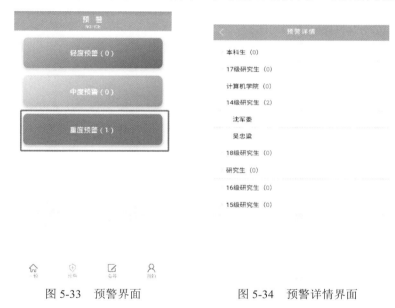

图 5-33　预警界面　　　　　　　图 5-34　预警详情界面

心理危机干预人员在预警详情界面点击某个预警人员的名字就可以查看被预警人员的往期测试结果、标记内容和干预记录，综合这些信息进行干预。目标对象预警详情见图 5-35。

心理危机干预人员点击首页中的"指导"，可查看预警的人员，并且以干预进行状态进行区分，即未开始、进行中、已完成等。"未开始"指该个体触发了预警，但是尚未对其进行指导干预；"进行中"指接收到预警信息，并在 App 上进行确认，正在线下干预或准备线下干预；"已完成"指已经完成对预警个体进行指导干预。干预指导界面如图 5-36 所示。

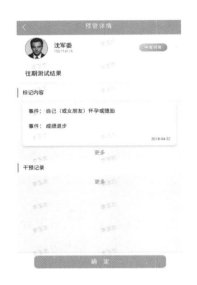 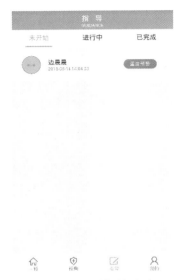

图 5-35　目标对象预警详情　　图 5-36　干预指导界面

　　心理危机干预人员在"未开始"列表中点击个体的名字，进入预警详情界面，之后点击"确定"，进行线下干预，如图 5-37 所示。

　　心理危机干预人员完成干预后，在"进行中"列表中点击个体的名字，进入预警详情界面，点击"记录干预"，就可以填写干预记录，如图 5-38 所示。

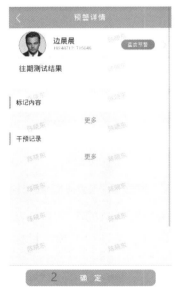 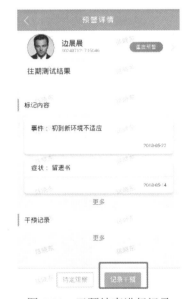

图 5-37　确定干预对象　　图 5-38　干预结束进行记录

　　心理危机干预人员填写完干预记录后，选择一个该个体实际已触发的预警级别，然后点击"确定"即可，如图 5-39 所示。

　　注意该界面中，心理危机干预人员需要核查危机等级是轻度、中度或重度。如果辅导师认为被标记者没有出现心理问题，则标记为"虚报"。

心理危机干预人员点击首页中的"我的",可进入用户个人信息界面,如图5-40所示。

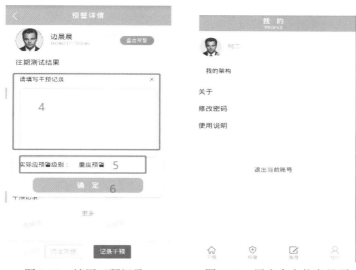

图 5-39 填写干预记录 　　　　　图 5-40 用户个人信息界面

点击用户名称,进入个人资料界面,如图5-41所示。

点击"我的架构",展开监管单位列表,如图5-42所示。

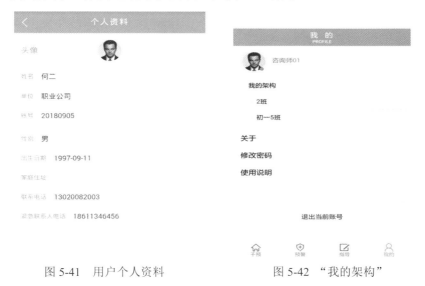

图 5-41 用户个人资料 　　　　　图 5-42 "我的架构"

在"我的架构"中,点击单位名称,可查看该单位下的用户,可在搜索框中输入监测对象的姓名进行搜索,也可点击右侧字母列表,按照姓名的拼音首字母进行搜索,如图5-43所示。

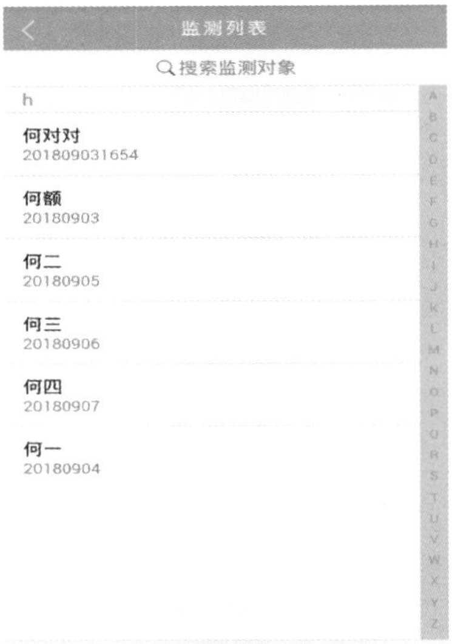

图 5-43 监测列表

（四）大屏分析展示系统

大屏分析展示系统主要面向管理层，为管理层提供个体整体心理健康监控管理，对个体心理发展趋势进行分析和判断。大屏分析展示系统登录页面，如图 5-44 所示。

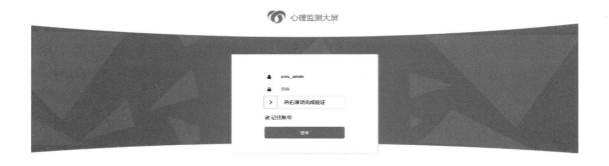

图 5-44 大屏分析展示系统登录页面

用户成功登录系统后，进入心理监测大屏的首页，如图 5-45 所示。大屏的信息每隔固定时间，进行滚动更新。心理监测大屏总体上分成五大模块，最中间的部分是"下级单位信息汇总"，左上角部分是"心理咨询师信息汇总"，左下角是"预警人员类型占比"，右上角是"心理监测员信息汇总"，右下角是"家长信息汇总"。

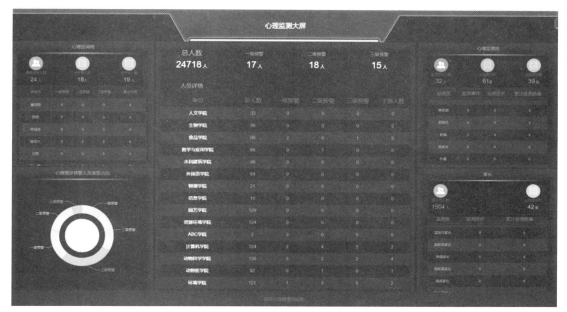

图 5-45　心理监测大屏首页

　　点击系统首页中心理咨询师模块下"咨询师总人数"，查看咨询师列表，见图 5-46。系统通过弹出列表的形式，展示心理咨询师的信息。用户可以通过左上角的"输入框"进行条件筛选，心理咨询师的信息包括心理咨询师的用户名、对应每个级别的待干预的人数以及该心理咨询师已经干预过的学生人数。

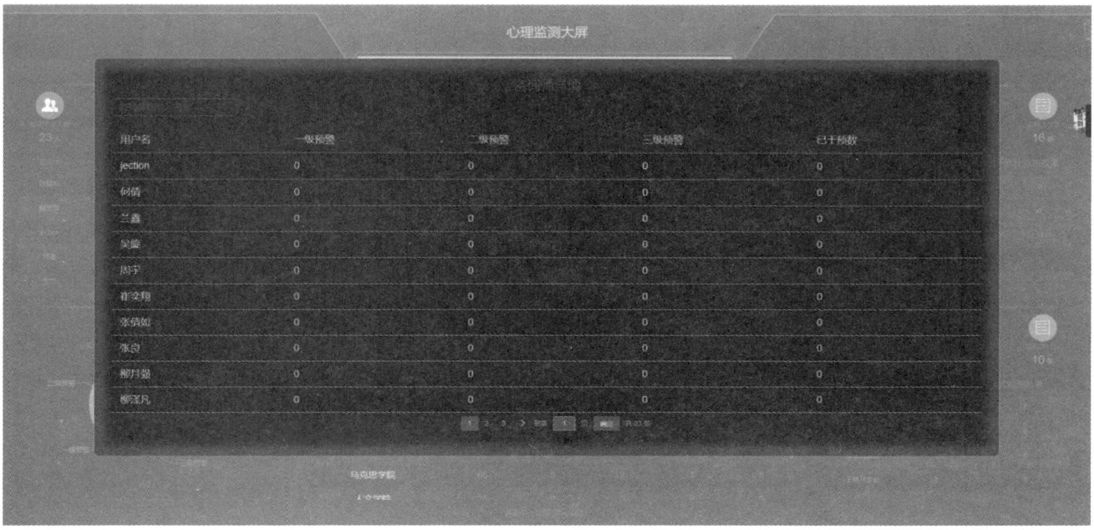

图 5-46　心理咨询师列表

　　用户如果需要了解整个学校已经出现过心理危机，以及干预化解后的学生信息情况，可以点击系统首页左上角心理咨询师模块下"已干预人数"，查看已干预学生列表，如图 5-47 所示。

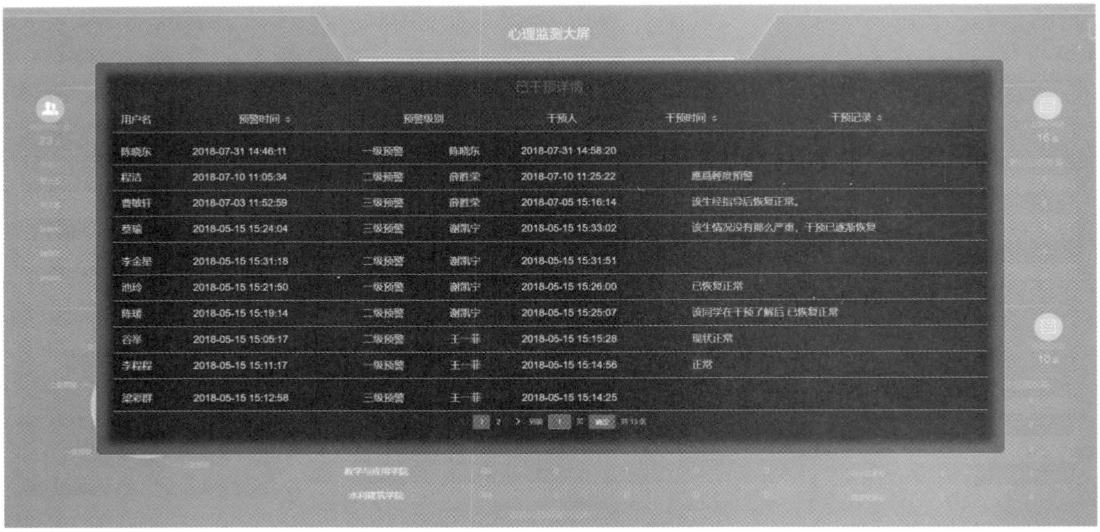

图 5-47　已干预学生的信息详情

用户点击系统首页中心理咨询师模块下"待干预人数"，查看待干预学生列表。只要系统的待干预的人数不为 0，即意味着有学生已经进入心理危机了，但是尚未有咨询师进行介入处理，此时系统会按照固定频率进行闪烁提醒，提示注意督促心理咨询师进行跟进，防止学生心理危机事件的发生。点击具体人数后，进入学生心理危机事件的详情信息列表。该列表的信息包括学生姓名、预警时间、预警级别，如图 5-48 所示。

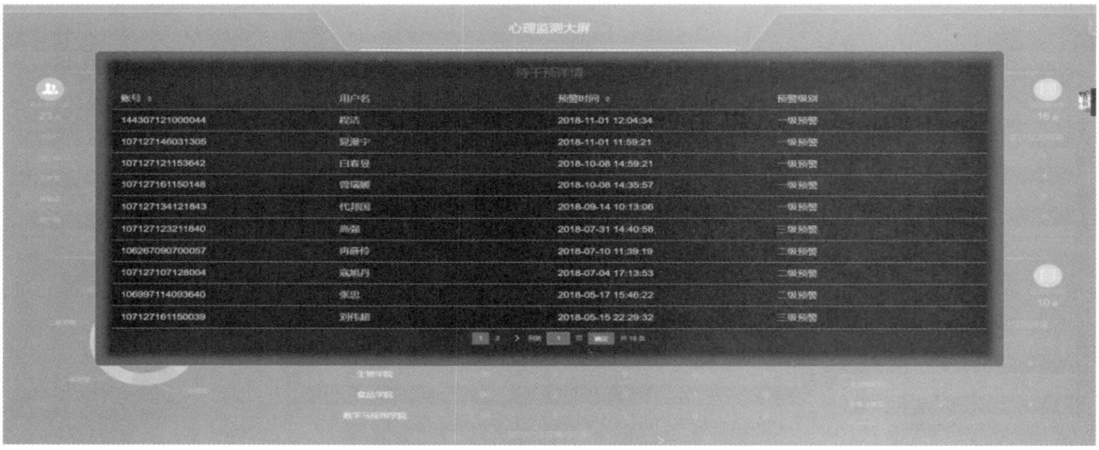

图 5-48　待干预学生的心理危机详情信息

系统首页中各单位列表是当前管理员组织的子节点的所有单位，点进去之后，是当前节点的所有子节点单位信息，以此类推，层层递进。其中，总人数是当前组织下所有子组织的学生人数的汇总，一级预警人数是当前组织下所有子组织的一级预警人数，二级预警人数是当前组织下所有子组织的二级预警人数，三级预警人数是当前组织下所有子组织的三级预警人数。

用户点击系统首页中单位列表模块下组织列表详情中的单位名称，比如，点击计算机学院，即可看到计算机学院下的子组织情况，如图 5-49 所示。

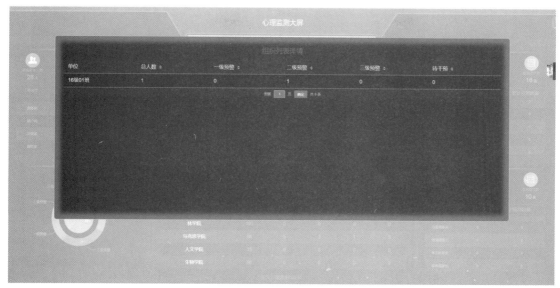

图 5-49　下级单位具体信息

　　用户点击系统首页中单位列表模块下各单位的"总人数"，比如计算机学院所对应的总人数，可以查看当前计算机学院的学生列表，如图 5-50 所示。

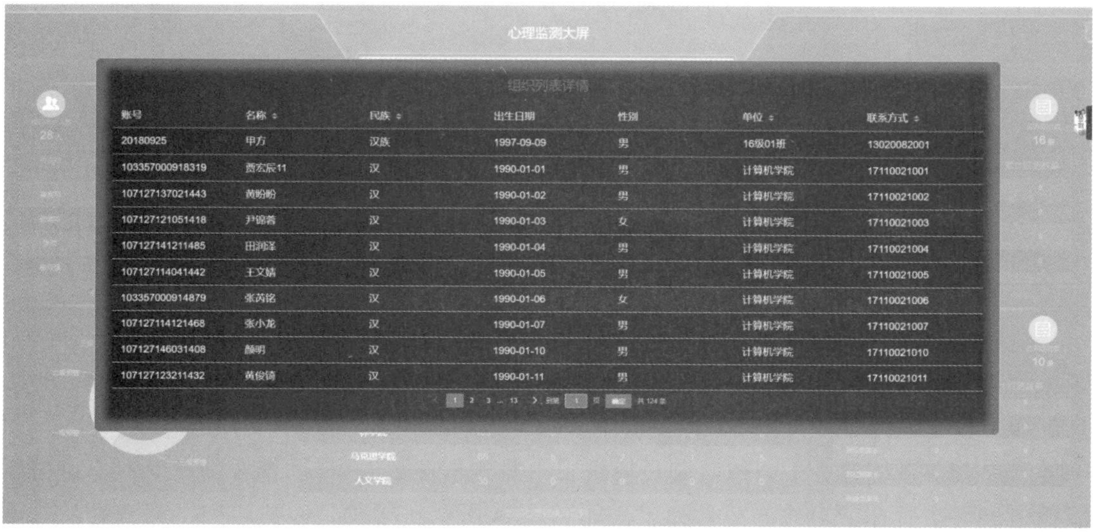

图 5-50　下级单位的人员详情信息

　　用户点击系统首页中单位列表模块下人员详情列表中各单位各级预警列中对应的数值，如点击"一级预警"，即可查看当前组织的一级预警人员列表，如图 5-51 所示。

　　用户点击系统首页中单位列表模块下人员详情列表中各单位人员详情列表"干预人数"列对应的数值，查看已干预人员列表，如图 5-52 所示。

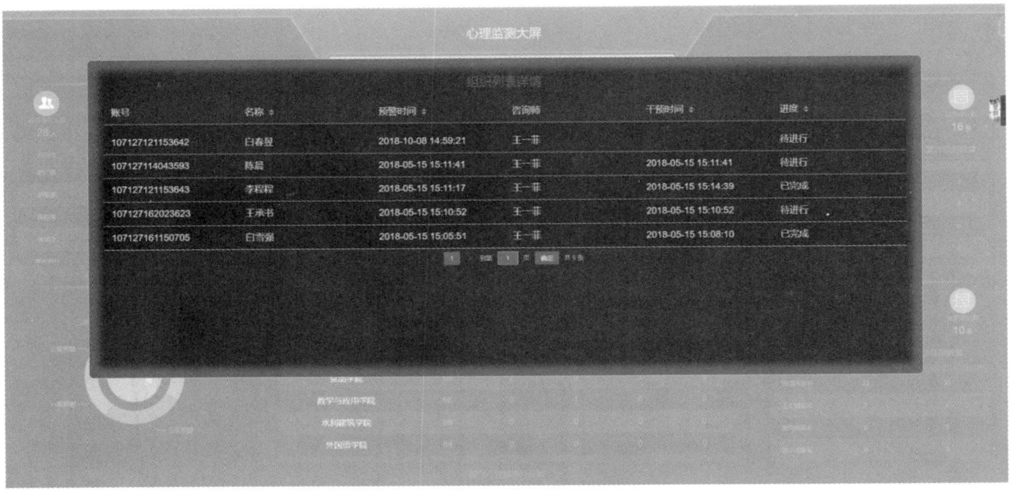

图 5-51　下级单位的预警人员列表

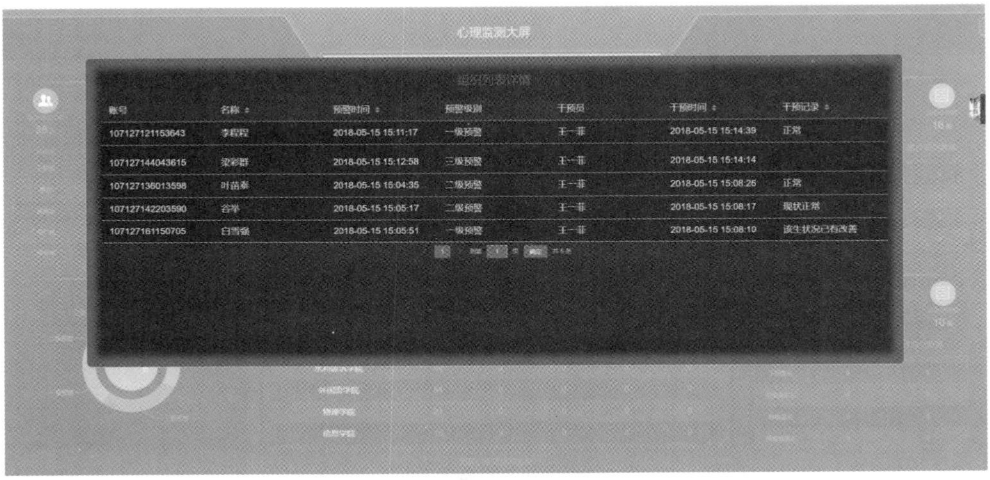

图 5-52　已干预人员列表

　　用户点击系统首页中心理监测员模块下"监测员总人数"，可以查看监测员列表，如图 5-53 所示。用户可以通过左上角的"搜索框"对监测员进行条件筛选。监测人员的信息包括人员编码、用户名、累积监测的症状数、累积监测事件数。

　　用户点击系统首页中心理监测员模块下"监测事件数"，可以查看频发事件，点击后即弹出该数字具体所对应的事件列表，如图 5-54 所示。频发事件共两列，第一列是具体的名称第二列是被监测到的频次。列表按照频次进行倒序排序，即被监测到的频发事件越多，越排在前面。

　　用户点击系统首页中心理监测员模块下"症状事件数"，可以查看频发症状，点击后即弹出该数字具体所对应的"症状"列表，如图 5-55 所示。频发症状共两列，第一列是具体的名称，第二列是被监测到的频次。列表按照频次进行倒序排序，即被监测到的频发症状越多，越排在前面。

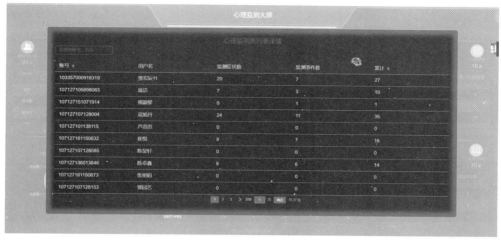

图 5-53　监测员列表详情

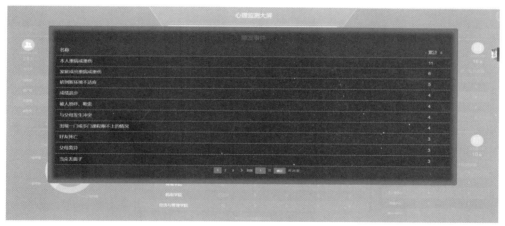

图 5-54　频发事件列表详情

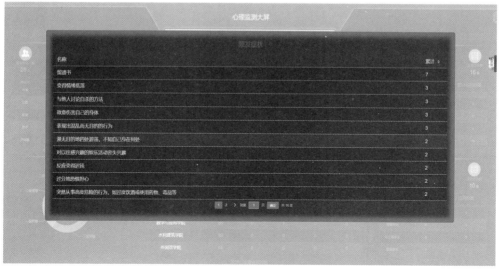

图 5-55　频发症状列表详情

用户点击系统首页中家长模块下的"家长总人数",可以查看家长列表,如图 5-56 所示。用户可以通过图 5-56 的左上角的搜索框进行条件检索。家长信息共包括 4 栏,分别是账号、用户名、监测症状数,以及累计。

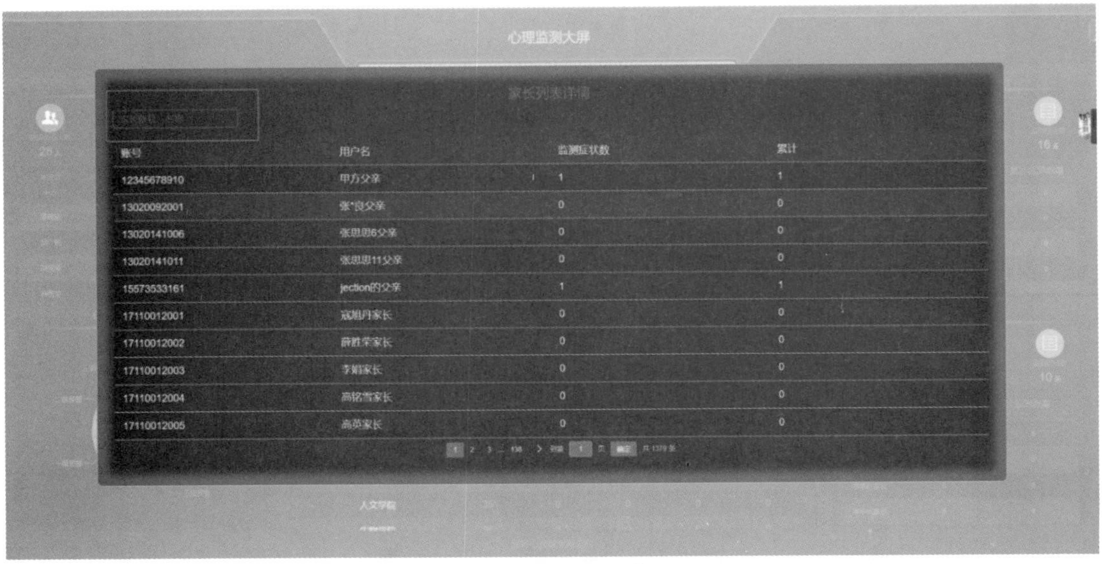

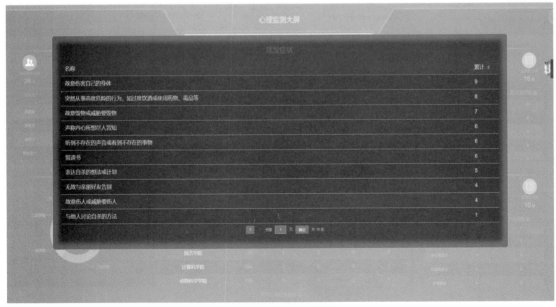

图 5-56　家长列表详情

用户点击系统首页中家长模块下的"监测症状数",可以查看频发症状列表,如图 5-57 所示。

图 5-57　频发症状列表

（五）大数据平台管理系统

大数据平台管理系统面向管理人员，提供了不同用户群体的系统管理功能，主要包括对个体人员、咨询师和守门员管理。登录页面如图 5-58 所示。

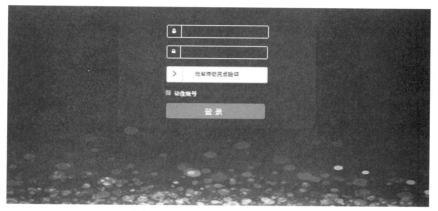

图 5-58 平台管理系统登录页面

用户成功登录系统后，系统首页如图 5-59 所示。

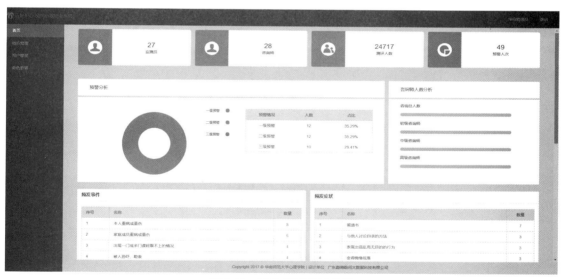

图 5-59 平台管理系统首页

平台管理系统首页中的组织管理模块包含组织创建、导入用户、设置监测员及干预人员、搜索子组织等功能。如图 5-60 所示。

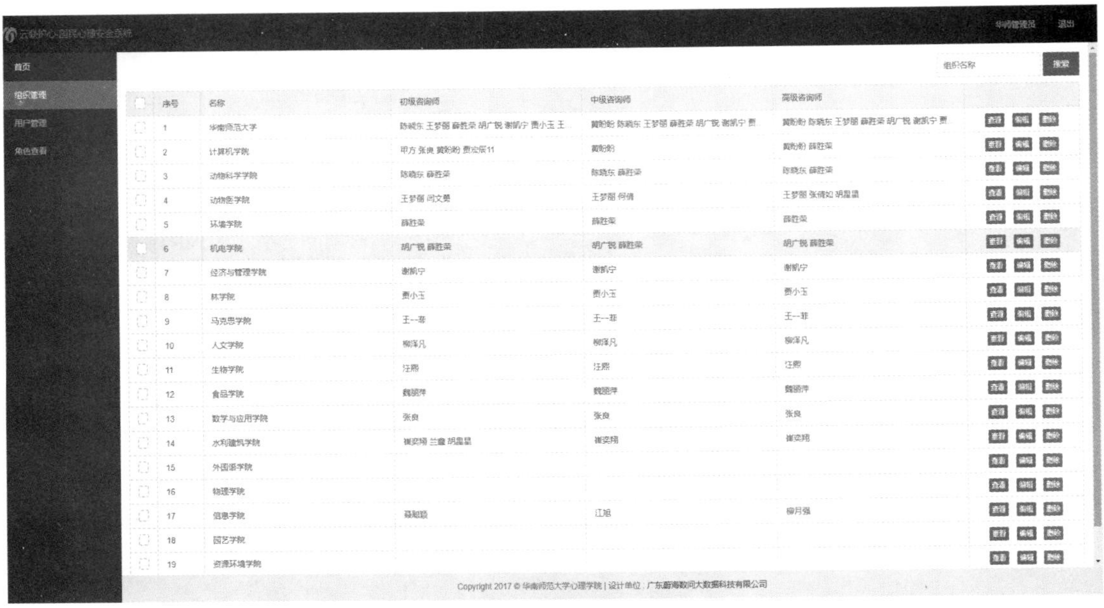

图 5-60　组织管理模块

　　平台管理系统首页中的用户管理模块包含用户基本信息管理、密码重置、删除用户、搜索用户等功能，如图 5-61 所示。

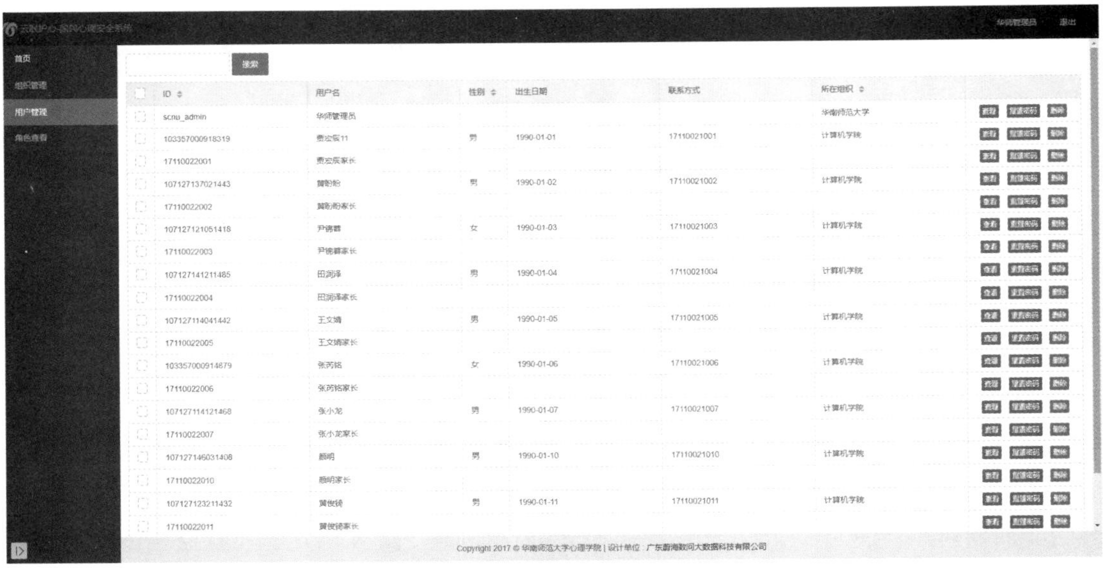

图 5-61　用户管理模块

　　平台管理系统首页中的角色查看模块包含监测员列表、咨询师列表、管理员列表，如图 5-62 所示。

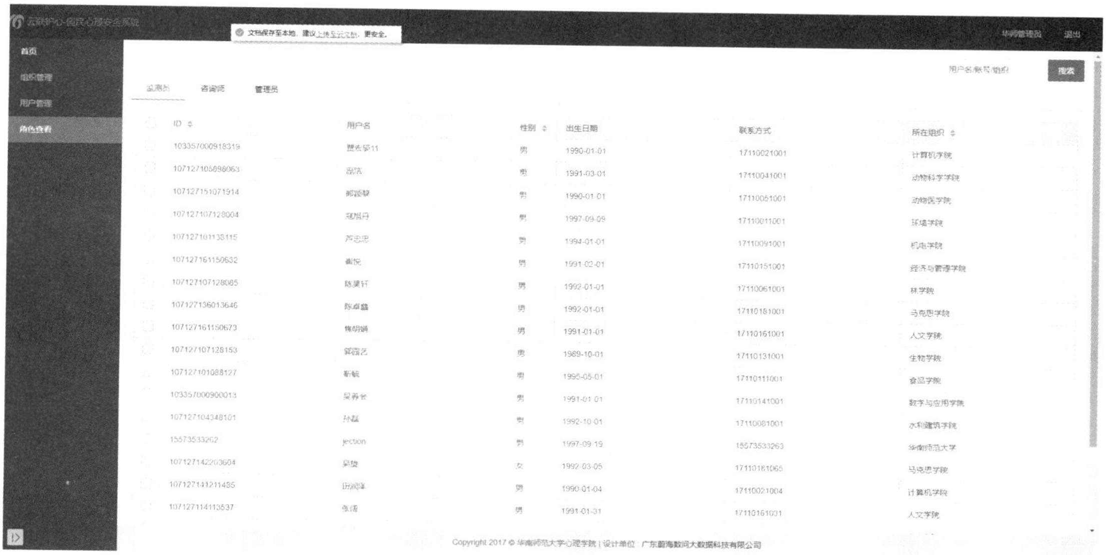

图 5-62 角色查看模块

除了面向使用单位管理人员的平台管理系统外，心理危机实时监测与干预平台还包括一个超级平台管理系统，平台研发人员可以通过该系统不断地对整个平台进行更新。登录超级平台管理系统后的首页，如图 5-63 所示。使用超级平台管理系统可以实现整个平台内部的测题管理、预警标准设置、组织管理、监测人员管理、干预人员管理等功能。

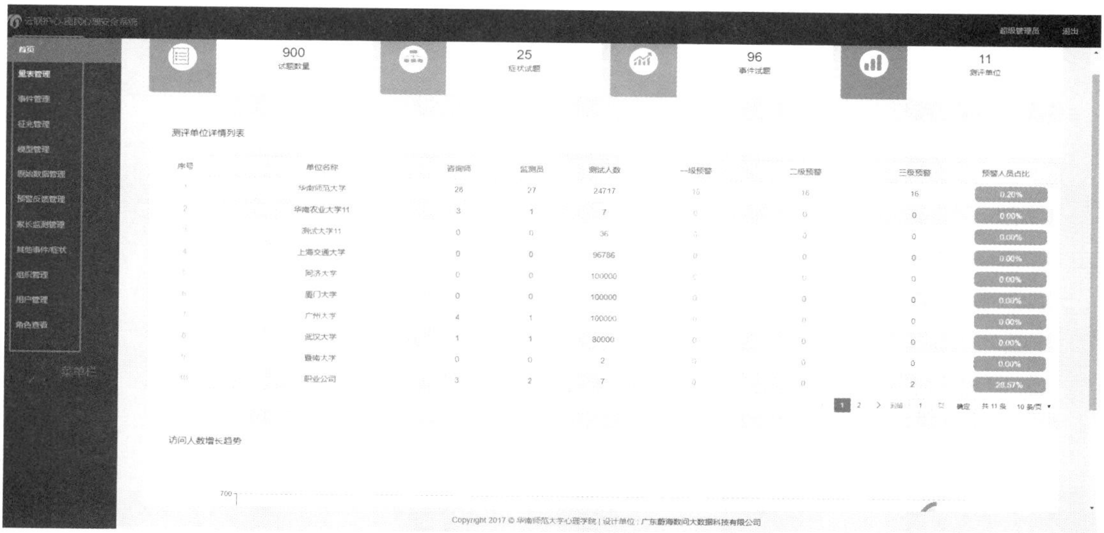

图 5-63 超级平台管理系统首页

总的来看，心理危机实时监测与干预平台主要包括五大功能模块，分别是心理抗压能力测试系统、心理危机监测系统、心理危机预警及干预系统、大屏分析展示系统和大数据平台管理系统。其中大数据平台管理系统又分为面向使用单位管理人员的平台管理系统和面向平台研发人员的超级平台管理系统。整个平台的功能模块，如图 5-64 所示。

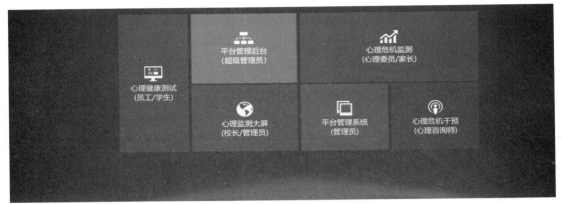

图 5-64　心理危机实时监测与干预平台功能模块图

　　通过这些功能模块的协调运行，心理危机实时监测与干预平台能够实时地监测到心理处于危机状态的个体，并立即组织人员进行心理危机干预。心理危机干预人员可以及时给予异常心理状态中的个体以人文关怀，消除其心理危机。因此，本平台的运作，可以实现单位心理健康服务模式的创新，实现对个体的心理关怀，并有效地预防心理恶性事件的发生。

主要参考文献

[1] Ahern，N. R.，Ark，P.，& Byers，J. Resilience and coping strategies in adolescents. Paediatr Nurs，2008，20（10）：32-36.

[2] Alloy，L. B.，Abramson，L. Y.，Matalsky，G. I.，& Hartlage，S. The hopelessness theory of depression：attributional aspects. The British journal of clinical psychology，the British Psychological Society，1988，27（Pt1）：5-21.

[3] Axelson，D. A.，Birmaher，B. Relation between anxiety and depressive disorders in childhood and adolescence. Depression and Anxiety，2001，14（2）：67-78.

[4] Benard，B. Fostering resilience in children. Urbana，IL：ERIC Clearinghouse on Elementary and Early Childhood Education.（ERIC Document Reproduction Service No. ED386327）（1995）.

[5] Biederman，J.，Hirshfeld-Becker，D. R.，Rosenbaum，J. F.，Herot，C.，Friedman，D.，Snidman，N.，et al. Further evidence of association between behavioral inhibition and social anxiety in children. American Journal of Psychiatry，2001，158（10）：1673-1679.

[6] Bjarnason，T.，Sigurdardottir，T. J. Psychological distress during unemployment and beyond：social support and material deprivation among youth in six northern European countries. Social science medicine，2003，56（5）：973-985.

[7] Borschmann，R.，Trevillion，K.，Henderson，R. C.，Rose，D.，Szmukler，G.，Moran，P. Advance statements for borderline personality disorder：a qualitative study of future crisis treatment preferences. Psychiatr Serv，2014，65（6）：802-807.

[8] Bowes，L.，Maughan，B.，Caspi，A.，Moffitt，T. E.，& Arseneault，L. Families promote emotional and behavioural resilience to bullying：evidence of an environmental effect. J Child Psychol Psychiatry，

Epub ahead of print（Feb 3 2010）.（2010）.

[9] Bramsen，I.，Dirkzwager，A. J. E.，van der Ploeg，H. M. Predeployment personality traits and exposure to trauma as predictors of posttraumatic stress symptoms：A prospective study of former peacekeepers. American Journal of Psychiatry，2000，157（7）：1115-1119.

[10] Broekman，B. F. Stress，vulnerability and resilience，a developmental approach. European journal of psychotraumatology，2011，2. doi：10.

[11] Busch K. A，Fawcett J.，Jacobs D. G. Clinical correlates of inpatient suicide[J]. Journal of Clinical Psychiatry，2003，64：14-19.

[12] Byrne，D. G. Personal assessments of life-event stress and the near future onset of psychological symptoms. The British journal of medical psychology，1984，57（Pt3）：241-248.

[13] Cohen，S.，& Wills，T. A. Stress，social support，and the buffering hypothesis. Psychol Bull，1985，98（2）：310-357.

[14] Compas，B. E.，Connor-Smith，J. K.，Saltzman，H.，Thomsen，A. H.，& Wadsworth，M. E. Coping with stress during childhood and adolescence：Problems，progress，and potential in theory and research. Psychological Bulletin，2001，127（1）：87-127.

[15] Dohrenwend & B. P. Dohrenwend（Eds.）. Stressful life events：Their nature and effects. New York：Wiley，1974：275-310.

[16] Dohrenwend，B. S.，Krasnoff，L.，Askenasy，A. R.，& Dohrenwend，B. P. Exemplification of a method for scaling life events：The PERI life events scale. Journal of Health and Social Behavior，1978，19：205-229.

[17] Eisdorfer，C.，Cohen，D.，and Kleinman，A. Models for Clinical Psychopathology.（eds.）Spectrum，New York，1981：173–209.

[18] Freedman，R. Coping，resilience，and outcome. Am J Psychiatry，2008，165（12）：1505-1506.

[19] Funch，D. P.，Marshall，J. R.，& Gebhardt，G. P. Assessment of a short scale to measure social support. Social science & medicine，1986，23（3）：337-344.

[20] Garmezy，N.，& Streitman，S. Children at risk：Conceptual models and research methods. Schizophrenia Bulletin，1974，9：55-125.

[21] Gladstone，G. L.，& Parker，G. B. Is behavioral inhibition a risk factor for depression? Journal of Affective Disorders，2006，95（1-3）：85-94.

[22] Goodman，G.，Edwards，K.，& Chung，H. Interaction structures formed in the psychodynamic therapy of five patients with borderline personality disorder in crisis. Psychol Psychother，2014，87（1）：15-31.

[23] Haeffel，G. J.，& Grigorenko，E. L. Cognitive vulnerability to depression：exploring risk and resilience. Child Adolesc Psychiatr Clin N Am，2007，16（2）：435-448，x.

[24] Hariri，A. R.，Mattay，V. S.，Tessitore，A.，Kolachana，B.，Fera，F.，Goldman，D.，et al. Serotonin transporter genetic variation and the response of the human amygdala. Science，2002，297（5580）：400-403.

[25] Hendin H，Maltsberger J T，Lipschitz A，et al. Recognizing and responding to a suicide crisis[J]. Annals of the New York Academy of Sciences，2001，932（1）：169-187.

[26] Holahan，C. J.，& Moos，R. H. Life stressors，personal and social resources，and depression：a 4-year structural model. Journal of Abnormal Psychology，1991，100（1）：31-38.

[27] Horowitz，M. D.，Schaefer，C.，Hiroto，D.，Wilner，N.，& Levin，B. Life event questionnaires for measuring presumptive stress. Psychosomatic Medicine，1977，39：413-431.

[28] Hosansky D. Youth suicide[J]. Childhood and Adolescence in Society：Selections from CQ Researcher，2011：293.

[29] Johnson，J.，Wood，A. M.，Gooding，P.，Taylor，P. J.，& Tarrier，N. Resilience to suicidality：the buffering hypothesis. Clin Psychol Rev，2011，31（4）：563-591.

[30] Kale，W. L.，& Stenmark，D. E. A comparison of four life event scales. American Journal of Community Psychology，1983，11（4）：441-458.

[31] Kanner，A. D.，Coyne，J. C.，Schaefer，C.，& Lazarus，R. S. Comparison of two modes of stress measurement：Daily hassles and uplifts versus major life events. Journal of Behavioral Medicine，1981，4（1）：1-39.

[32] Kendler，K. S.，Karkowski，L. M.，& Prescott，C. A. Stressful life events and major depression：Risk period，long-term contextual threat，and diagnostic specificity. Journal of Nervous and Mental Disease，1998，186：661-669.

[33] Kovacs，M.，& Devlin，B. Internalizing disorders in childhood. J Child Psychol Psychiatry，1998，39（1）：47-63.

[34] Lazarus，R. S. The stress and coping：An anthology. New York：Springer，1980，1：258-274.

[35] Levinson，D. F. The genetics of depression：A review. Biological Psychiatry，2006，60（2）：84-92.

[36] Lonsdorf，T. B.，Weike，A. I.，Nikamo，P.，Schalling，M.，Hamm，A. O.，& Ohman，A.（2010）.

[37] Genetic gating of human fear learning and extinction：possible implications for gene-environment interaction in anxiety disorder. Psychol Sci，2009，20（2）：198-206.

[38] Li，X. On Chinese College Students' Suicide：Characteristics，Prevention and Crisis Intervention. International Journal of Higher Education，2012，1（2）：103-107.

[39] Links，P. S.，Eynan，R.，Ball，J. S.，Barr，A.，& Rourke，S. Crisis occurrence and resolution in patients with severe and persistent mental illness：the contribution of suicidality. Crisis，2005，26（4）：160-169.

[40] Monroe，S. M.，Harkness，K.，Simons，A. D.，& Thase，M. E. Life stress and the symptoms of major depression. Journal of Nervous and Mental Disease，2001，189：168-175.

[41] Muris，P.，Merchelbach，H.，Schmidt，H.，Gadet，B.，& Bogie，N. Anxiety and depression as correlates of self-reported behavioral inhibition in normal adolescents. Behav Res Ther，2001，39：1051-1061.

[42] Paykel，E. S. Life Stress and Psychiatric Disorder：Applications of the Clinical Approach. In Stressful Life Events：Their Nature and Effects，edited by B. S. Dohrenwend and B. P. Dohrenwend New York：John Wiley，1974：135-149.

[43] Peterson J L，Newman R. Helping to curb youth violence：The APA-MTV" Warning Signs" initiative[J]. Professional Psychology：Research and Practice，2000，31（5）：509.

[44] Rahe，R. H. Epidemiological studies of life change and illness. International Journal of Psychiatry in Medicine，1975，6：133-146.

[45] Rudd M D，Berman A L，Joiner T E，et al. Warning signs for suicide：Theory，research，and clinical applications[J]. Suicide and Life-Threatening Behavior，2006，36（3）：255-262.

[46] Sarason，I. G.，Johnson，J. H.，& Siegel，J. M. Assessing the impact of life changes：Development of the life experiences survey. Journal of Consulting and Clinical Psychology，1978，46：932-946.

[47] Sivec，H. J. & Lynn，S. J. Dissociative and neuropsychological symptoms：The question of Differential diagnosis. Clinical Psychology Review，1995，15：297-316.

[48] Wills，T.，Sandy，J.，& Yaeger，A. Coping dimensions，life stress，and adolescent substance use：A latent growth analysis. Journal of Abnormal Psychology，2001，110：309-323.

[49] Wei，Y.，Szumilas，M.，& Kutcher，S. Effectiveness on Mental Health of Psychological Debriefing for Crisis Intervention in Schools. Educational Psychology Review，2010，22（3）：339-347.

[50] Elizabeth A. Schilling 1 & Robert H. Aseltine Jr 1，2 & Amy James 1，3The SOS Suicide Prevention Program：Further Evidenceof Efficacy and Effectiveness，2016.

[51] ELIZABETH A. SCHILLING，PHD，MARTHALAWLESS，BA，LAURELBUCHANAN，MA，AND R OBERT H. A SELTINE J R .，PHD（2014）"Signs of Suicide" Shows Promise as a Middle School Suicide Prevention Program.

[52] Melanie M. Brown and Julie Goldstein Grumet（2009）School-Based Suicide Prevention With African American Youth in an Urban Setting

[53] 陈爽 . 论公安民警心理危机干预与预防 . 广州市公安管理干部学院学报，2013，（4）：13-16.

[54] 范方，耿富磊，张岚，朱清 . 负性生活事件、社会支持和创伤后应激障碍症状：对汶川地震后青少年的追踪研究 . 心理学报，2011，43（12）：1398-1407.

[55] 宫火良，李思雨 . 基于易感：应激模型的青少年自杀意念研究述评 . 心理研究，2012，05（1）：56-61.

[56] 郭兰，傅安洲，霍绍周 . 大学生心理危机及预警系统研究 . 中国地质大学学报（社会科学版），2001，1（3）：63-67.

[57] 韩丽丽 . 青少年学生心理危机的预防与干预对策 . 世纪桥，2012，（1），136-137.

[58] 胡军生，程淑珍师范大学生生活事件和应对方式对心理健康的影响 . 中国临床心理学杂志，2008，16：186-188.

[59] 黎新裕 . 基于机器学习法滑坡灾害信息的自动化提取——以汶川县绵虒镇为例 . 成都理工大学，2016.

[60] 李欧 . 警察职业心理危机及其干预机制研究 . 四川警察学院学报，2009，21（1）：100-106.

[61] 李亚敏，雷先阳，张丹，刘莉，唐四元 . 中国大学生自杀意念影响因素的元分析 . 中国临床心理学杂志，2014，22（4）：638-640.

[62] 刘铸橙 . 互联网＋背景下机器学习法在体育中的应用 . Paper presented at the 全国体育信息科技学术大会，2016.

[63] 朴杰，李勇，杨琳丽，赵士斌 . 运用机器学习法构建临床能力评价系统的研究 . 中国高等医学教育 2013，（3）：103-104.

[64] 孙存一，王彩霞 . 机器学习法在信贷风险预测识别中的应用 . 中国物价，2015，（12）：45-47.

[65] 苏斌原，张洁婷，喻承甫，张卫 . 大学生心理行为问题的识别：基于潜在剖面分析 . 心理发展与教育，2015，31（3）：350-359.

[66] 谭海燕 . 中学生心理危机源的调查与分析 . 校园心理，2013，（4）：235-236.

[67] 唐勇，范俭雄，& 蒋晓军 . 主观睡眠质量与抑郁症患者自杀的关系 . 中国心理卫生杂志,2003,7（10）：518-519.

[68] 吴昊中学生生活事件对心理健康状况的影响 . 甘肃联合大学学报（社会科学版），2004，20：91-93.

[69] 王群，刁静，林磊 . 大学生心理危机预防与干预体系的研究 . 上海中医药大学学报，2013，（2）：88-92.

[70] 杨凤钰，企业员工心理压力危机预警初探 . 中小企业管理与科技，2010，9.

[71] 赵志一 . 生活事件对太原市中小学生心理健康的影响 . 山西医科大学学报，2005，5：517-518.

[72] 郑延平，杨德森 . 中国生活事件调查—紧张性生活事件在正常人群中的基本特征 . 中国心理卫生杂志，1990，6：263-267.

[73] 章明明，饶东方 . 大学生心理危机成因特点及预警机制的构建 . 广州大学学报（社会科学版），2009，8（8）：57-60.

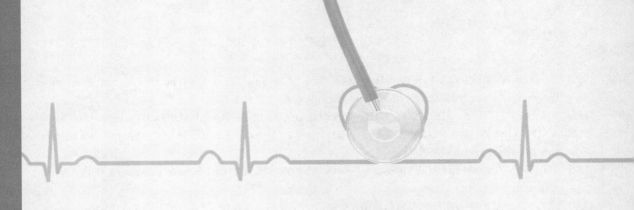

第六章
基于个体心理危机实时监测的干预研究

第一节　心理危机干预概述

一、心理危机干预概述

（一）心理危机干预的内涵

1. 国外的观点

心理危机干预（psychological crisis intervention），其内涵和外延是什么？较早期的概念提出者是新精神分析理论的代表人物埃里克森（Erikson），他在 1959 年提出了青少年的同一性危机理论。该理论从个人发展的角度，或者更确切地说，从一个全新的分支来考虑心理危机以及心理危机干预。他认为，心理危机是一种挫折，而对于心理危机的有效干预，可以预防个体发展过程中的长期适应不良，对个体的适应产生深刻的影响，且带来人格的成长（Erikson，1959）。

危机干预理论的首创者卡普兰（Kaplan）指出，心理危机干预是对处在危机状态下的个体采用清晰明确且有用的方式，帮助其攻克心理难关，重新适应生活。由此可见，干预的重点在于关注处在危机状态下的个体的认知，主要解决由危机事件引起的个体短时间的知、情、意、行等方面的扭曲现象（Kaplan，1961）。

普尔（Purer）则认为，心理危机干预是协助在危机状态下的个体发挥自身的潜能，以使其恢复或重新建立起心理危机前的平衡状态，同时包括为受灾者提供帮助和支持的技术（Purer，1984）。

2. 国内的观点

随着社会的发展进步，国内学者也渐渐开始关注心理危机干预这一领域，并对其展开了研究，形成了具有本土化的界定。

翟书涛指出，心理危机干预是一个短期的帮助过程，以解决问题为目的，不涉及对人格的矫治。具体而言，是通过给予处于逆境或遭遇挫败的人以充分的关心和支持，使之恢复心理平衡（翟书涛，1997）。

程奇认为，心理危机干预（简称为心理干预或危机干预）。从狭义上讲，是指通过调整、变动处在心理危机状态下的个体的内部心理资源，发挥他们自身的潜能，使之获得新的应对方式和能力，让他们的心理水平重回到出现心理危机之前的平衡状态，以防出现严重的慢性心理疾病，预防心理危机的再次发生。简单而言，就是运用一些心理学科的方法技术对有心理危机的人采取干预措施，使他们恢复心理平衡状态。从广义上讲，任何干预手段都会对受灾群体产生作用，比如，及时的救援、国家领导人的关心以及全国人民的支持鼓舞（程奇，2009）。

曹蓉和张小宁则提出，心理危机主要包括避免自伤或伤害他人，以及恢复平衡与动力两个目的。而心理危机干预一般被界定为：在心理学理论的指导下，由心理辅导人员对处在危机状态下的个体，采取会谈、抚慰、疏导等技术，影响他们的心理和行为方式，帮助他们尽快战胜心理危机，走出困境，重新适应生活（曹蓉，张小宁，2013）。

（二）心理危机干预的目的

学者们普遍认为，危机干预工作是为了努力预防、有效控制和降低突发性危机事件带来的心理创伤和负面影响，维护社会和谐稳定，恢复和促进灾后个体心理健康，保障民众的心理健康（许爱玲，郭虹，吴素红，2014）。针对个体心理危机干预，具体而言，其目的往往包含三个方面：第一，防止出现伤害自身或他人的行为，如自伤、自杀或攻击他人等；第二，运用合适的沟通技巧，让个体充分表达情绪、感受和想法，同时鼓励其直面事实，做出正确的自我评价，增强自信心，并在适当的时候，提出合理的建议，以促使问题解决；第三，掌握医疗服务知识，增强救援技能，面对突发情况能及时提供有效的医疗援助（李鹤展，秦亚平，2011）。

（三）心理危机干预的对象

导致心理危机的事件，种类多样，但无论是哪一种，都不会只对当事人产生影响。基于此，心理危机干预的对象也不能仅仅局限于当事人。James 和 Gililand（2009）提出的危机理论应用的四个领域包括发展性危机、生存性危机、情境性危机、环境性危机。由此可见，涉及心理危机干预的对象包括四种。

1. 危机事件的直接受害人

危机事件的直接受害人包括在突发事件中受到生理、心理、经济损失，相关法律关系遭到破坏的直接受害人，以及发展生存性危机的危机个体，例如，地震或火灾中死难者的家属，灾难中受伤的人，车祸丧生的当事人的家人，学生中因考试、人际关系等焦虑的个体。他们身心受到严重的打击，是事件的一级受害者，也是心理危机干预的最主要的对象。

2. 救援人员

救援人员是指参与救援工作和应急事件的所有人员，包括各种灾难事件中的警察、消防队员、医生、志愿者、应急管理人员、政府工作人员以及精神卫生心理健康工作人员。有学者对震后心理辅导人员进行心理健康状态的调查，结果显示，在灾区工作一个月后，心理辅导人员会出现不同程度的身心问题（李建明，杨绍清，2008）。有学者提出，替代性创伤会不同程度地影响或危害个体的身心健康，常见于救灾队、心理治疗师等群体，因此应予以重视（许思安，2009）。可见，长期从事救援工作的人员，虽其心理承受能力会比一般人强，但再强的心理承受能力都有一个界限，一旦超过这个界限，救援人员爆发出来的心理危机会较一般人的心理危机更加棘手。因此，对于救援人员，应定期对其心理状态进行评估，同时进行团体/个体心理疏导，以确保救援人员的心理处于平衡状态。

3. 突发事件区域内的社会公众

突发事件的危害具有辐射性，会严重影响附近区域内公众的心理。所以，在对灾区人们开展心理危机干预的同时，绝对不能忽视该区域内的其他公众。必须采取专业、有效的方式，及时传递准确的信息，开展宣传教育，帮助他们消除心理恐慌，防止大规模骚乱的发生。对于个体性危机，个体生活区域内的周边人，如同事、同学、邻居，都是需要关注的对象。

4. 间接了解事件者

通过各种媒体或二手消息间接了解突发事件的人，也可能产生潜在的创伤体验，也就是把眼睛看到的、耳朵听到的、别人的灾难经历当作是自己亲身经历的，信以为真，悲痛不已，无法自拔，从而形成替代型的心理创伤。因此，这一部分人群的心理危机干预问题亦不容忽视。需要注意的是，在网络如此发达的今天，一些自媒体、小网站对于所获消息不去核实真假，时常夸大其危害加以传播，这令许多不明真相之人以讹传讹（曹蓉，张小宁，2013）。而这部分人群是最难被关注到并及时进行心理辅导的。因此，加强对媒体、网络监控的同时也应提高公众的辨别力、心理调节能力，增强其主动寻求心理援助的意识。

二、心理危机干预的特点

心理危机干预作为一种特殊的心理健康恢复工作，各种心理危机发生的时间、地点、事件性质等不同，导致了各种心理危机干预的类型会有不同的特点，但它们也有一些共同点。有的学者立足于方法技术，认为危机干预是心理治疗的一种。Hoff（1984）则认为，危机干预区别于心理治疗，它与心理治疗是不一样的。危机干预是短期的，以解决当前的困难为主，不涉及纠正人格行为模式。James L.Greenstone（2002）详细列出了危机干预的三大特点：

第一，危机干预受时间限制，一般不能超过 6 个星期。在这段时间里，危机干预工作者可以多次访谈求助者或是受害者。由于每种危机情景的独特性，干预工作者必须创造性地安排好每次会谈，每次时间从几分钟到几小时不等。时间限制是为了恢复求助者的心理平衡和自我保护机制，同时又避免求助者对干预工作者产生心理上的依赖感。

第二，危机干预只关注当前的、与求助者的危机环境密切相关的、现实的现象，必须在短期内取得成效。它关注的范围远没有心理治疗的大（如回溯童年经历等）。此外，危机干预的目的是摆脱眼前的困难，而不在于改变求助者的个性。

第三，危机干预的效果只要恢复到危机前的心理状态即可。对于一个具体的危机干预，Slaikeu（1990）把它划分为两个阶段：第一个阶段是心理抚慰阶段，主要指第一时间亲临危机现场干预工作者可以提供现场进行的、暂时性的危机干预，其目的是快速反应和提供支持。第二个阶段是危机治疗阶段，使用专业手段对求助者迅速治疗，尽快解除危机状态的威胁。此阶段的干预工作者需要面对面、手把手地帮助求助者渡过难关，具有较高的专业性。

三、心理危机干预的原则

对于心理危机干预的原则，心理学家们观点不一。

Kardiner 和 Spiegel 提出了危机干预的三原则：干预的即刻性、就事论事、期待危机状态人员自动恢复心理功能。

Everly 提出五条基本的干预原则：即刻干预的原则、促进稳定的原则、促进理解的原则、专注于问题解决的原则、依靠自我的原则。

日本学者富永良喜提出灾后心理援助中的基本原则有三条：其一，对于不能保证持续支援灾民的心理辅导人员或组织，除非是有当地的支援人员，包括心理服务工作者或老师在场或一起开展活动，否则不能与灾民单独接触。其二，不能增进恐怖情绪的表达。例如，如果在没有营造足够安全的良好氛围下（比如说在危机刚发生之后，以及旁边缺乏持续支援的人员），让受灾孩子通过画画或写文章的方式描绘灾难发生的情景，会再次给孩子造成心理创伤。其三，只是完成心理创伤的评估也会导致灾民产生二次心理创伤。因而，对灾民实施适当的创伤评估的时候，同时要进行心理创伤教育，并有持续支援的心理辅导人员在场，保证一对一的心理咨询服务。

综上所述，可以认为，心理危机干预的原则包括以下四个要点：

第一，心理危机干预工作是应急救灾的一个重要组成，应该以维持社会秩序，促进稳定为基础，与整体救援工作相结合，并根据整体救援工作的安排，针对不同阶段的不同侧重点，积极配合整体救灾工作，灵活改变心理危机干预的重点。

第二，要以稳定社会秩序为基础，一旦实施心理危机干预措施，就要尽最大努力确保干预活动得到完整、有效地开展，避免个体受到二次伤害。

第三，要灵活应对，针对需求不同的受灾群体，最好进行分类，再整合运用不同的干预手段和方法开展工作，这样才能为解决受助者当前的问题提供个体化援助。在干预过程中，要严守秘密，遵守保密协议，维护受助者的隐私权，不向第三方谈论受助者情况和信息，这样既可以让受助者降低防备，也可以减少不必要的工作量，减轻负担。值得注意的是，要以协助解决当前问题为主要目的，不要试图轻易去改变人格，等等。

第四，以科学的眼光看待心理危机干预工作，明确心理危机干预只是应急救灾工作的其中一部分，并不是一把"万能钥匙"。需要知道，危机干预并不是万能的，危机干预不仅不能治疗躯体疾病，甚至对于某些人来说，普通的危机干预措施也没有良好的疗效。

四、心理危机干预涉及的领域和形式

（一）心理危机干预涉及领域

心理危机干预主要涉及的领域包括自杀行为、创伤后应激障碍、性暴力、家庭暴力、药物成瘾以及失去至亲等（罗湘莲，魏吉槐，2013）。下面简要介绍三种领域的危机干预。

自杀是危机干预的重要范畴。对有自杀倾向的个体，心理咨询师要有敏锐的觉察能力，善于观察来访者的变化，善于觉知各种自杀信息，并通过来访者的求助信息对其危险性做出准确的判断，及时采取相适应的、科学的、直接有力的干预措施。咨询师还要关注可能会产生自杀行为的个体，特别是曾经出现自杀行为或自杀未遂、家庭成员曾经自杀的人，或者是近期丧偶、有精神疾病、药物滥用的人，要保持警惕，并根据实际情况给予必要的预防和干预策略。

创伤后应激障碍（PTSD）是个体在面对如战争、虐待、强奸、绑架等威胁生命或严重受伤的重大事件中造成心理创伤，导致的长期持续和延迟出现的精神障碍，一般表现为对创伤事件的适应不良。这是危机干预工作者时常遇到的一种需要危机干预情况（栾明翰，李薇，李建明，2014）。

家庭暴力的受害者，女性居多。危机干预工作者要了解和留意到可能会出现暴力行为的人群，比如，想要完全占有女性或依赖心理严重的男性，自控能力差、缺乏情绪调节能力又经常只会表现愤怒情绪的男性，小时候经常受暴力虐待的男性，有酗酒、吸毒等不良行为的男性等。对这些男性，咨询师在保护他们的自尊心的同时要不断提醒增强他们的责任感，使用认知情绪疗法来纠正其错误认知以及不合理的想法观念，帮助他们重新建立人际交往网络。同时，咨询师要尽可能保证受害者安全，鼓励受害者积极寻求家人、好友的帮助，寻找避免虐待的替代方法，并制订计划。

（二）心理危机干预的形式

心理危机干预的方式多种多样，比如针对家庭问题的社区中心干预危机、学校学生的心理危机干预、快速反应服务组、电子网络延伸服务等。一般情况下，危机干预工作大部分是以干预小组的形式来组织，可以最大限度地降低危机干预工作对危机干预工作者造成的心理影响和伤害。

五、危机干预工作者的专业素质

（一）危机干预工作者的基本素质

由于危机比一般的心理问题更为严重，危机干预工作者比传统意义上的心理咨询师面临着更大的挑战。因此，危机干预也对干预工作者提出了比一般的心理咨询师更高的要求和标准，具体如下：

危机干预工作者需要具备丰富的生活阅历，他们能在漫长的生活历程中不断经历、不断体验、不断感悟、不断收获、不断成长，同时又把收获的感悟经验运用到各种实践和实际生活中。因此，他们面对危机事件时，能表现得坚强、成熟、积极和乐观。这有助于他们充分调动自己的心理资源和潜能，从而更好投入危机干预的工作中。

危机干预工作者应保持镇定冷静的心理状态。特别是面对已经缺失或失去理智的受害者，要保持淡定和沉着冷静，并努力营造安全、稳定的氛围，理性、灵活应对受害者的反应变化，并主导干预工作的开展，为进一步干预奠定基础。

危机干预工作者需要勇敢、不畏艰难并富有创造性。危机本身既是挑战也是机遇，勇于面对挑战，不局限于各种条条框框和自己过往的经验，在危机干预工作中充分发挥灵活性和展示随机应变的能力。

危机干预工作者要精力充沛、充满热诚、始终如一地对待和帮助受害者，同时在干预工作过程中保持对自身身心状态的觉察，照顾自己的身心需求，做好自我保护，并不断地调整自我，始终以完好的状态面对干预工作。

在危机干预中，时间是一个至关重要的因素。在干预工作中，心理辅导人员不能慢慢思考、迟迟未做出决定和判断。因为给予心理辅导人员做出反应的时间相当短暂，心理辅导人员必须能够对这个过程中层出不穷、变化多端的情景快速反应并及时处理。

危机干预工作者还必须具备换位思考的能力和技术。不同的社会文化背景的受助者大多会表现出不同的思考方式和行为方式。因此，干预工作者不仅必须考虑地理的差异（位置、民族、宗教、信仰、语言），还需要斟酌人口学变量的差别（如社会政治、经济水平、家庭教养、文化教育）及附加变量（正式和非正式）。心理辅导人员要从受助者的角度出发去了解其所处的现实社会和自然环境，要能够换位思考，理解其应激行为和想法。如果心理辅导人员能及时较好地理解并接纳受助者的三观、从小生活的社会和人文环境以及文化背景，将很容易做出合理的推断和结论，更好地帮助受害者渡过难关，并帮助受助者及早联系其自身的社会支持体系（如家庭、组织，甚至大使馆等）。

（二）危机干预工作者的专业技术要求

1. 初级心理辅导人员应具备的基本知识与能力

（1）懂得制订安全计划，营造安全的氛围。

（2）熟练掌握以提升个体心理免疫力为目标的发展性心理健康教育的常规技巧与方法。

（3）熟悉各类危机事件处理的所有操作规程。

（4）掌握基本的心理咨询会谈技术。

（5）熟悉各类一般性心理问题、严重性心理问题、神经症、精神病症等的判断与评估。

（6）掌握团体心理训练的常规技术。

2. 中级心理辅导人员应具备的基本知识与能力

（1）具备初级心理辅导人员的资质。

（2）具有三年以上心理咨询的实践经验。

（3）熟练掌握心理咨询中的会谈技术，特别是共情技术。

（4）能熟练应用某一特定危机干预技术，如焦点解决取向的咨询技术。

（5）掌握团体心理辅导的常规技术。

3. 高级心理辅导人员应具备的基本知识与能力

（1）具备中级心理辅导人员的资质。

（2）具有五年以上心理咨询的实践经验。

（3）能精通一种或多种特定危机干预技术。

（4）懂得危机干预中医疗介入的常识。

（5）精通团体心理治疗的技术。

第二节　心理危机干预的模式与技术

一、心理危机干预的模式

以心理危机干预理论为背景，干预模式是通往危机干预的实践桥梁。如 Gilliland 提到的，各种干预模式都是在实践中发展起来的。人们根据不同危机的特点，对同类危机情况沿用有效的方法进行处理，进而形成某种稳定的干预模式。童辉杰（2003）等人曾归纳，国外许多不同的干预模式具有三个特征：其一，阶段划分技术，将干预过程划分为不同的阶段，针对不同阶段的特点，采取不同的措施与策略；其二，整合倾向，整合不同的危机干预措施和支持资源，达到最佳的干预效果；其三，特异性发展，即针对不同人群、不同应激情境作深度拓展，发挥干预的特异性效果。下面主要详细阐述国外几种常见的干预模式并简略梳理其他干预模式。

（一）常见的几种危机干预模式

1. Belkin 的三种干预模式

Belkin 等人为丰富危机干预理论、促进干预模型的发展奠定了坚实的基础，他们提出了平衡模式、认知模式和心理—社会交互模型这三个最基础的危机干预模式／模型。

（1）平衡模式

平衡模式（equilibrium model）也称为失衡模式，该模式的提出基于在危机事件下，个体心理出现的不平衡状态。在心理危机状态下，个体习惯性的、一般的应对方式和方法措施没有发挥作用或者作用效果不显著，无法解决当前问题。而平衡模型旨在使个体的心理状态恢复到危机事件之前的平衡模式，甚至是更好的心理状态，让个体在危机中得到成长。Aguilera（1998）认为，对时间的感知能力、对危机事件的应对方式以及个体的社会支持系统这三个因素对个体的心理平衡状态有影响。该模式支持者认为只要有充分的沟通、交流以及足够的支持、倾听、放松等基本的心理干预方式，并为当事人营造一种无条件接纳与关怀的支持性氛围，鼓励当事人面对现实，就可以帮助当事人消除恐惧，体会重生感，克服心理休克、麻木和否认的误区。从该理论的基础以及干预的技术不难看出，它与哀伤辅导模式有很大的相似性，以让当事人发泄为主，只不过平衡模式似乎走得更深入一些，强调想法的改变，所以和前者一样，主要应用于早期干预。

（2）认知模式

相比于平衡模式，认知模式有不同的侧重点。认知模式（cognitive model）是综合了Beck 等人提出的认知疗法和 Ellis 提出的理性—情绪疗法发展而来的。Ellis（1962）提出个体心理危机的产生是由于当事人对危机事件或情境的错误认识和主观感知，危机事件或情境本身并不是引发心理危机的直接原因。该模型的干预目标旨在帮助当事人认清危机事件、危机情景，并改变他们对危机事件、危机情景的观点和信念。基本原理是人可以通过改变其思维方式而对自己生活中的危机加以控制，特别是通过觉察、认识和反思自己的非理性思维以及自我挫败的想法，同时也要保持并着重关注自己思维中理性及自我增强的部分。

该模型强调认知的作用，是相对较深入的干预。因此，一般来说，该模式不适用于危机早期，而是要配合前面的干预模式，在前者基础上，进行更深层次的干预。换言之，认知模式最适用于危机基本稳定的阶段。在这个阶段，个体能冷静下来进行思考，并通过改变对危机事件的错误认知恢复到心理平衡状态。

（3）心理—社会交互模型

心理—社会交互模型（psychosocial transition model）也称为心理社会转变模式，该模型认为拥有天赋的人类是能在特定的社会环境中不断学习的生物。危机与当事人内外各种环境的（如心理的、社会的、环境的）交互作用有关。具体而言，对危机的考察，除考虑当事人的应对方式和心理资源等个体内部因素外，还要评估外界的环境因素对当事人的作用，比如亲朋好友、学校、工作环境、社会。干预工作者帮助个体评估与确定危机有关的内部、外界的困难，帮助当事人积极利用各种环境资源，协助当事人探寻适合自身的解决问题的方法以提高面对困难、挫折的应对能力。需要注意的是，该模式和认知模式一样，适用于当个体处在危机稳定状态的情况下。

2. North 的社会资源工程模型（CREST）

North（2000）等人在给一些面临危机的社会团体提供支援服务的基础上，提出了支持、教育和训练的社会资源整合模式，也就是社会资源工程模型，具有整合倾向。该危机干预模式旨在通过培训团体警察、领导等，弥补心理资源有限的干预工作者的作用，使个别团体成员承担起危机干预工作和舒缓苦恼悲伤的情绪，从而最大限度地发挥团体内的健康的心理资源的作用。该模式以任务为指向进行操作，本着有用则用之的原则，所以说该模式并不能算是严格意义上的一种干预模式，更像是一种干预方法的优化组合，没有什么固定的理论基础（李建明，2011）。这也意味着该模式不局限于任何一种理论的教条式的干预模式。由于该类型没有严格意义上的适应于哪一个阶段，从定义、操作来说，它适应于各个时期。

3. Roberts 的评估—危机干预—创伤治疗模式（ACT）

该模式简称 ACT（assessment-crisis intervention-trauma treatment），也有学者概括为七阶段干预模式（龚凌雁，2005）。美国学者罗伯特针对 2001 年"911"恐怖袭击事件所引发的危机提出该模式，主要包括三个程序：评估、危机干预、创伤治疗。该模式对一系列危机干预手段进行了组合，是一种较为综合的危机干预模式，其可操作性强，应用范围广泛。因为它整合了多种评估、干预技术，所以干预工作者可以灵活应用，针对不同的危机情景采用不同的评估、干预技术组合。具体内容如下：

（1）评估

首先，心理辅导人员在开展工作前，一定要评估当事人面临的危机状态，包括引发个体心理危机的事件以及当事人目前所处的社会环境等；其次，要评估当事人的身心状态，例如，个体是否可能自伤或伤害他人，是否出现情绪问题等。

（2）危机干预

在确保当事人的生命安全有所保障的前提下，心理辅导人员开展干预工作可以遵循五个步骤：第一，通过对当事人表示尊重、理解和接纳，与当事人建立联系。心理辅导人员与当事人进行有效沟通，消除当事人的抗拒心理，获得当事人的信任。而对于主动接受危机干预的个体，心理辅导人员可以采用心理咨询技巧、方法获取当事人信息。第二，鼓励个体关注自身的情绪和感受。在与个体建立关系的过程中，心理辅导人员要鼓励当事人回顾自己的情绪与行为反应，以对自身情况有更多了解，获得更多信息。第三，确定当事人的问题。心理辅导人员能保持清晰、理性的思维方式，通过问题澄清、具体化、提问等专业化的咨询技术，帮助有严重情绪问题或情绪困扰的当事人找到问题所在。由于有些当事人陷入严重的情绪问题中，在情绪的蒙蔽下无法认清症结所在，因此，心理辅导人员需要从当事人对事件和自身情况断续、凌乱的叙述中梳理和发现问题，认清目前当事人的需求。第四，探究并评估过去的应对做法。一般而言，当个体面临心理危机时，他们通常会采取过去习惯化的应对方法和技能来尝试解决面临的问题。虽然这些方法和策略不一定会成功解除目前的危机，但是对于个体的危机干预仍具有一定程度的积极作用。通过尽最大可能地发掘个体突破困境的策略，危机干预工作者不仅能让当事人积极配合危机干预工作，还能让个体认识到自身应对困难的力量和作用。第五，随访。在个体危机状态解除后，心理辅导人员要与当事人继续保持联系，以便了解当事人的情况，确保个体心理危机得以解决。

（3）创伤治疗

危机干预能暂时舒缓当事人的情绪困扰，缓解出现危险行为的可能性，但是难以彻底解决如失眠、噩梦、焦虑症等创伤性的应激反应，心理辅导人员应该继续追踪治疗。同时心理治疗师应该对当事人的心理症状进行重新评估，以采取相应的治疗方法。

4. Gilliand 和 James 的六阶段处理模式

Gilliland 和 James 的模式因了解危机处理工作者本身个人特质的重要性，帮其在危机工作者的功能上纳入了关键因素，其中包括当事人的生活环境、生活经历、知识背景、认知水平、创伤经历以及个人成见等，是目前应用最多的处理模式之一。该模式比较注重评估的作用，贯穿于整个心理危机全程，以情景为基础，以行动为导向，有利于危机工作者主导各种技能的系统应用。在评估背景下，明确问题、确保当事人安全、提供支持、诊察可供利用方案、制订计划、获得承诺六步有序灵活展开。其中，前三步主要是以倾听活动为主，后三步则是在倾听的基础上运用干预技术进行干预。

第一步：明确问题。也就是要从当事人的角度了解当事人到底遇到了什么问题，只有站在当事人的角度去理解危机情景，才能真正地、深入地去了解当事人的感受，才能更好地寻找干预策略，所以在此阶段积极倾听很重要。

第二步：确保当事人安全。确保当事人安全可以说是一个核心问题，因为心理危机干预的出发点就在于消除当事人的危机状态，让当事人走出困境，更好地生活，如果安全保证不了，这些更是无从谈起。还要注意的是，在危机情景下并不提倡献身精神。因此，在保证当事人安全的同时也要保障自身的安全。再者，当事人周边人的安全也要确保，防止当事人因危机情景而产生过激行为，伤害甚至杀害周围的人。

第三步：提供支持。这一步强调的是接纳、尊重、信任。心理辅导人员要让当事人相信，他的事情就是心理辅导人员的事情。当然，心理辅导人员也不能想当然地假设当事人会觉得我们很在乎他、关心他，而是要令当事人从内心接受和信任我们。这就意味着，心理辅导人员必须能以一种无条件的、积极的方式接纳当事人，不图任何回报，同时也不能急于对当事人的思维、行为进行评价。

第四步：诊察可供利用方案。通俗地讲，就是找出可以供当事人选择的和利用的应对方案，是一个通过倾听分析和确定问题后进行实质干预行动的开始。当然，方案不在多，注重的是质量及可行性。其中有些人在经受严重创伤时会失去能动性，不能自己分析并选择出最好的方案，并认为自己无药可救了。对此，我们可以从以下几个角度来寻找：情景的支持（实际上就是当事人过去和现在所认识的人，他们可能会关心当事人到底发生了什么事）、应对机制（实际上就是当事人可以采取的各种行为方式、方法措施以及支持资源来解决当前问题）、当事人自身具有的建设性积极思维方式（实际上就是当事人重新思考或审视危机情景及其问题，这或许会改变当事人的看法，并缓解他们的压力和焦虑水平）。

第五步：制订计划。这是第四步的延伸，有了方案，接下要做的就是将方案细化，制订成可实施的计划。此步骤应该注意两点：一是确定出其他的组织和个人等，应该随时可以请求他们过来提供支持和帮助；二是提供应对机制，这里所谓的应对机制应该是当事人能够立即着手进行的、某些具体的、积极的事情，是当事人能够掌握并理解的具体而确定的行动步骤。该步骤中有两个核心的问题，即当事人的控制力和自主性。如果忽视这两点，那么计划的可行性以及作用就微乎其微了。之所以让当事人执行计划，就是为了帮助他重获新生，获得对生活的控制感，重拾信心，相信他可以不再依赖心理辅导人员等支持者。

第六步：获得承诺。第五步做好了，第六步也会相对较顺利。在这一步，倾听、控制力以及自主性都很重要。第六步听起来比较简单，就是要求当事人复述计划，并且承诺自己一定会采取一个或若干个具体、积极、有意义的步骤，从而使他恢复到危机前的平衡状态。

5. 折中的危机干预理论

折中的危机干预理论，亦叫作整合的危机干预理论。顾名思义，该理论具有整合倾向，是指有目的、有选择性地从众多的心理危机干预的方法和策略中，挑选并整合行之有效的方式来帮助当事人。因此，整合的危机干预模式较少有概念、理论，更多的是各种方法的混合体。值得注意的是，整合理论始终坚持两个观点：第一，人类面临的危机都是独一无二的；第二，人类面临的危机也都是有相似之处的。这两个观点是该理论可以整合众多心理危机干预的理论和方法策略的前提条件，不局限于任何一种理论或方式，综合使用。

整合的危机干预理论是以任务为导向，它的主要任务有：（1）心理辅导人员尽最大努力搜集危机事件的发生情况，包括时间、地点、起因等信息，结合干预的理论、方法策略，对临床材料进行评估；（2）在所有理论和方法系统中，挑选出对于当前危机行之有效的部分，并将其整合为有明确系统性、内部一致的整体，以适用于合理解释当事人的行为资料；（3）保持一种开放的态度，不确定任何一种理论，而是不断实验过去成功干预的方式和策略。

6. 严重突发事件应激报告模型和严重突发事件应激管理模型

这两种模型主要根据危机不同阶段的特点采取不同的干预处理方式。有学者将之视为危机干预技术。具体内容如下：

（1）严重突发事件应激报告模型（Critical Incident Stress Debriefing，CISD）

1983年，在综合了"及时、就近和期望"等军事应激干预原则经验的基础上，Mitchell

提出了严重突发事件应激报告技术，用以维持应激事件救护者的身心健康水平。这个模型后来被学者不断修改和完善并广泛使用，成为心理危机干预的重要技术之一，现在已经被用来干预遭受各种心理创伤的个人和群体。CISD 有正式援助和非正式援助两种类型：非正式援助的人员是受过专业训练的，他们在现场进行大约 1 小时的急性应激事件干预；而正式援助的干预则一般在危机事件发生的 24～48 小时内进行，其间通常需要 2～3 小时，共有以下 7 个阶段。

①介绍阶段（introductory phase）。心理辅导人员介绍自己，解释保密协议，说明 CISD 的目的和前提，尝试和求助者建立关系以营造安全、信任的氛围。

②事实阶段（fact phase）。求助者基于自身的角度来描述在危机事件过程中出现的实际情况。

③想法阶段（thought phase）。心理辅导人员通过提问等技术让求助者充分阐述自己在危机事件后最开始和最难受的想法，把实施转化为想法，让情绪充分表露。

④反应阶段（feeling phase）。心理辅导人员综合整理目前的信息，明确求助者最难受最痛苦的一段经历，同时心理辅导人员要给予充分的关心和理解，并不断鼓励他们承认、接受并表露出自己的真情实感。

⑤症状阶段（symptom phase）。通过引导求助者充分描述在危机事件中认知状态、情绪状态、生理反应和行为症状等，加深对危机事件的了解程度。

⑥教育阶段（teaching phase）。讲解个体应对危机事件的相关知识，使求助者认识到他出现的反应在危机情景之下是很正常的，其他人在同样的情景也会有类似的反应，是可以被接受的；同时，介绍一些促进和维持个体心理健康的知识，比如探讨不同危机情况下的应对策略和措施，讨论怎样积极地适应危机情景。

⑦恢复阶段（re-entry phase）。心理辅导人员说明情况、总结晤谈并结束干预，且为求助者提供进一步服务信息。

关于 CISD 的干预效果，学界的看法大相径庭。在国外，Litz 等人对比研究了 CISD 技术和 CBT（Cognitive Behavior Therapy）技术，结果发现 CISD 能显著提升当事人的安全感和注意力水平等，而且能广泛应用于不同类型的危机受害者。Deahl 等人随机化研究了 CISD，结果发现它可以有效地减轻创伤后应激障碍以及改善酒精滥用情况。但是，近年来一些学者的研究结果并不认同 CISD 技术的良好效果。Begley 对曾在地震中接受过 CISD 治疗技术的当事人进行追踪调查，结果发现，在一定程度上部分受助者增多了创伤体验和表现（李建明，2011）。国内学者在紧急事件应急晤谈对爆炸事件目击人员危机干预的效果评估的实证研究中发现，对早期灾难目击人员的危机干预，CISD 是有效的（吴玲，2014）。

CISD 是国外较常用的危机干预技术，但研究也发现了这种技术的局限之处。且是否适用于国内的危机干预，还需要进一步的研究考察。

（2）严重突发事件应激管理模型（Critical Incident Stress Management，CISM）

CISM 模型则强调在危机中将家庭看作全面干预的重要方面之一，关注幸存者家庭的服务。通过归纳许多幸存家庭成员所面临的应激阶段与发展趋势，不同阶段的不同情感、行为，针对每一阶段提出不同的干预方式。干预步骤可分为十步。

第一步：评估自身、他人的安全状况。简单地说就是判断当事人、心理辅导人员以及当事人的周边人是否有危险。

第二步：思考创伤引起的伤害机制。也就是了解危机事件是如何在生理上和心理上对个体产生冲击和影响的。

第三步：评估个体的反应水平。即确认个体是正常反应，还是已经处于警戒状态，而且要考虑是否有成因物质的影响。

第四步：确认医学需要。要组织那些经过特殊训练的心理辅导人员参与医学急救。

第五步：观察和识别。要确认哪些人一直暴露在灾难事件中，哪些人有明显的应激障碍。

第六步：和受灾人联系接触。自我介绍，说明头衔职位，初步建立关系。此时，一旦个体被评估为需要医学帮助，让他们远离应激源，并进一步建立和谐关系。

第七步：安慰受灾者。可以和当事人讨论发生的事情，如果他们确实处在安全的状态下，则向他们保证安全，让他们讲述自己的故事，讨论在灾难情境下的个体行为和生理的反应。

第八步：提供支持。具有同理心，表达自己想理解对方藏在心里而没有明确说出的意图及感受。

第九步：反应正常化。心理辅导人员通过积极和同理的倾听、以平常化有效的应对方式和教育为当事人提供支持，理解在这样的情景中，是正常人在应付不正常的事件。

第十步：为未来做准备。重新检视发生的事情，着眼现在，并憧憬未来，同时做好转呈工作（把各类受灾者转移到不同的服务中，有严重心理障碍的人则需要转精神、心理治疗）。

（二）其他危机干预模式

1. Puryer 模式

该模式概要如下：（1）立即干预。需要对危机事件的当事人及时进行干预。（2）行动。主动参与，并指导进行情绪评估及行动计划之具体化。在与当事人进行交谈时，需要将当事人的经历具体化，使之能够明确所面临的事件并不是没有退路，而是暂时遇到了困难，只要进行干预，还是有回旋余地的。（3）限定目标。最小的目标是避开灾祸。在危机干预时，最重要的就是要确保当事人的安全。只有确保当事人的安全，才能有机会进行后续干预。基本目标是重建希望与成长，进行危机干预。为了帮助当事人重新获得生活的能力，在制定目标时，需要注意目标的积极性、灵活性，以更好地帮助当事人成长。（4）希望与期待。以个案合宜的态度与期待对情境逐渐注入希望，只有当事人开始正视自己的问题，并谋求积极的解决问题的方法时，干预才能达到最佳效果。所以，在干预时需要关注当事人的言行，及时干预当事人的消极想法，并将其转变为积极的想法。（5）集中焦点式的问题解决。在进行危机干预时，并没有充足的时间来对当事人进行干预，所以需要尽快确定问题所在，然后进行适当的规划并设计行动步骤。心理辅导人员需要在有限的时间内进行有效的干预，因此，需要选择更有针对性的策略进行调节。（6）增强当事人的自我概念与自我信赖感。在进行危机干预时，最终需要当事人自己成长，这样才可以结束咨询。

2. 关系—评估—转介模式

关系—评估—转介模式是由芭芭拉·鲁宾·韦恩瑞伯和艾琳·布罗契提出的。整个干预模式分为三个层次：关系形成、评估与转介。

（1）关系形成

危机状况是没有时间容许传统式从容地进行探索，当事人正处于极大的痛苦中，心理辅导人员需要在咨询中主动进入状态。在咨询过程中，创伤工作者对于当事人而言代表着某种希望，因此，创伤工作者必须协助当事人，增强其仍保留着的希望，或者重新建立新的希望。同时需要意识到心理辅导人员自身的影响力，危机干预工作者要检视自己对当事人的反应，需要厘清自己能做的和做不到的，并针对这点与当事人及时沟通，以免造成不良影响。

（2）评估

在与当事人建立关系时，需要危机干预工作者能够及时评估当事人的状态。主要从三个方面进行评估：第一，迫切性和严重性，首先要评估当事人是否有生命危险，或者有无伤害他人的企图。在评估时要留意一些小事，这很有可能是对当事人及其重要的事情。第二，评估当事人可利用的资源（内在资源和外在资源），内在资源是当事人在处理之前的困境，以及在认知、情绪以及行为上的功能；外在资源是当事人的支持系统的可用性，来自身边的社会支持也可帮助当事人获得动力。第三，评估当事人的严重程度，需要了解面对危机时当事人的哪些行为是正常的、哪些是异常的，日后再进行有针对性的干预。

（3）转介

当心理辅导人员感觉自己无法处理有创伤的当事人时，就需要进行转介。因此，需要心理辅导人员保存一份社群资源清单（从支持团体到律师等）以备用，必要时可协助当事人和这些机构联络。

3. 哀伤辅导模式

哀伤辅导（grief work）可以说是真正意义上的第一个心理危机干预模式，由心理危机干预的发起人林德曼提出。他通过总结经验指出：在危机事件之后，个体要学会感受自己经历的悲痛情绪，而不应沉浸在强烈的悲伤痛苦的情绪中，更不要压抑自身的悲痛情绪。在感受情绪的过程中，可以通过哭喊等方式宣泄情绪，进而接受亲人离世的事实，最后重新适应生活，调整生活状态，预防不良后果。一般来说，哀伤辅导模式要经历四个阶段（Worden，2002）。

第一阶段必须帮助受灾者接受丧失的真实性，不再沉浸在幻想当中，面对现实，接受现实。

第二阶段陪伴当事人经历悲伤和痛苦，这是必不可少的。对于丧失亲人和生活中重要人与物的当事人来说，悲伤情绪不可避免，无法逃避，需要承受，并让它逐渐过去。心理辅导人员要帮助当事人接受这种悲伤情绪，并在有可能的情况下陪伴。

第三阶段帮助当事人重新适应一个逝者不存在的新环境，这对当事人来说是一个全新的挑战，起初会很难，但必须面对现实。

第四阶段帮助当事人将情绪从逝世者身上转移到生活上，重新开始新的生活。

在使用该模式进行心理危机干预时应注意，不应过分强调快速地让当事人从危机状态走出来，因为这是一项需要时间的事情。该模式起初的应用主要集中在灾难过后、战争中，所以对灾难性事件的初期心理危机干预相对有效，经得起实践的检验。

4. 萨提亚模式

美国心理学家维琴尼亚·萨提亚认为，每个人都是独一无二的、附有价值的，人们会运用内部的积极心理资源和外部的资源帮助自己成长。生活在自身的内部资源系统和外部社会环境当中的每一个人，都会随时受到内在和外在系统的交互作用。她将人的内在心理资源体系看作是"冰山"，如图6-1所示。

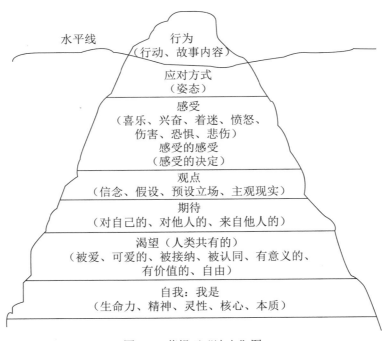

图 6-1 萨提亚"冰山"图

蔺桂瑞（2014）探索萨提亚模式在大学生群体中自杀危机干预中的应用是国内较少涉及的模式，也有一定的值得借鉴之处。

首先，要确定目标。萨提亚提出四个目标：①增强自杀倾向者的自尊心；②帮助他们做出更好的选择；③要自杀倾向者为自己负责；④促进他们的内心一致性，更好地面对压力，适应环境与生活。

其次，要建立关系。要满足自杀倾向渴望被尊重、被关注、被肯定的心理，对其不评价、不批评、不劝阻。心理辅导人员要开放地理解他们的行为和情绪，做到尊重他们、理解他们，并尽可能让其感受到被尊重、被关注和被理解。理解这是他们在极其悲伤痛苦下解决问题的方式，感受他们的无助感和孤独感。这与其他危机干预模式是类似的。

再次，要转化内在"冰山"。心理辅导人员要注重改变可能产生自杀行为的人群的内部冰山系统。只有转化他们内部的情感、观念、想法和期望等，他们才能学会用自己的内部心理资源满足渴望，增强自我价值感、自我效能感，才会放弃自杀的行为。改变"冰山"要先改变自杀倾向者的情绪和感受，帮助他们宣泄、处理好内心的情感，再转变其认知及观点。以上"冰山"转化是一个系统工作，干预工作者要紧跟当事人，觉察他们此时处在哪个"冰山"层面上，我们就在哪个层面上工作，而不是我们主观上认为需要在哪个层面开展工作。在整个"冰山"转化工作中要采用体验式的工作模式，引导自杀倾向者注重自我，不断觉察、体验、感悟，从而改变自我，而不是心理辅导人员说教式的传授和源源不断的建议。

最后，要强化改变。也就是说，当可能产生自杀行为的人群在干预过程中已经发生了改变，心理辅导人员可以通过询问他们目前的情绪和念头，询问他们目前如何看待过去发生在自己身上的事情，以及预测将来会有哪些和从前不一样的行为等方式，进一步巩固并落实改变。同时也可以布置一些家庭作业，督促他们在日常生活中要不断练习，巩固在会谈工程中获得的转变。

萨提亚模式更多的是以心理治疗模式为主的一种危机干预模式，但其提出的紧跟当事人的内心期望的理念，是其他危机干预模式中相对比较缺少的，对危机干预具有一定的指导意义。

5. 任务模型

高雯等人（2017）认为，心理危机干预工作实际上并不都是线性发展过程。然而目前的危机干预模型大部分以线性发展为前提，遵循固有顺序进行危机干预，属于阶段模型。这种阶段模型可能会既不高效，又无作用、无效果。高雯等人提出的任务模型呈现了众多心理危机干预模型的主要因素，即 3 个连续任务（评估、保障安全、提供支持）和 4 个重点任务（形成联系、重掌控制、解决问题、跟踪调查），注重心理危机干预工作的灵活性（高雯，董成文，窦广波，李晓溪，2017）。这个理论模型将有助于保障并检验危机干预在实操过程中的效果和作用，对于危机干预工作者的技能培训以及相关督导工作的开展有重要作用。心理危机干预的任务模型已被纳入《危机干预手册：评估、实施与研究（2015）》《实践课与实习期：心理咨询与治疗的教材与教辅资料指南（2015）》以及《美国心理学会临床心理学手册》，并且有的研究还借鉴了这一模型考察心理危机干预工作的有效程度（高雯，董成文，窦文波，李晓溪，2017）。

除了上述的任务模型以外，近年来，国内学者结合实际需求，致力于探索更为有效的危机干预模式，如建构主义模式、TTT 模式，有助于丰富国内危机干预模式的理论架构，有利于指导干预实践活动。

二、心理危机干预的技术

（一）心理危机干预与心理咨询或心理治疗的区别

尽管心理危机干预与心理咨询或心理治疗有着相似之处，但是两者还是存在许多差别。通过了解心理危机干预与心理咨询工作或心理治疗工作的差别（见表 6-1 和表 6-2），心理辅导人员会更加明确危机干预工作要点，更好地开展工作。

表 6-1　心理咨询与心理危机干预的区别

类　目	心理咨询	心理危机干预
概念定义	指运用心理学的方法，对心理适应方面出现问题并乞求解决问题的求询者提供心理援助的过程	是指对处于心理危机状态的个人及时给予适当的心理援助，使之尽快摆脱困难
主要对象	心理健康但暂时陷入困扰的人群或存在心理问题的人群，它有别于健康人群，也和心理治疗的主要对象有所不同	受到常见的心理冲击，并存在较严重的心理反应及过激行为的当事人或者求助者
处理原则	保密性原则 理解和支持原则 积极心态培养原则 时间限定原则	迅速确定要干预的问题 必须有其家人或朋友参与危机干预 鼓励自信，不要让当事者产生依赖性 把心理危机作为心理问题处理，而不要作为疾病进行处理
常见技术	参与性技术：倾听、积极关注等 影响性技术：面质、解释、自我暴露等 共情 消除阻抗	心理急救 心理晤谈 认知矫正 放松训练
基本流程	进入与定向阶段 问题探索阶段 目标与方案探讨阶段 行动 / 转变阶段 评估 / 结束阶段	发生危机事件 赶赴现场，控制局面，并通知与当事人有亲密关系的人 与当事人建立信任关系，并提供给心理援助 进行现状评估 后期处理

表 6-2　心理治疗与心理危机干预的区别

项　目	危机干预	心理治疗
作用情境	预防，快速缓解，重塑适应功能	修复，重构，成长
战略焦距	意识过程和环境中的压力源或环境因素	源于病理学的有意识和无意识的根源
工作位置	临近压力源，有需要的任何地方	安全、安定的环境
工作目的	情绪急救以减少痛苦或帮助危机中的个体恢复适应功能的状态	促进个人的成长和发展
实时焦点	此时此刻	当前和过去
工作人员	一个受过培训的外向的人，能够照顾别人并且有意愿帮助那些处于危机状态中的人、辅助人员、心理健康专业人员等	心理健康专业人员

续表

项　目	危机干预	心理治疗
工作人员的角色	主动的，直接的	引导性的，合作性的，咨询性的
工作时机	危机事件发生期间，或者事件刚刚结束，与压力源有着密切的关系，一般是在几个小时至 4 个星期之内	通常是在出现了影响日常生活诉求的问题之后的几个星期、几个月，甚至几年
工作持续期	3 ～ 5 次接触，有些只是几分钟，最多通常是 8 次	短期治疗是 8 ～ 12 次；长期治疗如果需要的话，可以成年累月地进行，每周 1 次
工作目标	稳定下来，减少损伤，恢复功能或者转入未来的护理	消除症状，减少损伤，调整病理状态，个人成长和个体重塑

由上表对比可知，危机干预的技术与日常心理咨询或心理治疗均是有不同层面的区别。下文主要介绍心理危机干预的基本技术和常用具体技术。

（二）心理危机干预的基本技术

1. 沟通技术

通过有效、良好的沟通可以促进建立求助者和心理辅导人员之间的关系，营造安全、信任的氛围，既有利于求助者敞开心扉地充分表达，也有助于增强求助者的自信心，相信自己能解决当前问题，从而促进情绪稳定和恢复正常的生活。危机干预工作者必须注意与求助者建立良好的沟通与合作关系。

2. 支持技术

心理辅导人员提供精神支持，尽最大努力去帮助求助者应对、解决当前的危机事件，并不是指对求助者的非合理的想法念头以及行动表示支持。可以运用暗示、保证、疏导、改变环境、服用药物等方法，使求助者的情绪状态趋于稳定。如果有必要，可考虑短期的入院诊治（任世伟，2016）。

3. 干预技术

干预技术也叫作问题解决技术。心理危机干预是一种特殊的心理会谈和治疗形式，除了必须需要具备心理会谈的基本技术外，如倾听、共情、提问、表达等技术，还包括其他的技术手段。简单地说，干预的基本策略为：主动真诚地倾听，积极关注并给予内部的支持；鼓励求助者宣泄自身的情绪体会，表达自己的内心情感；讲解个体心理危机的发展过程，促进受助者对自身情况以及别人的情绪反应的接受、理解，增强自信心；鼓励其保持积极乐观的心态迎接将来的生活，看到希望的曙光；鼓励求助者主动参与社会活动，改善人际关系；注意发挥社会支持网络的作用，鼓励求助者多与家人、好友交流，减少孤独感，降低隔离感（张忠宇，2013）。

（三）心理危机干预的常用具体技术

1. 干预技术 ABC 法

干预技术 ABC 法的内容中，A 是及时提供心理服务，安抚当事人的情绪；B 是介绍放松训练等技能，对当事人的不良行为进行调整；C 是转变当事人不正确的想法和念头，可采取眼动脱敏信息再加工技术（EMDR）或晤谈技术（CISD）。其中，操作要点具体如下：

（1）心理急救

①接触和参与。旨在倾听与理解，以非强迫的、主动真诚、乐于助人的态度开始与求助者进行沟通交流，让求助者感到被接纳和理解。

②确认安全。旨在讲授有效的情绪放松方法，调整受助者对于目前状况以及未来可能发生事情的适应能力，增强安全感。

③稳定情绪。采用情绪处理以及哀伤辅导等技术稳定求助者的情绪，帮助恢复正常的生活功能。

④答疑解惑。及时解答求助者关心或迫切渴望得到答案的问题，使其需求得到及时满足。

⑤实际帮助。可以采用问题解决技术给求助者的现实生活提供实际的协助，以满足现实生活的紧迫需要。

⑥促进支持。旨在促进求助者与主要或其他的社会支持资源的关系，包括亲朋好友、社区等社会支持资源形成短期的或长期的联系。

⑦提供信息。为求助者提供关于心理危机发展过程、正确有效的应付方式以及提高生活适应性功能的信息。

（2）心理晤谈

对自愿参与的个体或者群体，进行系统的会谈来缓解压力。例如，对于病房有轻微症状的地震灾民，医疗救护人员以及其他救援人员进行分组的集体晤谈。

心理晤谈是让当事人在团体中公开描述危机事件，以及充分表达内心感受，通过借助别人或集体的心理资源，得到鼓励和情感支持，从而帮助当事人降低创伤体验。一般认为，心理辅导人员进行集体心理晤谈的最佳时间是在灾难发生后 24 ～ 48 小时之内，所有涉及危机事件的人员都必须参加集体心理晤谈。需要注意的是，在危机事件发生后 24 小时内不得进行集体晤谈，若在 6 个星期后进行集体晤谈，作用较小。正式的集体心理晤谈，在受灾后的 24 ～ 48 小时实施，一般由接受过专业培训的精神科专业人员进行指导，指导人员必须对集体心理晤谈的帮助、应激反应综合症状有深刻的认识和充分的理解。

一般来说，正式晤谈一共有六个时期，需两小时左右完成全部过程。若在非常场合操作的，可以把第二、三、四期合并起来一同操作。在严重事件发生后几周或几月内进行追踪调查。各个时期的操作要点如下：

第一，介绍期。在自我介绍后，指导者详细阐述保密协议，详细解释集体晤谈的原则和流程，促进双方建立关系。

第二，事实期。指导者引导每个参加集体晤谈的人员充分表达在危机事件发生过程中的所在、所思、所想、所见、所闻、所嗅，以及自己身心状态和危机情景的实际情况。每个参与者都必须发言，接着整件事情的经过会水落石出，帮助参与者更清楚地了解实际发生的情况。

第三，感受期。指导者关心询问参与者的真情实感，有助于参与者充分表达情感和指导者理清情绪变化，可以采取以下提问方式：您现在感觉怎样？

第四，症状期。指导者鼓励参与者详细描述精神不集中、记忆力衰退、经常不经意想起危机事件、失眠、食欲不振、犹豫不决、难以做出决策、解决问题的技能下降、脾气暴躁、易受惊吓等应激反应综合征。指导者可以通过提问技巧了解在危机事件发生的过程中，参与者的不同以往的体验；以及危机事件之后现在的感受体验，了解参与者的生活带来的变化，尝试让参与者探讨一下自身的认知、感受、体验对目前的家庭生活、学习工作带来的影响和转变，以帮助参与者更好地顺应变化。

第五，辅导期。根据参与者提供的信息，指导者帮助参与者分析目前的实际情况，梳理准确的信息，同时讲解在危机状态下正常的应对反应和身心变化；分析危机事件、提供准确的信息；解说相关后续援助服务的内容；强调改变的迁移以及提高生活的适应技能；一同探讨积极适当的应付策略和方法；提示可能出现的并举问题（比如喝酒）；讲解减轻悲伤反应的方式。

第六，恢复期。指导者询问参与者想了解的问题，并给予合理的回复；总结晤谈情况；提供保证；探讨参与者将来要做的事情；再次强调共同反应；鼓励会谈成员之间要互相帮助，支持理解；总结有价值的资源；拾遗收尾。

进行心理晤谈的时候需要注意：①那些以消极态度看待心理晤谈或处于抑郁情绪下的个体，可能会给其他参与者带来负面的影响。②对于有亲人突然逝世的这一类受到高度创伤的个体并不适合参加集体晤谈，因为参与集体晤谈的时机尚未成熟。如果急性悲伤的他们参与晤谈，可能会把更具灾难性的伤害带给参加同一会谈中的其他人。③心理晤谈与某些特定的文化理念和观点有相似之处，因此，心理晤谈可以被一些附有特殊含义的文化仪式取代；④不能对受助者只实施一次 WHO。⑤受助者晤谈结束后，危机干预团队要组织队员进行团队晤谈，平缓他们的情绪和压力。⑥不能迫使参与者阐述危机事件发生的详细过程。

（3）放松技术

除了一些有明显的分离反应的人群，所有求助者都可以学会一种被广泛运用的放松技术：呼吸放松、肌肉放松、想象放松。

（4）眼动脱敏信息再加工技术

眼动脱敏信息再加工（Eye Movement Desensitization and Reprocessing，EMDR）技术是 Francine Shapiro（1989）依据他的观察材料而提出并发展起来的，他观察到侧面的眼球运动能促进创伤后的认知过程改善。眼动脱敏和再加工是伴随眼球节律运动的认知成分的脱敏，可帮助缓解创伤性记忆的痛苦和创伤后的应激。在眼动脱敏和再加工治疗过程中，治疗师指导求助者形象化地想象他最苦恼的情景，同时注视眼前的拿在治疗师手中的快速来回移动的物体。注视移动的物体可以引起人的眼球快速左右移动，大约 30 秒后，求助者开始描述浮现出的任何记忆、情感和思想，并与治疗师讨论。多次重复治疗，直到创伤性的思想和情绪不再出现。前人的研究综述的结果均提示，EMDR 对 PTSD 的疗效和 CBT 差不多，都比其他治疗手段效果更好（Bradley, Greene, Russ, Dutra, & Westen, 2005；Seidler & Wagner, 2006）。然而，部分学者对 EMDR 提出了质疑，他们认为 EMDR 的眼动似乎没有必要（Davidson & Parker, 2001），加上其过程相当复杂，却又类似于系统脱敏疗法等，学者还对其治疗效果的持久性提出了质疑（Watson, Friedman, Ruzek, & Norris, 2002）。

2. 认知行为疗法

认知行为疗法（Cognitive Behavior Therapy, CBT）包括暴露疗法、认知重建和焦虑管理流程等内容，是在灾后危机干预工作中的重要心理治疗方法。实操时往往需要整合各种心理治疗技术进行应用。其中，暴露疗法通过给患者提供了对危机事件重加工的机会，从而降低了受助者对危机事件的应激水平。认知重建则主要转变受灾个体自动产生的消极认知，增强受助者的安全感和控制感，增强对自身能力的自信。CBT 被美国在内的多个国家列为首要的 ASD/PTSD 预防诊治指南的危机干预技术（Ursano, Bell, & Eth, 2004）。Marks 等（1998）对有不同创伤经历的 PTSD 患者分别实施认知行为治疗中不同技术手段的组合，结果表明延长暴露疗法和认知重建技术均有效。Bryant 等（1999）报道 CBT 同时对慢性 PTSD 和 ASD 有效，治疗作用比支持性心理疗法更好。而国内学者许若兰（2008）探讨 CBT 在大学生群体中的心理危机干预的效果，发现干预组同学的心理健康状况明显好转，干预效果是肯定的。

3. 危机干预六步法

由 Gilliland 和 James 提出的六阶段处理模式，是目前应用最多的干预方法之一。上文已有介绍，在此不赘述。

4. 表达性艺术疗法

表达性艺术疗法（art therapy）是以心理学理论和艺术学科理论为基础，以艺术形式为载体，通过体验多种创作类的艺术活动（雕刻、制陶、黏土、沙盘、画画、拼贴、歌唱、舞蹈、诗歌朗诵、戏剧、身体雕塑、写作、讲故事等）来诉说自己的经历或故事，从而尝试在活动中敞开心扉，打开心结，解决情绪问题，认清心理困扰的源头，揭示人际交往网络和自身的人格特点等，促进其健康心理的成长，或给目前的生活状态带来改变等。

我国学者认为，青少年能在绘画过程中把自己的经历、感受充分展示出来，达到宣泄的效果，有助于降低他们的恐惧、焦虑不安的情绪体验。因此，绘画可作为儿童心理危机干预的策略之一（扶长青，2009）。也有国内的实证研究表明，艺术团体心理危机干预能显著地改善灾后儿童的心理健康状况，是一种儿童灾后心理辅导的有效干预技术（孙琳，2015）。

5. 其他心理治疗技术

对有宗教信仰的求助者而言，可以运用信仰的相关理念、观点和知识进行干预。一项国外的研究针对教堂大屠杀的 19 名幸存人员开展描述危机事件的差异调查研究，结果发现，有一定宗教信仰的幸存者会受到信仰的相关知识的影响，对危机事件做出有宗教信仰涵义的描述。Everly 认为，一个有牧师存在的社区通常比其他社区拥有更强大的创伤修复的能力。如面对自然灾害、意外事故、暴力袭击等异常危机事件的时候，危机干预策略之一就是牧师的讲话、安抚活动，这可能会促进干预工作的进行。我国学者以灾后的相关调查为实证依据，从灾后心理危机干预的角度阐述了藏传佛教对心理状态的调整作用。一种理念文化的宗教组织，在信仰个体和外部压力中起到一个很好的缓冲作用，也是特定族群对待变幻莫测的环境的一种传统心理防御机制。因此，应倡导正确看待并且充分发挥宗教信仰这种积极的作用，以便在灾后心理重建上取得更好的效果（蓝李焰，2011）。

Everly 等指出干预工作依旧存在着风险，其中一个风险就是当干预的时机、理论、手段措施等尚未成熟的时候，干预不仅消耗了有限的医疗卫生资源，还减缓或阻碍一些求助者自然疗愈和恢复功能的过程。这一点与其他任何的努力尝试转变人类行为方式的活动一样。因此，进行危机干预前，首先要充分理解危机干预的内涵、定义、目的以及注意事项，接着再对是否需要干预、用何种方式进行干预以及危机干预效果的评估手段等进行思考、规划和实施，从而避免哗众取宠、急功近利等有风险的危机干预。

三、心理危机干预中的评估

评估在整个危机干预过程中有着十分重要的作用。主要作用有二：其一，通过评估理解当事人的危机情境及其反应是整个干预的前提。在相当有限的时间内，心理辅导人员必须迅速准确地理解当事人的情境与反应，这对心理辅导人员提出了很高的要求。这一点明显与其他心理咨询治疗不同，其他的心理咨询治疗可以在相对长的时期内通过各种方式获得对患者的深入了解。其二，评估贯穿干预过程的始终。心理辅导人员必须通过评估确定危机的严重程度，必须通过评估不断确定当事人的心理状态，确定采用的应付策略、支持系统的有效性等。

（一）国外常用的 4 种评估模型

1. 三维危机检查评估模型

Myer 和 Williams（1992）等人提出三维危机检查评估模型和分类评估量表（Trinage As-sessment Form，TAF）。该模型评估了出现心理危机时个体的情绪、认知和行为这三个层面的内容，为在危机干预工作中较为全面地认识受助者的心理状态提供了基本框架。其中，三维危机检查评估模型为：（1）情感方面：包括敌意 / 愤怒、恐惧 / 焦虑、抑郁 / 沮丧这三个方面的内容。其中，个体在经历心理危机的时候，最大的特点在于适应不良的情绪反应。对情感方面的评估从轻度到非常严重的程度。（2）认知方面：包括威胁、丧失和侵犯三项内容。威胁是指将来有出现危机情景的可能性；丧失是指意识到自己已经失去且无法重新得到；侵犯一般发生在危机事件之初，通常被认为是个体为了避免自我攻击而产生的行为。（3）行为方面：包括靠近、回避、丧失能动性三项内容。靠近是指个体处在心理危机状态，仍然主动接近危机事件，尝试采取措施突破困境；回避是指危机当事人故意忽视或者逃避客观存在的问题；丧失能动性是指个体突破困境的信念很微弱或者已经消失了，个体失去了主观能动性。

分类评估量表是为了评估症状的严重程度的，它由三个描述性项目和十级数量化评分项目两部分组成。一般而言，心理辅导人员可以结合量表的得分情况诊断出目前当事人的身心情况，并据此灵活变动干预的策略和方法。当量表的分数在 3 ～ 12 分，分数较低时，表明求助者要借助心理辅导人员的力量来突破当前困境，并不用直接接受治疗。当量表得分在 13 ～ 23 分，分数处在中等水平时，则说明心理辅导人员与求助者要一同努力，才可以突破当前困境。当量表分数在 24 ～ 30 分，分数很高时，则表明求助者心理状态非常糟糕，除了需要及时干预之外，还需要社会资源系统的支持，心理辅导人员要采取一定的指导方法，积极地与当事人合作，共同解决当前危机。

2. 阶段性的评估模型

1998 年，Brende 详细研究了 1987 ～ 1998 年在美国发生的特大洪涝灾害，并据此提出阶段性的评估模型。Brend 认为处在心理危机的个体，随着危机的演变发展，一般会经历 5 个时期。这 5 个时期分别是：（1）即刻应对期（immediate coping）。一些幸存者常表现出思维混乱或充满恐惧，也有人表现出较好的思维力和承受力。（2）适应早期（early phase adaptation）。大多数幸存者会陷入冷漠的状态，他们意识到灾难、外界环境是无法控制的，冷淡情绪有利于他们与环境做斗争。还有少部分幸存者会拒绝灾难发生这个事实，这是不容易处理的防御机制。（3）适应中期（mid phase adaptation）。幸存者已经意识到自己大难不死，在死亡边缘走回来的感觉，开始不断地回忆、反复经历危机事件。（4）适应晚期（late phase adaptation）。幸存者会经常埋怨，常常无法忍受，对周围的人和事缺乏安全感，难以信任他人，并伴随着有头疼、胸闷、恶心和疲惫等躯体症状的出现。一般发生在危机事件后的 1 ～ 3 个月内。（5）消退或症状发展期（resolution or symptom development）。幸存者要么解除了心理危机，重新恢复到心理平衡状态；要么不良症状增多，情况加重，可能进一步发展成情绪障碍、物质滥用或物质依赖等障碍，还可能出现惊恐发作、强迫、失眠或梦魇等继发症状。因此，干预工作者务必在 48 小时内对幸存者进行诊治，并采取相应的干预手段，以预防出现更严重的慢性病症。

3. 人与环境互动的评估模型

Wilson（1999）提出人与环境互动的评估模型。该模型主要评估个体应激及其影响因素，重视应激事件的多样性，即不同种类的危机事件会引起不同的应激反应。心理辅导人员可以根据不同种类的危机事件来分析受灾者的应激反应。

4. 对求助者的应对机制、支持系统和其他资源进行评估

在整个干预过程中，心理辅导人员应该收集各种有关的资料，并评价这些资料的意义。在评估可应用的替代解决方法时，必须首先充分考虑求助者本人的观点、能动性以及应用这些方法的能力，包括对求助者自伤和伤人可能性的评估。HAMD 和 HAMA 都是经常使用的辅助评估量表。附加部分可增加心理辅导人员的个人建议。

国内学者在"非典"流行期间曾提出一个 SARS 应激反应的结构方程评估模型，包括三个因素：过度恐慌、防御反应和认知评价。该模型与 Myer 和 Williams 的三维筛选评估模型相似，但内容又有很大不同。这也说明评估中考虑不同的应激情境与不同的应激反应是非常重要的。因此在实际应用中，一些理论与模式是不能刻板地照搬的（童辉杰，2003）。

（二）危机评估的一般方法

心理辅导人员对评估技巧掌握的程度极大地影响危机干预效果。在有限的时间内，心理辅导人员必须迅速准确掌握求助者所处的情境与反应。一般而言，危机评估可以从危机的性质、求助者的功能水平、应付机制和支持系统、自伤和伤人的危险性方面来进行，以确定需要实施的干预策略。

1. 对危机的性质进行评估

首先要评估危机的性质，也就是危机是一次性的还是复发性的。对于一次性的急性心理危机，受助者往往需要接受直接干预，才能从当前状态快速恢复到危机事件前的心理平衡；这个过程中一般能有效应用正常的应对模式和内外部资源。而复发性慢性危机的求助者，则往往需要较长时间的干预，建立新的应对策略。慢性危机的求助者一般需转诊，继续进行较长期的治疗。

2. 对求助者的功能水平进行评估

可以从认知、情感和行为三个方面评估求助者的功能水平。认知评估包括威胁、侵犯和失去三项内容；情感评估包括恐惧/焦虑、愤怒/敌意、沮丧/惆怅这三项内容；行为评估则包括躲避、接近、能动性丢失三项内容。心理辅导人员可以根据对求助者现有功能水平的评估，从而决定在之后的咨询中选择哪种方式进行干预工作以及干预的程度（林大熙，江琴，卢春丽，2009）。另外，危机干预工作者还要保持觉察和比较，努力把求助者目前的情感、认知、行为功能水平与危机前的进行对比，以便确定危机发生后求助者情感、认知、行为功能水平的损害程度。此外，对功能水平的评估还应该贯穿于危机干预的整个过程，在实施一定阶段的干预后，求助者的危机是否得到化解，也可以通过情绪、行为等反映出来。干预过程中的评估有利于检验干预的效果。

3. 对求助者的应对机制、支持系统和其他资源进行评估

在整个干预过程中，心理辅导人员应该收集各种有关的资料，并评价这些资料的意义。在评估可应用的替代解决方法时，必须首先充分考虑求助者本人的观点、能动性，以及应用这些方法的能力。心理辅导人员个人的建议则作为附加部分考虑。

4. 危险性评估

危险性评估包括对求助者自伤和伤人可能性的评估，临床常用汉密尔顿抑郁量表、汉密尔顿焦虑量表和贝克自杀意念量表进行辅助评估。

（三）常用的评估工具

常用的评估工具有两种：第一，详细的评估工具，主要是指《精神疾病的诊断和统计

手册》第 4 版（修订版（DSM-IV-TR）；第二，部分迅速的评估工具，包括贝克抑郁量表（BDI）、症状自评量表（SCI-90）、事件影响量表（IES）等。在我国，较常使用的自评测量工具——事件影响量表（IES）及其修改版（IES-R）和儿童版（CRIES），在创伤后应激障碍的研究中进一步完善和发展（吴坎坎，2009）。

第三节　心理危机干预研究的发展

早在公元前 400 年，便出现了第一次有记载的危机理论和危机干预的实践活动。到 20 世纪中期，社会科学家们注意到一些灾难幸存者、死难者家属等在灾后一段时间出现了严重的成瘾行为、自虐行为、犯罪行为等，影响到他们正常的生活。至此，现代意义上的心理危机干预孕育而生。

一、国外心理危机干预研究的发展

国外的危机干预研究起步早，已形成丰富成熟的干预模式和理论。下文主要介绍国外心理危机干预模式的源起和发展状况。

（一）源起

1943 年，有将近 500 人死于美国椰子林夜总会的火灾。1944 年，精神病学者林德曼（Lindemann）对 101 名幸存者及遇难者家属或亲友进行观察和访谈，并进行了以"哀伤辅导"为主的心理危机干预。同时，他对个体在危机中需要经历的几个典型过程进行了描绘与阐述，提出了危机状态下的"正常"悲伤表现：一是不自觉地想起已逝世的亲人；二是将自己看作是逝世的亲人；三是出现种种充满愧疚和敌意的表现；四是在日常生活中出现一定的紊乱；五是出现某些躯体化症状（Janosik，1984）。他还发现了对危机引发的悲伤反应进行适当的精神管理可以预防长期的、严重的社会功能调适问题和潜在的医学疾病，并于同年将自己得到的危机干预的基本理论和实践方法进行总结，写成《急性悲伤应急的症候群和干预》，发布在美国《精神卫生》杂志上。该研究成果的发布恰逢第二次世界大战，对战争中士兵和失去亲人的家属进行干预变成了危机干预理论的第一次大规模检验，同时促进了危机干预理论的发展和完善。

1946 年，林德曼和卡普兰在椰子林夜总会事件及"二战"经验的基础上，在哈佛大学成立第一个危机干预领域的研究组织"威尔斯勒人类关系服务"小组。之后，卡普兰进一步发展了林德曼的理论成果，在 1961 年提出危机的概念，并在林德曼平衡—失衡范式基础上提出危机干预四阶段理论：（1）个体的平衡被破坏；（2）干预悲伤或进行短程治疗；（3）个体战胜困难或脱离悲伤；（4）个体重新恢复平衡状态（Janosik，1984）。他提出了危机反应的四个阶段：第一个阶段，个体陷入了焦虑状态并采取习惯化的应对方式，以减轻不良情绪引起的不适反应；第二个阶段，采取的应对措施作用小或不起作用，以至于个体仍处在紧张、焦虑的情绪中；第三个阶段，个体的焦虑进一步扩大，个体极大限度地调动自身机能和潜能，想尽办法去排解紧张、焦虑的情绪；倘若仍未解除危机，则进入第四个阶段，当个体无法忍受这种焦虑情绪，随之可能出现行为退缩、感知觉障碍、精神障碍或自杀等现象。

（二）发展状况

在此之后，心理危机干预进入了快车道，各种理论竞相提出，但大多是在林德曼、卡普兰理论基础上进行的扩展。比较有特色的、有针对性的，就是各个心理流派结合自己的理论提出的相关干预理论，可以称为基本理论的扩展理论，主要有精神分析学派认为危机的失衡状态可以通过当事人的潜意识思想及过去的情绪体验而得到理解（Fine，1973）；系统论提出者则更加强调人与人之间以及人与事之间的相互联系，而不是危机当事人的内部反应（Haley，1973，1976；Hardy，1997）。

心理危机的干预模式的发展大致遵循以下三个阶段：从面向个体的危机干预模式，发展出团体心理晤谈的干预模式，以及近些年出现的多成分的突发事件应激管理模式。

1. 面向个体的危机干预

早期传统的危机干预主要是针对个体展开，通常指的是一级受害者，即直接经历危机事件的个体。干预由健康护理专家以及各种受过危机培训的急救服务人员实施。当时还未出现清晰明确的危机干预模式，心理辅导人员常用的方法手段有主动介入、及时回应、倾听、建构社会支持网络等。为了获得更多相关的信息，心理辅导人员经常鼓励受害者陈述事实经过，发泄任何与之相关的情绪。

2. 团体心理晤谈

随着危机干预工作的开展，以往的专门针对个体的危机干预方式不论是在使用效率还是在普及范围上都无法满足社会日益变化的要求，于是产生了专门针对群体的团体心理晤谈（Critical Incident Stress Debriefing，CISD）方式。突发事件的团体心理晤谈最初是为了给经常面对压力情境中的急救工作人员提供心理援助，后来也被广泛应用到其他受危机事件影响的群体。团体晤谈是由受过专业培训的工作者主导进行，在形式上是由团体干预形式代替了个体干预形式，目的与心理危机干预相同。晤谈一般持续 1 ～ 3 小时，通常在危机事件发生后 2 ～ 7 天内进行（马辛，西英俊，2014）。

进行团体晤谈干预有效的可能原因有公开讨论以及情绪发泄，获得社会支持，获得适应性的应对办法。

有关晤谈的实验及理论分析主要集中在突发事件的应激晤谈上。CISD 的形式多种多样，最经典的是 Mitchell 和 Everly 的七阶段模型，主要包括导入期、事实期、思考期、反应期、症状期、指导期、再进入期。如今，CISD 经过修订后成为一个更为系统的突发事件应激管理程序的一部分，是 CISM 的核心内容。

3. 多成分的突发事件应激管理模式

随着各种心理创伤的增多，不同层次差异的伤痛带给了受害者不同的影响，这就需要一种综合性的整合的危机干预程序系列去解决这个问题。突发事件应激管理模式（critical incident stress management，CISM）就是这样一种整合的全面的多成分危机干预程序。它的作用贯穿整个危机持续阶段，主要涉及三个部分：①危机前培训，改善风险人群中的认知和行为反应，使他们对可能的不利后果有一个清楚的认识，了解相关风险管理策略的最新讯息。②紧急护理服务，涉及任何特殊紧急事件的后果中所需的一系列个体、团体、家庭或组织危机干预。③危机后应对，涉及个体、组织或社区恢复所需服务的提供，例如法律和经济援助或是推荐受害者去擅长治疗心理创伤的私人治疗师就诊。

CISM 被认为是综合性的另一个原因是适用范围广，可应用于个体、小团体、大型团体、家庭、组织和社区。CISM 包含七个不可缺少的核心成分：个体以及组织的危机前准备；公共灾难后的大规模遣散；严重个体危机咨询；简单的小团体讨论，被称作平息技术，用来帮助减少急性症状；时间更长的小团体讨论，即 CISD，用来帮助达到危机后心理愈合到一定程度的个体以及推荐就诊过程；家庭危机干预技术；后续补充程序以及推荐心理评估或治疗。要注意的一点是，尽管当今多数情况下使用多成分的危机干预，但是针对个体的危机干预以及团体晤谈等仍然有其存在的空间。

4. 其他心理危机干预模式

North 等人（2000）针对 1993 ～ 1994 年美国密西西比河及其支流频发洪灾，提出了以社区为基础的危机干预的 CREST 模式。这个模式旨在当专家资源有限时，最大限度地增加社区内的精神健康资源，这是通过在社区范围的灾难发生后，培训社区领导人员（神职人员、警察等）提供最初的危机干预和情绪缓解服务达到的。它可以适用于其他类型的危机干预。

Roberts（2002）综合整理了 Roberts 的七阶段心理危机干预模式以及 Shelton 和 Lerner 的十步骤严重创伤应激管理模式等多种评估手段和干预步骤，提出了 ACT 干预模式，包括评估、干预危机和治疗创伤。ACT 干预模式也被认为是一系列评估技术及干预手段的组合。

Jordan（2003）主要以校园枪击事件为例，提出了一个创伤及恢复模型，包括创伤性灾难事件发生、家人失散和分离、失去所爱的人或与家人重聚、康复。他详细列举了四个阶段中一级受害者和二级受害者各自的认知、行为、心理反应和心理需求，这就为精神卫生保健专家进行评估诊断提供了依据。同时他指出很重要的一点，那就是受害者及其家人在灾难后的调适会受一些风险因素的影响，例如灾难中失去所爱的人或者受了伤，灾难之前存在的家庭问题以及精神健康问题等。

（三）国内的研究现状

我国对于心理危机干预的研究起步相对较晚，涉及应急管理的理论几乎都是引入国外的理论。近些年，对于发展性危机、生存性危机有一定的研究，学生群体相对较多，在发表的论文中尤以对大学生的研究为最。但是，一些书多是对应急危机管理的研究，基本理论几乎照搬国外，再加上一些咨询技术的应用居多，真正实用性的危机干预理论、干预模式却鲜见提出，提出相对较多的就是一些心理危机干预的框架或者说是应急管理的体制。

1. 缘起和发展

1991 年 7 月，南京市脑科医院成立了全国首家危机干预中心，标志着心理危机干预正式进入国内，进入国人的视野。2000 年"洛阳火灾事件"中，危机干预工作者开始尝试并推进应急管理中心的心理危机干预工作。2003 年"非典"事件爆发、重庆特大井喷事件，以及 2004 年的台风"云娜"等一系列事件让人们越来越认识到灾后心理危机干预的重要性。2008 年，心理危机干预在"汶川"大地震中发挥了巨大的作用。在经历了众多的突发事件之后，心理危机干预工作的作用和效果日益凸显，得到广泛的重视。近年来，学者们通过理论分析和实证研究两种途径，对危机干预进行研究并取得了一定的成果。

陈冬冬（2009）根据 Belkin、Caplan、Gilliland 和 James 以及 Mitchell 等学者提出的心理危机干预的理论、模型与策略，对 175 名急诊死亡患者家属开展心理健康状况调查，并结合我国的现实情况和研究背景制定了针对急诊死亡患者家属的哀伤危机干预模式：第一，以自我介绍的方式降低防备，获得信任，把患者家属从"麻木"的状态中唤醒并创建进一步沟通的氛围；第二，让患者家属充分诉说感受，在保证其安全的情况下，鼓励直面事实，帮助他们顺利度过悲哀；第三，通过提供有效信息的方式降低他们内心的"无助感"，同时帮助建立起社会支持网络，发挥支持效能；第四，辅助他们宣泄情绪，传授技巧并指导"学习"的过程，通过合理的训练，提高应对能力。

周紫婷（2013）对影响企业员工心理危机的因素展开调查，结合分析的结果提出了相应的心理危机预防策略：第一，要进行预防心理危机工作，降低企业员工面对危机的无助感，增强应对危机的意识；第二，对企业员工的心理弹性、自我抗压能力进行干预和培养；第三，注重讲解应对方式和技能，指导员工在危机事件中选择合适的应对方式；第四，建立并健全员工的社会支持体系，发挥支持效能。

刘妍（2014）在分析国内应急管理中心理危机干预的不足，汲取国外应急管理的经验后，提出了应急管理中心理危机干预的长效机制：以全体公众为对象，构建"政府为主导，社区为基本点"的心理危机干预长效机制。该机制主要设计了法律制度建设、人才队伍建设、预防体系建设等，并突出了政府的重要主导作用。

张康莉和辛阔林（2014）提出了针对军人群体心理危机的整合预防干预模式，主要包括三方面的内容：第一，构建起军人群体心理危机干预体系，提供迅速有效的心理援助；第二，运用综合诊断治疗技术对军人群体的心理疾病迅速诊治；第三，建立长时有效的监控干预机制，全方位掌握军人群体心理问题的相关信息，利于及时干预。

郭兴民、曹莉、闫永荃（2017）对中职学校的学生进行心理危机现状调查后，分析了心理危机形成的原因，提出了中职学校心理危机"预警—应急干预—保障"的干预工作机制。预警的干预工作机制包含：开展学生心理健康普查工作，建立、健全普查制度，提供信息化平台普及心理健康知识，充分发挥心理咨询室在危机干预中的主导作用，加强信息化手段的利用。应急干预机制包括：对心理危机程度较轻、能在校学习的危机当事人，在与其家长沟通的基础上成立专门的干预小组进行帮助；对于较为严重的，则请求专业人员进行帮助、治疗，还有就是建立救助系统。心理危机干预工作的保障机制包括：学校领导老师的重视、心理健康知识的宣传和教育、丰富精彩的课余活动的开展、教师素养培训的增强。

二、我国心理危机干预研究的现状与分析

（一）我国心理危机干预研究的发展现状

总的来看，目前国内关于危机干预的研究有以下特点：

1. 从研究内容来看

国内危机干预的研究内容十分庞杂，主要集中于这些方面：（1）国外危机干预理论模式综述研究；（2）国内危机干预模式的探析；（3）危机干预技术和方法的实际应用效果研究；（4）各种群体危机干预的体系构建、模式构建、方案构建、干预策略探索，其中以大学生心理危机干预体系、干预方案的构建和干预策略探索居多；（5）探析高校辅导员、共青团、体育活动等角色、组织、活动对心理危机干预的作用或者从人文关怀、积极心理学视角、文化价值观视野等新角度思考其对于危机干预的启发意义；（6）危机干预的形式，如危机干预热线、校园心理危机干预的研究。

2. 从研究对象来看

一方面，从关注危机事件中的直接受害者，扩充到救援人员等其他危机干预对象。危机干预中救援者作为干预工作的中干力量，其自我保护问题应当引起重视；另一方面，危机干预的研究对象异质程度不断升高，研究群体以大学生为主，还涉及其他需要心理援助的特殊群体，如儿童、老人、中学生、企业员工。有研究表明，与成人相比，在遭遇危机之后，儿童受到的影响更为持久，危机事件使他们长期处于紧张状态，干扰正常的学习和生活（胡亚美，江载芳，2002）。因此，危机干预的研究对象，应当结合社会的实际需求有针对性地进行选择。

3. 从研究方法来看

研究方法上，理论和实践并行，具体而言，有纯理论探析、文献综述、问卷调查、实验研究、个案法等。目前，纯理论分析的研究较多，对于特定群体采用问卷调查评估其心理健康状况或者运用问卷法所开展的实验研究也占一定的数量。

（二）我国心理危机干预研究的展望

重大突发性事件后的危机干预是必不可少的。本文在分析国内危机干预的研究中现存的不足之处的基础上，对于未来的危机干预研究，提出了几点展望。

1. 危机干预研究方法有待完善和标准化

研究方法有待进一步完善和标准化。国外众多综合研究已经多次证明，由于方法学上的缺陷造成研究结果的不可信，不但浪费了大量的人力、物力、财力等资源，并且可能误导了之后的研究以及实践活动，后果严重。我国在这个方面的研究起步较晚，外国的同行已经指出了他们在研究中发现的一些问题，我们可以引以为戒。在使用一些较为成熟的研究方法如个案法、多基线设计等，实施不同模式的干预时，其程序的标准化问题也应引起重视。

2. 危机干预研究成果应用的本土化

深层次研究国外的已成型的模式，应用时一定要注意结合我国国情。国外的一些干预模式，如 CISD 模式，其效果虽已被众多的研究所证明，但由于跨文化因素的存在，我国在借鉴的时候应当注意不能生搬硬套。而对于一些在国外尚有争议的模式，例如快速眼动脱敏再加工技术，我国在实施的过程中更要考察其是否真正适合我国的实际情况。

3. 重视危机干预中的评估研究

危机干预实施过程中可能存在的一个问题是评估实施不当。评估是危机干预的前提且贯穿全程。如果不进行评估就实施行动，虽然想帮助人的出发点是好的，但可能会误导行动而产生有害的结果。应注意的是，只有在危机及创伤工作中有经验的精神健康专家才能实施评估及干预，若由没有经验的专家和志愿者贸然进行评估，很有可能在诊断受害者症状类型上出现失误。另外，在借鉴国外的评估模式和工具时，也应结合我国的实际情况进行必要的考察和修订。

4. 不断摸索和发展中国化的危机干预模式

一方面，不断探索、寻求适合我国实际情况的危机干预模式。在心理危机干预的理论研究、应用研究等方面，国外学者们已经进行了长期积累，通过丰硕的研究成果逐步建构起日趋完善的危机干预体系，为危机干预的理论基础和技术手段奠定了基础，显示出其独有的优势。因此，在探寻适合我国国情的心理危机干预模式和干预系统时，应多借鉴、参考国外相对成熟的危机干预理论和策略，摸索和发展中国化的危机干预模式。

另一方面，重视传统文化对大众心理的影响。我国心理学的起步较晚，心理知识的普及程度低，加上传统儒家、道家、佛家文化影响着我国民众的思维风格、价值观念、行为方式等方面，因此广大人民群众还未充分理解和接受心理学。对心理危机以及危机干预，人们缺乏全面的了解和正确的认识，特别是生活在偏远地区的人们，他们大部分受教育水平较低，见识外面的世界的机会有限，了解的知识相对较少，他们或许还没有听说过心理咨询，更别说主动来寻求促进心理健康方面的援助。在建构我国未来的危机干预模式的研究中，传统文化因素不容忽视，应努力探寻适应我国人民心理特征的较为成熟的心理危机干预模型。

5. 危机干预工作者专业素质的研究

调查研究显示，当前国内危机干预工作者的数量和专业素质等方面的结果让人堪忧。在国内，仅有不足两万人担任精神卫生学科的医生，常常是供不应求。当出现自然灾害等危机事件时，特别是在偏远山区或经济不发达的地方，人们出现的心理危机往往不能达到及时的干预，加上工作者的素质参差不齐，有将近 2/3 的人员是没有接受过专门的危机干预培训和掌握专业的干预知识的。研究者应该关注危机干预工作者的素质问题。

第四节　学校心理危机实时干预系统的构建与运作模式

一、问题的提出

从前述章节中可知，关于心理危机的研究，目前研究者已取得了很多重要的高水平的成果，这对于我们构建学校的干预模式具有重要的启示。但是，这些研究基本上属于基础研究或者应用基础研究，尽管对教育实践有重要的启示，但还不能直接用来有效监测学生心理危机的发生，不能及时地应对或预防不良后果的发生。也就是说，这些研究还不能直接用于解决如何对学生心理危机进行有效监测，及时干预这个社会发展亟须解决的重大问题。究其原因，主要有两方面。

第一，学生心理危机的实际发生过程，是一个多种机制、多种因素、多种条件综合作用的过程。目前国内外对学生心理危机的研究，基本上是对某种因素、某种机制的作用的局部性研究。这些研究固然是非常有必要的，但是，由于对这些局部性研究结果缺乏整合，缺少整体性的研究，将无法真正揭示现实生活中学生心理危机的发生发展的过程。

第二，当前对学生心理危机的研究主要是以探究问题为定向，而不是以解决实际问题为定向，因此缺乏直接应用性。以探究问题为定向的研究，主要考虑研究结果的科学性；而以解决实际问题为定向的研究，在注重科学性的同时，非常注重结果的针对性与可行性，关注是否可以真正解决所要解决的实际问题。这种以探究问题为定向的研究结果，只能对实际问题的解决有"启发"，而不能直接用于实际问题的解决。

基于以上分析，我们拟构建具有本土化概念的学生心理危机干预理念与干预模式。

二、学校心理危机实时监测与干预系统的组织体系

心理危机实时监测与干预系统的主要任务是，基于实时监测的反馈或在相应管辖范围内出现危机个案或危机事件时，要立刻启动心理危机干预预案，及时有效地与负责危机事件干预的其他系统（如对应行政辅助、医疗卫生、社会服务、公共安全等）进行合作，有计划、有步骤地对处于危机事件中的当事人进行心理危机干预，并对当事人及相关人群进行必要的事后维护工作。为了实现这个功能，必须有相应的人员组织及协同机制。

（一）学校心理危机实时监测与干预系统的人员组织

成立"危机干预处理小组"或"心理危机干预中心"，全面协调个体危机干预的所有事宜。在校园里，将校内人员和校外人士共同纳入校园心理危机干预应急系统的工作人员中。

校内人员主要由本校的心理辅导人员，学校心理健康教育专、兼职教师，以及相关行政管理人员等组成。他们将构成学校级的心理危机干预团队。校内人员的配备与组织，要经过系统的培训并具有明确的分工。建议成立学校危机干预中心（或小组），全面协调相关事宜。中心人员的基本配备，建议如下：

心理干预协调员。这个岗位的主要任务在于，组织校内心理辅导人员、学校心理健康教育专、兼职教师，对危机事件进行全程跟进；同时做好与学校及地区心理危机干预中心的联系、协调工作。

心理辅导人员。这个岗位由经培训后的持证人员担任。主要负责不同阶段的心理干预过程。不同级别的心理辅导人员，负责不同权限的相应任务。具体来说，学校可将心理辅导人员分为一级、二级和三级，分别负责橙色、红色和黑色预警学生的危机干预。

校内管理协调员。该岗位最好由学校的主管／主任担任，其主要任务在于协助校长处理校园内部的各项应急工作。

医疗救护联络员。该岗位是针对事件中可能需要联系医院或在急救车到达前对个案实施急救等医疗事物而设。

安全保卫联络员。该岗位是针对事件中有可能需要公安司法部门的介入或阻止媒体及非相关人员进入校园而设。

家庭／社区联络员。该岗位主要协调与家长之间的相关联络工作。

校外人员主要由地区的主管行政管理人员、区域特聘的资深心理辅导人员、相关社会机构人员等组成。他们将构成地区级的心理危机干预工作的团体。

（二）学校心理危机实时监测与干预系统的协同机制

1. 学校与地区之间的协同

危机干预的过程，需要整合学校、地区的各种资源，需要一个系统的团队体系，如表 6-3 所示。

表 6-3　学校危机干预的体系

干预阶段	学　校　级	地　区　级
事前预防阶段	1. 建立危机干预方案和评价系统 2. 制定预防方案 3. 制定支持性措施 4. 建立危机干预团队 5. 建立个体危机实时监测体系	1. 制定本地区危机干预的相关政策和程序 2. 提供支持和支援 3. 建立地区性个体危机实时监测体系

续表

干预阶段	学 校 级	地 区 级
应急干预阶段	1. 学校危机干预计划和团队启动 2. 启动危机干预程序 3. 落实相关人员到岗开展相应工作 4. 及时向上级主管部门通报相关信息	1. 建立包括学校、医疗人员、警察、心理卫生和社会服务机构等的协同团队 2. 指导团队运作 3. 提供技术支持
事后维护阶段	1. 对危机事件中牵涉的个体或相关群体进行必要的跟进或后续干预 2. 对学校危机干预团队进行随访 3. 评估并调整危机干预方案	1. 建立地区资源网络 2. 对当前危机干预政策和程序进行评估及调整 3. 对目前运行的危机干预方案和需求进行评估

2. 学校与家庭、地区之间的协同

危机干预的实施过程，离不开学校与家庭之间的紧密合作。因此，协同三方力量势在必行，基本的架构如图 6-2 所示。

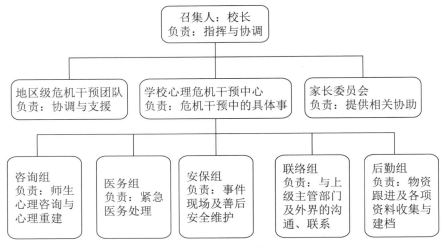

图 6-2　家、校、地区协同框架

三、学校心理危机实时监测与干预系统的运作

学校心理危机实时监测与干预系统的运作包括三个方面：事前预防、应急干预和事后维护。第一是事前预防，主要运用各种方式全面提高学生的心理免疫力，并筛选出心理不健康人员与危机易感群体，给予特别关注。第二是应急干预，通过心理危机实时监测平台，跟踪学生的突发生活事件与心理危机症状，及时掌握进入心理危机状态的个体，并针对橙色预警、红色预警及黑色预警的学生，分别派遣相应的人员跟进个案，及时进行应急干预。第三是事后维护，主要对被干预者及其相关群体进行修复性、持久性的心理辅导，增强相关人员的心理免疫力，降低其之后产生心理危机的易感性。

班级、学校、家庭在学生心理危机干预中各有侧重。班级主要侧重学生心理危机的实时监测及教师、同伴社会支持资源的建立，由班主任和学生心理委员主要负责；学校成立

危机干预小组，由主管校领导负责，按照预警、应急、维护阶段的工作制度和流程开展工作，重点在于通过发展性心理健康教育主抓学生心理免疫力的提升，以及对危机预警学生进行及时有效的干预；家庭则既要帮助孩子提高心理免疫力，给予充分的社会支持，又要对孩子的心理状态进行密切观察，实时监测。

（一）事前预防

1. 工作重点

事前预防面向全体学生，在日常的学习生活中进行必要的"接种训练"，其本质是在学校开展阶段性的心理健康教育活动，也就是有规划、有目标地提升学生的心理健康水平，增强学生的心理潜能，培养学生的积极心理品质。

2. 工作方式

一方面，引进实时监测机制，委托经培训后的心理委员每日进行监测与管理；另一方面，开展必要的心理健康教育。目前，在广东开展中小学心理健康教育的实施渠道主要包括专门渠道和非专门渠道，如图 6-3 所示。前者主要包括心理健康教育课程、心理辅导与咨询服务、心理治疗三个方面，后者主要包括各科教学和各项活动等方面①。

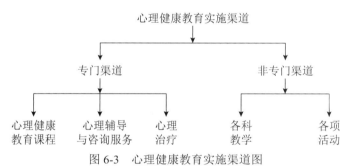

图 6-3　心理健康教育实施渠道图

结合图 6-3 的内容以及本阶段的任务需求，事前预防阶段的路径包括如下渠道：

（1）借助专门渠道开展心理健康教育

《中小学心理健康教育指导纲要（2012 年修订）》中的主要内容有：心理健康专题教育课程应以活动为主，可以采取包括专题讲座、能力训练、团辅活动、问题辩论、角色扮演、心理剧场、游戏辅助等各种各样的形式。心理健康教育要防止出现学科化的倾向，心育课并不是用来宣传心理学科知识、讲解心理学理论的，而要着重促进学生人格、心理健康积极地发展，最大程度地预防学生在成长过程中可能出现的心理适应问题或行为问题。广东省中小学心理健康教育指导中心已组织了相应的人力物力开发了一套教材《学校心理健康教育》，如图 6-4 所示。本阶段可以此套教材为蓝本，展开以"积极（良好）行为习惯的培养、积极情绪的训练、积极人格特质的塑造"为三大核心内容的具体训练模块。

---

① 莫雷.中小学心理教育基本原理.暨南大学出版社，1997.

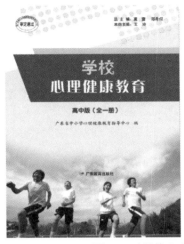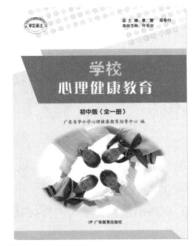

图 6-4　《学校心理健康教育》系列教材

（2）借助非专门渠道开展各式各样的活动

这类活动可以包括在不同学科中，以学科渗透的方式开展，也可以团队、班级、社团为载体，在相应的主题活动中开展该项活动。

（3）大学干预路径

大学层面，在干预的策略与方法方面基本与中学相似。一方面，引进实时监测机制，委托经培训后的心理委员（可分班级层面、宿舍层面等）每日进行监测与管理；另一方面，开展必要的心理健康教育。具体而言包括：其一，可配合《普通高等学校学生心理健康教育课程教学基本要求》的通知（教思政厅〔2011〕5 号）等指导性文件，借鉴《大学生心理健康教育》开设相应课程，展开普及性教育；其二，依托院、系，或依托社团组织等单位通过开展各式各样的活动进行相应的发展性、拓展性训练。建议训练的焦点以积极情绪、积极人格为主。

（二）应急干预

1. 工作重点

根据实时监测的预警信息，及时进行应急干预。在性质上，属于补救性心理健康教育层面，主要是辅导处于不良心理状态的或者出现心理问题的学生，帮助他们恢复到个体的状态。根据个体危机状态的严重程度，危机可以分为轻度（三级）危机、中度（二级）危机与严重（一级）危机。对于进入三级危机的人员进行"橙色预警"，对于进入二级危机的人员进行"红色预警"，对于进入一级危机的人员进行"黑色预警"。

2. 工作方式

（1）对橙色预警人员（三级心理危机）的干预

①干预程序

可由中级心理辅导人员承担相应的个案。程序如图 6-5 所示。

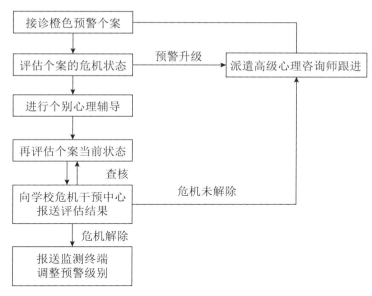

图 6-5　橙色预警个案干预程序图

②预警解除指标

解除预警的方式有两种。

方式一：心理辅导人员可根据自身经验对当事人的情况进行评估并据此解除橙色预警。评估中的重要指标项包括当事人无自杀、自伤意念，当事人无杀人、伤人意念，当事人无危害公共安全意念，当事人有可供助力的社会支持系统。

方式二：在辅导中，选择适合当事人主诉问题的心理健康类自评量表并指导其完成，记录其得分。在一段时间内，对当事人持续进行跟踪评估，在量表得分符合健康标准时，可解除橙色预警。

以上两种方式，首选方式一。

（2）对红色预警人员（二级心理危机）的干预

①干预程序

可由高级心理辅导人员承担相应的个案。程序如图 6-6 所示。

②预警解除指标

解除预警的方式有两种。

方式一：心理辅导人员可根据经验解除预警。评估中的重要指标项包括当事人无自杀、自伤意念，当事人无杀人、伤人意念，当事人无危害公共安全意念，当事人有可供助力的社会支持系统，当事人有有效方法来管理自己的情绪。

方式二：解除红色预警需要同时满足下列 2 项指标。

指标 1：在辅导中，选择适合当事人主诉问题的心理健康类自评量表并指导填写，记录其得分。在一段时间内，对当事人进行相应的评估与跟进，直到其自评得分达到健康标准。

指标2：在辅导中，由心理辅导人员根据当事人的主诉问题选择合适的症状评估量表并填写，记录对当事人的评估得分，直到总体评估达到健康标准。

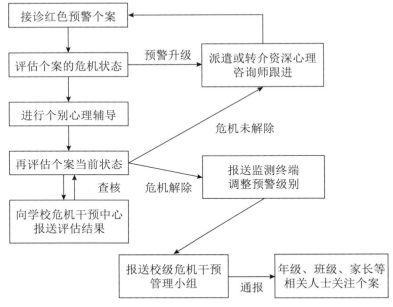

图6-6 红色预警个案干预程序图

（3）对黑色预警人员（一级心理危机）的干预

①干预程序

此类案例建议启动24小时陪护并由高级心理辅导人员全程跟进。程序如图6-7所示。

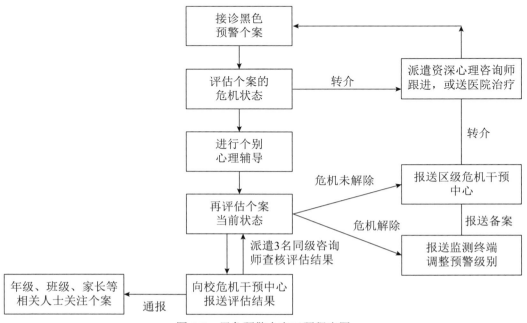

图6-7 黑色预警个案干预程序图

②预警解除指标

解除黑色预警需要同时满足下列 3 项指标。

指标 1：在辅导中，选择适合当事人主诉问题的心理健康类自评量表并指导填写，记录其得分。在一段时间内，对当事人进行相应的评估与跟进，直到其自评得分达到健康标准。

指标 2：在辅导中，由心理辅导人员根据当事人的主诉问题选择合适的症状评估量表并填写，记录对当事人的评估得分，直到总体评估达到健康标准。

指标 3：在辅导中，由心理辅导人员根据当事人的实际情况，完成自杀风险评估；咨询师须评估当事人的总体指标是否属于低风险。

（三）事后维护

1. 工作重点

工作重点是对当事人和相关人群进行后续的具有持续性、维护性的心理干预。一方面持续跟进当事人的情况；另一方面可视与危机事件相关的人群问题，开展团体或个体心理辅导，以增强相关人员的心理免疫力。

2. 工作方式

（1）针对当事人的跟进

① 橙色预警个案

可安排定期的回访：如每两周一次；持续一个月后，可调整为一个月一次回访。每次回访均进行心理健康评估。也可以在未来 1 个月内把当事人交由班级心理委员作为实时监控的重点对象，实现每天一报。

② 红色预警个案

案例初期，如果条件许可，可适当增加个案家人的参与；可视当事人的问题性质适当安排 24 小时的陪伴。预警解除后，安排定期回访：如在最初时一周两次；持续一个月后调整为一周一次；又持续一个月后，可调整为两周一次回访；再持续一个月后，可调整为一个月一次回访。每次回访均进行心理健康评估。要求班级心理委员在未来 3 个月内把当事人作为实时监控的重点对象，实现每天一报。

③ 黑色预警个案

安排 24 小时的陪伴，直至预警解除；增加个案家人的参与，以增进对个案问题的了解。预警解除后，安排定期回访：如在最初时一周两次；持续一个月后调整为一周一次；又持续一个月后，可调整为两周一次回访；再持续一个月后，可调整为一个月一次回访。每次回访均进行心理健康评估。要求班级心理委员在未来 6 个月内把当事人作为实时监控的重点对象，实现每天一报。

（2）针对与危机事件相关人群的跟进

相关人群主要包括目睹事件发生的人群、与当事人关系密切的人群。跟进工作的基本思路如图 6-8 所示。

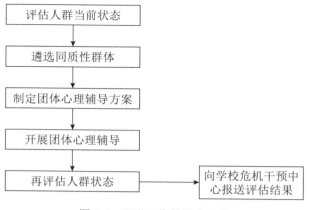

图 6-8　跟进工作的基本思路

第五节　企业心理危机实时干预系统的构建与运作模式

一、问题的提出

随着中国国力不断提升，社会经济水平不断提高，社会分工日益精细化，工作变化性大，竞争日益激烈，生活成本日趋增高，再加上一些如婚姻失败、人际矛盾、被解雇等针对个人的急性负性事件，个体时刻面临着巨大的精神负担和心理压力，越来越多的人开始出现焦灼、抑郁、无助以及陷入悲伤痛苦等情绪，甚至可能会出现自杀自伤、暴力攻击等行为。当处在心理危机状态下的个体没有得到关注或者及时的心理援助的时候，他们往往会产生各种应激行为，因为无法突破目前面临的困境继而加深情绪困扰。近年来，一些企业员工因为心理问题而自杀或者伤害他人的行为层出不穷，这样的事故不仅会损害企业经济效益，影响企业形象，也会给员工带来心理压力，甚至会出现员工的集体心理危机。这种心理问题或心理危机的集中和扩大会给企业带来更大的创伤。因此，当今整个社会需要关注的是，如何建立起基于个体危机实时监测的企业干预模式，从而减少或降低因重大负面生活事件导致的个人心理危机（骆名进，宋海东，赵刚，2015）。

以往，当企业出现危机事件的时候，企业往往会把着眼点放在如何恢复经济效益或者是如何通报情况以挽回企业形象等方面，常常忽视危机事件涉及人员的心理健康水平。事实证明，当危机事件过去后，员工的心理创伤并没有完全消失，因此，需要采取行之有效的方法和措施应对员工出现的心理危机，降低员工可能出现的情绪困扰和应激行为对员工家庭、企业和社会造成的不良影响。而近年来，随着我国经济的发展、社会的转型，社会各种矛盾凸显，加上地震、海啸、台风、空难、员工自杀等突发性危机事件屡见不鲜，危机事件后员工的心理危机处理已经成为企业领导和管理阶层必须面对的重大问题。企业是一种为促进经济发展做出重要价值贡献的特殊的社会团体，员工一天中大部分的时间都在企业中度过，完成大量活动。企业员工一旦处在危机状态，就会对个体自身、他人（包括家人，甚至社会）产生极大的不良影响。

（一）企业员工心理危机发生的常见应激事件

一般清晰确定的应激性事件才会引起企业员工的心理危机，只有少数的精神疾病患者的危机事件不明确。

1. 躯体化疾病导致的心理危机

首先受助者会出现烦躁紧张、闷闷不乐、恐怖惧怕、焦虑不安等情绪。其次是抑郁，因个体的心理压力可导致情绪低落、消沉、绝望，不愿意与外界打交道，对外部环境、事物提不起兴趣，也不乐意与人沟通交往，少言，茶饭不思，精神不振，严重者会有自伤自杀倾向或行为。再次是性格转变，如总是埋怨责备别人，抱怨医生没有用心治疗，责备家庭成员没有悉心照料，挑剔细节或因为小事而怒发冲冠。他们对躯体方面的笑容变化非常敏感，往往提出过高的治疗和照料要求，因此医患关系及在工作、家庭中人际关系紧张，甚至有恶化趋势。

2. 恋爱及亲密关系破碎导致的心理危机

失恋、离婚、出现第三者等恋爱、婚姻、家庭关系突发性变化时，可引起悲观消沉、愤怒不已等情绪，甚至可能会采取伤害自己、攻击恋爱对象或第三者等极端行为。

3. 至亲去世导致的心理危机

至亲去世，与去世者关系越密切的人，就会产生越严重的悲伤体验。亲人如果是突然死亡或者是在意外事故中死亡，如在洪涝灾害、地震、火灾中遇难或溺水身亡，这类突发事件引起的伤感最沉重。危机严重者可能自杀。

4. 重要提升失败导致的个人危机

对个人非常看重的升迁失败可引起极度的不自信、嫉妒或者焦虑、惆怅等，通常表现为行为退缩、不愿与人接触、自我封闭，严重者可能会采取自杀行动。

（二）企业员工心理危机根源分析

根据美国心理学家马斯洛的需求层次理论，企业员工遭遇心理危机、失去心理平衡是因为员工的物质和生理、安全、归属、自尊、自我价值的实现等五个方面的需求没有得到基本的满足。企业员工自身的心理失衡是员工心理的内源性危机。

1. 物质和生理需求

员工用自身的劳动创造价值，从而获得福利和报酬，以满足现实生活中基本的物质需要。如果在企业工作中，员工遭遇不公平的对待或者被解雇、失业等，员工的基本生活保障没有得到满足，就有可能出现个体的心理危机。

2. 安全需求

安全需求包括工作环境安全，有"三险一金""五险一金"或者"七险一金"等制度保障，工作相对稳定等。这些因素既满足员工的安全需求，也给员工一个安心的保障，使得员工能更安心地开展工作。

3. 归属需求

企业不仅要满足员工的物质需求，也要满足员工的心理需求。除了报酬福利、权力地位之外，员工更希望在团结的组织中获得归属感和爱，追求精神上的满足，享受集体的荣誉感和归属感带来的快乐体验。企业要营造良好友善的工作氛围，给予员工家一般的归属感。

4. 自尊需求

每个人都渴望被看到、被尊重。处在不同阶层的企业员工也渴望相互尊重，保护作为人类最基本的自尊心。企业领导和员工之间、员工和员工之间、领导和领导之间的和谐相处的前提就是要互相尊重、平等相处。

5. 自我价值的实现需求

基本需求逐渐被满足后，员工会更关注自身的生涯发展，实现生命的价值。如果企业能及时发现员工的才干和潜质，鼓励员工尝试合适的岗位，在各自擅长的岗位上放光发热，员工的自我效能感会提升，工作积极性会提高。

企业员工心理的外源性危机来自外力，也就是来自家庭、企业、社会等外界环境施加给员工的压力，不负重荷的员工可能形成心理危机。

6. 工作环境

由于大部分企业员工都是背井离乡，到新的城市工作，因此他们需要重新适应城市的生活节奏、生活习惯，重新建立自己的交际圈，这对于他们而言是有一定压力的。企业需要特别关注员工的适应性问题，以预防演变成心理障碍；关注员工出现的无助、孤独、自卑等负面情绪。

7. 生活中的重大变故

重大变故发生无常，没有预见性，发生时间之短暂，会给个人带来极大的冲击和心理压力。企业员工在生活中可能遇到的重大变故包括亲人去世、损失财产、重大疾病或意外受伤、亲密关系破裂等。

8. 个人利益受损

在企业中，员工可能会遇到不合理的对待，比如，薪水工资水平差异较大；长期升迁失败；由于不科学、缺乏合理性的企业激励或奖惩制度的设立，员工没有获得与劳动价值对等的福利报酬。或者由于个人的原因被处分、被解雇等关乎个人重大利益的事情发生时，都可以让员工产生挫败感。

9. 组织架构变革

企业一般会采取改革机制、重新组建、合并购买等方式来促进企业的转型或变革，以顺应外界环境的变化，维持企业的生存。然而，企业变革的动荡往往让员工失去安全感，造成一定的心理压力，进而出现工作懈怠、集体罢工、无故旷工等消极现象。

二、企业心理危机干预现状

（一）我国企业危机干预现状

我国目前的企业危机干预理论水平较低，企业危机干预系统尚未完善，主要表现为专业性不强，缺乏系统性等问题。企业员工的自杀行为的背后都是严重的心理问题，这一行为也充分暴露了我国企业危机干预体统的薄弱。比如，2010 年，富士康公司 13 连跳的事件震惊社会，引起广泛关注。

目前大多数企业内负责心理危机干预工作的多是人力资源部门或者工会，往往缺乏专业的心理学人员，当员工出现心理危机的时候，难以提供专业、及时的心理援助。因而，部分规模较大的企业一般通过外聘专家、实行内外结合的方式开展员工心理服务活动。大部分小企业由于经费有限，尚未开展心理危机干预工作，当员工出现心理问题的时候，大多是以劝说、教育式的方法进行辅导。这些企业虽然认识到心理健康工作的重要性，但是涉及经费的时候，它们往往会选择经济利益更大的领域进行投资而忽视了员工的心理健康。值得注意的是，短程促进心理健康的工作难以体现明显的效果，指导危机事件的出现才意识到心理健康辅助的重要性。也有企业以企业特有的文化建设代替心理危机干预工作，虽然企业文化能在一定程度上影响员工的心理状态，但无法完全替代。

心理危机干预的方法和技术推广不足。我国专门从事心理危机干预的人员，特别是咨询能力较高的心理咨询师较少，无法满足企业的需求。目前在企业中实施心理危机干预措施的包括提供医疗服务的医生、有国家认证的心理咨询师资格证的心理咨询师、高校心理学科老师以及管理学或人力资源管理人才等。政府牵头制定心理危机干预、心理援助机构、心理咨询治疗师的界定认可以及市场监管等规范。而目前的心理危机干预的方法和技术尚存在不少问题，比如，如何保护员工隐私，消除其担忧顾虑；如何检测效果；如何调节员工和企业管理人员的关系；如何及时做出有效的回应。

一项调查表明，35% 的企业员工出现较高程度的情绪衰竭。这一现象揭示了我国目前心理健康援助活动的缺乏。部分企业虽然已经意识到心理危机干预、员工心理健康促进的重要性，也采取了相应的措施手段。但是举办的活动效果不佳，例如，举办普及心理健康知识的沙龙、团体心理辅导、面对全体成员的讲座培训，这些形式起到提高抗逆力、帮助员工敞开心扉、调节情绪的作用，却没有针对不同层次的员工开展，缺乏针对性和系统性。

（二）国内开展企业心理危机干预的常用策略

1. 为企业的危机干预提供法律保障

国家出台了《精神卫生法》，在此基础上，地方政府对相关条例进行了细化补充，对企业在员工的心理健康促进、心理危机干预工作上的责任、主要内容以及考核进行了明确和细化，不仅能保障员工的心理援助服务权利，还能预防因心理问题导致的伤害自身、攻击他人和报复社会等行为的出现。建立和健全在政策层面上的企业员工心理援助服务、心理危机干预服务机构资格和审查机制，鼓励企业和心理服务供应商开展心理援助服务。

2. 改善企业的管理制度和方式

一项研究结果显示，长期的职业应激反应或者工作应激反应会严重地威胁员工心理健康水平，甚至可能导致员工出现自杀行为。因此，企业要重视员工的心理健康水平，时刻保持警惕，采取预防措施，准备应急方案，要把员工的心理健康和心理危机干预列入企业管理战略。借鉴科学、人性化的企业管理方法，合理协调员工的工作内容，调节工作量和规划工作时长，可有效减少员工的应激反应，促进生产，增加经济效益。要制定有效的激励奖惩制度，建立团结友爱的特有的企业文化，关心员工生涯规划和发展，能及时满足员工的心理需求，使得员工把企业当成家，增强亲切感。针对刚入职的员工，企业理应设计关于适应性的企业培训模式，让员工尽快熟悉工作环境，了解工作制度、工作内容等信息，有利于他们更好更快地投入工作。

3. 对自杀行为的预防和处理

自杀不但是个人的心理障碍的体现，更是一个公共精神卫生问题、一个严重的社会问题。企业要开展自杀行为的预防工作，提升对自杀倾向和行为的处理能力。借鉴外国的"国家自杀预防战略"，借助网络化和信息化技术普及心理保健知识，澄清关于心理障碍的误解，提高员工对精神健康的认知水平，同时提供心理援助热线服务等相关信息。还要开展心理应对技能的培训活动，增强员工的技能水平，使有需要的员工能及时自助，或获得正确的帮助。在预防自杀的相关知识方面，主要是让员工熟悉自杀倾向，及时觉察到自杀的信号，以使员工能够发现处于危险中的同事或朋友，并报告给精神卫生服务系统。

4. 建立社会心理支持系统

社会心理支持系统能有效地缓解员工的心理应激反应所产生的不良影响，较完善的社会支持能够有效地减少危机事件的产生。目前我国大部分企业员工来自农村或偏远山区，他们背井离乡，离开自己熟悉的亲人和环境，要重新适应城市的生活环境。要融入新环境，就需要熟悉、接纳城市人们的价值理念和生活节奏。员工不仅要面对工作压力，还有适应压力，难免会出现紧张、焦虑不安、无助感、孤独寂寞、悲观失望等情绪。因此，企业要为员工提供便捷有效的社会支持，如同乡、同室、同组的员工交流，提供下级意见反馈渠道，营造良好的企业文化氛围，设计员工援助方案，为员工提供心理援助服务和危机干预服务等，多种形式相结合，完善员工的社会支持系统。同时要采取实操性强的措施，增强员工与其家庭的联系，及时了解员工的心理状态，特别是高危员工的社会关系，以便在相关工作中获得家庭的理解和支持。

5. 建立企业内部的危机干预网络

从国内外的危机干预案例中，可以发现对于需要进行干预的个体或者是高危个体来说，及时发现并进行有效的介入和危机干预对于危机的解除具有重要的意义。因此，国内有较为复杂的组织架构的企业或中大型企业要及早建立起由骨干员工、心理援助服务者和心理辅导人员、精神卫生专业人士、社区心理服务者等一同组成的心理健康网络。在企业基层设置心理健康水平的检测人员，以便及时发现高危个体并转移到心理健康服务网络中。此外，还要与企业外部的专业心理机构建立长期稳定的联系，方便获得必要的技术支持。

（三）国外企业心理危机干预体系构建

目前，国外心理危机干预系统主要包含在企业员工帮助计划（EAP）中，而一些特别指定的协会主要负责严重的心理危机事件干预，如自杀。EAP 服务可以追溯到 20 世纪初的美国，当时繁重的工作任务、婚姻失败、法律纠纷、家庭暴力等纷杂的个人问题对员工的工作产生很大的负面影响。于是，企业不得不聘请外面的专家帮助解决这些问题。直到 20 世纪末，在世界前 500 强的企业中，已经有 90% 以上的企业开展了 EAP 项目。如今美国已有超过两万个的员工帮助方案。而日本的企业在应用 EAP 时还发展出一套创新的"安抚管理"的模式，其中包括设置宣泄室、放松室、茶室等来舒缓员工的紧张焦虑情绪；制定员工心理健康促进方案，设置一系列课程让员工学会自我管理训练、心理检查和性格分析等，帮助员工促进心理健康。简而言之，EAP 计划和企业的发展、员工的福利、公众的安全、劳资关系等各方面密切相关，已成为国外企业管理系统中不可或缺的环节。

1. 员工帮助计划（EAP）的基本内涵

员工帮助计划（EAP）是运用心理学、管理学、组织行为学等理论和方法，通过综合个人、家庭、企业和社会等各个方面的资源，重点协助企业员工解决与工作环境有关的问题。简而言之，它是员工的一种福利。EAP 主要包括测评、咨询、培训和诊治等服务，通过创建良好的内外部工作氛围和场所，平缓员工的压力，缓解员工的心理问题，从而提高员工的个人绩效，提高企业的效益（秦素粉，蒋涛，2013）。

2. 员工帮助计划（EAP）的运作模式

Masi 等人和 Cunning ham 提出国外常见的 EAP 执行模式的两大观点。Masi 等人认为，EAP 运行模式可以分为内置模式、外设模式、联合模式、整合模式四种。内置模式是指由企业内的人力资源部门或工会组织等负责员工的心理健康教育和心理危机干预的工作。外设模式是实行危机干预外包策略，邀请企业外部的专门从事心理危机干预工作或者是有心理咨询和心理服务背景的机构或组织为企业员工提供干预服务。联合模式是指若干组织联合成立一个专门为其员工提供援助的服务机构并配置人员。整合模式综合了内置模式和外设模式。而 Cunning ham 认为，除了以上四种模式以外，还有工会成员帮助计划和共同委托模式。工会成员帮助计划是工会成立专门的机构，聘请外面的专业人士为员工提供直接的心理援助，或通过互联网发布相关信息为员工提供间接的心理服务。例如美国的国家戒酒机构（NIAAA）。共同委托模式是指多个企业组织共同委任并依托专业的员工援助组织，为员工提供心理援助服务，这种模式能降低成本，实现资源共享。

3. EAP 框架下心理危机干预在企业的应用

国内一般认为，在 EAP 的框架下针对员工的危机干预主要分三步：危机前干预、危机中干预和危机后干预。

很多危机发生都是突发性的，几乎不能提前知道，因此要提高防范意识，增强自身的应对技能。危机前干预，首先要在危机事件发生之前，企业有预见性地为员工提供危机干预培训。其次要建立团结友爱的企业氛围，鼓励员工之间友好相处，让员工感觉到安全感和集体的归属感。最后要建立一个强有力的专业支持系统，拥有企业特定的心理援助工作人员，让员工知道危机降临时可以及时地寻找专业的支持，降低危机对自身的伤害。

危机中干预，即对心理危机事件的处理，在事件发生之后的 24～48 小时进行干预是最佳时期。通常而言，如果危机事件没有得到及时有效的处理，就会转变成慢性心理病症，增加解决的困难。所以，除了对于危机现场有序地干预以阻止扩散危机外，更重要的就是马上采取危机干预措施。如果当时有一个有力量的人物在场，比如企业的领导骨干，或者专业的心理咨询专家，则可以起到稳定员工心态的作用。

危机后干预，即对心理危机事件的预后处理，这是最关键也是最容易被遗忘的步骤。目前国内企业管理层不了解心理危机干预的发展，不重视心理健康教育。当他们看到危机情况已经被控制，就往往以为危机已经过去了。但是通常这个时候，很多危机干预的工作才刚刚开始，因为一些危机产生的影响，并不会立刻表现出来，特别不会在行动层面表现出来，但是往往会在日后的生活中对危机中的员工产生长久而潜移默化的影响，这需要心理辅导人员对其进行进一步的追踪调查和及时有效的干预。

（四）我国企业危机干预的实施模式

国内 EAP 的实施模式与 Masi 等人提出的实施模式较一致。我国危机干预服务模式有以下特点：从内置发展到外置模式，外置模式能更好地保障了员工的个人隐私，消除其顾虑，达到更好的咨询效果。从借鉴国外模式发展到本土创新，目前市场上提供心理危机干预服务的多为国内本土的员工心理援助服务商。从单一服务形式往多样化发展，由刚开始的心理培训为主导到心理咨询、心理治疗、情绪调控和舒缓压力等多方面开展。

三、企业心理危机实时监测与干预系统的组织体系

企业心理危机实时监测与干预系统的主要任务是，基于实时监测的反馈或在相应管辖范围内出现危机个案或危机事件时，心理危机干预领导小组要立刻启动心理危机干预工作，有计划、有步骤地对处于危机事件中的当事人进行心理危机干预，并对当事人及相关人群进行必要的事后维护工作。整个干预过程需要及时有效地与负责危机事件干预的其他系统（如对应行政辅助、医疗卫生、社会服务、公共安全等）进行合作，为了实现这个功能，必须有相应的人员组织及协同机制。

（一）企业心理危机实时监测与干预系统的人员

企业心理危机实时监测与干预系统的人员主要由企业内部的各级员工构成。建议成立企业员工危机干预中心（或小组），全面协调相关事宜。中心人员的基本配备，建议如下：

1. 危机事件协调员

危机事件协调员主要负责危机事件的情况搜集、汇总并上报信息，统筹规划以及适时通报情况。通常由领导骨干干部担当。

2. 家属工作协调员

家属工作协调员主要负责通知、接待死伤人员的家属和亲人，安抚情绪。通常由从事关系协调和组织管理等工作的人员担任。

3. 安保工作联络员

安保工作联络员主要负责展示安全警示，保护现场，及时联系和协助公安部门工作，疏散聚集人群，预防发生群体危险事件。一般由负责日常安保工作的人员担任。

4. 医疗救护联络员

医疗救护联络员主要负责及时联系医疗救护单位，及时进行现场急救，处理死亡伤残等工作。通常由掌握专业医学知识的人员担任。

5. 心理干预协调员

心理干预协调员主要负责筛查高危个体，进行心理危机干预，主持团体心理晤谈，接听心理热线，定期值班，接受心理求助需求等工作。通常由掌握心理学、医学和社会工作等专业知识的人员担任。

6. 媒体协调员

媒体协调员主要负责加强与媒体主管部沟通、安排主动发布信息、接待采访的媒体等工作。通常由企业文化宣传部门中具有媒体交往经验人员担任，负责加强与媒体主管部沟通、接待来访媒体、安排主动发布信息等工作。

（二）企业心理危机实时监测与干预系统的协同机制

危机干预的过程，需要整合企业内部、社区的各种资源，需要建立一个系统、协同运作的团队，如图6-9所示。

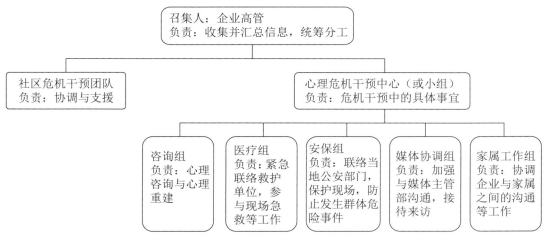

图6-9　企业危机干预协同体系

四、企业心理危机实时监测与干预系统的运作

企业心理危机实时监测与干预系统的运作也是包括三个方面：事前预防、应急干预和事后维护。第一是事前预防，主要运用各种方式全面提高企业员工的心理免疫力，并筛选出心理不健康人员与危机易感群体，给予特别关注。第二是应急干预，通过心理危机实时监测平台，及时掌握进入心理危机状态的个体，针对橙色预警、红色预警及黑色预警，分别派遣相应的人员跟进个案，及时进行应急干预。第三是事后维护，主要对被干预者及其相关群体进行修复性、持久性的心理危机干预，增强相关人员的心理免疫力，降低其之后产生心理危机的易感性。

（一）事前预防

1. 工作重点

面向全体员工，在日常的企业工作中进行必要的"接种训练"，其实质是以普及性预防为目的，开展心理健康教育。

2. 工作方式

（1）针对个体层面的干预

一方面，引进实时监测机制，委托企业内各部门心理委员每日进行监测与管理；另一方面，以团体心理训练、专题讲座等形式，开展以自我调节、情绪管理、职业生涯规划、人际交往等为主题的训练内容（如表6-4所示），重点从以下角度关注个人层面的心理危机预防：

①排解心理不适

面对优胜略汰的社会生存法则以及自身有限的资源和能力，员工难免会出现苦闷、难受等负性情绪，产生心理压力。这就需要员工积极动员自身的心理资源和外界的社会支持系统来排解负性情绪，保持稳定良好的心理状态。其中，行之有效的自我调适方法包括进行户外活动，参加体育活动，培养兴趣爱好，养成优质的睡眠以及规律的饮食等。

②动态调整自身需求

员工工作不仅是为了满足自身的物质和生理需求，还希望满足自尊等心理需求，以及实现自我价值，增强自我效能感，在工作中肯定自己、提升自己，获得快乐。然而，面对千变万化的家庭、企业、社会环境，员工的需求往往不能被及时满足，这时候就需要员工根据外界的变化，正视自身的需求，调整自身的心理状态，以适应变化的环境。

③维护良好的人际关系

社会的进步、企业的发展，离不开人们之间的合作。在企业中，员工需要和领导、同事等打交道，相互尊重、团结友爱、友善互助的集体会增强员工对集体的归属感、对企业的认同感，促进良好人际关系的建立，从而形成良好的社会支持网络。

表 6-4　某企业员工心理服务专题培训课程

课程名称	内容说明
管理职业生涯，规划美好未来	针对员工常见的对自身职业发展的迷惑和缺乏规划等现象，采用"讲授＋案例＋现场互动"的方式，让员工掌握规划自我职业生涯的知识和基本技巧，从而提升自身职业发展的目的性和计划性
与压力共舞，开心过好每一天	针对员工普遍出现的压力现象，采用"讲授＋案例＋现场互动"的方式，让员工掌握调试情绪和管理压力的知识和基本技巧，从而提升其管理压力的能力，最终达到提升心理健康的目的
和而不同：南北地域文化差异与适应	南北差异的表现和成因、不同文化的适应方法、融入文化的享受和快乐
良好人际关系的经营与冲突管理	针对员工普遍体验到孤独感和缺乏支持网络的状况，通过讲授关于人际关系的心理学知识和技能，帮助员工提升人际关系技能以及管理人际冲突的能力
我的时间我做主：时间管理的策略与方法	针对员工的高强度工作量和有限时间之间的矛盾，通过讲授有关时间管理的心理学知识和技能，帮助员工提高管理时间，安排多重任务的能力，从而提高员工的工作效率并缓解压力
你好我好公司好：有效沟通的策略与方法	针对员工反应的沟通障碍问题，通过讲授有关组织中沟通的心理学知识和技能，帮助员工提高和上下级及平级沟通能力，从而提高组织的效率
带着快乐去上班：如何做个幸福的员工	针对员工普遍缺乏幸福感的现状，通过讲授关于幸福的研究发现，以及通往幸福的途径，并通过案例分析、自我剖析、现场互动等方式帮助构建员工的自我幸福感
他和她：两性心理探秘	两性心理差异、两性择偶标准的差异、亲密关系的建立与维护（一线员工如何寻找另一半）
做个好梦：倒班制员工的睡眠与生活质量	倒班制对失眠的影响、睡眠障碍与生活质量、睡眠质量的提升等
积极心态，阳光生活	积极心态的表现和价值、自尊自信的构建、如何培养积极心态
优秀班组长是如何炼成的	班组长的角色、职责、工作流程、优秀班组长应该具备的心理素质及培养
现代企业员工如何平衡工作和家庭关系	工作家庭的表现、成因，如何平衡工作和家庭的关系等
如何打造高凝聚力的团队	针对员工之间缺乏合作，团队缺乏凝聚力的现象，设计团队建设课程，通过讲授团队合作的知识，培训团队合作的技能，并在课堂上通过案例教学的方式，帮助员工和基层管理者打造高凝聚力的团队
如何有效激励员工	针对员工存在的缺乏工作动机和工作倦怠等现象，通过讲授有关激励的知识和行之有效的办法，帮助构建员工积极态度，提升员工的工作积极性
员工心理辅导的技巧与方法	结合员工存在的主要心理问题，讲授心理辅导的基本知识、方法与技术
如何帮助有问题的员工：员工帮助计划的理论与实践	主要讲授现代企业中员工心理帮助理论和实践情况，并结合本公司的实际情况，探索适合企业的员工心理服务模式
员工心理状态分析与应对	根据访谈和调查的结果，分析公司员工心理状态的特点，并提出应对的措施

（2）针对组织层面的建议

①拓宽互动平台，重视心理服务

企业要拓宽领导与员工、员工之间的沟通互动平台，例如举办经理午茶会，建立企业内部的微信、QQ 交流群，设置电子邮箱、经理信箱等，并在互动平台上回应，消除员工的疑惑不解和不满，善于倾听员工的建议，鼓励员工提宝贵意见。企业领导要向员工及时公布重组、合并等企业重大改革信息，让员工及早了解企业发展的动态以及自身将面临的情景，减低焦虑。同时也可以创建舒缓压力、释放负性情绪的休闲场所，比如活动室、咖啡厅、音乐室、游戏室，让员工在空余时间能有空间舒缓压力，自我疗愈。

②增强心理保健意识，设置员工心理咨询室

企业对员工进行心理普查，建立员工心理健康档案，并根据问卷调查结果筛选出高危人群，定期跟进，进行心理辅导和心理评估。对于全体员工，要开展心理健康教育的讲座，普及心理保健知识，预防心理危机的发生。企业要建立心理咨询室，对处在心理危机状态或者有心理问题的员工进行有效的心理辅导，让其充分表达自身的感受和想法，帮助他们认识到自身的心理力量以及不合理的念头，促进心理健康。同时要建立和完善社会支持网络，通过员工间、家属间、上下级之间的互相监督，及时发现和报告心理危机，促进员工的心理干预进程。

③调动员工主动性和积极性

建立健全绩效考核制度和激励机制，科学合理地评估员工的工作内容和劳动价值，并给予相应的劳动报酬，让员工认识到劳有所得，增强自信心和成就感，维持心理平衡状态。而且，企业要为员工购买"三险一金"、"五险一金"或者"七险一金"等，保障员工的养老、医疗等服务，让员工安心，解除员工的顾虑，提高工作积极性和工作效率。

④建立和谐的企业文化

和谐良好的工作环境、团结友爱的企业文化会增进员工对企业的归属感、责任感，促进员工和领导之间以及员工之间的友好相处，营造良好的人际沟通氛围，舒缓心理压力，有效地排解工作压力。同时，企业可以创设科学化、人性化的办公环境和开放式的互动平台，消除员工的内心无助感、孤独感、抑郁感，放松心情。

（二）应急干预

根据实时监测的预警信息，及时进行应急干预，辅导处于不良心理状态的或者出现心理问题的员工，帮助他们恢复到正常状态。根据个体危机状态的严重程度，危机可以分为轻度（三级）危机、中度（二级）危机与严重（一级）危机。对于进入三级危机的人员进行"橙色预警"，对于进入二级危机的人员进行"红色预警"，对于进入一级危机的人员进行"黑色预警"。

1. 工作重点

根据实时监测的结果，及时进行应急干预，对处于不良心理状态或者出现心理问题的员工进行心理辅导，使之恢复到正常状态。

2. 工作方式

（1）对橙色预警人员（三级心理危机）的干预

①干预程序

可由企业中级心理辅导人员承担相应的个案。程序如图 6-10 所示。

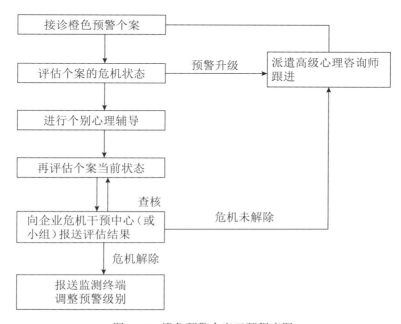

图 6-10　橙色预警个案干预程序图

②预警解除指标

解除预警的方式有两种。

方式一：心理辅导人员可根据自身经验对当事人的情况进行评估并据此解除橙色预警。评估中的重要指标项包括当事人无自杀、自伤意念，当事人无杀人、伤人意念，当事人无危害公共安全意念，当事人有可供助力的社会支持系统。

方式二：在辅导中，选择适合当事人主诉问题的心理健康类自评量表并指导其完成，记录其得分；在一段时间内，对当事人进行相应的评估与跟进；在得分符合健康标准时，可据此解除橙色预警。

在两种方式中，首选方式一。

（2）对红色预警人员（二级心理危机）的干预

①干预程序

可由高级心理辅导人员承担相应的个案。程序如图 6-11 所示。

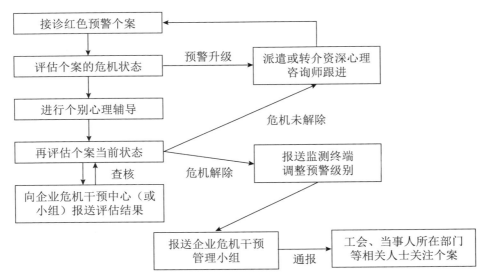

图 6-11　红色预警个案干预程序图

②预警解除指标

解除预警的方式有两种，心理辅导人员可根据辅导的现场进行灵活选择。

方式一：心理辅导人员可根据自身经验对当事人的情况进行评估并据此解除橙色预警。评估中的重要指标项包括当事人无自杀、自伤意念，当事人无杀人、伤人意念，当事人无危害公共安全意念，当事人有可供助力的社会支持系统，当事人有有效方法来管理自己的情绪。

方式二：解除红色预警需要同时满足下列 2 项指标。

指标 1：在辅导中，选择适合当事人主诉问题的心理健康类自评量表并指导填写，记录其得分。在一段时间内，对当事人进行相应的评估与跟进，直到其自评得分达到健康标准。

指标 2：在辅导中，由心理辅导人员根据当事人的主诉问题选择合适的症状评估量表并填写，记录对当事人的评估得分，直到总体评估达到健康标准。

（3）对黑色预警人员（一级心理危机）的干预

①干预程序

此类案例建议启动 24 小时陪护并由高级心理辅导人员全程跟进。程序如图 6-12 所示。

②预警解除指标

解除黑色预警需要同时满足下列 3 项指标。

指标 1：在辅导中，选择适合当事人主诉问题的心理健康类自评量表并指导填写，记录其得分。在一段时间内，对当事人进行相应的评估与跟进，直到其自评得分达到健康标准。

指标 2：在辅导中，由心理辅导人员根据当事人的主诉问题选择合适的症状评估量表并填写，记录对当事人的评估得分，直到总体评估达到健康标准。

指标3：在辅导中，由心理辅导人员根据当事人的实际情况，完成自杀风险评估。咨询师须评估当事人的总体指标是否属于低风险。

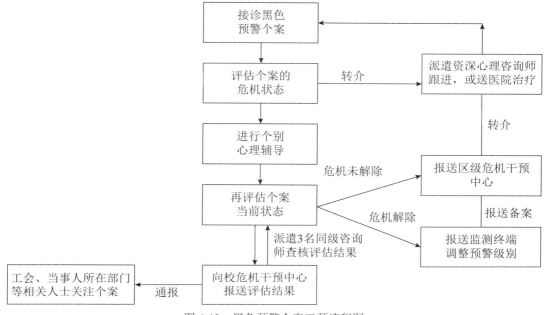

图 6-12　黑色预警个案干预流程图

（三）事后维护

1. 工作重点

工作重点是对当事人和相关人群进行后续的具有持续性、维护性的心理干预。一方面持续跟进当事人的情况；另一方面可视与危机事件相关的人群问题，开展团体心理辅导，以增强相关人员的心理免疫力。

2. 工作方式

（1）针对当事人的跟进

①橙色预警个案

可安排定期的回访：如每两周一次；持续一个月后，可调整为一个月一次回访。每次回访均进行心理健康评估。也可以在未来一个月内把当事人交由心理委员作为实时监控的重点对象，实现每天一报。

②红色预警个案

案例初期，如果条件许可，可适当增加个案家人的参与；可视当事人的问题性质适当安排 24 小时的陪伴。预警解除后，安排定期回访：如在最初时一周两次；持续一个月后调整为一周一次；持续一个月后，可调整为两周一次回访；持续一个月后，可调整为一个月一次回访。每次回访均进行心理健康评估。要求心理委员在未来 3 个月内把当事人作为实时监控的重点对象，实现每天一报。

③ 黑色预警个案

安排 24 小时的陪伴，直至预警解除；增加个案家人的参与，以增进对个案问题的了解。预警解除后，安排定期回访：如在最初时一周两次；持续一个月后调整为一周一次；持续一个月后，可调整为两周一次回访；持续一个月后，可调整为一个月一次回访。每次回访均进行心理健康评估。要求心理委员在未来 6 个月内把当事人作为实时监控的重点对象，实现每天一报。

（2）针对与危机事件相关人群的跟进

相关人群主要包括目睹事件发生的人群、与当事人关系密切的人群。跟进工作的基本思路如图 6-13 所示。

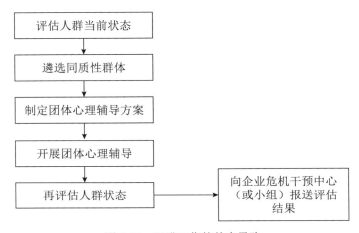

图 6-13　跟进工作的基本思路

第六节　部队心理危机实时干预系统的构建与运作模式

一、关于部队的基本情况

部队可界定为，为国家或政治团体的某种政治目的服务的正式规范的武装组织，是抵制外界侵略或实施侵略行为、巩固国家政权的主要暴力工具。部队是国家政权的重要组成部分之一（刘跃进，2016）。在我国，部队是指中国人民解放军、中国人民武装警察部队和民兵。现服役于中国人民解放军叫作现役军人；经过预备役登记或者编入民兵组织的称之为预备役人员。本节主要针对现役军人的心理危机现状以及干预进行阐述。

现代军队一般采用一致的编制，配备制式的武器设备，执行严格的规章制度，进行专门的教育和练习，始终保持一定的战备能力和作战水平。在我国，中国人民解放军简称解放军，中国人民武装警察简称武警，两者又包含许多细分的类别，并且职责、训练、日常、自然环境等有较大差别，这样一来，各兵种之间的研究针对性就会有所加强，再加上普通心理危机发生的一些地域、年龄等要素，使得对于部队的心理危机干预研究尤为复杂棘手。

我国现役部队由现役军人组成，包括解放军和武警部队两大类，分别负责外卫和内卫，是我国的主要武装力量。

中国人民解放军是中华人民共和国最主要的武装力量，接受中央军委的领导，主要负责保卫国家领土不受侵犯。若按军种，一般分为海军、陆军、空军、火箭军、战略支援部队五大军种，后两者为 2015 年新成立的军种；若按照战区来划分，由东部战区、南部战区、西部战区、北部战区和中部战区五大战区组成（吴昌德，2016）。

中国人民武装警察为了更好地发挥自身职能，接受国务院、中央军委的双重领导，主要是按职能进行分类，如交通部队、水电部队、森林部队、公安边防部队、消防部队。

图 6-14、图 6-15 分别附上以陆军为例的团级、营级的层级关系图。

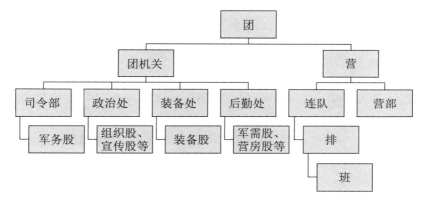

图 6-14　陆军团级单位组成结构图

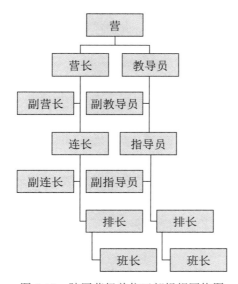

图 6-15　陆军营级单位干部组织网络图

二、军人心理危机干预的研究现状

（一）西方的研究

19 世纪初，日俄战争期间，俄国为了解决兵士的应激心理问题，派出了精神卫生医生到作战前线，并首次提出了战争神经症的概念。随后，世界各国均开展了战争心理服务方面的研究，如，英国很早就开始探索"炮弹休克"（张新龙，2012）。时至今日，各国都已经充分认识到了战争中军人心理健康的重要性。其中，美国因先后参与了科索沃战争、阿富汗战争、伊拉克战争等战争，积累了许多实践经验，逐渐形成了以神父、牧师、心理咨询师为主体的危机干预团队，并形成了常规的处理流程。比如，每次军事行动之前的心理测评、行动后的咨询成为两项必要的内容，特别是战后心理综合征的干预等，已经成为常规处理项目。

（二）我国的现状

在知网上，使用"军人自杀危机干预""军队心理危机干预""部队心理危机干预"等为关键词进行搜索，得到与军人或者军队有关的心理学方向的心理危机干预的文章不到40 篇，并且大多数为 2000 年之后。当然，这并不代表我国是在近些年才开始研究这个话题。其中可能牵涉到了军队的体制以及纪律等问题，所以，在知网上未能一一展示。

就目前了解所得，引发政府关注现役军人的心理危机问题的事件来自 2003 年的"非典"和 2008 年的"汶川地震"。"非典"期间，部分基层官兵在执行任务过程中出现了心理问题，这开始引发对该问题的关注。其实，军区紧急调配心理专家参与针对基层官兵的心理危机干预，并取得了良好的效果，这是我军第一次大规模的非战争军事行动心理危机干预的重要实践。"汶川地震"发生后，由于当时灾情紧急，任务难度大，解放军出动了13.7 万人的救援部队，并组成了阵容强大的心理危机干预队伍奔赴灾区和部队驻地，执行心理危机干预任务，这是对军人心理危机问题予以高度重视的又一力证，并由此推动了该项工作的进展。

1. 制度保障

2009 年 6 月，四总部联合颁布了《军队基层建设纲要》，明确规定部队要经常做好思想工作，要注重人文关怀，开展心理疏导工作。2009 年，四总部还联合颁布了《关于加强新形势下军队心理服务工作的意见》，文件明确规定了军队心理服务的目的、内容、主要任务以及军队队伍的建设、工作运行机制等方面的内容。这为开展新时期军队心理服务奠定了基础，也为军队心理援助的深入和研究提供了保障。在 2010 年 8 月颁布的《中国人民解放军政治工作条例》中，深入阐述了经常性思想工作要注重人文关怀，搞好心理服务。

2. 军人心理危机的多发期

据目前的研究结果显示，现役军人产生心理危机多发期包括以下几个时期：（1）新兵刚刚入伍以及下连队的时候；（2）军衔晋升的时候；（3）即将退伍的时候；（4）准备执行急难险重任务的时候；（5）个人意见与上级或者组织不同，但又不得不去做的时候；（6）训练过程中遇到了自己害怕的项目的时候；（7）家中出现变故的时候；（8）高强度的训练有超过个人能力或者濒临倒下的时候；（9）自己感到受到的批评不合理或者不公平待遇的时候。

3. 军人产生心理危机的原因

（1）非战争任务中导致的心理危机

①政治要求与自我保护意识之间产生冲突。非战争军事行动往往有较强的政治性，要求官兵不惜一切代价完成任务，强调为国奉献。而人有自我保护的本能，有遇到危险产生恐惧、逃避心理的常态。因此出现政治要求与自我保护意识之间的心理冲突。

② 现场环境对心理承受能力提出了更高要求。非战争军事行动让官兵从正规有序的营区生活，转到紧张忙碌的救援现场；从单一的营区学习训练，转到复杂多样的军事任务。生活环境的剧变、现场环境的惨烈、情况任务的多样、难免引起心情紧张和压抑。参与非战争军事行动的兵士多为"80后""90后""00后"等年轻一代，他们正处于心理走向成熟的重要时期，由于种种原因这些年轻人社会阅历较浅，类似现场环境的历练较少，因此容易在内心产生强烈的冲突，造成心理问题。

③任务强度对个体能力提出了更高要求。一些年轻的官兵入伍前几乎没有干过高强度的体力劳动，而非战争军事行动对救援官兵的个体能力又有很高的要求。比如在抗震救灾中，很多部队的官兵都是连续几昼夜进行挖掘和搬运工作，对体能的考验非常大，极易出现极度疲劳，从而引发对任务的厌倦、反感，但又无法脱离现实，不得不继续执行任务。这也在无形当中加大了官兵出现心理冲突的可能性。

④残酷的现实与个体愿望之间产生冲突。自然灾害破坏性极大，造成的人员伤亡也是巨大的，救援部队的首要任务是抢救生命，可由于救援条件的限制，很多生命救不出来或者刚救出来便死去，这与官兵快救人、多救人的主观愿望相冲突，容易造成自责心理。

（2）部队客观环境导致的心理危机

①日常作息与之前差距大。普通人入伍后，就要遵守部队严格的作息，起床、睡觉、吃饭、训练、战备等等，时间相对固定，训练强度相对较大，娱乐相对较少，这也使得刚入伍的新兵会产生一定的不适应，枯燥乏味，难免会萌生退意，而对于已经下连队的某些军人来说，日复一日的枯燥生活，也会令其产生焦虑。

②来自社会的诱惑。在部队，相对于入伍前的自由状态，官兵的交友是受限的，比如，日常交流的往往只有战友；在与外人谈论时，许多话题是不能谈及的，涉及保密的内容更是禁忌；长期在军营内，鲜有外出的机会，因而往往有与时代脱节的感觉等。

③部队的内部体制。部队作为纪律部队，军人把服从命令看作上天赐予的职责。在这种体制下，个别官兵可能内心受挫而难以释放，在长期积压下衍生出各式各样的心理问题，如评优问题。部队同样是一个关注荣誉的集体。官兵关注集体的荣誉、自身的荣誉等，这些在军队中都是常见事实。而评优中，有可能因评选失利而衍生各种不公平感、自我放弃等行为。

④个体的身心状况。每个个体的身体素质、心理状况往往参差不齐。有的官兵身体素质不高，在体能训练等难以跟进达标；有的抗压能力较弱，受不了被上级的训斥等。这些都可能成为个体心理危机的诱因。

4. 当前的困境

（1）心理危机干预工作有待进一步重视。基层部队往往更注重开展思想政治教育。他们往往认为"官兵的政治觉悟高心理素质也一定过硬"，这在一定程度上制约了基层部队心理危机干预工作的开展。同时，这也在一定程度上导致了部队对于心理危机干预体系建设的积极性，使得部队心理危机干预体系相对不是很健全，无法发挥出心理危机干预对于官兵的价值与作用。

（2）部队心理咨询师的培训有待正规化。近年，一些基层部队也在逐渐加强培训部队的心理咨询师。但是，据了解，培训往往是纸上谈兵式的远程培训，缺乏实践经验，也缺乏对心理学学科知识的积淀，因此，导致队伍参差不齐、危机干预方法过于简单、使用不够灵活、过于生硬等问题。

（3）军人对自身问题的觉察意识有待进一步提高。许多官兵对自身缺乏认识与了解，相关知识培训不足，常常难以觉察自身的困扰与其心理状况之间的关系。因此，需要进行必要的培训以提升整体意识。

（4）重"研究"，轻"实践"；重"处理"，轻"预防"。汶川和玉树地震救援行动期间，军地联合组成了心理服务队，在心理危机干预方面起到了重要作用，同时也促进了非战争军事行动心理危机干预的理论研究。但在理论研究向实践应用的转化过程中，由于重视程度不够和部队任务繁重等因素的影响，做得还不尽如人意。另外，各基层部队只重视危机爆发后的处理，不太重视日常的防范，没有把官兵心理抗压能力训练纳入心理危机干预的范畴之内，导致实施干预时困难重重。

三、部队心理危机实时监测与干预系统的组织体系

部队心理危机实时监测与干预系统的主要任务是，基于实时监测，发现相应管辖范围内出现危机个案或危机事件时，立刻启动心理危机干预系统对处于危机事件中的当事人进行干预，并对当事人及相关人群进行必要的事后维护工作。整个干预过程也需要协同合作，为了实现这个功能，必须有相应的人员组织及协同机制。

（一）部队心理危机实时监测与干预系统的工作人员

部队心理危机实时监测与干预系统的工作人员主要由各级官兵构成。建议成立部队危机干预中心（或小组），全面协调相关事宜。中心人员基本配备建议如下（以团级单位为例）：

1. 危机事件协调者

危机事件协调者一般由部队领导层，如团政委担当或委任某级干部担任，负责及时上

传下达，统筹危机干预的各项事宜，并适时发布最新情况等工作。

2. 医疗救护联络员

医疗救护联络员一般由卫生队的人员担任，主要负责及时联系医疗救护单位，及时进行现场急救，处理死亡伤残等工作。

3. 后勤协调员

后勤协调员一般由组织股干事担任，负责物资供应、接待军属等工作。

4. 安保工作联络员

安保工作联络员一般由保卫股干事担任，包括保护现场、及时协调上一级主管等工作。

5. 心理干预协调员

心理干预协调员一般由营、连、排、班等各级心理危机干预负责人担任，负责安排或参与现场心理干预、团体心理会谈、高危个体的筛查和处理等工作。

（二）部队心理危机实时监测与干预系统的协同机制

危机干预的过程，需要整合军队内部团、营、连、排、班等各级资源，建立一个系统、协同的体系，如图 6-16 所示。

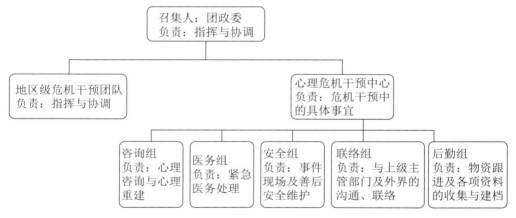

图 6-16　某团级部队心理危机干预协同体系

四、部队心理危机实时监测与干预系统的运作

部队心理危机实时监测与干预系统的运作包括三个方面：事前预防、应急干预和事后维护。第一是事前预防，主要运用各种方式全面提高部队官兵的心理免疫力，并筛选出心理不健康人员与危机易感群体，给予特别关注。第二是应急干预，通过心理危机实时监测平台，及时掌握进入心理危机状态的个体，针对橙色预警、红色预警及黑色预警，分别派遣相应的人员跟进个案，及时进行应急干预。第三是事后维护，主要对被干预者及其相关群体进行修复性、持久性的心理危机干预，增强相关人员的心理免疫力，降低其之后产生心理危机的易感性。

（一）事前预防

1. 工作重点

面向全体官兵，在日常的军旅生活中进行必要的"接种训练"，其实质是以普及性预防为目的，开展提高心理素质的心理健康教育。

2. 工作方式

一方面，引进实时监测机制，委托部队各层级心理委员每日进行监测与管理；另一方面，以团体心理训练、专题讲座等多种形式，开展以心理抗压能力、情绪管理能力等为主题的训练内容，以综合提升抗逆力、心理弹性的复原等。

（二）应急干预

根据实时监测的预警信息，及时进行应急干预，辅导处于不良心理状态的或者出现心理问题的官兵，帮助他们恢复到正常状态。根据个体危机状态的严重程度，危机可以分为轻度（三级）危机、中度（二级）危机与严重（一级）危机。对于进入三级危机的人员进行"橙色预警"，对于进入二级危机的人员进行"红色预警"，对于进入一级危机的人员进行"黑色预警"。

1. 工作重点

主要根据实时监测的结果，及时进行应急干预，专门辅导处于不良心理状态或者出现心理问题的官兵，使之恢复正常状态。

2. 工作方式

（1）对橙色预警人员（三级心理危机）的干预

①干预程序

可由部队心理辅导人员承担相应的个案，程序如图6-17所示。

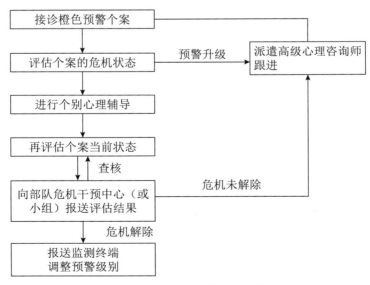

图6-17　橙色预警个案干预程序图

②预警解除指标

解除预警的方式有两种，心理辅导人员可根据辅导的现场进行灵活选择。

方式一：心理辅导人员可根据自身经验对当事人的情况进行评估并据此解除橙色预警。评估中的重要指标项包括当事人无自杀、自伤意念，当事人无他杀、他伤意念，当事人无危害公共安全意念，当事人有可供助力的社会支持系统。

方式二：在辅导中，选择适合当事人主诉问题的心理健康类自评量表并指导填写，记录其得分；在一段时间内，对当事人进行相应的评估与跟进，直到其自评得分达到健康标准。

（2）对红色预警人员（二级心理危机）的干预

①干预程序

此类案例可由部队高级心理辅导人员承担，程序如图6-18所示。

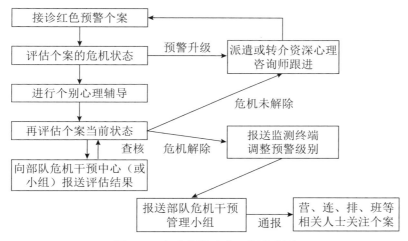

图6-18 红色预警个案干预程序图

②预警解除指标

解除预警的方式有两种，心理辅导人员可根据辅导的现场进行灵活选择：

方式一：心理辅导人员可根据自身经验对当事人的情况进行评估并据此解除红色预警。评估中的重要指标项包括当事人无自杀、自伤意念，当事人无杀人、伤人意念，当事人无危害公共安全意念，当事人有可供助力的社会支持系统，当事人有有效方法来管理自己的情绪。

方式二：解除红色预警需要同时满足下列2项指标。

指标1：在辅导中，选择适合当事人主诉问题的心理健康类自评量表并指导填写，记录其得分。在一段时间内，均对当事人进行相应的评估与跟进，直到其自评得分达到健康标准。

指标2：在辅导中，由心理辅导人员根据当事人的主诉问题选择合适的症状评估量表并填写，记录对当事人的评估得分，直到总体评估达到健康标准。

（3）对黑色预警人员（一级心理危机）的干预

①干预程序

启动 24 小时陪护并由高级心理辅导人员全程跟进，程序如图 6-19 所示。

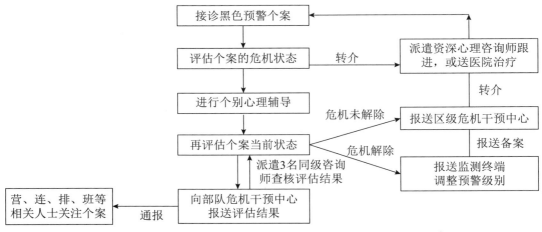

图 6-19　黑色预警个案干预程序图

②预警解除指标

解除黑色预警需要同时满足下列 3 项指标。

指标 1：在辅导中，选择适合当事人主诉问题的心理健康类自评量表并指导填写，记录其得分。在一段时间内，对当事人进行相应的评估与跟进，直到其自评得分达到健康标准。

指标 2：在辅导中，由心理辅导人员根据当事人的主诉问题选择合适的症状评估量表并填写，记录对当事人的评估得分，直到总体评估达到健康标准。

指标 3：在辅导中，由心理辅导人员根据当事人的实际情况，完成自杀风险评估。咨询师须评估当事人的总体指标是否属于低风险。

（三）事后维护

1. 工作重点

对当事人和相关人群进行后续的具有持续性、维护性的心理干预。即一方面持续跟进当事人的情况；另一方面可视与危机事件相关的人群问题，开展团体心理辅导，以增强相关人员的心理免疫力。

2. 工作方式

（1）针对当事人的跟进

① 橙色预警个案

可安排定期的回访：如每两周一次；持续一个月后，可调整为一个月一次回访。每次回访均进行心理健康评估。也可以在未来一个月内把当事人交由基层心理委员作为实时监控的重点对象，实现每天一报。

② 红色预警个案

案例初期，如果条件许可，可适当增加个案家人的参与；可视当事人的问题性质适当安排 24 小时的陪伴。预警解除后，安排定期回访：如在最初时一周两次；持续一个月后调整为一周一次；又持续一个月后，可调整为两周一次回访；持续一个月后，可调整为一个月一次回访。每次回访均进行心理健康评估。要求基层心理委员在未来 3 个月内把当事人作为实时监控的重点对象，实现每天一报。

③ 黑色预警个案

安排 24 小时的陪伴，直至预警解除；增加个案家人的参与，以增进对个案问题的了解。预警解除后，安排定期回访：如在最初时一周两次；持续一个月后，调整为一周一次；又持续一个月后，可调整为两周一次回访；持续一个月后，可调整为一个月一次回访。每次回访均进行心理健康评估。要求基层心理委员在未来 6 个月内把当事人作为实时监控的重点对象，实现每天一报。

（2）针对与危机事件相关人群的跟进

相关人群主要包括目睹事件发生的人群、与当事人关系密切的人群。跟进工作的基本思路如图 6-20 所示。

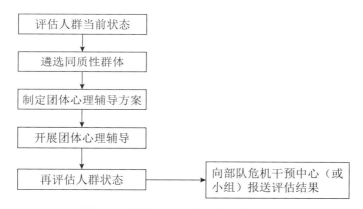

图 6-20　团体干预跟进工作的基本思路

主要参考文献

[1] North C S，Hong B A. Project CREST：a new model for mental health intervention after a community disaster. American Journal of Public Health，2000，90（7）：1057-1058.

[2] Everly G S. Five principles of crisis intervention：reducing the risk of premature crisis intervention. International Journal of Emergency Mental Health，2001，2（1）：1-4.

[3] Belkin G S.Introduction to Counseling. Dubuque，LA：William C Brown，1984：1-13.

[4] Albert R，Roberts. Assessment，crisis intervention，and trauma treatment：the integrative ACT intervention model. Brief Treatment and Crisis Intervention，2002，2（1）：1-21.

[5] Martin D，Michael S，Norman J，Janice T，Carl N，Allan J. Preventing psychological trauma in soldiers：The role of operational stress training and psychological debriefing. Psychology and

Psychotherapy：Theory，Research and Practice，2010，73（1）：77-85.

[6] Litz B，Gray M，Adler A. Early intervention for trauma：Current status and future directions. Clinical Psychology：Science and Practice，2002，9（7）：112-134

[7] Begley D J. Understanding and circumventing the blood-brain barrier. Acta paediatrica（Oslo，Norway：1992）. Supplement，2004，92（443）：83-91.

[8] Bradley R，Greene J，Russ E，etal. A multidimensional meta-analysis of psychotherapy for PTSD. The American Journal of Psychiatry，2005，162（2）：214-227.

[9] Seidler G H，Wagner F E. Comparing the efficacy of EMDR and trauma-focused cognitive-behavioral therapy in the treatment of PTSD：a meta-analytic study. Psychological Medicine，2006，36：1515-1522.

[10] Davidson P R，Parker K C. Eye movement desensitization and reprocessing（EMDR）：a meta-analysis. Journal of Consulting and Clinical Psychology，2001，69（2）：305-316.

[11] Patricia J. Watson，Matthew J. Friedman，Josef I. Ruzek，Fran Norris. Managing acute stress response to major trauma. Current Psychiatry Reports，2002，4（4）：247-253.

[12] Myer R A，Williams R，Ottens A J，elat.A three-dimensiona model for ravage. Journal of Mental Health Counseling，1992，14（2）：137-148.

[13] Brende J O. Coping with floods：Assessment，intervention，and recovery processes for survivors and helpers. Journal of Contemporary Psychotherapy，1998，28（2）：107-139.

[14] Wilson J P. Theoretical perspectives of traumatic stress and debriefings. International Journal of Emergency Mental Health，2001，1（4）：267-273.

[15] 程奇 . 国外灾难心理危机干预研究综述 . 福建医科大学学报（社会科学版），2009，（02）：50-53.

[16] 张童童，葛操 . 突发性公共事件的心理危机干预研究 . 现代预防医学，2009，（17）：3313-3315.

[17] 陈冬冬 . 急诊死亡患者家属心理危机干预实证研究 . 第四军医大学，2009.

[18] 周紫婷 . 员工心理危机的影响因素及其干预研究 . 武汉理工大学学报（信息与管理工程版），2013，（06）：947-950.

[19] 刘妍 . 应急管理中心理危机干预长效机制的构建 . 西北大学，2014.

[20] 张康莉，辛阔林 . 军人心理危机的综合预防干预模式 . 实用医药杂志，2014，（06）：522-523.

[21] 郭兴民，曹莉，闫永荃 . 中职学校心理危机干预工作初探 . 天津职业院校联合学报，2017，（01）：31-38.

[22] 李建明，杨绍清 . 地震后心理危机干预人员的心理状态调查研究 . 中国健康心理学杂志，2008，（12）：1425-1426.

[23] 许思安，杨晓峰 . 替代性创伤：危机干预中救援者的自我保护问题 . 心理科学进展，2009，（03）：570-573.

[24] 心理危机干预 . https://baike.so.com/doc/5332778-5568145.html.

[25] 龚凌雁 . 个体心理危机干预研究浅议 . 四川警官高等专科学校学报，2005，（02）：86-90，95.

[26] 史占彪，张建新 . 心理咨询师在危机干预中的作用 . 心理科学进展，2003，（04）：393-399.

[27] 童辉杰，杨雪龙 . 关于严重突发事件危机干预的研究评述 . 心理科学进展，2003，（04）：382-386.

[28] Gilliland B E，James R K. 危机干预策略 . 肖水源译 . 北京：中国轻工业出版社，2000：3-67.

[29] 李建明，晏丽娟 . 国外心理危机干预研究 . 中国健康心理学杂志，2011，（02）：244-247.

[30] 王玲 . 校园突发事件的危机干预 . 广州：暨南大学出版社，2011.

[31] 吴玲，王立钢，殷松 . 紧急事件应急晤谈对爆炸事故目击人员危机干预效果评估 . 中国健康心理学杂志，2014，（12）：1867-1868.

[32] 高雯，杨丽珠，李晓溪 . 危机事件应激管理的结构、应用与有效性 . 中国健康心理学杂志，2013，（06）：953-957.

[33] 蔺桂瑞 . 萨提亚模式在大学生自杀危机干预中的应用 . 北京教育（德育），2014，（04）：58-60.

[34] 高雯，董成文，窦广波，李晓溪．心理危机干预的任务模型．中国心理卫生杂志，2017，（01）：89-93.

[35] 金晓明，何星舟，邱晓雯．大学生心理危机干预指南．杭州：浙江大学出版社，2015.

[36] 季建林，徐俊冕．危机干预的理论与实践．临床精神医学杂志，1994，（02）：116-118.

[37] 赵国秋，汪永光，王义强，曹日芳，傅素芬．灾难中的心理危机干预：精神病学的视角．心理科学进展，2009，（03）：489-494.

[38] 郭旗，肖水源．灾难后的心理应激反应和危机干预．中国健康心理学杂志，2010，（09）：1140-1143.

[39] 许若兰，郭朝辉．认知行为疗法对高校心理危机干预的效果评价．中国学校卫生，2008，（01）：10-11.

[40] 赵映霞．心理危机与危机干预理论概述．安徽文学（下半月），2008，（03）：382-383.

[41] 扶长青，张大均，刘衍玲．儿童心理危机的干预策略．心理科学进展，2009，（03）：521-523.

[42] 孙琳，钟佼妤，孙宏伟．艺术团体心理危机干预对灾后儿童心理健康状况的改善效果．中国健康心理学杂志，2015，（10）：1552-1557.

[43] 赵国秋．心理危机干预技术．中国全科医学，2008，（01）：45-47.

[44] 蓝李焰．藏传佛教信仰在老年信徒社会支持系统中的功能变迁．西南民族大学学报（人文社科版），2010，（08）：97-100.

[45] 邱鸿钟，梁瑞琼．应激与心理危机干预．广州：暨南大学出版社，2008.

[46] 吴坎坎，张雨青，Peter Tianzhi Chen．灾后民众创伤后应激障碍（PTSD）与事件冲击量表（IES）的发展和应用．心理科学进展，2009，（03）：495-498.

[47] 成荷萍．突发公共事件心理危机干预模式述评．湖南警察学院学报，2013，（04）：75-80.

[48] 郑希付．论心理免疫．湖南师范大学社会科学学报，1996，（02）：65-69.

[49] 寇冬泉，王映学．心理免疫力：涵义、结构及其影响因素．高教论坛，2008，（05）：218-220.

[50] 刘茂艳．灾难性突发事件中救援军人心理危机影响因素及干预经验总结．精神医学杂志，2009，（01）：37-39.

[51] 张新龙．基层部队非战争军事行动心理危机干预体系研究．黑龙江大学，2012.

[52] 周其亮．"八〇"后军人危机干预及对策研究．科技风，2008，（08）：158-160.